"博学而笃志，切问而近思"

《论语》

"正其谊不谋其利，明其道不计其功"

《春秋繁露》

医科窥径系列

中西医结合基础概论

吴根诚　名誉主编

俞　瑾　王彦青　冯　异　主编

复旦大学出版社

编委会

名誉主编

吴根诚

主　编

俞　瑾　王彦青　冯　异

副主编

马淑兰　米文丽

编　者

（按姓氏笔画排序）

马淑兰	复旦大学基础医学院实验教学中心
王彦青	复旦大学基础医学院中西医结合学系
毛应启梁	复旦大学基础医学院中西医结合学系
申时雨	复旦大学脑科学研究院
田占庄	复旦大学基础医学院中西医结合学系
冯　异	复旦大学基础医学院中西医结合学系
朱粹青	复旦大学脑科学研究院
米文丽	复旦大学基础医学院中西医结合学系
李　炳	复旦大学附属金山医院临床医学研究中心
杨　茹	上海交通大学医学院附属仁济医院
吴根诚	复旦大学基础医学院中西医结合学系
汪　军	复旦大学基础医学院中西医结合学系
俞　瑾	复旦大学基础医学院中西医结合学系
郭景春	复旦大学脑科学研究院
黄显奋	复旦大学基础医学院中西医结合学系

崔文强　山东中医药大学附属医院

程介士　复旦大学基础医学院医学神经生物学国家重点实验室

褚玉霞　复旦大学基础医学院中西医结合学系

前　言

中西医结合(integrative medicine)是我国首创的新兴医学学科,它是在新中国长期贯彻中西医结合方针的历史条件下迅速成长起来的。中西医结合也是复旦大学上海医学院(原上海医科大学)的优势学科之一。几十年来,我校涌现出沈自尹、姜春华、曹小定等一大批长期从事基础医学及临床医学各专业的中西医结合研究、成绩卓著并在国内外有较大影响力的优秀专家。目前我校的中西医结合基础和中西医结合临床专业均为国家重点学科,多年来为国家培养了许多博士生和硕士生。

2001 年复旦大学上海医学院重新组建后,新设立了中西医结合系,由中西医结合基础博士点(神经生物学教研室)和中西医结合临床博士点(中医学教研室)联合组成,旨在加强基础与临床的联系,拓宽我校中西医结合的事业,促进这两个国家重点学科的持续发展。因此,除了继续承担我校各专业五年制、七年制、八年制医学生的中医药学、中西医结合临床等课程的教学任务外,为临床医学专业各类本科生、基础医学专业高年级学生、中西医结合及其他专业硕士生、博士生开设新课,已成为建系后的重要任务之一。在这种形势下,"中西医结合基础概论"这门新课程经过同志们的不懈努力,于 2003 年秋正式开课。

经过 20 年的授课累积和不断修改完善,"中西医结合基础概论"课程的配套教材终于在 2025 年出版了。参加本教材编写的是中西医结合系(基础)及神经生物学系的部分骨干教师。我们还特邀北京中医药大学刘存志教授和李志刚教授、海军军医大学凌昌全教授、上海交通大学医学院施建蓉教授、上海中医药大学国海东教授、广州中医药大学许能贵教授、四川大学华西医学中心夏庆教授、成都中医药大学余曙光教授、南京中医药大学徐斌教授、山东中医药大学陈永君教授、湖南医药学院何清湖教授、南方科技大学贺松其教授等评审本教材。在此,谨向他们表示诚挚的感谢!

众所周知,中西医结合是一门正在迅速发展的新兴学科,其学科内涵尚未定型,这成为编写教材时的一大难题。另外,目前基础医学专业本科生课时数紧张,没有开设中医学课程,因而缺乏最基本的中医学基础,而硕士生、博士生的来源,既有西医院校,又有中医院校。国内至今尚缺乏针对这种情况的专著或教材,因此如何在综合性大学的医学院校开设好中西医结合基础课程,对于我们来说确实是一次前所未有的尝试和探索。

本教材的前 3 章,扼要介绍了中西医结合的发展概述、中药的现代研究和开发,以及中西医结合基础研究的常用技术与方法。其后用较大的篇幅,以若干常见病症为例,介绍了中西医结合对神经、内分泌、免疫功能的调节影响及作用机制,因为不论是中医、中药、针灸,还是西医、西药,它们的治疗作用,除局部作用之外,很大程度上都是通过影响机体的神经-内分泌-免疫系统而发挥效应的。由于课时数有限,中西医结合对其他器官或系统(如心、肺、胃肠、肾等)功能的调节及其机制在本教材中就不再具体列出了。希望本教材能给予学生多方面的启示。

衷心欢迎各方面的老师、同学提出宝贵意见,以利于我们进一步完善教材建设,提高教学质量。我们衷心希望,通过大家的共同努力,为发展我国的中西医结合教学、科研事业继续贡献一份力量。

吴根诚

于复旦大学上海医学院中西医结合系

2025 年 6 月

目 录

第一篇 总论

第一章 中西医结合发展概述 /3
第一节 中西医结合发展简史 / 3
第二节 中西医结合的重要成就 / 7
第三节 中西医结合针刺研究的世界性影响 / 12
第四节 中西医结合医学的发展前景 / 17
第五节 中西医结合医学研究的基本思路和方法 / 19

第二章 中药的现代研究和开发 /22
第一节 中医药对世界医学发展的贡献 / 22
第二节 中药学发展现状 / 24
第三节 中药现代化思路 / 26
第四节 中药现代研究的新技术 / 36

第三章 中西医结合基础研究的常用技术与方法 /40
第一节 动物模型 / 40
第二节 常用中医药干预手段 / 45
第三节 中西医结合基础研究中常用的技术方法 / 49

第二篇 各论：常见疾病的中西医结合基础研究

第四章 疼痛 /59
第一节 概述 / 59
第二节 中西医对疼痛的认识 / 62
第三节 痛觉的解剖生理学基础 / 63
第四节 疼痛的治疗 / 70
第五节 针刺镇痛 / 72

第六节　中药镇痛的实验研究 / 78

第五章　脑卒中 /82
第一节　概述 / 82
第二节　中西医对脑卒中的认识 / 83
第三节　脑卒中的中西医诊断和治疗 / 86
第四节　脑卒中的中西医结合基础研究 / 90

第六章　癫痫 /100
第一节　概述 / 100
第二节　中西医对癫痫的认识 / 102
第三节　癫痫的中西医诊断和治疗 / 111
第四节　癫痫的中西医结合基础研究 / 116

第七章　帕金森病 /123
第一节　概述 / 123
第二节　中西医对帕金森病的认识 / 126
第三节　帕金森病的中西医诊断和治疗 / 130
第四节　帕金森病的中西医结合基础研究 / 135

第八章　老年期痴呆 /145
第一节　概述 / 145
第二节　中西医对老年期痴呆的认识 / 146
第三节　老年期痴呆的中西医诊断和治疗 / 152
第四节　老年期痴呆的中西医结合基础研究 / 156

第九章　多发性硬化 /162
第一节　概述 / 162
第二节　中西医对多发性硬化的认识 / 163
第三节　多发性硬化的中西医诊断和治疗 / 169
第四节　多发性硬化的中西医结合基础研究 / 173

第十章　抑郁症 /182
第一节　概述 / 182
第二节　中西医对抑郁症的认识 / 183
第三节　抑郁症的中西医诊断和治疗 / 188

第四节　抑郁症的中西医结合基础研究 / 193

第十一章　药物成瘾 /208
第一节　概述 / 208
第二节　中西医对阿片类药物成瘾的认识 / 209
第三节　阿片类药物成瘾的中西医诊断和治疗 / 213
第四节　阿片类药物成瘾的中西医结合基础研究 / 217

第十二章　脑瘫 /225
第一节　概述 / 225
第二节　中西医对脑瘫的认识 / 226
第三节　脑瘫的中西医诊断和治疗 / 231
第四节　脑瘫的中西医结合基础研究 / 239

第十三章　性早熟 /245
第一节　概述 / 245
第二节　中西医对性早熟的认识 / 247
第三节　性早熟的中西医诊断和治疗 / 251
第四节　性早熟的中西医结合基础研究 / 253

第十四章　多囊卵巢综合征 /261
第一节　概述 / 261
第二节　中西医对多囊卵巢综合征的认识 / 263
第三节　多囊卵巢综合征的中西医诊断和治疗 / 264
第四节　多囊卵巢综合征的中西医结合基础研究 / 269

第十五章　绝经综合征 /277
第一节　概述 / 277
第二节　中西医对绝经综合征的认识 / 279
第三节　绝经综合征的中西医诊断和治疗 / 280
第四节　绝经综合征的中西医结合基础研究 / 284

第十六章　类风湿关节炎 /298
第一节　概述 / 298
第二节　中西医对类风湿关节炎的认识 / 300
第三节　类风湿关节炎的中西医诊断和治疗 / 306
第四节　类风湿关节炎的中西医结合基础研究 / 310

第十七章　慢性疲劳综合征 /323

第一节　概述 / 323

第二节　中西医对慢性疲劳综合征的认识 / 325

第三节　慢性疲劳综合征的中西医诊断和治疗 / 329

第四节　慢性疲劳综合征的中西医结合基础研究 / 334

第十八章　化疗引起的周围神经病变 /342

第一节　概述 / 342

第二节　中西医对化疗引起的周围神经病变的认识 / 344

第三节　化疗引起的周围神经病变的中西医诊断和
治疗 / 353

第四节　化疗引起的周围神经病变的中西医结合基础
研究 / 356

第一篇

总论

第 一 章　中西医结合发展概述

中西医结合是我国首创的新兴医学学科,它是在新中国长期贯彻中西医结合方针的条件下迅速发展起来的。

第一节 | 中西医结合发展简史

一、中医学的悠久历史

中国医药学(简称中医学,包括中国汉族及其他少数民族的传统医药学)是中华民族优秀传统文化的宝贵财富之一,数千年来,为中华民族的生存和发展做出了巨大贡献。中医学的历史源远流长,博大精深。

历史上,凡有杰出成就的中医学家,都能站在时代前列,他们敢于推陈出新,不断促进中医学事业的繁荣发展。"不为良相,便为良医"这句话的出处,最流行的说法出自北宋范仲淹,在此之前东汉张仲景及三国时期诸葛亮也有过类似的表述。

早在春秋战国时期,著名医学家扁鹊(原名秦越人,公元前 407—前 310 年),便能采用汤药、针灸、砭石、蒸熨、按摩等多种治疗技术,其事迹在《史记》中有所记载。成书于战国时期的著名医学专著《黄帝内经》,采用黄帝与岐伯君臣两人对话的形式,详细记载了人体的生理、解剖、病理、诊断、治疗、养生等方面的医学知识,初步构建了以阴阳、脏腑、经络等为主线的中医理论体系框架,至今仍对中医学的临床实践起着重要的指导作用。因此"岐黄"之术,成为中医学的别称之一。

到了两汉时期,张仲景(150—219 年),是一位既为良相、又为良医的历史名人。张仲景曾官拜长沙太守,他打开衙门,坐在大堂上为百姓诊治疾病,从此"坐堂"也成为中医看病形式的代名词。他医术高超,著作丰富,著有《伤寒杂病论》,由后世医家整理成《伤寒论》和《金匮要略》两书,成为中医理论的重要经典著作,并在临床上确立了辨证论治的原则。而同时代的名医华佗(约 145—208 年)则是中医外科的高手,他创造"麻沸散"等全身麻醉法,被尊称为"外科鼻祖"。此外,董奉(220—280 年),被称为与张仲景、华佗齐名的"建安三神医"。病家痊愈后纷纷在他家屋后栽种杏树,中医"杏林春暖"之典故即由此而来。

西晋时期皇甫谧(215—282年)是著名的针灸学家,所著《针灸甲乙经》是针灸学界的重要传世之作。东晋葛洪(282—362年)是著名医药学家和道教理论家,其所著的《肘后备急方》是中医的第一部临床急救手册,其中提及青蒿治疗疟疾的方法启发了当代中药学家屠呦呦,从而成为一段轰动世界的青蒿素诞生的医史佳话!

隋唐时期,唐代孙思邈(541—682年)被后世尊称为"药王",著有《千金要方》和《千金翼方》,并参与完成世界上第一部国家药典《唐新本草》(一说是苏敬等编纂的)。他将"大医精诚"的医德规范置于极重要的地位,他本人就是德技双馨的伟大医学家。

两宋期间,王惟一(987—1067年,籍贯不详)制造了与真人一般大小的针灸铜人教学模具,并配有图经,是针灸教学史上的大事。2017年国家主席习近平在访问位于日内瓦的世界卫生组织(World Health Organization,WHO)总部时,以今世仿制的针灸铜人作为国礼相赠。钱乙(字仲阳,1032—1113年)是著名中医儿科学家,其《小儿药证直诀》中的不少经方传世至今。宋慈(1186—1249年)是世界公认的法医学"开山鼻祖",其所著的《洗冤集录》中有些验尸技术至今仍有重要应用价值。

金元时期中医四大家,标志着中医学发展进入百花齐放的繁荣阶段。刘完素(字守真,1110—1200年),提倡"火热"说,认为疾病多因火热而起,在治疗上多运用寒凉药物,主张寒凉之法,因此被称为寒凉派。张从正(字子和,1156—1228年)热衷于"攻邪"说,认为治病应着重驱邪,"邪去而正安",主张攻下泻法,在治疗方面丰富和发展了汗、吐、下三法,世称"攻邪派"。李杲(字明之,号东垣,1180—1251年)强调"脾胃"说,认为"人以胃气为本",在治疗上长于温补脾胃,属于"补土派"。之后的朱震亨(字彦修,号丹溪,1281—1358年)则是养阴派的代表,认为"阳常有余,阴常不足",善用"滋阴降火"的治则,著有《丹溪心法》等,故称为"滋阴派"。

明清期间,著名医药学家李时珍(字东壁,号濒湖山人,1518—1593年)用毕生精力著成《本草纲目》。该书成为世界医学史上的辉煌巨著(已入选世界记忆名录)。张景岳(字介宾,1563—1640年)著有《景岳全书》,是"温补派"的代表。著名医学家、思想家傅山(字青主,号朱衣道人,1607—1684年),在明清朝代更迭时期表现出高尚气节,著有《傅青主女科》等,该书是中医妇科的代表性古籍。清代王清任(字勋臣,1768—1831年)除能熟练应用血府逐瘀汤、补阳还五汤等方剂治疗多种疾病外,还著有《医林改错》。

明末清初时期,针对全国性瘟疫流行,江南名医吴又可(字有性,1582—1652年)著有《瘟疫论》,叶桂(字天士,1666—1745年)著有《温热论》,吴瑭(字鞠通,1758—1836年)著有《温病条辨》。他们继往开来,不断创新,创建和丰富了中医温病学派,使之成为与张仲景创立的伤寒派相互辉映的中医新学派。他们在治疗多种瘟疫流行方面取得了良好效果,并在中医理论方面开创了卫气营血辨证、三焦辨证等新学说,对当今的传染病防治也有现实指导意义。

总之,在数千年的历史长河里,中医学理论和实践随着社会的变迁而不断发展,形成了理论体系完整、临床实践尤为丰富的繁荣局面,为保障中华民族的繁衍昌盛做出了宝贵的贡献!

二、中西医结合的早期阶段

自 16 世纪(明朝万历年间)起,西方医学传入中国,与中国传统医学相互接触和交流,在我国医学界中便产生了中西医"汇通"的思想。

1582 年传教士利玛窦(1552—1610 年,意大利人)由澳门进入中国内地,在传教的同时传播包括医学在内的西方科学。我国明代著名政治家、科学家徐光启(1562—1633年)与利玛窦相识相知,结下深厚的情谊,为促进西方科学(数学、天文、历法、医学等)在中国的发展做出重要贡献。之后传教士邓玉涵(1576—1630 年,德国人)、汤若望(1592—1666 年,德国人)、南怀仁(1623—1688 年,比利时人)等,均在传教的同时从事科学传播工作,甚至参与了明末清初的政治变迁。

总体而言,鸦片战争前,西方医学对中国传统医学的冲击并不大。明末清初的思想家、科学家方以智(1611—1671 年)是在接触西方医学知识之后,提出了中西医学汇通思想的重要人物。方以智是我国产生中西医汇通思想的第一人,他明确提出并最早提倡中西医"汇通"(或称"会通")的中医名家。他的《医学汇通》成为中国第一部论述中西医汇通之专著,在我国近代医学发展史上有一定影响。

1840 年鸦片战争后,西方的政治理念、哲学思想、自然科学、经济、教育及医学等,在以枪炮开路的浪潮下大举涌入中国,引起当时中国社会各界的激烈反应。在这样一个社会大变革的历史背景下,中国传统医学面临着西方医学的挑战。在这个时期,西方医学已走上比较规范的实验医学高速发展阶段,而且整个社会上西医势力大增,地位明显提高。当时最早开设的西医医院:广州诞生的"中国第一家西医医院"——广州眼科医局(1835 年),以及上海的仁济医院(1844 年)、宁波的华美医院(1845 年)、天津的法国医院(1845 年)、广州的金利埠医院(1848 年)等。中国知识分子中也有不少求学西医,包括后来走上革命道路的孙中山(1866—1925 年)、鲁迅(1881—1936 年)、郭沫若(1892—1978年)等。

进入 20 世纪以来,我国的现代医学院校既有外国教会力量创办的,如圣约翰大学医学院、震旦大学医学院、协和医学堂等;也有中国人自己创办的,如北洋医学堂、国立中山大学医学院、国立北京大学医学院等。国立上海医学院始建于 1927 年,是国人创建的第一所独立的医学院。

1913 年民国北洋政府制定医学教学纲领时,将中医教育排除在外,引发全国 19 省市的中医团体组成的医药救亡请愿团。最终,北洋政府同意对中医学校进行备案。此后,在上海、北京、天津、广州、长沙等地,出现了一批影响较大的中医院校。例如,上海中医专门学校开办于 1917 年,1931 年更名为上海中医学院,培养了一批 20 世纪的顶级中医大师。此外,1925 年在上海开办的函授中医专门学校,也产生了深远的影响。

1929 年,在南京国民政府卫生部中央卫生委员会会议上,余云岫等提出废止旧医提案。这一提案引发了全国 15 省市 132 个团体在上海成立全国医药总会,并在全国各地掀起了抗议浪潮。这些团体还组成赴京请愿团。最后请愿团获得"撤销一切禁锢中医法令"的官方保证。尽管如此,中医院校办学条件仍然艰难,中医发展面临着重重危机。

当时中医界的有识之士既看到中医药的科学价值及社会需求,也了解中医药自身的不足之处。一批具有革新动力的中医先后提出了"中西医汇通"的设想。唐宗海(1862—1918年)著有《中西汇通医学五种》,较全面地采用现代解剖生理学知识,解释中医有关理论,明确提倡医学上的中西汇通说。张锡纯(1860—1933年)作为近现代中医学界的泰斗级人物,著有《医学衷中参西录》,强调中西医医理相通,并反对意气之争。他注重实践,善于钻研,刻苦好学,敢于创新,是中医史上学贯中西的先锋人物。恽铁樵(1878—1935年)在开办中医函授教学时,竭力主张西为中用,认为"中医是符合国情的医学;西医自有长处;中西医化合是必然的趋势。"他是海派中西医汇通的代表人物。

在现代医学界,国立上海医学院的创建者颜福庆(1882—1970年)作为现代医学教育的泰斗,强调"我们越早建立符合自己国情的医学院,我们就能越快地清除现在中国现代医学叫'西医'的耻辱(1935年)"。伍连德(1879—1960年,马来西亚华侨)为我国东北地区消灭鼠疫危害做出了杰出贡献,还在1935年用英文出版《中国医史》,成为早年介绍中国传统医学的专著。俞凤宾(1885—1930年),是继颜福庆和伍连德之后,中华医学会的第三任会长,他主张中西医应当取长补短,是西医界最早持中西医折衷论者。他指出日本明治之策(全盘西化)不可取,认为"去旧医之短,采西医之长,折衷至当,则我国医学行将雄飞于世界矣"。

总之,一方面现代医学逐步成为医学界主流医学的趋势不可阻挡,另一方面中医学深深扎根于中华大地的沃土之中,以其疗效肯定、副作用小而深受人民大众的喜爱。尽管中医学的发展受到前所未有的挑战和危机,但这也为中西医汇通直至中西医结合的诞生和发展提供了历史契机。

三、中西医结合方针的提出及发展

中国共产党早在延安时期就十分重视中西医结合,成立了"中西医药研究会",由党外人士、著名中医李鼎铭任会长,中西医药人员紧密团结,开展中西医合作研究工作。

新中国成立后,1950年召开了第一届全国卫生会议,党和政府把"团结中西医"作为我国四大卫生工作方针之一。1958年10月11日,毛泽东主席在对《卫生部党组关于组织西医离职学习中医班总结报告》的批示中提出,"中国医药学是一个伟大的宝库,应当努力发掘,加以提高",并对组织西医学习中医、培养中西医结合的高级医生等提出了具有重要指导意义的设想。1960年,在卫生部的官方文件中第一次提出"中西医结合"概念。从此,"中西医结合"成为我国医学界的一个专用术语而被广泛应用。1971年初,在北京召开了第一届全国中西医结合工作会议。在会上,周恩来总理语重心长地说:"中西医结合仅仅是开始,是序幕,不要吹得不得了,应该谦虚,实事求是。"1978年开始拨乱反正、改革开放,邓小平批示"要为中医创造良好的发展与提高的物质条件"。1980年,卫生部召开了全国中医和中西医结合工作会议,重申了党的中医政策和中西医结合方针,强调必须团结依靠中医、西医、中西医结合三支力量。这三支力量都要大力发展,相互并存。

1982年,第五届全国人民代表大会(简称全国人大)第五次会议通过了《中华人民共和国宪法》,其中第二十一条规定:"国家发展现代医药和我国传统医药"。2003年,国务院正式颁布了《中华人民共和国中医药条例》,其中第三条规定:"国家保护、扶持、发展中医药事业,实行中西医并重的方针,鼓励中西医相互学习、相互补充、共同提高,推动中医、西医两种医学体系的有机结合,全面发展我国中医药事业。"

2016年,全国人大制定的《中华人民共和国中医药法》中明确指出:"中医药事业是我国医药卫生事业的重要组成部分。国家大力发展中医药事业,实行中西医并重的方针,建立符合中医药特点的管理制度,充分发挥中医药在我国医药卫生事业中的作用。"同时强调:"国家鼓励中医、西医相互学习,相互补充,协调发展,发挥各自优势,促进中西医结合。"

近年来,习近平总书记对中医药及中西医结合也给予了高度关注并多次作出重要指示。在2020年新冠肺炎疫情防控期间,习近平总书记指出:"要及时总结经验,加强科学论证,大力发展中医药事业,加强中西医结合,不断提高能力和水平。"

第二节 | 中西医结合的重要成就

尽管中西医结合发展的时间只有数十年,但我国中西医结合事业获得了蓬勃的发展,已取得的成就及其在国内外的影响都令人鼓舞。

一、中西医结合一级学科内涵简述

1981年,我国正式建立学位制度,中西医结合被确认为与基础医学、临床医学、预防医学、药学、中医学等相并列的一级学科,内设中西医结合基础和中西医结合临床两个二级学科。参照国务院学位委员会第六届学科评议组编写的《学位授予和人才培养一级学科简介》,中西医结合一级学科内涵可简述如下。

1. 关于研究理论 在辩证唯物论哲学思想的指导下,促进传统医学和现代医学这两种不同的医学理论体系逐步有机结合,为中西医结合医学新理论的形成和发展提供了宽广的空间。因此,中西医结合医学无论在基础研究还是在临床应用方面,以中医学经典理论及西医学的现代理论为基础,通过实践和研究,用现代科学技术来诠释中医药的奥秘,用现代科学语言来阐明中西医结合提高疾病防治疗效的机制,从而促进中西医结合医学的理论和实践不断走向世界,推动世界结合医学的新发展。

2. 关于知识基础和研究方法 在基础研究方面,深入诠释中医药[包括针刺(acupuncture)等非药物疗法]对机体器官组织形态结构和功能的影响,揭示中医药作用的生物活性分子、作用靶点及病理转归的规律,探讨中医药防治疾病的机制。在临床方面,通过基础研究与临床研究的密切配合,大力促进中医、西医两套理论及方法相互取长补短,逐步有机结合,形成中西医结合特有的病证结合的诊断及防治的理论、思维和治则。

目前在学科名称和分类层次等方面,还存在着不统一、不规范的情况。严格来说,"中西医结合"的内涵还应包括党和政府的政策、措施、管理等内容,而"中西医结合医学"名称则体现了这一新型整合医学学科的医学属性,并与医学门类中其他一级学科的命名原则相一致。相信随着中西医结合事业的继续发展,这些发展过程中的问题终将解决。

二、中西医结合方针已经深入人心

中西医结合医学是在我国有博大精深的传统医药学,同时在现代医学迅猛发展成为医药卫生的主流医学的背景下,由党和政府大力倡导,医药卫生科技人员辛劳创新而发展起来的既有时代气息又有鲜明中国特色的新兴交叉学科。中西医结合医学适应广大人民群众的社会需求,符合医学科学发展的时代规律,具有宽广的包容性。

尽管在具体细节方面对中西医结合的理解还有这样或那样的分歧,但是中西医结合的大政方针已经深入人心。无论在医学界、教育界、科学界,还是在社会舆论方面,中西医结合是促进我国医学事业繁荣发展的重要途径,这已经成为大势所趋、人心所向。周恩来总理早在20世纪50年代所说的"西医好,中医好,中西医结合更好"这句名言,成为多数人的共识。

三、中西医结合教学事业和人才培养得到保证

新中国成立后,中医的社会地位明显提高。国家在教育方面重视中医的高等教育,在北京、上海、广州等地新建高等中医学院,培养新中国的中医专业本科毕业生。在中医院校,学生要学习解剖、生理、病理等现代医学课程。同样,在西医院校,中医药学课程也是学生的必修课。这些就为有志于从事中西医结合事业的医学人才的发展提供了最基本的保证。目前包括中医院校在内的许多高等医学院校,开设了中西医结合的本科生教育以及硕士生、博士生教育,还设有博士后流动站。这些都为中西医结合的人才培养提供了保证。

1955年,卫生部在北京组织举办了首届全国西医离职学习中医研究班。这是全国最早开始有组织地进行中西医结合人才培养的壮举。这次开始的"西学中"办班,以及继承老中医宝贵经验的"师带徒"等形式,造就了新中国成立以后的第一批中西医结合专家。正是这样一批长期从事中西医结合各领域研究的专家,成为这一新兴学科发展的奠基力量。毛主席在1958年的批示中寄予厚望,预言在60年代后"我们就有大约2 000名这样的中西医结合高级医生,其中可能出几个高明的理论家"。这一预言在实践中已完

全实现。这一培养模式在之后获得不断推广和发展。

四、当代中西医结合事业的代表性人物

随着中国中西医结合事业的不断发展,从 20 世纪 80 年代初起,经各省、市、自治区政府批准,陆续创办了中西医结合医院、中西医结合研究所等医疗、科研机构,为促进和繁荣中西医结合事业做出了重要贡献。

经过广大医务人员和科研专家的共同努力,中西医结合的西医辨病和中医辨证相结合的诊断和治疗模式得以创立。实行病证结合,将宏观辨证(传统中医辨证)与微观辨证(结合现代诊断学中相对特异性指标)相结合,提倡病证诊断和疗效评估的标准化、规范化,相关理念和方法也逐步得以推广。临床多中心、大样本的随机、对照、双盲试验逐步开展。数十年来,由于广大中西医结合工作者的共同努力,中西医结合的学术成就在国内外产生了很大的影响,已出现了一批毛主席提倡的"高明的理论家"。

1. 陈可冀——中西医结合内科学家　陈可冀,男,汉族,1930 年出生,福建闽侯人。1954 年 7 月毕业于福建医学院本科,我国著名中西医结合内科学家。现任中国中医科学院首席研究员、西苑医院心血管病中心荣誉主任,主任医师、教授、博士生导师。中国科学院(简称中科院)学部委员(院士,1991 年),历任中科院生物学部副主任、中科院学部主席团成员。

陈可冀长期致力于中西医结合心血管病及老年医学的研究。他师从著名老中医冉雪峰、岳美中等,在多个研究方向成果斐然:在活血化瘀及芳香温通方药治疗冠心病的理论及疗效研究方面,在补益脾肾方药延缓衰老理论及临床研究方面,在清代宫廷医疗经验的继承研究方面,成果丰硕;在著名老中医学术经验继承整理方面,在中西医结合人才培养方面,在促进中西医结合学术交流方面,成就突出。陈可冀率领科研团队,取得了一系列重大科研成果。其"血瘀证与活血化瘀研究"荣获国家科技进步奖一等奖,"证效动力学研究"荣获国家科技进步奖二等奖,"清代宫廷原始医药档案研究"荣获古籍整理金奖。此外,还先后荣获多项省部级科技成果奖、求是杰出集体奖、何梁何利科技进步奖、世界中医药联合会中医药国际贡献奖、吴阶平医学奖等。2007 年,陈可冀被确认为国家非物质文化遗产"传统医学"代表性传承人。

陈可冀长期作为国家保健局专家组成员,成了当今的"太医"。他为人谦和,无论是中央领导还是平民百姓,他都和蔼关切,尽心尽职。他文化底蕴深厚,是当代的儒医大家。

2. 吴咸中——中西医结合外科学家　吴咸中,男,满族,1925 年出生,辽宁新民人。1948 年毕业于沈阳医学院本科。天津医科大学、天津市南开医院主任医师、教授。1995 年中国工程院成立时的首批院士,全国老中医药专家学术经验继承工作指导老师。

1959 年,吴咸中参加天津中医学院西医离职学习中医学习班,60 年代初期以来,专攻中西医结合外科,是我国中西医结合外科领域的开拓者之一。1964—1977 年任南开医院院长,1978—1994 任天津医学院副院长、院长、名誉院长。吴咸中科学地运用中西

医两法之长,在中西医结合治疗急腹症的理论体系方面进行了系统的探索,取得了显著的成绩。他主编的《新急腹症学》《腹部外科实践》等专著是该学科领域的权威著作。他品德高尚,治学严谨,是我国优秀的普外科学家和杰出的中西医结合外科学家,曾6次被评为天津市劳动模范和特等劳动模范。

1961年9月西医学习中医班结业,吴咸中得到的评语是:"能于复杂证候中辨明标本,施治先后明晰,论理通畅不浮,用药照顾周详,足见其学习中刻苦钻研,收获良多。"也正因如此,他获得了卫生部颁发的金质奖章。

吴咸中率先提出,在中医传统的"理、法、方、药"体系中,"法"是一个重要环节。他带领研究人员用现代医学技术,较系统地研究了"急腹症治疗八法"中各法的代表方剂、用药组合及单味药物,阐明其作用机制,促进了中西医药学在理论上的结合。这一研究成果显著提高了急性坏死性胰腺炎等凶险疾病的临床疗效。他们的研究成果荣获了国家科技进步奖二等奖等许多奖励和表彰。

3. 沈自尹——中西医结合医学"肾"本质研究的先驱者

沈自尹(1928—2019年),男,汉族,浙江镇海人。1952年毕业于上海第一医学院医疗系本科。复旦大学附属华山医院教授、博士生导师,中科院院士(1997年)。历任华山医院中医科主任、脏象研究室主任、中西医结合研究所所长、中国中西医结合学会副会长、上海市中西医结合学会会长等职。

1955年,沈自尹师从著名老中医姜春华教授。因继承和发扬医学遗产卓有成绩,1959年师徒共获卫生部颁发的金质奖章。在20世纪50年代,沈自尹率先对中医称为"命门之火"的肾阳进行研究,从"异病同治"的学术观点探索肾阳虚的规律。60年代出版的由姜春华、钟学礼、顾天爵、沈自尹合著的《肾的研究》专著,成为中西医结合医学史上里程碑式的传世名著。70年代起,对同病异证进行下丘脑-垂体-靶腺轴功能对比观察,首次用现代科学方法在国际上证实肾阳虚证有特定的物质基础,并且为其主要调节中枢定位在下丘脑提出了多方面有力证据。沈自尹的"肾"本质研究有力地促进了临床相关疾病的疗效提升。2010年,该项研究成果获国家科技进步奖二等奖。

作为一名科研成绩斐然的科学家,沈自尹在被评为中科院院士以后的近20年时间里,以更加执着的科学态度,孜孜不倦地开展了从肾本质到证本质的全新探索研究。他与时俱进地带领学生们学习分子生物学、系统生物学等新理论、新技术,探索补肾中药淫羊藿及其主要成分的疗效和分子生物学机制,再次取得了新的重要成果。这种不断创新和奉献的精神令人敬佩。

4. 屠呦呦——中西医结合药物学家

屠呦呦,女,汉族,1930年出生,浙江宁波人。1951年考入北京大学医学院药学系生药专业学习。1955年毕业后一直在中国中医研究院工作。现为中国中医科学院首席科学家、终身研究员兼首席研究员、青蒿素研究开发中心荣誉主任,博士生导师。

屠呦呦在大学4年期间,努力学习,取得了优良的成绩。她尤其对植物化学、本草学和植物分类学有着极大的兴趣。1959—1962年,参加卫生部举办的全国第三期西医离职学习中医班,还深入药材公司,向老药工学习中药鉴别及炮制技术。

1969 年,中国中医研究院接受抗疟药研究任务,屠呦呦担任科技组组长。1969 年 1 月开始,屠呦呦领导课题组从系统收集整理历代医籍、本草、民间方药入手,在收集 2 000 余方药基础上,编写了《抗疟单验方集》(收录 640 种药物),对其中的 200 多种中药开展实验研究,历经 380 多次失败。屠呦呦根据中医药文献,第一个提出将青蒿类药物作为抗疟药的备选对象;又从中医文献典籍中获得灵感,采用低温提取分离的方法,于 1971 年从乙醚提取物中找到了对疟原虫有 100% 抑制率的青蒿素,并且确定了化学结构;她第一个开展此药的人体试验,和她的科研团队成员一起以身试药。1986 年抗疟新药"青蒿素"正式诞生。

屠呦呦的成功,源于原始创新的科研成果、严谨细致的实践探索、无私无畏的大爱奉献,更是举国体制下中国多学科科学家团队集体努力的结晶。2015 年,屠呦呦成为我国医学界首位荣获诺贝尔生理学或医学奖的科学家。

5. 王振义、张亭栋、陈竺、陈赛娟等——治疗白血病的中西医结合接力研究 众所周知,白血病俗称"血癌",其中急性早幼粒细胞白血病[(acute promyelocytic leukemia, APL)属于 M3 型]在临床上并不少见。1986 年,上海第二医科大学王振义教授(1924 年出生),在国际上首次使用全反式维甲酸诱导分化治疗 APL 并获得了成功。维甲酸能促进 APL 细胞的分化,使白血病的治疗获得重大的突破。但是单用维甲酸诱导和维持治疗的问题是早期复发,多数病例易产生耐药性。

如何解决耐药性问题?又如何进一步提高 APL 的治疗疗效?这里要介绍哈尔滨医科大学附属第一医院中医科张亭栋教授(1932 年出生)。他长期从事中西医结合抗癌研究。从民间中医那里了解到砒霜(三氧化二砷)的抗癌作用后,张亭栋教授研制出了"癌灵 1 号"注射液。早在 20 世纪 70 年代,他就开始使用该注射液医治白血病患者并取得了一定的疗效,而且毒副作用并不大。此后,他和团队在临床探索方面继续埋头苦干。

与此同时,上海第二医科大学王振义教授的得意门生陈竺(1953 年出生)、陈赛娟(1951 年出生)夫妇,在法国学习了分子生物学理论和技术后回国,投身到攻克白血病的研究队伍中。他们从哈尔滨医科大学张亭栋教授团队的研究成果中获得启发,对维甲酸治疗后复发的 APL 病例采用砷剂治疗,取得了令人满意的疗效。在此过程中,他们开展大量深入细致的实验研究,用令人信服的研究数据,揭示了中药砒霜"以毒攻毒"的科学内涵。陈竺夫妇作为科学家,最被人称道的研究成果是利用全反式维甲酸、三氧化二砷协同治疗 APL。按照这种方法治疗,可以使患者的 5 年无病生存率超过 90%,APL 也因此成为第一种可以被治愈的成人急性髓细胞性白血病。全反式维甲酸通过使癌细胞重新分化,"改邪归正",停止"疯长";而三氧化二砷则可以引起癌细胞发生分化并最终凋亡。

就这样,在王振义、张亭栋、陈竺、陈赛娟,以及众多中青年医生和科研人员的共同努力下,终于基本攻克了 M3 型白血病(即 APL)。这让我们看到了中西医结合医学的独特魅力,更让我们由衷赞叹"中国医药学是一个伟大的宝库"!

第三节 中西医结合针刺研究的世界性影响

针灸疗法是中国传统医学中最具有代表性的非药物疗法,也是中国传统医学逐步走向世界的先锋。2010 年,中医针灸被联合国教科文组织认定为人类非物质文化遗产。由于目前在国内外,针刺疗法比起艾灸疗法来,使用得更为广泛,研究得更为深入,因而在许多场合,也常将针灸疗法简称为针刺疗法。

一、20 世纪 70 年代针刺疗法开始走向世界

新中国成立以后,贯彻执行了中西医并重、中西医结合的正确方针,针灸学等传统医学获得了迅速的发展。由于当时的国际环境,针刺研究除了与苏联、东欧有所交流之外,与西方医学界的交流基本上处于停滞状态。针刺疗法从中国走向世界的"破冰"之举,是1971 年中国宣布用针刺部分代替麻醉药物开展外科手术(针刺麻醉)取得成功,以及美国基辛格博士秘密访华后,周恩来总理公开邀请尼克松总统访华这两件大事。

历史充满巧合,这两件大事都发生在 1971 年 7 月。彼时,新华社向世界发布我国针刺麻醉取得成功的消息。由于长期的隔阂,西方对中医针灸缺乏基本了解,因此对针刺医术产生强烈的好奇甚至怀疑,这在情理之中。而尼克松访华的政治决断,也揭开了中美文化(包括医学)交流的大幕。于是,从 1971 年 7 月尼克松决定访华,到 1972 年 2 月访问北京,乃至以后相当长时间内,美国出现了"中国热",当然也包括美国各界人士对中国针刺研究的兴趣和关注。

这里要提及的是美国《纽约时报》资深记者詹姆斯·赖斯顿的一个真实故事。1971年 7 月赖斯顿在华采访期间,因患急性阑尾炎而在北京住院手术。术后因腹部严重不适(这是常规药物麻醉时经常出现的副作用),接受了 20 min 的针灸治疗,取得良效。出于记者的职业敏感,他在 7 月 26 日《纽约时报》头版刊文,内容转至第 6 版,以自己的亲身经历发表了长篇纪实文章《现在让我告诉你们我在北京的阑尾炎手术》,率先向美国公众做了有关中国针灸术的客观报道。作为国际知名的大记者,他的介绍对于促进美国人民了解针灸起到了极大的作用。

1972 年 2 月,美国总统尼克松正式访华。尼克松的随行人员在黑格将军带领下,在北京参观针刺麻醉下肺切除手术,美方记者对此做了详细报道。尼克松的随行人员回国时,还带回了中国的人体针灸穴位模型。

从那时起,美国的针灸诊所陆续开张,针灸医师团体及针灸教学单位陆续成立。1973 年内华达州在美国各州中率先立法承认中医针灸医学的地位。当时,香港的名中医陆易公亲赴该州做了 3 周示范医治,疗效卓著,毫无争议。州众议院(30 票对 1票,另 1 票缺席)和州参议院(20 票对 0 票)一致通过相关法案,创造了该州立法通过议案时的绝对高票纪录,为美国其他各州批准针灸用于治病做出了良好的榜样。后

来，陆易公医师被授予"内华达州东方医学之父"的称号，成为中国针灸师在美国创业的典范。

据 1998 年著名美国医学杂志《美国医学会杂志》(*The Journal of the American medical association*，*JAMA*)的一篇调查报道介绍，美国公众使用以针刺作为主要内容之一的替代医学(alternative medicine)疗法的人数，从 1990 年的 4.27 亿人次增加到 1997 年的 6.29 亿人次，已经超过使用主流医学的人次(1990 年为 3.88 亿人次，1997 年为 3.86 亿人次)。这篇文章还介绍，在西方使用替代医学治疗的人口比例，丹麦为 10%，芬兰为 33%，澳大利亚为 49%，加拿大为 15%，其他欧洲国家包括英国也都有较高的比例(各国的计算口径不尽相同)。

总之，针刺疗法是中国真正对西方科学技术产生一定影响的少数领域之一，成为中国传统医学逐步走向世界的先锋。1996 年，美国《时代》周刊出版"医学前沿(the frontiers of medicine)"专刊，将替代疗法作为医学前沿十大内容之一(其他还有癌症、基因治疗、衰老、卒中、艾滋病、生殖、器官移植、精神疾病等)。而替代疗法这一章节的首页彩照即为美国人接受针刺治疗，标题为《替代疗法向主流挑战》，预示着替代疗法的发展前景。如今，针刺疗法正在逐渐走向全世界，目前已有 180 多个国家和地区在使用，还被一些发达国家纳入医疗保险体系。中医针灸也成为继中国餐饮之后，海外华人赖以谋生的第二大"海外民族产业"。例如，20 世纪 70 年代全美国只有数百名中医师、针灸师，到 90 年代时已超过 1.2 万人。

二、针刺疗法产生世界性影响的若干标志性事件

要说针刺研究的世界性影响，首先当属前面已提及的中国针刺麻醉在当时所产生的轰动效应。以下一系列事件充分表明，源于中国的针刺疗法已经开始堂堂正正地迈向现代医学的殿堂。

首先，世界卫生组织(WHO)一直高度关注着中国针刺疗法走向世界的进程。早在 1979 年，WHO 就正式向全世界推荐针刺疗法，提出了适合于针刺治疗的 43 种疾病的名单。在 20 世纪 80 年代又组织包括中国专家在内的世界各国专家，制定了穴位命名的标准化方案(由英语单词缩写、汉字及拼音字母以及阿拉伯数字编号等复合组成)。此外，WHO 还在中国、越南、韩国、日本等国设立了多个传统医学合作中心，开展针刺临床研究、机制探讨及人才培训工作(上海就有两个开展包括针刺研究的 WHO 传统医学合作中心)。1994 年，WHO 提出了推广针刺临床规范化研究的指南。1999 年 WHO 在北京主持召开了"传统医学与现代医学整合"专题讨论会，强调推广针刺疗法一定要建立在坚实的科学基础之上。

其次，随着针刺疗法逐步走向世界，各国的针灸学术团体不断涌现，国际学术交流不断加强。早在 1965 年，一些国家已开始举行国际性针灸学术会议。第一次国际针灸学术大会由日本主办，有 20 多个国家和地区代表参加，以后每 4 年召开一次。1969 年的第二次国际针灸学术大会在法国召开，有 27 个国家代表共 300 余人出席。1973 年在韩

国召开,改为 2 年一次,后分别在美国(1975 年)、日本(1977 年)、法国(1979 年)召开。中国首次派代表参加了 1979 年举行的第六次国际会议。1987 年,在 WHO 的协助下,世界针灸学会联合会(简称世界针联)在北京成立。像这样总部常设在中国的世界性学术团体,至今仍为数不多。多年来,世界针联成为团结世界各国针灸学术力量的核心,多次在北京及世界各地举行世界性学术大会,有力地推进了针刺疗法在全球的逐步普及和发展。1999 年,世界针联与 WHO 建立正式关系,成为 WHO 联系的一个非政府的世界性民间团体。

再次,美国国立卫生研究院(National Institutes of Health,NIH)作为美国联邦政府的医学权威机构,在全球享有盛誉。面对美国日益发展的替代疗法势头,1992 年起 NIH 设立了替代医学办公室,并在美国国内的一些著名大学及研究机构中有组织地建立了一批研究中心,设立专项基金予以资助。1997 年,NIH 召开针刺疗法听证会,23 名专家在 NIH 大礼堂作专题报告,听众约 1 000 人。我国学者,北京的韩济生院士介绍了针刺镇痛原理研究,上海的俞瑾教授介绍了针刺治疗女性生殖系统疾病的临床及机制研究,上海的曹小定教授介绍了针刺改善机体免疫功能抑制的实验研究及临床验证。他们的报告赢得了大会的高度评价。大会最终通过结论性报告,明确指出针刺疗法对一些疾病确有疗效,且副作用极少,具有应用价值。报告还指出,针刺疗法目前不被人们普遍接受的原因是尚缺乏高质量的临床疗效的对比资料,以及还需要进一步开展理论研究。这也为今后的针刺研究工作提出了方向。这是美国历史上第一次由权威性医学机构对源于中国的针刺疗法予以肯定,在全世界产生了很大的影响。之后,在英国,积极开展整合医学的呼声也日益高涨。2001 年,在英国伦敦召开了由查尔斯王子发起的整合医学学术会议,题目是"替代医学能否被整合入主流医学"。总之,发展整合医学(或替代医学)已经成为世界潮流。

▌三、我国针刺疗法成功走向全世界的原因

从 20 世纪 70 年代算起,仅仅 30 年左右,针刺疗法便以如此规模走出国门、走向世界,使得世界性"针灸热"持续升温。即便是美、英、法、德等西方发达国家,尽管其文化背景与东方的中华文化差异甚大,起初对针刺疗法一无所知,甚至抱着高度怀疑的态度,但如今已实现了政府认可、公众信赖,这实在算得上是中华文化影响世界的一个奇迹。

分析创造这一奇迹的原因,首先是针刺疗法等传统医学疗法千百年来在中华大地上千锤百炼,形成了疗效确切的鲜明特色。医学是一门实践性很强的科学,针刺既然能为中华民族的繁衍昌盛做出贡献,当然也能为全世界所用。加上针刺疗法简便、安全,只要经过合格的培训,遵循操作规程,一般均能产生不同程度的效果,且极少有副作用。而当今世界,由于滥用化学药物而产生的严重副作用及资源浪费,已被公众广泛认知,因而期盼安全有效的非药物疗法的呼声越来越高。因此,针刺疗法获得世界性认可,可谓顺理成章。

其次,针刺疗法确有科学基础。早在 20 世纪六七十年代我国开展大规模的针刺麻

醉临床研究之时,周恩来总理就强调针刺研究一定要抓好原理研究。他指出,如果道理说不清,外国人就不相信、不敢用。他还在接见外宾时深情地说:"你们也可以研究;如果你们先研究出来,我们也高兴,但我总希望我们中国能首先研究出来。"我国广大科学工作者没有辜负周总理的期望,在针刺原理研究方面交出了一份出色的答卷。针刺镇痛的神经生理学机制研究表明,针刺信息激活了中枢痛觉调制系统,从而产生强有力的调整作用,能在中枢各级水平对抗疼痛信息而实现镇痛。针刺镇痛的神经化学机制揭示了阿片肽〔包括脑啡肽、β-内啡肽(β - endorphin,β - EP)、强啡肽等〕和其他一些神经肽及经典神经递质都是实现针刺镇痛的化学物质基础。因此,针刺原理研究也推动和促进了我国神经科学的迅速发展。这方面许多科学实验也在国外实验室得到证实,为世界所认可。张香桐院士还赢得了许多国家授予的荣誉。韩济生院士等多篇有关针刺研究的综述,在国际神经科学领域的权威杂志上刊出。正是因为多年来深入开展的基础理论研究,为针刺疗法走向世界打下了坚实的基础。这也是基础理论研究促进临床繁荣发展的实例之一。因此,可以认为,针刺原理研究已经在中西医结合理论方面迈出了历史性的一步。

再次,针刺疗法能走向世界,是我国中西医并重、中西医结合方针的胜利。新中国成立后,我国高度重视中医事业的发展,采取了继承和发展相结合的方针。针刺麻醉作为医学领域的一项原创性成果,就得益于一批西医认真学习针刺技术。他们从针刺用于术后镇痛取得良效的实践出发,大胆改革,将针刺用于术前诱导抗痛及术中镇痛。而小小银针竟能对抗手术创伤引起的剧烈疼痛,这极大地鼓舞了我国临床及机制研究工作者深入探索。因此,从针刺麻醉到针刺治病,从临床研究到机制探讨,从多种新技术到各种新仪器,针刺研究在不断的探索中得到全面发展。俗话说"根深才能叶茂"。我国在针刺研究领域的深度和广度方面,总体上一直保持着世界领先的地位,这无疑对全世界具有强大的感召力。多年来,我国在这方面培训了大批国外留学生和进修生(例如,90年代末,美国纽约一家具有相当规模医院的麻醉科,由主任带领一大批医生前来上海,接受有关针刺疗法的临床及机制的短期培训)。他们回国后能较熟练地应用针刺疗法治疗病痛,从而进一步扩大了针刺疗法在世界范围内的影响。

四、进一步扩大针刺研究世界性影响的几点思考

(一) 要坚持实事求是、与时俱进的原则

针刺研究(包括临床及机制研究)是一项科学性研究,针刺疗法是面对患者的一项医疗技术,必须坚持"一切从实际出发,一切对患者负责"的原则。针刺确有良好的镇痛效应,但毕竟有一定的限度。针刺麻醉具有安全有效、副作用少、生理干扰小、术后恢复快等优点,但也存在着镇痛不全、手术操作难度大等缺点。随着整个医学科学的发展,这些缺点将逐步得到解决。随着现代麻醉学的不断完善,多种药物及多种技术相互配合的复合麻醉更广泛地被采纳应用。针刺既具有镇痛作用,又具有良性调节作用,因此针刺应该成为现代复合麻醉中有中国特色的一项新技术。针刺与药物联合使用(无论是在全

麻、硬膜外或局麻)可称为针药复合麻醉,或称为针刺复合麻醉、针刺辅助麻醉等。这样做既有利于提高镇痛效果,又可减少麻醉药物的用量(一般约减少 1/3),药物的副作用也随之减少,还能加强对心、脑等重要脏器功能的保护。近年来针药复合麻醉在国内一些医院开展了较大规模的多中心研究,效果较为满意,有望发展成为围手术期医学中一种有发展前途的新方法。

在治病方面,针刺的作用也应实事求是地评价,既不无限夸大,也不随意贬低。由于针刺疗法归根到底是调整神经–内分泌–免疫系统的功能,激发机体的内在调制能力,使得由病痛引起的机体平衡状态失调得到恢复,因此在一定范围内,平衡失调越大,调整作用则越明显。但是,这种生理性的调整能力终究是有限的。针药结合则是加强这种调整能力的重要途径,针药结合(包括西药或中药)优势互补、取长补短,既能加强针刺的调整能力,又能减少药物用量及不良反应。这是发展针刺疗法的重要途径之一。动物实验和临床试验提示,针刺与药物合用,同样有一个配伍问题,既可能起加强作用,也可能起拮抗作用或互不相干。尽管已经开展了这方面的探索,但还有更多的工作要深入研究。总之,只有坚持发扬与时俱进的精神,针刺研究工作才能取得更大的成绩。

(二)要加大投入,加强研究梯队的建设

针刺研究已经取得了相当大的成绩,总体来说我国仍处于世界领先的地位,这是事实。但如同前面提及的 NIH 的总结性报告中所说的那样,无论是临床研究还是机制探讨,都还有大量工作要做。同时还必须看到,随着一些发达国家对整合医学的逐步重视,他们中的一些有识之士也会奋起直追,凭借他们总体上的先进科技实力,与我国开展新的竞争。尤其是由于基础研究周期较长,国内外科研条件仍有一定的差距,因此这方面的青年人才外流仍在继续,如同乒乓球队一样,针刺研究方面的"海外兵团"也将会形成对我们的压力。我们必须正视现实,采取综合改革措施,加大投入,稳定队伍,重视青年优秀人才的培养,使我国的综合研究实力不断得到加强,才能在新世纪激烈的国际竞争中立于不败之地。

在针刺研究方面,我们要大力开展多中心的循证医学研究,努力发展各种形式的国际合作。只有凭借过硬、可靠的临床试验数据,以及高质量的动物试验研究结果,才能具有充分的说服力,产生良好的国内外影响。进入 21 世纪以来,我国各地的针刺研究团队,在组织国内外多中心大样本循证医学研究治疗常见疾病方面的成功范例明显增多,在制定针灸国际化标准方面也有明显进展。

(三)要坚持经济效益与综合社会效益的统一

近年来随着国内市场经济发展,科学研究的经济效益日益得到重视,这当然无可非议。但是更应强调经济效益与综合社会效益的统一。就针刺研究而言,与开发新药相比,前者的经济效应就明显处于劣势,这也是在当前市场经济形势下针刺研究容易遭到忽视的重要原因之一。但是就综合效益而言,前者绝对不低于后者。针刺研究有助于推动针刺疗法更好地在全世界的普及应用,既为中华民族扬名,更为世界人民造福。针刺研究一直是我国传统医学走向世界的"排头兵",前文已经揭示了这项研究的重大科学价

值及社会效益,也包含了振奋民族精神、发展先进文化的重要政治意义。因此,我们必须站在时代的高度,责无旁贷地以锲而不舍的精神继续推动针刺研究在中西医结合的正确道路上向纵深发展,从而为扩大针刺研究的世界性影响做出新的贡献。此外,推广使用针刺疗法也能在一定程度上节省药物的使用,减少医疗保险费用的支出,并提高医疗效果,由此产生的直接或间接经济效益理应引起重视。

第四节 | 中西医结合医学的发展前景

　　如今,我国中西医结合医学事业正朝着现代医学中国化、传统医学国际化方向快速发展。为了更有效地开展国际交流及对外宣传,中西医结合的英文译名,采用了结合医学(integrative medicine)这种形式。

一、现代医学中国化、传统医学国际化

　　现代医学中国化、传统医学国际化,是当今乃至很长一段时期我国医学科学发展的总趋势和必由之路,也是我国中西医结合医学事业的伟大目标。

　　强调现代医学中国化,并非始于今日。1924年,我国现代医学的泰斗、现代医学教育事业的创建人之一颜福庆老先生就曾说:"西医必须大众化,必须中国化。大众化和中国化不应依靠外国医生,而应该由中国的医生自己来实现。"我们从颜老先生的个人经历可以看到,他对现代医学的兴起和高速发展心怀敬仰(他本人1905—1909年在美国耶鲁大学留学并获医学博士学位),但对西方势力把持着中国医学管理、欺压华人员工十分反感。出于强烈的爱国心和责任心,他强调要培养更多的熟悉国情的医学人才,使现代医学真正能在中国生根发展,实现为人民服务。以颜福庆为代表的我国现代医学的先驱们,他们的创业精神和丰功伟绩,永远值得我们后人敬仰、怀念。

　　1949年以后,党和政府坚持把"中西医并重、中西医结合"作为卫生工作的重要方针。毛主席指出:"你们是'西医',但是要中国化,要学到一套以后来研究中国的东西,把学的东西中国化。"周总理指出:"我们不但要让中医在国内占有重要的地位,而且要把它介绍到国外去,让西方懂得,中医是人类医学宝库中的重要财富。"

　　斗转星移,如今,中国的国家面貌早已发生根本性变化,但是继续强调现代医学中国化这一目标并没有过时。一方面,现代医学紧随当代科技的发展而日新月异,但随之而来的高昂医药费用已成为一个严重问题。我国在深化医疗改革的过程中,必须根据自己的国情找出正确的中国式解决方法。另一方面,我国传统医学源远流长,博大精深,能在防病治病中发挥不可或缺的作用。因此,在我国,继续大力提倡中西医结合,促进现代医学与传统医学的融合,已成为政府和民众的一致诉求。新世纪以来党和国家领导人继承了这一传统,习近平总书记指出"要促进中西医结合及中医药在海外的发展"。

中西医之所以能够结合,不仅因为中医和西医都属于医学这同一门类的科学,而且在研究对象、研究目的和任务等方面具有同一性,这些构成了中西医结合的前提和基础。最终实现中西医结合的过程,是一个长期、艰巨、复杂,有时甚至是"痛苦"的过程,因为中、西医学在其产生、发展、研究历程、研究方法、概念术语、理论体系等方面有着明显的差异。目前,我国的中西医结合发展尚处于初级阶段。但经过数十年的努力,中西医结合研究正在继续不断深化发展。新的中西医结合热点、新的中西医结合医学观念和理论,以及新的综合疗法等不断出现,显示中西医结合符合不以人们主观意志为转移的医学发展客观规律。

现代医学是当今世界的主流医学。但是,现代医学本身就是一个开放包容的科学体系,更应以宽广的胸怀来拥抱我国的传统医学,全力支持和促进传统医学的国际化进程。而我国传统医学的发展,也必须顺应时代发展的潮流。我国传统医学扎根于中华大地,有丰富的文献积累和疗效经验,有深厚的人脉渊源和文化底蕴,理应有充分的理论自信和文化自信。但是这种自信要建立在实事求是的科学基础上。我国传统医学宝库中,有大医精诚的从医之道,治未病的先进理念,富有哲理的辨证论治,数以千百计的经典药方,还有针灸等"绿色"非药物疗法、太极拳等养生措施等,这些都是值得研究和弘扬的精华。通过现代化研究,让这些精华在国内外产生更大的影响,这就是传统医学国际化的康庄大道。我国的中西医结合事业理应为推动我国传统医学国际化而继续努力。

二、补充和替代医学的世界性潮流

WHO文件指出,所谓传统医学(traditional medicine),是中医学、印度医学、阿拉伯医学等传统医学系统以及各种形式民间疗法的统称。传统医学疗法包括药物疗法(如使用草药、动物器官和/或矿物)和非药物疗法(如在基本不使用药物的情况下进行针刺疗法、手法治疗及精神治疗)。而在欧洲、北美及澳大利亚等地区,则使用"补充和替代医学(complement and alternative medicine)"一词。

在当今现代科技日新月异、现代医学高速发展的时代,为什么传统医学又会引起人们高度兴趣并不断获得重视呢? 首先,随着时代的发展,一方面许多严重危害人类健康的疾病继续存在,包括新出现的严重传染性疾病(如艾滋病、严重急性呼吸综合征、新型冠状病毒病等)。另一方面,由于人类疾病谱的变化,许多"现代文明病"的发病率不断升高。与此同时,现代医学科学面临的任务也出现了历史性转变,已经从单纯临床治疗转为预防、治疗、康复、保健等一体化相结合。在这种条件下,从各个方面寻找人类保健、疾病防治的最佳措施,已成为当今医学界的大势所趋。而传统医学在长达数千年的实践中积累了丰富的实践经验,因而成为民众所寄托的希望之一。

其次,随着社会的发展,医学保健及医疗保险事业成为社会文明发展和社会安定的重要环节。因此,从传统医学中寻找经济、简便、有效的防治方法,也是众望所归。在许多发展中国家,大力发展行之有效的传统医学,对于这些国家走出贫困有十分积极的意义。在发达国家,针刺疗法及其他传统医学方法已经被称为"补充或替代医学"。这就为我国中西医结合事业的发展提供了世界性的最佳机遇。中西医结合事业已经迈出中国的国门，正在走向世界。

三、结合医学正在走向世界

中西医结合临床实践和理论研究是 20 世纪我国医学界的伟大实践和科学探索，对全世界产生了广泛的影响。对我国传统医药学的弘扬，当然应当首先立足在国内，但还应该加强国际交流，走向世界。中国中西医结合学会作为中西医结合事业的全国性学术团体，已经义不容辞地担当起这项重任。1997 年和 2002 年，中国中西医结合学会先后在北京主办了第一届和第二届世界中西医结合大会。第一届大会时，22 个国家和地区的 300 多名国内外专家及国内 800 多名代表出席会议，学术气氛热烈，引人注目。第二届大会时，来自 27 个国家和地区的 1 300 余名代表出席大会，主题为"结合医学和人类健康——和谐结合，创新发展"。大会达到了交流结合医学实践、展示结合医学成就、研究结合医学前景、推动结合医学发展的目的。

为了更有效地开展国际交流及对外宣传，中西医结合的英文译名采用了"结合医学（integrative medicine）"，这是十分可取的。结合医学既体现了我国传统医药学与现代医学的结合，也体现了世界各国的传统医药学（或西方发达国家所称的补充和替代医学）与现代医学的结合。结合医学理念的提出，已经获得世界各国的普遍认同。目前，结合医学领域的国际性多中心协作的循证医学研究得以开展，国际上结合医学的专业性学术会议以及专业期刊的影响逐步提高。

由中国中西医结合学会牵头发起的世界中西医结合大会，前 5 届均为每 5 年举行一次（第三届 2007 年在广州，第四届 2012 年在天津，第五届 2017 年在东莞）。从 2018 年起，会议交流增加频次，改为每年举行。至今又举行 6 次（第六届 2018 年在上海，第七届 2019 年在济南，第八届 2020 年在武汉，第九届 2021 年在海口，第十届 2022 年在成都，第十一届 2023 年在杭州，第十二届 2024 年在长沙）。

这里特别要指出，2020 年正是新冠病毒开始肆虐全球之年。我国坚持"人民至上""生命至上"，中西医紧密结合，"武汉保卫战"取得成功。当年年底，就在这座英雄的城市，中、俄、美、日、德等 10 余个国家和地区的上千位专家，通过线上和线下相结合的形式参与大会，以"中西医结合抗击疫情，守正创新，开创未来"为主题，进行广泛热烈的交流，扩大了中西医结合在防治急性传染病方面的国际影响。

第五节 | 中西医结合医学研究的基本思路和方法

限于本书的篇幅，这里仅从共性特点方面扼要地介绍有关中西医结合研究的基本思路和基本方法。

一、中西医结合研究的基本思路

1. **遵循辩证唯物主义哲学思想的指导**　用辩证唯物主义的思想指导中西医结合研究,必须实事求是地对中医学和西医学有一个全面客观的基本认识,充分肯定两者的优点,客观分析各自的缺点和不足,把两者的优点和精华逐步结合起来。全面肯定或全面否定不仅违背了辩证唯物论的原则,而且也否认了中西医结合的可能性,甚至可能成为反对中西医结合的思想根源。

2. **继承和发扬中医特色**　在继承与发扬中医特色方面,继承是发扬的基础,发扬是继承的目的。中西医结合研究必须深入发掘、努力继承中医的精华,这是我国中西医结合研究人员义不容辞的职责;再经过去粗取精、去伪存真的精心加工,把中医的精华真正学到手,并加以发扬光大。因此,中西医结合是中医现代化的重要途径。中西医结合也是发扬中国特色的现代医学,必将受到中外医学界和全世界人民的欢迎。

3. **坚持理论与实践相结合**　医学理论是指导临床实践的重要指南。中西医结合既要重视中医理论的启迪,也要重视现代医学理论基本原理,这是坚持实践第一、不断开拓进取的过程。片面强调"不能违背中医药理论的原旨",甚至"不能违背《黄帝内经》原旨"等,不仅束缚了研究者的科研思路,而且导致研究者谨小慎微,思路僵化,不敢越雷池半步,甚至因循守旧,故步自封。

4. **坚持验证与创新相结合**　在医学科研中高度重视基础与临床研究的创新十分重要,中西医结合研究不应局限于"解释""验证"等发展性研究。在对中医药进行现代科学研究并予以科学解释的同时,应该努力寻求新的科学发现。要在加强发展性研究的基础上,在中西医结合交叉渗透领域,积极开展探索性研究。勇于开拓新领域,才能促进中西医结合的创新性发展。

二、中西医结合研究的基本方法

1. **重视循证医学的基本方法**　中西医结合的研究方法极为丰富多彩。可以认为,现代医学的所有研究方法都可以用于中西医结合研究;针对我国独有的博大精深的中医学宝贵遗产的发掘,我们还可以不断创造出各种新的研究技术和方法。

临床证据的涵盖范围很广,从个别病例报道到大规模、多中心随机对照双盲试验。多中心随机对照双盲试验的系统评价方法,已成为判断一种医疗技术方法好坏的"金标准"。中西医结合的临床实践,目前主要采取西医辨病与中医辨证相结合的方法。应该重视从经验医学向循证医学发展的过程。对比传统中医药学偏向于重视个案的临床经验,中西医结合临床研究更应有针对性地做好实验设计,用完整确切的数据证实中西医结合的有效性和合理性。

2. **加强动物实验研究的应用**　在进行动物实验模型研制时,既要借鉴现代实验医学的丰富经验,充分利用各种国际公认的实验动物模型,又要结合中医传统理论,使这些模型能比较确切地反映"病""证"结合的特点。现代实验医学已经证明,十全十美的动物模型很少,再完美的实验动物模型也不能代替临床实践,所以,所有新药都要严格经过各期临床试验。同样,中西医结合的实验研究也应与中西医结合的临床研究相结合,这是毫无疑义的。

3. 由浅入深开展多层次的综合研究　例如,从肾本质的研究到证本质的研究,就经历了采用脏腑辨证和方剂辨证研究思路的两个阶段。数十年来由浅入深的研究积累显示,从脏腑辨证着手,由各个内分泌轴的功能紊乱推理,肾阳虚证发病环节在下丘脑;再从方剂辨证着手,认为肾阳虚证涵盖着神经内分泌-免疫网络,其调控中心在下丘脑。这样,对传统中医理论中的"证",就有了现代化的新认识——"证"是一种综合性的功能状态,有具体的功能网络和调控中心。

4. 采用多学科技术做到相互印证　随着自然科学的迅速发展,多学科的综合研究已经成为必然趋势,不仅是生物医学各学科的相结合,基础医学与临床医学相结合,而且是更大范围的相互结合。当前分子生物学的飞跃发展,疾病基因组学的不断深化,促进了生物信息学这门边缘科学的形成和发展。这就需要生物医学与数学、物理学、信息学以及人工智能等大学科之间的相互交叉,做到多学科技术相互印证。

（吴根诚）

参考文献

[1] 张大庆,和中浚. 中外医学史[M]. 北京:中国中医药出版社,2005.

[2] 肖林榕. 中西医结合发展史研究[M]. 北京:北京科学技术出版社,2011.

[3] 国务院学位委员会第六届学科评议组. 学位授予和人才培养一级学科简介[M]. 北京:高等教育出版社,2013.

[4] 段丽萍. 医学学科专业体系建设与人才培养——现状与发展[M]. 北京:北京大学医学出版社,2022.

[5] 何清湖,孙相如. 中西医的抉择——狼与羊的故事[M]. 太原:山西科学技术出版社,2016.

[6] 徐喆,王怡杨,周会芳,等. 中西医结合发展人才为本——中西医结合专家谈人才培养[J]. 中国中西医结合杂志,2022,42(12):1418 - 1423.

[7] 吴根诚,曹小定. 针刺疗法走向世界的历史与影响因素的几点思考[J]. 中西医结合学报,2003,1(4):247 - 251.

[8] 吴根诚,王彦青,曹小定. 针刺镇痛原理研究之路——回顾及再思考[J]. 复旦学报(医学版),2007,34(suppl):44 - 48.

[9] 闻玉梅,彭裕文. 医学与人文交响曲[M]. 上海:复旦大学出版社,2017:101 - 112.

[10] 郑国华. 中西医结合临床研究思路与方法[M]. 北京:北京科学技术出版社,2011.

中医药的历史源远流长,中国人民在长期的生产斗争和医疗实践过程中,逐渐积累了丰富的医疗实践经验,在朴素唯物论和自发辩证法思想的影响和指导下,经过历代医家的不懈努力,中医药学不断得到充实和发展。中药更是中华民族文化宝库中一颗璀璨的明珠,数千年来为中华民族的繁衍、昌盛做出了巨大的贡献。

第一节　中医药对世界医学发展的贡献

中国是世界上最早使用天然药物和天然药物种类最多的国家之一。我国现存的第一部本草专著为公元 1 世纪左右编著的《神农本草经》,其中收载天然药物 365 种,包括动物、植物、矿物三大类,每药项下载有性味、功能与主治;简要有序地记述了用药的基本理论,如有毒无毒、四气五味、配伍法度、服药方法,以及丸、散、膏、酒等剂型,是汉代以前我国药物知识的总结,为以后的中药学发展奠定了基础。

南北朝时期,南朝陶弘景(452—536 年)将《神农本草经》整理补充,著成《本草经集注》一书,增加了汉魏之后名医所用药物 365 种,称为《名医别录》。对药物的性味、功能与主治进行了补充,并增加了产地、采集时间和加工方法等,大大丰富了《神农本草经》的内容。

到了唐代,由于对外交通日益频繁,外国药物陆续输入,药物品种日见增加。为了适应形势需要,朝廷指派李勣等主持增修陶氏所注本草经,称为"唐本草",后又命苏敬等重新修正,增药 114 种,于显庆四年(659 年)颁行,称为《新修本草》或《唐新本草》。因为此书由当时的朝廷修订和颁行,所以是我国也是世界上最早的一部药典。全书共载药 844种,并附有药物图谱,开创了我国本草著作图文对照的先例。此书不但对我国药物学的发展有重大影响,而且不久即流传国外,对世界医药的发展做出了重要贡献。

由于药物知识的不断丰富,以后每隔一段时间,便有新的总结出现。如宋代的《开宝本草》《嘉祐补注本草》。到了北宋后期,唐慎微将《嘉祐补注本草》与《图经本草》合并,增药 500 多种,并收集了医家和民间的许多单方、验方,补充了经史文献中得来的大量药物资料,编成了《经史证类备急本草》(简称《证类本草》)。此书内容更为充实,体例亦较完备,由朝廷派人修订 3 次,加上了"大观""政和""绍兴"的年号,作为官书刊行。

在中国乃至全世界最有影响的天然药物专著要属明代李时珍的《本草纲目》。明代的伟大医药学家李时珍(1518—1593年)在《证类本草》的基础上进行彻底的修订,"岁历三十稔,书考八百余家,稿凡三易",编成了符合时代发展需要的本草巨著《本草纲目》。全书共收载天然药物1892种,附方11 000多个。李时珍在此书中全面整理和总结了16世纪以前我国人民的药物知识,并作了很大发展。他改绘药图,订正错误,并按药物的自然属性,分为16纲60类。每药之下,分释名、集解、修治、主治、发明、附方及有关药物等项,体例详明,用字严谨。这是我国本草史上最伟大的著作,也是我国科学史上极其辉煌的成就。这部书在16世纪末就多次刻印,并被译成多种文字流传中外,不但对世界医学做出了伟大贡献,也是研究动物、植物、矿物的重要典籍。

由汉至清代,本草著作不下百余种,各有所长。其他还有如地方性的《滇南本草》、专记外来药物的《海药本草》。记载食物疗法的《食疗本草》、记载救荒植物的《救荒本草》、侧重药物鉴别的《本草衍义》、侧重药物炮炙的《炮炙论》(南北朝刘宋、雷敩所著)等。此外,我国古代人民关于药物的知识还收载在许多医学和方剂学著作中,例如东汉张仲景所著的《伤寒论》和《金匮要略》、东晋葛洪的《肘后备急方》、唐代孙思邈的《千金要方》和《千金翼方》、宋代陈师文等所编的《太平惠民和济局方》、明代朱橚等的《普济方》等,不胜枚举。这些书籍中收载的药物和方剂,很多至今还被广泛地应用,具有很好的疗效。

大量事实证明,我国古代劳动人民通过长期实践所积累起来的医药遗产是极为丰富且极为宝贵的。很多中草药的疗效经受住了长期医疗实践的检验,且也被现代科学研究所证实。有些中草药的有效成分和分子结构已经被全部或部分研究清楚。例如,麻黄平喘的有效成分为麻黄碱、常山治疟的有效成分为常山碱、延胡索止痛的主要成分为四氢掌叶防己碱(延胡索乙素)、黄连和黄柏止痢的主要成分为小檗碱(黄连素)、黄芩抗菌的主要成分为黄芩素、大黄泻下的有效成分为番泻苷等。

新中国成立后,党和政府非常重视中医药的发展,1953年第一版《中国药典》颁布,此后每5年修订一版,至今国家已经颁布了11版药典。《中国药典》是国家药品标准的重要组成部分,是国家药品标准体系的核心。《中国药典》分为4部分:第一部分收载药材和饮片、植物油脂和提取物、成方制剂和单味制剂等;第二部分收载化学药品、抗生素、生化药品及放射性药品等;第三部分收载生物制品;第四部分收载通则。《中华人民共和国药典(2020年版)》收载药物品种5 911种,其中新增319种,修订3 177种。在中药方面,共收载2 711种,其中新增117种、修订452种。第一版《中药大辞典》于1977年出版,由江苏新医学院编写,共收载中药5 767味。其中包括植物药4 773味、动物药740味、矿物药82味,以及传统作为单味药使用的加工制成品等172味。第二版于2014年出版,由南京中医药大学编写,收载药物6 008味。1994年,中国药材公司在全国各省、市、自治区中药资源普查的基础上编著出版了《中国中药资源志要》,全书共收载了全国药用植物12 964种,其中药用植物383科2 313属11 020种,药用动物414科879属1 590种,药用矿物84种。

第二节 | 中药学发展现状

中药的发展趋势是由传统中药向现代化中药转变,现代中药的特点是"三效"(即高效、速效、长效),"三小"(即剂量小、毒性小、副作用小)和"三便"(即便于贮藏、便于携带、便于服用)。截至2022年,我国已有中药制剂8000余个品种。中药已从丸、散、膏、丹等传统剂型,发展到滴丸、片剂、膜剂、胶囊等40多种剂型。在这8000余个品种中,以中药复方为主,约占60%;改变剂型约占35%;有效成分、有效部位新药不到5%。

一、目前我国中药学发展存在的问题

1. **产品水平亟待提高** 中药材的种植、加工不够规范,药材质量不稳定;生产技术工艺落后,规范不统一;中成药多为单个产品/同类产品低水平重复;急症剂型和新剂型开发不足。

2. **规范建设有待完善** 中药生产经营过程中的管理规范亟待建设完善,缺乏与国际通用标准接轨的产品质量标准。2021年5月10日,国务院办公厅印发了《关于全面加强药品监管能力建设的实施意见》,明确了深化药品监管体制改革的总体要求和重点任务以及保障措施。

3. **基础性研究亟待加强** 新中国成立后,在国家的重视与支持下,建立了大量高水平的医疗、教学、研究机构,并培养了大量的科技人才,但整体研发经费投入不足,研究技术力量薄弱,研究方法滞后,信息系统建设欠缺。中药研究方面,中低水平重复问题严重,一类和二类新药的数量明显偏少,三类新药的研制也多有重复,缺少具有独立知识产权的高水平中药新药。这些情况反映出对发展创新、基础研究及科研水平提高方面的忽视。

4. **产业规模需要扩展** 1949年后,我国发展了大批生产基地与制药企业,但生产企业规模小,中小企业占90%以上,技术装备落后。产品科技含量低、质量差、疗效差、剂型落后,难以有效控制质量。

5. **应用市场需要开拓** 我国是中药和天然药大国,但我国中药长期满足于国内市场,药品市场缺乏完善的行业制度、仿制药充斥市场。企业的现代管理经验缺乏、营销能力低。在国际天然药物贸易中,中国占有的份额过低,而且基本是中药材的贸易。而我们的近邻日本、韩国等国家及地区则有占90%以上的中药贸易。从1998年开始,我国中成药的进出口贸易开始出现逆差,中成药出口量下降,而中成药进口量却增加了。如日本一家中药企业以我国中成药六神丸加工制成的救心丹,其产品中有很大一部分销售到我国。川贝枇杷膏、保心安油、驱风油、红花油等"洋中药"将我国同类产品完全压制。

6. **知识产权保护意识有待加强** 企业对专利、商标等知识产权的保护观念淡薄,一些中药老字号商标在海外遭抢注,如同仁堂、片仔癀、保济丸等。外企到中国注册中药专

利,中药专利被外国抢注多达 1000 多项,如青蒿素专利被诺华抢注,每年损失 2 亿～3 亿美元;救心丸被日本抢注(来自六神丸),每年从中获利超过 1 亿美元;美国申请了"人参蜂王浆"专利;韩国申请了"牛黄清心丸"专利等。国产中医药面临着"中国原产,韩国开花,日本结果,欧美收获"的尴尬现状。

二、中药发展的全球化趋势

1. 中医药在全球范围得到广泛认可　由于现代医学的发展,传统医学在许多国家受到不同程度的排挤。从 20 世纪 50 年代起,特别是 70 年代后期,随着世界范围内"回归自然"思潮的兴起,加上我国中医药事业取得显著成绩,被人们遗忘的传统医学重新得到世人的重视。从 1976—1978 年连续 3 年的世界卫生大会都将传统医学列入议程,形成了培训传统医学人才和开展传统医学研究两个文件。WHO 还专门成立了"传统医学规划署",在世界各地设立了 27 个"世界卫生组织传统医学合作中心",其中 15 个亚洲的中心中有 13 个与中医药有关。至 90 年代,全世界已有 124 个国家建立了各种类型的中医药机构,每年来我国接受正规培训的中医药人员达 9000 余人次。

20 世纪初期,植物药与化学合成药物同被列入美国药典;1998 年白宫成立了补充与替代医学中心,不少美国医药人员和民众开始认识并信服中医药的疗效,美国食品药品监督管理局(Food and Drug Administration,FDA)不再要求中草药是所谓纯而又纯的"单体纯品",而可以是"安全、有效、可控"的"混合物"。新冠肺炎疫情让全世界重新认识了中医药,并受到 WHO 高度重视,为中药产业的发展开拓了新的空间。各国逐步放宽了对中医药的限制和干预,为中药作为治疗药物进入国际市场打开了大门,快速增长的国际需求为中药产业发展提供了新的动力。

2. 天然药物市场逐步扩大　随着人们生活水平的不断提高以及"回归自然"思潮的影响,世界植物药市场的销售额呈现出稳定增长的态势。近年来一些西方发达国家也开始将中药作为治疗药物使用,为中药进入国际医药市场创造了前所未有的机会,尤其是我国加入世界贸易组织(World Trade Organization,WTO)之后,中医药产业的市场前景更加广阔,为中药的发展创造了难得的历史机遇。国际天然药品市场不断扩大,对中草药和中药制剂的需求也迅速增大。美国 FDA 通过了《天然药物法规指南》,放宽了对中草药销售的限制,中草药从支流的"营养食品"转向主流的"药品",使得美国市场上草药制品销售呈明显上升的趋势。

随着人口老龄化和人类生存环境的变化,人类的疾病谱发生了明显的变化,以往严重威胁人类健康的感染性疾病已得到较好的控制,而恶性肿瘤、心脑血管疾病、神经退行性疾病等老年性和慢性器质性疾病,以及抑郁症等精神性疾病的发病率逐渐升高;医学模式已经由"生物医学"向"生物-心理-社会医学"转变,由单纯的疾病治疗转变为预防、保健、治疗、康复相结合的模式,各种替代医学和传统医学发挥着越来越大的作用。此外,由于化学药物的毒副作用较大,容易产生抗药性,药源性疾病增多,已很难满足人民日益提高的健康需求,而在人类"回归自然"的潮流中,天然药物由于毒副作用小,越来越受到人们的青睐，为人类的健康需求提供了更多的选择。

3. 中药成为新药开发的重要来源之一　19世纪以前，人们主要从自然界中寻找药物。19世纪末，606药品成功合成，开拓了通过化学合成寻找新药的道路。20世纪20—30年代，磺胺药和青霉素的问世使化学合成药进入了黄金时代。然而，自20世纪70年代以来，从化学合成物中筛选发现新药的概率明显降低，创制成本越来越高，研制周期越来越长。加之化学合成药的毒副作用，更多的新药研究部门又开始从天然植物中寻找化学结构较为简单的新药。世界各大制药公司纷纷设立天然药物研究开发机构。国际上申请的中药及植物药专利数量迅速增加。现代科学技术的发展为药物研发提供了更多先进的方法和工具，现代生物学、化学、物理学、信息科学等学科的发展为传统中药的研究提供了新的手段和途径。

4. 经济发展和政策支持为中药学发展提供了广阔的空间　国家政策的支持为中药的发展提供了强大的动力。2016年国务院发布了《中医药发展战略规划纲要（2016—2030年）》（国发〔2016〕15号）。2019年10月，中共中央、国务院正式印发《关于促进中医药传承创新发展的意见》。2020年12月，国家药品监督管理局印发《关于促进中药传承创新发展的实施意见》。这一系列文件规范了我国药品研究、开发与生产的秩序，使中药材产业快速发展；医疗体制改革（简称医改）对中药，特别是中药饮片报销比例的提高和零差价制度的落实，为中药产业发展提供了良好的契机，为中药材及相关产业集聚发展带来了良好的市场前景。

第三节 | 中药现代化思路

中药现代化就是在继承和发扬我国中医药优势和特色的基础上，充分利用现代科学技术的理论、方法和手段，借鉴国际认可的医药标准和规范，研究、开发、管理并生产出以"现代化"和"高技术"为特征的"安全、高效、稳定、可控"的现代中药产品。中药现代化将随着现代科学技术水平的提高和人们对医药卫生保健和健康需求的增长而不断进步，在每一个发展阶段有相应的阶段目标。

中药现代化的实质是中药与现代科学技术的结合，与现代学术思想的结合，与现代科学文化的结合。中药现代化包括中药农业现代化、中药工业现代化和中药商业现代化等。

一、从传统中药中发掘一类化学新药

中国医药学是个伟大的宝库，很多伟大的科学家根据中药典籍中有关中药药性的记载，首先从天然药物或中药中发现有药用价值的先导化合物，通过对先导化合物构效关系的研究，进而发现有药用价值的化合物，然后按照国际惯例经过一系列的研究，开发出来一类化药新药，如麻黄素、青蒿素、异靛红等。

1. **麻黄素** 《神农本草经》中记载:"麻黄,其味麻,其色黄,可除风寒、祛邪止咳。"《本草纲目》中指出麻黄有"发汗散寒,宣肺平喘,利水消肿"的功效。1885 年,日本化学家长井长义通过对中草药的研究,首次从麻黄中分离出一种生物碱,并命名为麻黄碱(又名麻黄素)。1893 年,长井长义首次以麻黄碱为原料合成了去氧麻黄碱(又名脱氧麻黄碱),随后这一药品作为药物在日本和德国上市。当时麻黄碱只是作为扩瞳的药物,真正把麻黄碱作为治疗哮喘等呼吸道疾病的药物并将其推向世界的是我国现代中药药理学研究的创始人、药理学家陈克恢。

陈克恢最著名的研究工作是对麻黄碱的研究。1923 年他在协和医学院任助教时,从舅父处得知麻黄有治疗哮喘的作用,所以选了麻黄作为研究对象。他几周内即从麻黄中分离出左旋麻黄碱。但后来他通过一篇文献,知道日本学者长井长义早于 1885 年即已从麻黄中分得此碱,当时只知道它能扩大瞳孔,不知道其他药理作用。他日夜奋战,仅用了 6 个月时间就得到不少成果。他发现,给麻醉后的狗或损毁脑脊髓的猫静脉注射麻黄碱后,可使其颈动脉压长时间升高,心肌收缩力增强,血管收缩,支气管舒张,能使离体子宫很快收缩,对中枢神经有兴奋作用,滴入眼内则引起瞳孔散大。这些作用都和肾上腺素相同,所不同的是口服有效,且作用时间长,毒性较低。1924 年,他发表了关于麻黄碱药理作用的第一篇论文,并在美国实验生物与医学学会上作了初步报告,引起西方医药界对该药产生了浓厚兴趣。此后,引起许多拟交感神经胺制剂的合成与使用。麻黄碱因服用方便、效力长,在治疗方面崭露头角,于是陈克恢及其团队申请了专利。后来专利期满,各国皆按照麻黄碱的化学成分,制成了各种麻黄制品。同时,陈克恢及各国专家又从麻黄素中提炼出肾上腺素,制成各种粉剂、针剂、喷剂等药品,广泛用于全世界。陈克恢还分析了世界各地出产的麻黄,发现只有中国和东南亚地区产的麻黄含左旋麻黄碱。从此,礼来药厂每年从中国进口大量麻黄用于麻黄碱的生产,以适应临床需要。这种状况直到第二次世界大战期间,两位德国化学家用发酵法成功合成了左旋麻黄碱为止。

2. **青蒿素** 青蒿素的发现与研发始于抗美援越战争时期。当时由于疟疾的流行,作战双方的士兵纷纷感染疟疾,严重影响了部队的战斗力。抗氯喹的恶性疟原虫的出现更成为当时疟疾防治的主要难题。由于当时的北越政府缺乏相应的研究机构和科研条件,他们转而求助于中国政府。

1967 年 5 月 23 日,在毛主席和周总理的指示下,来自全国各地的科研人员聚集北京就疟疾防治药物和抗药性研究工作召开了协作会议,"523 项目"就此启动。该项目组织了全国 60 多家研究机构和单位的 500 多名研究人员参与,目标是尽快研制出新的抗疟药物。

1969 年 1 月,屠呦呦被任命为中国中医研究院中药所"523 项目"课题组组长,负责对传统中医药文献和配方的收集与整理。在调查和收集过程中,屠呦呦和她的课题组成员筛选了 2000 余个中草药方并整理出了 640 种抗疟药方集。他们以鼠疟原虫为模型检测了 200 多个中草药方和 380 多种中草药提取物。

古籍中记载"青蒿鳖甲汤(《温病条辨》)"和"青蒿茵陈汤(《伤寒论》)"两个复方均可

用于治疗疟疾,两个方子都有同一味药——青蒿(*Artemisia annua* L.)。屠呦呦推想青蒿可能为治疗疟疾的主要药物,研究后发现青蒿提取物对鼠疟原虫有抑制作用,但抑制率只有12%~40%。屠呦呦认为,低抑制率可能是由于提取物中有效成分浓度过低。于是他们对提取方法进行改进。通过翻阅古代文献,特别是东晋名医葛洪的著作《肘后备急方》,书中记载"青蒿一握,以水二升渍,绞取汁,尽服之",她意识到用煎熬和高温提取的方法可能破坏了青蒿的有效成分。研究人员改用乙醚低温提取后,如愿获得了抗疟效果更好的青蒿提取物。经药理试验证明,它的确是抗疟疾的有效成分。但是得到的青蒿提取物仍具毒性和副作用,屠呦呦和同事进一步去除了青蒿提取物中不具抗疟效果的酸性成分,保留了毒性低、抗疟力强的中性成分。他们在实验中发现,这种中性的青蒿提取物对鼠疟原虫的抑制率几乎达100%,但这种物质水溶性较差,生物利用度较低。于是后来用有机化学合成方法修饰其分子结构得到一系列青蒿素衍生物。青蒿素甲醚就是其中之一,其水溶性优于青蒿素,作为第二代青蒿素制剂,成为一种非奎宁类的新型抗疟疾药物(图2-1)。

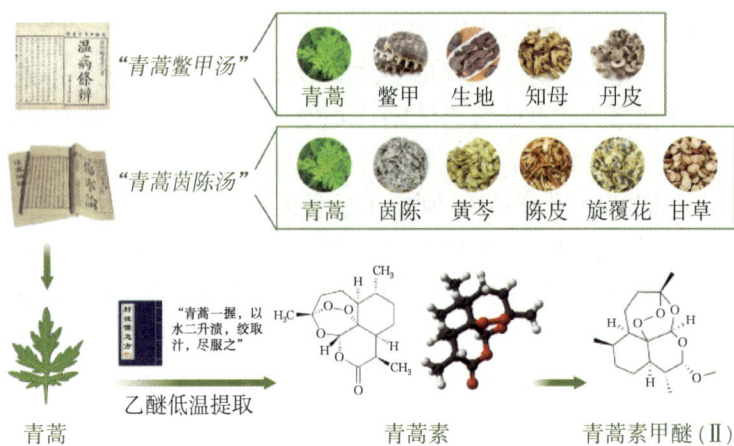

图2-1 青蒿素甲醚的研发过程

3. 异靛红 《黄帝内经·素问》"宣明论方"中记载有当归龙荟丸一方,全方由当归、龙胆草、芦荟、大黄、黄芩、黄柏、黄连、麝香、木香、青黛、栀子11味中药组成,主治肝胆实火证。现代临床研究发现,该方对治疗慢性粒细胞白血病有效。研究人员将原方作为"当丸一号",其临床疗效达72.2%,但有腹泻等副作用。经拆方研究,先除去较为昂贵的麝香,作为"当丸二号",其有效率为80%;再除去黄连,作为"当丸三号",其有效率不变,副作用依旧。于是考虑是否该方具"泻"的作用而导致白细胞下降,故将"当丸三号"拆为两种:一种为泻方,由龙胆草、芦荟、大黄组成,作为"当丸四号";另一种为"不泻方",由当归、黄芩、黄柏、青黛、栀子组成,作为"当丸五号"。"当丸四号"无疗效,"当丸五号"有效率达50%,副作用较弱。从疗效考虑,又回到"当丸二号"上来。考虑其中起泻下作用的已有大黄,遂除去有相同作用的芦荟;青黛也因不是常用的清热解毒药,又因其具有"败胃作用",所以也被除去,配成"当丸六号",无疗效。遂将除去的芦荟和青黛配成两味药的复方"当丸七号",有效率100%,但腹泻副作用明显。分别将这两味药进行药理筛选,发现青黛对白血病细胞有抑制作用。于是用青黛单味药配成"当丸九号",有效率100%。至此明确了当归龙荟丸复方中的有效药物是青黛。采用天然产物化学研究,找到了其中的有效成分——靛玉红。进一步用有机化学合成方法优化其结构获得疗效更好的异靛红(图2-2),从而成为一种治疗慢性粒细胞白血病的新药。

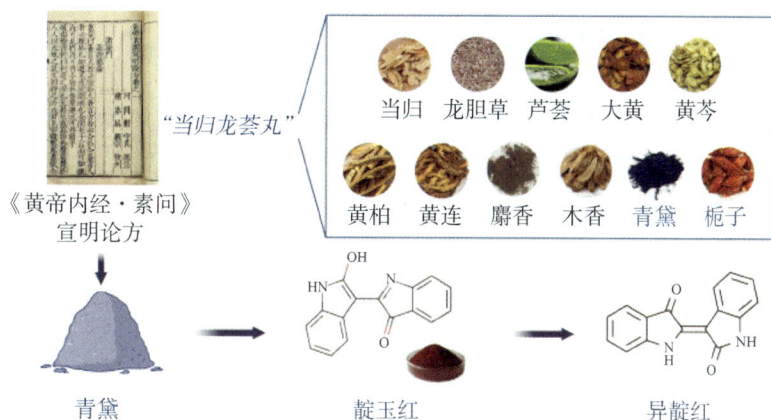

图2-2　异靛红的研发过程

二、从传统药物的近源植物中寻找并开发新药

由于某些名贵珍稀中药的资源濒危,或者已知药品中有效成分含量有限,对这些中药代用品的寻找也成了近些年药物研究方面的热点。根据动植物的亲缘关系,寻找含有这种或这类成分的动植物,将其开发为新药,这种形式可以解决贵重药材资源不足的问题。多年来,我国不少地区通过对药物近缘物种的研究,开发出一些新药和进口药的国产资源,取得了显著的成绩。例如,黄连、黄柏均含有黄连素,具有抗菌、消炎的作用,临床疗效良好,但因黄连、黄柏资源有限,限制了黄连素的临床应用。根据亲缘关系发现,三颗针中也含有黄连素,进而将三颗针开发成一种新药。类似的例子还有:在云南南部热带、亚热带地区发现了治疗高血压有效药物印度蛇根木的近缘植物云南萝芙木和披针叶萝芙木,后二者含有与蛇根碱相同的生物活性物质,疗效也相近,而毒副作用却比蛇根木弱,目前已进行工业化生产,可基本满足国内需要。云南西双版纳分布的植物锡生藤已合成新药"傣肌松",与进口的"氯化箭毒碱"有相似的肌肉松弛作用。从进口药材的国产近缘植物中寻找代用品的实例也有很多,如以国产安息香代替进口安息香,以国产马钱子代替进口马钱子,以西藏胡黄连代替进口胡黄连,以新疆阿魏代替进口阿魏,以白木香代替沉香,以国产金合欢属植物的树胶代替进口阿拉伯胶等。

寻找与发掘某些有类似作用的动物性药材资源也取得了不少成果。例如,水牛角具有与犀牛角类似的作用;黄羊角和山羊角具有与羚羊角类似的作用;豹骨具有与虎骨类似的作用;珍珠层粉具有与珍珠类似的作用;灵猫香具有与麝香类似的作用等。

以应用有效成分为指标,从近缘科、属中扩大药源,这方面我国也做了大量系统和深入的工作,已进行研究的主要种类有小檗属、人参属、千金藤属、细辛属、鼠尾草属、葛属、乌头属、黄连属、大黄属、萝芙木属、甘草属、三尖杉属、石蒜属、延胡索属、五味子属、丹参属、金银花属、莨菪类、紫草类、蒿类、柴胡属、淫羊藿属、苦参属、厚朴类等植物。

三、对传统复方及其有效成分的研究与开发

中医临床用药的主要形式是中药复方,它是中医理法方药的具体运用,体现了中医治疗的整体观、系统论和辨证论治的法则,是多系统、多靶点、多层次和全方位发挥药效作用的治疗方法。根据中医理论和临床经验,开发中药复方的有效部位能较好地显示这种优势和特色。确定复方有效部位,建立复方量效关系,对有效部位中主要药效物质基础或主要药效物质群的研究是中药复方化学研究的重点,也是探明中药复方药效作用机制的基础。将临床疗效明确的经典方、经验方或经药效学研究的复方中药开发成新药,或将现有的药物改变剂型,如由口服液改为片剂、注射剂等。对传统复方及其有效成分的研究,中国和日本进行得比较多。比较成功的例子是对清开灵、生脉散、小柴胡汤和当归补血汤等的研究。

1. **清开灵注射液**　清开灵注射液是在清代"安宫牛黄丸"古方基础上进行开发研制的。"安宫牛黄丸"是传统的中药急救药品,北京同仁堂十大王牌药之一。方剂来源于清代吴鞠通的《温病条辨》,与"紫雪丹""至宝丹"并称为"凉开(温病)三宝",并奉为"三宝"之首。安宫牛黄丸有清热解毒、镇静安神、芳香(辟秽)开窍三大功能,主治温热入里,逆传心包引起的高热惊厥、烦躁不安、神昏谵语及小儿急热惊风,尤其适用于中风、偏瘫,伴有高热昏迷的患者。现代医学研究发现,流行性脑脊髓膜炎、乙型脑炎、中毒性肺炎、中毒性痢疾、脑血管意外、肝性脑病、败血症等均可用此药。另外,还可广泛应用于颅脑损伤意识障碍、幼儿重症肺炎、高热惊厥、中毒性痢疾、大脑发育不全等伴有高热、神昏、抽搐等危象的急救。

主要成分:牛黄、郁金、犀角、黄芩、黄连、雄黄、栀子、朱砂、冰片、麝香、珍珠等,金箔为衣。其功效在中医药界享有盛誉,但昂贵的价格让普通百姓却步。如何将这种名贵的中药研制成大众药呢?

研究者首先运用中医理论对组方原理和药味进行综合分析,提出该方是以牛黄为主的清热解毒类(主含有胆酸盐类、氨基酸类、黄酮苷成分)和以冰片、薄荷为主的芳香开窍类(主含挥发油类)等多种成分组成。研究者把安宫牛黄丸分成两部分,根据病症对原方中的稀贵、有毒、难溶于水的药味和有拮抗、削弱药效的药味予以删减,把溶于水的部分单列出来,增加同效的药味如金银花、板蓝根、胆酸等增强抗病毒、退热、提高免疫力的成分组成新方;并考虑急症用药特点,研制成速效新型制剂(注射液)。新药不仅保持了安宫牛黄丸清热解毒、镇静安神的功效,更增加了其临床适应证。同时,由于更新了处方、剂型,降低了成本,使大规模应用成为可能。这种注射液就是清开灵注射液。经

临床验证表明,该制剂对中风病症及流行性乙型脑炎、流行性脑脊髓膜炎、重症肺炎等引起的高热持续不退均有较好的疗效,特别是对肝性脑病的复苏作用尤为明显。在此基础上,又成功研制出清开灵口服液、胶囊、颗粒等剂型,使清开灵的使用范围进一步扩大。2003年"非典"肆虐时,清开灵显示出专业抗病毒、清热毒的功效。正是由于对上呼吸道感染、病毒性感冒等具有很好的疗效,清开灵已经成为人们居家旅行的必备药品。

2. 生脉散　生脉散是著名传统古方,出典于张元素的《医学启源》,全方由人参、麦冬、五味子3药组成,具有益气生津、敛阴止汗的功能。主治热伤元气、阴液亏耗的气阴两虚。为了更好地发掘这一名方,开发具有独特疗效、科学性更强的新药,研究者着手探究本方对心血管系统作用的有效部位和主要有效成分。目的在于阐明复方优于单味药的物质基础,最终开发出治疗病毒性心肌炎的二类新药。为此,对这一名方开展了深入研究。研究者发现生脉散三味药全方合煎液在临床和药理实验中效果优于任何一味药或两两配伍。因此,研究重点集中在生脉散复方合煎液的有效部位、在合煎过程中化学成分的动态变化,以及与分煎混合液主要化学成分的区别上。

先将生脉散(人参、麦冬、五味子比例1∶3∶1.5)制成合煎液,根据乙醚、乙酸乙酯、正丁醇和水液4个提取部位对氯仿诱发小鼠心室颤动的实验结果选择了用水饱和正丁醇直接萃取生脉散合煎液,分为正丁醇部位和水液部位,然后以抗心肌缺血、抗心律失常、抗休克3项指标对合煎液正丁醇提取物和水液部位的心血管作用进行研究。结果表明:正丁醇部位除对氯化钙诱发的大鼠心律失常作用比合煎液稍逊外,其他结果与合煎液相似,可以确定为有效部位;水液部位对抗心肌缺血也有明显作用,说明水液部位中也含有抗心肌缺血的有效成分。

以生脉散全方、各单味药及两两配伍、各药分煎后的混合物,分别对水饱和正丁醇萃取部位进行薄层色谱。结果表明:正丁醇提取物中人参皂苷 Rb、Re、Rd 消失,仅有 Rg、Rh_1、Rh_2。另外,在其上端发现有一较大斑点,经分析3个原药材中均无此斑点,对此斑点进一步制备分离。经鉴定,确定为合煎过程中产生的新成分5-羟甲基-2-糠醛(5-HMF)。对5-HMF进行了初步药效试验,发现5-HMF有较强的抗氧化作用,此作用对生脉散抗心肌缺血作用是有利的。

人参与麦冬配伍,随着麦冬用量的增加,人参皂苷 Rb_1、Rb_2、RC_1、RC、Rd、Re、Rg_1含量逐渐降低,而 Rg_2、Rg_3、Rh_1 含量则逐步升高,这种变化趋势的转折处在人参与麦冬的比例为1∶4。人参与五味子配伍,随着五味子用量的加大,人参皂苷 Rb_1、Rb_2、RC、Rd、Re 含量消失,Rf 含量降低,而 Rg_2、Rg_3、Rh_1 含量升高,这种变化趋势的转折处在人参与五味子的比例为1∶2。麦冬与五味子配伍后,麦冬黄酮成分中甲基麦冬黄烷酮 A、B 的含量明显降低,而人参则能对抗这种作用;五味子与人参、麦冬配伍后,五味子总木脂素及五味子甲酸含量均有显著增高。

根据对本方复方化学成分动态变化的研究结果,如以 Rg_3、Rh_1 的含量最高及结合5-HMF 含量中麦冬与五味子的用量比例,推定人参与麦冬的比例以1∶(3～4),人参与五味子的比例以1∶(1.5～2),麦冬与五味子的比例以2∶1为佳,这也证明了生脉散中人参、麦冬、五味子的比例为1∶3∶1.5属于最佳配伍比例范围。

3. **小柴胡汤** 出典于张仲景的《伤寒论》,方剂由柴胡、人参、黄芩、半夏、甘草、生姜、大枣组成,功效为和解少阳、和胃降逆、扶正祛邪。现代科学研究发现,组成小柴胡汤的七味中药单独使用时,其效果均不如小柴胡汤;而柴胡在有人参皂苷和黄芩苷存在的情况下,其有效成分柴胡皂苷的溶出度大大增加。现代药理实验表明,小柴胡汤具有显著的抗炎、保肝、利胆、兴奋肾上腺皮质的功能,有解热、解痉、镇痛、镇静、抗惊厥、增强非特异性抗感染及免疫、抑制变态反应等作用,还有一定的抗菌、抗疟、健胃、镇吐、抗过敏等功用。目前小柴胡汤统一生药选择标准,保证原料的一致性。在制剂工艺上,采用水为溶剂提取,与传统提取方式一致,采用低温提取、真空浓缩、冷冻干燥和真空沸腾制粒等现代制药的最新技术,以避免对有效成分的破坏。目前小柴胡汤的剂型有浓缩丸、袋泡剂、颗粒剂、口服液、片剂和胶囊等多种形式。

4. **当归补血汤** 出典于金代李东垣的《内外伤辨惑论·暑伤胃气论》,方剂由当归、黄芪组成,主治血虚发热证、补气生血。现代研究发现,当黄芪与当归用量达到5∶1时,其增强NK细胞活性的作用最强。

四、从民族药、民间药中发掘新药

在中国城乡村镇,特别是医疗条件不发达的边远地区,民间药发挥了重要的作用。广大群众在用药实践中,摸索出许多宝贵经验。民族地区从当地资源中发现许多有开发利用前途的药物。例如,维药有阿里红、一枝蒿、驱虫斑鸠菊、唇香草、苦豆子、菊苣、心草、睡莲等;藏药有西藏龙胆、粗茎龙胆、藏紫草、细花滇紫草、阿坝当归、竹节羌活、水母雪莲花、珠子参等;蒙药有沙棘、香青兰、寒水石等;白族药有青羊参等;纳西和苗药有金不换等。以下重点介绍恩必普的研制过程。

恩必普是从芹菜籽中提取出的芹菜甲素改造分子结构而来。《神农本草经》和《本草纲目》记载,芹菜具有止血养精、保血脉、益气、令人肥健嗜食等功效,民间还用于高血压和癫痫的治疗。芹菜籽是芹菜的种子,《新修本草》云:"芹菜籽,甘、辛、温、无毒"。芹菜籽自《新修本草》后被人们所熟知,越来越多地应用到临床中,更是在《中华本草·维吾尔药卷》中被列为维吾尔族常用药材之一。

从20世纪50年代开始,中国科学家即开展了芹菜水煎剂与粗提物对于降血压和抗惊厥作用的科研工作。中国医学科学院药物研究所的科研人员对芹菜有效成分进行了系统的研究,1978年杨峻山从芹菜籽中分离出正丁基苯酞。天然存在于芹菜籽中的正丁基苯酞为左旋体,含量极低,后经人工合成为消旋体,形成一个新的化学结构母体。1980年杨靖华化学合成了正丁基苯酞,于澍仁等发现其具有很强的抗惊厥活性及增强学习记忆作用。80年代,科研工作者重点研究了恩必普的抗惊厥作用,证实恩必普对5种癫痫模型(最大电休克、最小电休克、戊四唑惊厥、听源性惊厥、马桑内酯惊厥)动物均有效,具有广谱抗惊厥作用,并能增强大鼠的学习记忆能力,促进和改善小鼠学习记忆的获得和巩固。

鉴于癫痫发作时和发作后的病理机制与脑缺血缺氧后的病理生理过程有相似之处，中国医学科学院著名神经药理学家冯亦璞及其他药学专家利用多种模型筛选发现丁苯酞对脑缺血损伤具有明显的保护作用。冯亦璞历经20余年的实验研究，在整体动物、器官、组织、细胞及分子水平证实了恩必普治疗脑卒中的独特作用，恩必普可阻断缺血性脑卒中所致的脑损伤的多个病理环节，在多个靶点具有较强的抗脑缺血作用。主要表现在：①重构缺血区微循环，挽救半暗带，显著缩小脑梗死面积；②保护线粒体功能，恢复脑能量代谢；③抗血栓形成和抗血小板凝聚作用；④改善局部脑缺血所致记忆障碍；⑤对易感型自发性高血压性脑卒中有预防和治疗作用，能延迟脑卒中的发生，延长脑卒中发作后的存活时间和减轻神经症状，而对血压和心率无明显影响。

在完成恩必普的结构确证、质量研究、药理、毒理等工作后，北京协和医院临床药理基地完成了恩必普Ⅰ期临床研究，证实恩必普不良反应少，耐受性良好。随后又组织开展了恩必普的Ⅱ、Ⅲ期临床试验，遵照国家药品监督管理局最新制定的与国际接轨的药物临床试验质量管理规范，采用随机、双盲、安慰剂对照及多中心的试验方法，在全国10多个城市共13家临床药理研究基地医院，完成了500多个病例的临床研究观察。试验结果表明，恩必普治疗缺血性脑卒中的疗效显著，有效率明显，不仅对急性期患者有效，对恢复期患者也有很好的疗效；在缺血性脑卒中的各个治疗阶段都可以使用，突破了溶栓药物6 h的治疗"时间窗"限制。从安全性角度来说，恩必普源于天然植物，安全性好，副反应小。

经国家药品监督管理局审评，恩必普于2002年获得新药证书。作为具有自主知识产权的国家创新药物，恩必普凝集了中国科学界、医学界、药学界多位科学家和国家各部委领导及管理人员的数十年心血，是具有独立知识产权和广泛应用前景的高科技创新药品。尤为突出的是，恩必普体现了3个创新：①多靶点起作用，作用机制独特，疗效确切、安全性好，在国内外尚属首创；②其问世是"中药现代化战略"的成功典范之一；③具有自主知识产权，是脑血管领域的重大突破。

五、从非传统药物中开发新药

近些年世界各国都非常重视对一些以前无药用记载植物的研究，特别是通过高通量筛选（high throughput screening，HTS）发现很多植物的有效成分，这些有效成分以前都没有药用记载。例如，从红豆杉科植物中开发的紫杉醇，从银杏叶中研制开发的银杏内酯，从蛇足石杉中研制开发的石杉碱甲等。

1. 紫杉醇 20世纪50年代，美国国立癌症研究所（National Cancer Institute，NCI）与美国农业部联合启动了一个项目，即大规模地对植物中提取的成分进行抗癌药物的筛选。在1962—1968年间，他们总共筛选了3.5万种植物中的11万种化合物，最终将目标锁定为红豆杉。

紫杉醇（Paclitaxel），是红豆杉属植物中的一种复杂的次生代谢产物，1963年美国化学家瓦尼（M. C. Wani）和沃尔（Monre E. Wall）首次从太平洋杉树皮和木材中分离到了紫杉醇的粗提物。在筛选实验中，瓦尼和沃尔发现，紫杉醇粗提物对离体培养的鼠肿瘤细胞有很高的抗肿瘤活性,由此开始分离该类活性成分。由于该活性成分在植物中含量极低,直到1971年,他们才同杜克大学的化学教授姆克法尔(Andre T. McPhail)合作,通过X射线分析确定了该活性成分的化学结构,一种三环二萜类的化合物,并把它命名为紫杉醇。

紫杉醇在植物体内的含量极低,目前公认含量最高的短叶红豆杉树皮中也仅含0.069%。红豆杉树非常稀缺、生长缓慢,生长在西北太平洋古老的森林中,加上美国、加拿大等国家对红豆杉立法保护,因此,资源极其匮乏。紫杉醇药源地一度转向了中国等国家。在我国,80%的红豆杉集中在云南,而且云南红豆杉中的紫杉醇含量最高。我国红豆杉科植物的资源及其紫杉醇的含量依次为:①云南红豆杉,0.01%~0.03%;②东北红豆杉,0.005%~0.04%;③南方红豆杉,0.002%~0.003%;④西藏红豆杉,0.001%左右。1992—2001年,云南红豆杉遭到了不同程度的毁灭性破坏。

紫杉醇于1992年12月被美国FDA正式批准为临床用药。紫杉醇具有独特的抗肿瘤作用,它与微管蛋白结合后能形成稳定的微管束,使微管蛋白质双聚体的正常动态平衡移向多聚体方面,形成微管,增加聚合程度而抑制微管解聚,在细胞增殖周期的G_2晚期和M期抑制纺锤体和纺锤丝的形成,将癌细胞的生长停止在G_2晚期或M期,从而抑制有丝分裂和触发细胞凋亡,阻止癌细胞的增殖。

目前紫杉醇的来源有:①从红豆杉属植物茎皮中提取,工艺繁琐,效率极低。②紫杉醇全合成,步骤多、产率低、反应条件苛刻,生产成本高,无法大规模工业化生产。③紫杉醇半合成,是指利用紫杉醇前体物经转化生成紫杉醇。紫杉醇前体物在植物中的含量高于目的产物紫杉醇,且可从马尾松和粗榧的树叶中分离提取得到。现阶段,半合成法被认为是扩大紫杉醇来源的有效途径。④细胞培养,包括红豆杉细胞悬浮培养、红豆杉体细胞胚胎发生及胚性细胞悬浮培养、红豆杉细胞的固定化培养。⑤真菌发酵,1993年美国蒙大拿州立大学化学家斯蒂尔(Stierle)和植物病理学家斯特罗贝尔(Strobel)从短叶红豆杉分离得到一株真菌 *Taxomyces andreanae*。尽管此菌产紫杉醇的量很低,3周培养物中紫杉醇的含量仅为24~50 ng/L,但这一发现开创了利用微生物生产紫杉醇的新途径。⑥基因工程生产,利用基因工程生产紫杉醇的研究才刚开始。

2. 银杏内酯 B 银杏叶作为药物使用在我国始于宋代,日本、德国的科学家在研究开发方面做出了开创性的贡献。银杏属裸子植物,是我国特有的珍贵树种,目前我国拥有世界银杏资源的70%以上,世界上其他国家的银杏都是直接或间接从中国引种的。随着银杏叶独特的药理活性和临床治疗、保健等价值的挖掘和开发,对银杏叶的系统研究在世界范围内掀起了高潮,其提取物及制剂的研究成为近年来国内外研究开发的热点。

银杏叶的化学成分十分复杂,主要为黄酮类和萜内酯类化合物。目前已分离出的萜内酯包括银杏内酯A、B、C、J、M、K、L、N、P、Q及倍半萜衍生物白果内酯。银杏萜内酯属于二萜类化合物,是一类罕见的天然化合物,迄今尚未在其他植物中发现。国际上最早应用的是银杏叶提取物,是银杏黄酮和银杏萜内酯的混合物。随着研究的不断深入,人们发现银杏叶中的这两类物质的药理作用不同。银杏内酯具有抗炎、抗氧化、抗凋亡等药理活性,对改善脑缺血、扩张冠状动脉、增强心肌收缩力和保护神经的效果显著,其中银杏内酯 B 还具有极强的抗凝血作用。银杏内酯 B 是目前为止所发现的血小板活化因子(platelet activating factor,PAF)的强抑制剂之一,也是第一个用于临床的高效 PAF 拮抗剂。它们能与 PAF 竞争受体,抑制 PAF 受体,抑制血小板聚集,对抗血栓形成。银杏内酯能抑制应激引起的糖皮质激素的增加,具有保护胃肠道及胃肠黏膜、抑制低密度脂蛋白等作用,在治疗哮喘、原发性偏头痛、阿尔茨海默病等方面效果显著,同时还具有降低血清中谷丙转氨酶、谷草转氨酶含量,缓解饮酒导致的肝损伤等作用。纯品银杏内酯 B 在临床用于脑卒中、器官移植排斥反应、血液透析和休克等的治疗,其效果大大高于银杏内酯混合物。但银杏叶中银杏内酯 B 的含量极低。为满足市场需要,科学工作者对银杏内酯的化学合成进行了研究,1988 年柯里(Corey)报道了银杏内酯的全合成,但步骤复杂,很难工业化生产。为此,卡里尔(Carrier)等在 90 年代初就开始细胞培养生产银杏内酯的研究,实现细胞大规模培养生产银杏内酯的关键技术之一是要有银杏内酯生产能力强、性状稳定的悬浮细胞系。

3. 蛇足石杉与石杉碱甲　蛇足石杉为石松科石杉属草本植物,俗名千层塔、金不换、蛇足草等,畲药名为石壁果果,为蕨类植物。

蛇足石杉以干燥全草入药,具有清热解毒、生肌止血、散瘀消肿等功效。主治跌打损伤、内伤吐血、尿血、痔疮下血、白带、肿毒、口腔溃疡、烫火伤等症。外用治痈疔肿痛、毒蛇咬伤、烧烫伤等。早在 1881 年,有学者已经开始对蛇足石杉生物碱进行研究,但直到 20 世纪 50—60 年代才陆续揭示出其所含生物碱的结构。20 世纪 80 年代,上海药物研究所刘嘉森从蛇足石杉中分离出石杉碱甲和石杉碱乙。两者都具有很强的抑制胆碱酯酶活性的作用,特别是石杉碱甲,引起了国内外科学家们的广泛关注,并随即开始了对其进行深入研究。

研究表明,蛇足石杉中含有的石杉碱甲是一种高效胆碱酯酶抑制剂,对老年期痴呆、重症肌无力和记忆力减退具有较好的治疗效果,能提高空间思维能力、结构推理能力等。且石杉碱甲具有药效持续时间长、稳定性好、副作用小等优点,被国际上列为第 2 代乙酰胆碱酯酶抑制剂(acetylcholinesterase,AChE)之一。

目前石杉碱甲类药物的生产,依然以野生蛇足石杉为原材料,在提取率为 100% 的情况下,提取 1 kg 的石杉碱甲,需消耗近 100 000 kg 的蛇足石杉。自然条件下蛇足石杉植株矮小,对生长环境要求苛刻,生长十分缓慢,年生长量仅 $2.0 \sim 3.0$ cm。大量采摘已造成蛇足石杉的资源匮乏,而资源的短缺使得药材价格暴涨,难以满足市场需求,因此,保护野生蛇足石杉资源已是当务之急。

4. 原花青素　原花青素是自然界广泛存在的聚多酚类混合物,广泛存在于各种植物的核、皮和种子中。原花青素是由不同数量的儿茶素或表儿茶素缩合而成的二聚体直至十聚体化合物。

原花青素具有强大的抗氧化活性和清除自由基能力。其抗氧化活性构成了原花青素的生物活性基础。它能抑制低密度脂蛋白氧化,降低胆固醇水平;清除自由基的能力是维生素 E 的 50 倍、维生素 C 的 20 倍;具有抗心肌缺血再灌注损伤、抗动脉粥样硬化、降低血压、调节血脂等功能；可抑制癌细胞的增殖并促进其凋亡，对多种癌症显示出较好的抗癌活性；还能抗炎、抗病毒、护肝解毒、抗弹性酶活性等。原花青素的生物活性不仅与单体组成、单体之间连接键的形式有关，也受聚合度的影响。原花青素的开发重点在于提高低聚体含量，它是一种具有广阔发展前景的植物药。

多种植物（如蔬菜、水果和粮食）中均有原花青素，但一般低聚体的含量较低。在众多植物中，葡萄一直是经久不衰的研究课题。目前商品化原花青素的主要来源是松树皮和葡萄籽，葡萄籽富含原花青素。葡萄籽占鲜果重量的 $4\%\sim7\%$。目前为止，人们已经从葡萄籽及其果皮中分离、鉴定了 16 种原花青素，其中 8 个二聚体，4 个三聚体，其他是四聚体、五聚体及六聚体。葡萄籽提取物主要含低聚原花青素（oligomeric proanthocyanidin，OPC）。OPC 能延缓和抑制过量自由基引起的老化损害，在保护心脏、提高血红蛋白摄氧量、保护血管、保护眼睛、抗炎、抗癌、抗基因突变、抗氧化、抗辐射损伤、清除自由基、修复胶原蛋白、抗紫外线辐射、防黑色素形成及增白等方面具有良好的功效。OPC 因具有高效、低毒、高生物利用率的特点而闻名，被广泛用于食品、饮料、化妆品及保健用品等领域。

第四节 中药现代研究的新技术

一、高通量筛选

高通量筛选（HTS）是以玻璃片、膜片或培养板为载体，用高密度、微量自动化加样的方法，实现短时间内分析大量样本。HTS 方法通常一次可以测定 384～1 536 个点，目前还有 3 456 个点的超高通量筛选方法（ultra high throughput screening，UHTS）。

1. HTS 的基本条件　高通量药物筛选必须满足：①足够的基因/蛋白库，即完备的疾病相关基因及表达蛋白数据库；②简便、灵敏、稳定的客观检测指标和高灵敏的检测仪器；③高通量检测微量样本的自动化取样和加样系统；④数据分析管理系统，为提供高通量药物筛选服务和药物发现与设计研究提供支撑；⑤化合物样品库，拥有足够数量和结构各异的化合物样品是实施高通量药物筛选的基本条件之一。

2. HTS 研究方法　可以预先将不同样本排列在载体上，然后与相同的探针反应，检测指标变化；或预先将不同探针排列在载体，然后与相同的生物样本反应，检测指标变化。

3. HTS 在新药开发中的应用　可以同时快速筛选多个样品对特定靶（如靶酶、靶细胞、靶分子等）的作用。

二、生物芯片技术

生物芯片（biochip）是指采用光导原位合成或微量点样等方法，将大量生物大分子

（如核酸片段、多肽分子）甚至组织切片、细胞等生物样品有序地固化于支持物（如玻片、硅片、聚丙烯酰胺凝胶、尼龙膜等载体）的表面，组成密集二维分子排列，然后与已标记的待测生物样品中靶分子杂交，通过特定的仪器（如激光共聚焦扫描或电荷偶联摄影像机）对杂交信号的强度进行快速、并行、高效地检测分析，从而判断样品中靶分子的数量。由于常用玻片/硅片作为固相支持物，且在制备过程模拟计算机芯片的制备技术，所以称之为生物芯片技术。

1. 生物芯片的分类　根据芯片上固定的探针不同，生物芯片可分为基因芯片、蛋白质芯片、细胞芯片、组织芯片等。根据原理分类，可分为元件型微阵列芯片、通道型微阵列芯片、生物传感芯片等。如果芯片上固定的分子是寡聚核苷酸探针或 DNA，那么就是DNA 芯片。

2. 生物芯片技术在药物筛选中的应用　基因芯片技术能够对药物或中草药的化学成分进行大规模的筛选，能够从基因水平解释药物的作用机制，即可以利用基因芯片分析用药前后机体的不同组织、器官基因表达的差异。例如，在寻找人类免疫缺陷病毒（human immunodeficiency virus，HIV）药物中，杰利斯（Jellis）等用组合化学合成及DNA 芯片技术筛选了 654 536 种硫代磷酸八聚核苷酸，并从中确定了具有 XXG4XX 样结构的抑制物。实验表明，这种筛选物对 HIV 感染细胞有明显阻断作用。生物芯片技术使得药物筛选、靶基因鉴别和新药测试的速度大大提高，而成本大大降低。

三、中药数据库

周家驹等对中药传统功效、有效成分及现代药理学研究等资料进行整合，建立了一套中草药化学资料的辨识和分析规范，并据此研制了中药化学数据库（Traditional Chinese Medicine Database，TCMD）。TCMD 可提供中草药所含成分的化学结构、理化性质、生物活性、药理活性及文献来源等信息，大大提高了中药复方研究的效率，是研究中药复方的有用工具。

中科院联合软件开发公司在美国分子设计有限公司（Molecular Design Limited，MDL）的化学信息管理系统基础上建立了中国天然产物数据库，为中国的新药、天然产物及中药复方等相关研究提供了天然产物、生物活性数据、原植物来源及中药传统应用融为一体的信息。现已用于虚拟筛选方法发现活性化合物的研究，建立了用于中药复方研究的计算机系统。该系统包括中草药成分三维结构数据库、受体三维结构数据库、代谢库、具有生物活性数据的化合物数据库为核心的知识库系统；以分子对接为核心的分子间相互作用计算机模块；以三维定量构-效关系为核心的构-效关系及分子相似性研究单元等计算模块。该系统对于研究复方组分间相互作用复方成分及可能形成复合物的三维结构，确定复方有效成分及其中药组分在体内的代谢研究提供了大量数据信息，有助于中药复方物质组成和作用机制的研究。

四、中药代谢物组学

代谢物组学是以代谢物分析的整体方法来研究功能蛋白如何产生能量和处理体内物质,评价细胞和体液内源性及外源性代谢物浓度及功能关系的新兴学科。通常采用绘图技术、现代分析测定方法以及应用计算机技术和统计学方法,以高通量实验和大规模计算为特征,完成细胞或生物样品所有代谢物的"指纹图谱"。其核心思想是通过整体代谢物图谱直接认识生理、生化状态,并通过信息学分析方法得出内源性物质与外源性物质(化学物质和中药)相互作用的复杂关系。在中药复方活性成分筛选中,代谢物组学作为一种系统研究方法,能评价动物整体药理反应,弥补体外 HTS 技术只能在分子和细胞水平评价化合物生物活性的缺陷。进行中药复方代谢物组学研究,追踪复方化学成分在体内变化过程、作用强度和毒副作用,对全面阐明中药复方在体内的变化规律、特点和药效学物质基础,无疑会起到积极的推动作用。

五、模糊数学在中药研究中的应用

模糊数学是针对处理自然界及人类思维中普遍存在的模糊性现象而提出和建立的。传统中医药理论中存在大量模糊性概念和规律,无论是性味归经、君臣佐使、组方变化的理论探讨,还是功能主治、临床应用的具体研究,采用模糊数学方法来处理,都有可能突破传统定性研究的局限。在方剂配伍规律的量化研究中引入模糊数学方法,并以计算机技术为工具,有助于从复方配伍的动态性、模糊性本质上去深入,从而确切地开展方剂配伍规律量化研究。

六、分子烙印技术

分子烙印技术用于分离中药复方有效部位,是一种根据特定目标分子(即模板分子)制备具有高度亲和性聚合物材料的技术。这些高度亲和性聚合物材料含有与模板分子空间结构互补、功能团相互作用(如氢键、离子键或范德华力等)的聚合物孔穴。这种聚合物材料与模板分子的作用类似于酶与底物的结合,对模板分子具有较强亲和性及识别能力。目前,高度亲和性聚合物材料作为固相提取材料从中药复方中分离有效部位尚属新颖。利用高度亲和性聚合物材料特异亲和性从中药复方中提取和分离具有相同空间结构、相似功能团的有效部位,将会成为中药复方有效部位提取、分离的有效手段。

七、肠内菌微生物转化法

中医用药的特色之一是以汤剂形式口服用药。传统中药复方汤剂在发挥药效作用之前,除在炮制、煎煮过程中会产生化学变化以外,进入机体后,在消化道和肠道内也会发生生物转化或代谢。肠内菌微生物对中药成分的生物转化法,是利用肠内菌微生物中特定酶将中药成分进行多种生物转化。这种方法具有单酶或多酶的高密度转化和高度立体选择性,反应条件温和,可完成一般化学方法难以实现的反应。例如,萜类、甾类、生物碱类等中药成分结构中的非活泼氢可通过微生物进行羟基化反应,生成新物质。肠内菌微生物的中药成分生物转化法对揭示中药复方药效学物质基础具有十分重要的意义。

(田占庄)

参考文献

[1] 陈凯先,张卫东.中药现代化与中药创新[J].中国食品药品监管,2022,8:4-13.

[2] 罗清.中药新药研究开发的思路与方法[J].时珍国医国药,2001,12(9):856-857.

[3] 方文贤.中药现代研究实验设计及创新思路[J].中国中药杂志,2002,27(10): 721-724.

[4] 方文贤.中药现代研究的回顾与研究思路、方法的创新[J].河南中医学院学报, 2004,19(1):1-4.

[5] 李冬雪.中药现代化建设成果及思考[J].中医药导报,2015,21(3):1-4.

[6] 姜程曦,秦宇雯,赵祺,等.中药现代化的模式与思考[J].世界科学技术—中医药现代化,2018,20(8):1482-1487.

[7] 饶毅,黎润红,张大庆.中药的科学研究丰碑[J].科技导报,2015,33(20):132-136.

[8] 曾庆雨.从民族药中寻找新药到中药现代化[J].中国民族民间医药,2018,27(12): 134-138.

[9] 张伯礼,王永炎.方剂关键科学问题的基础研究——以组分配伍研制现代中药[J].中国天然药物,2005,3(5):258-261.

[10] 刘昌孝.对中药现代化及中药国际化发展的思考[J].中国药房,2016,27(11): 1441-1444.

第 三 章

中西医结合基础研究的常用技术与方法

医学实验的发展对于推动医学进步至关重要。现代医学科学技术的迅猛发展,引发了医学领域的深刻变革。中西医结合基础研究一方面重视中医基础理论的传承,重视中医学对疾病病因、病机的认识,并秉持中医药学在理、法、方、药等方面的基本原则;另一方面,在此基础上,充分应用现代生物医学的前沿理论和研究方法,深入解析中医药(包括针刺等非药物疗法)对机体器官、组织、形态结构和功能及病理转归的影响,揭示中医药对机体内各种生物活性分子的调控及作用靶点的规律,探索中医药防治疾病的机制。

应用现代科学技术阐释中医药作用机制,对于实现传统中医药的现代化发展,推动中医药进一步走向世界具有重要意义。这也是中西医结合基础研究的重要内容,并已经在中西医结合基础研究中得到了应用。当今医学实验技术和生物技术日新月异,新观点、新学说、新技术、新方法层出不穷,为中西医结合基础研究提供了前所未有的机遇,推动着中西医结合基础研究取得新的突破、迈向新的高度。近年来,针灸基础科研领域取得了一系列具有里程碑意义的成果,多项高水平针灸机制研究成果在顶级期刊发表,其研究范式、思路和方法等值得中西医结合基础科研工作者深入学习和思考。以下就中西医结合基础研究中常用的实验技术与方法,以及部分神经科学新技术、新方法作简明介绍。

第一节 | 动物模型

动物实验作为体外研究和人类临床试验之间的重要环节,具有多方面的优势:一方面,动物实验可以设置对照、精确控制实验条件、进行活体取样,从而缩短研究周期;另一方面,还可以在一定程度上克服伦理和社会的限制,进行长期、完整的观察。这些优势使医学科研工作者可以更方便、更有效地探究疾病的发生、发展和防治规律,因此动物实验是基础医学研究的重要支撑。

大鼠、小鼠等啮齿类动物,以及犬、兔、猪等哺乳动物,因其与人类在解剖学、生理学、免疫学和基因组学方面具有高度相似性,被广泛作为模式生物应用于医学研究中。其中,小鼠因具有体积小、繁殖快、周期短、费用低及方便进行基因工程改造等优势,应用最为广泛。需要注意的是,尽管动物实验结果具有极其重要的参考价值,但是这些动物和人类存在遗传背景、生理特性、免疫状态、疾病易感性和药物反应等的差别,因而动物实验结果的指导意义仍存在一定的局限性。非人灵长类动物由于与人类在遗传、生理和行为上的高度相似性,被更多应用于医学研究,但其也存在造价昂贵、样本量少和伦理审查困难等问题,因而使用较为受限。为了更深入地模拟人类的生理或病理状态,近年来也有研究者将来自人的基因、细胞或组织导入实验动物体内,使其获得与人类更为接近的生理病理特征,即为人源化动物模型(humanized animal model)。这些更接近人类的实验动物模型,为人类疾病研究带来了新的机遇。

祖国医学是经验医学,尽管中医动物实验古已有之,但真正意义上的中医药、中西医结合动物模型研究却是近几十年才逐步建立起来的。这些动物模型的建立和应用,为明确中医药的效果和潜在作用机制做出了重要贡献,已成为中西医结合基础研究体系的重要组成部分。越来越多的疾病动物模型被用于阐释中医基础理论、中药疗效评价、中药作用机制和中西医结合理论等研究中。

目前用于中西医结合基础研究的动物模型主要包括西医疾病动物模型、中医证候动物模型和病证结合动物模型三大类。这些模型均有一定的优势,也存在一定的问题(表3-1)。其中,西医疾病动物模型是最早在中医药科研中应用的一类疾病动物模型,可以直接用于中医药治疗手段的作用机制探讨,如针刺对于脓毒血症、疼痛、脑卒中等的作用机制研究等。这种方法对于进一步研究中医药疗效和促进中西医结合有一定的参考意义,应用较为广泛,也是很多中医证候动物模型、病证结合动物模型的基础。由于西医疾病动物模型将在本书多章节中进行详细阐述,因此本节不再赘述,仅着重阐述一些具有中医药特色的动物模型。

表3-1　中西医结合基础研究中的常用动物模型对比

分类	造模方法	优点	缺点
西医疾病动物模型	基于西医病因病理造模	模型操作简便稳定,具有较好的确认性、可重复性和可控性,实验指标明确可靠,实验结果可信;与现代医学研究具有较好的可比性,容易被国际医学界认同	单一病因造模不能类似人类复杂体系、复杂疾病及相关复杂机制;脱离中医药理论指导,造模与评价缺乏中西医结合特色
中医证候动物模型	基于西医病因病理造模	操作简便、模型相对稳定,且与现代医学研究结果具有一定的可比性	西药所造成的病理状态或中毒反应来模拟证候的表象与中医证候理论有较大差距,难以模拟人体证候的本质
	基于中医病因病机造模	突出中医药理论的指导,造模因素具有中西医结合研究特色	受中医病因的非特异性影响,模型的证候辨别困难
病证结合动物模型	先病后证	一定程度上模拟了中西医结合临床诊疗中病证一体的特点	模型制作复杂,稳定性和可重复性不够,模型的证候辨别模糊;证候与期待建立模型证候的阶段性可能不一致

（续表）

分类	造模方法	优点	缺点
先证后病	兼具中医证候特点与西医疾病病理特征	与临床诊断先辨病再辨证的思路不相吻合；证的不稳定和多变性可能会影响病的形成
病证同步	兼具中医证候特点与西医疾病病理特征，造模速度快	模型的证候辨别困难

一、中医药特色动物模型的造模依据

中医药特色动物模型是在中医药理论指导下，以实验动物为基础，为中医药现代化和中西医结合实验研究服务的工具。主要是利用动物表达研究对象（包括疾病、证候、症状、体征或中药、方剂乃至各种治疗手段的作用等）的某些特征，从而得到关于生理和病理学的有关认识。研制中医药特色动物模型，应结合中医理论，运用现代动物实验方法来实现，其基本要求包括以下 4 项。

1. 模拟病因 为模拟中医传统病因而建立模型的方法，要求做到既符合多因素又符合自然致病原则。例如，饥饿引起脾虚、风寒湿引起痹证等。

2. 模拟症状 主要是指在动物身上出现的与人类疾病近似的症状和体征。由于传统的"问""切"在动物身上很难进行，因此目前对动物症状的模拟，主要是通过实验动物所反映出的外在表现来体现的。对动物症状的诊断，应参考中医证候诊断标准，并结合动物的生理、病理特征，保证客观性和准确性。例如，大鼠出现体重减轻、拱背少动、反应迟钝、体毛不荣等体征，可作为阳虚的主要诊断因素。

3. 客观指标 主要是指在中医理论指导下建立的与"证"相关的各项实验室检查指标。在动物实验中，能否科学、准确地用微观、量化的客观指标来表示证候，是模型成立与否的关键之一。在选择指标时，应选择与中医"证"相关性较高且特异性较强的客观指标。例如，血瘀证动物模型常观察微循环障碍、血液流变性异常、凝血功能亢进、血小板聚集、瘀血性病理形态学改变等指标。

4. 药物反证 又称以药测证。该方法常用于从病因、症状上难以直接判断的模型动物。当建立稳定的动物模型后，再用该模型相对应的基本方药进行观察治疗，如果治疗能改善或消除模型的症状和某些检测指标，病变得以纠正，则佐证此模型成立。测证药物常选取经典方。例如，沈自尹院士团队在 20 世纪 90 年代利用肾阳虚证的皮质酮大鼠模型，用以药测证的方法，发现以健脾的四君子汤、活血的桃红四物汤为阴性对照，只有补肾的右归饮在改善体征的同时能有效地提高肾上腺皮质激素的表达量。

需要注意的是，这 4 项基本要求之间既相互联系又相对独立，其作用均无法互相取代，应根据需要综合运用，才能制作出更理想、更可靠的动物模型。

二、中医证候动物模型

中医证候动物模型的建立是开展中医证候、中药和中西医结合实验研究的一个重要途径。自从 1960 年邝安堃先生建立中医阳虚证动物模型后，越来越多具有中医药特色的证候动物模型被研制出来，其中具有代表性的肾虚证、脾虚证及血瘀证动物模型，已在中医药和中西医结合研究领域得到应用。中医证候动物模型的制作，可以采用西医病因病理结合中医病因病机来研制。

（一）采用西医病因病理研制证候动物模型

此类动物模型多是依据西医的病理病因，在特定的物理、化学、生物或机械等的致病因素作用下，复制出类似于中医临床证候的动物模型，或再用中药或中医疗法观察疗效及监测病理改变。该方法在造模时重视动物组织、器官或全身的病理损害，目前应用较为广泛。

1. 化学因素刺激法　如大鼠皮下注射肾上腺素后，全血及血浆黏度、血细胞比容、血浆纤维蛋白原等指标均明显升高，模拟临床血瘀证特征；再如利血平注射引起大鼠腹泻、腹痛、大便次数增多、食欲缺乏，模拟临床脾虚证特征。

2. 物理、机械因素刺激法　如通过低强度反复夹尾刺激，间接激怒动物，使其达到"怒伤肝，久则郁"，建立肝郁证动物模型。

3. 生物因素　如以适量的大肠埃希菌静脉注射，建立急性和暴发性大肠埃希菌败血症复制温病模型。

4. 手术损伤或切除　如切除动物的甲状腺、肾上腺或性腺制作阳虚证模型，通过放血制作血虚证模型等。

5. 综合因素刺激法　如采用强迫力竭游泳结合慢性束缚等复合应激因素制作慢性疲劳动物模型。

采用西医病因病理研制证候动物模型操作简便、模型相对稳定，且与现代医学研究结果具有一定的可比性，然而也有学者对此类模型持有异议。比如，西药所造成的病理状态或中毒反应来模拟证候的表象与中医证候理论有较大差距，难以模拟中医证候的本质。也有人认为，临床上中医证候构成的主要因素不是病因，而是临床表现。因此，中医证候动物模型建立的关键在于造模动物所产生的病变和中医证候表现能否反映中医"证"的特点。

（二）采用中医病因病机研制证候动物模型

此类动物模型（在受试动物身上体现出中医理论与证候特点）主要是在中医学整体观念及辨证论治思想指导下，依据中医传统的病因病机理论，模拟中医证候的形成原因，将人类疾病的某些特征（如外感六淫、七情内伤、劳逸失度、饮食不节等）施加在实验动物上，模拟各种证候表现。这种方法可以较好地体现中医辨证论治特色。造模方法包括单因素和复合因素两种。目前已有数十种证候动物模型，其中肾虚证、脾虚证、血瘀证、温病证候相关模型居多。

1. **单因素造模** 如采用大黄等苦寒泄下药,根据中医理论中"苦寒伤阳"和"脾虚忌下、降泄、破气",造成脾虚动物模型;再如根据"饥馁致伤中气"和"脾虚生化无源"的理论,采用饮食失节的方法,利用低蛋白饮食导致营养不良制作脾虚模型。此外,也有研究者从"劳体劳倦则脾病"理论出发仿制脾虚模型。

2. **复合因素造模** 多因素复合造模可以缩短造模时间、提高造模的效率与质量。如有研究者根据血虚证的生血少和耗血多两方面病因的理论,用放血和限制饮食法复制"血虚"动物模型。

中医证候动物模型虽在一定程度上体现了中医辨证论治的特点,但也存在一些问题:①中医传统病因病机不一定能直接制作出相应的证候动物模型。中医的病因大多是非特异性的致病因素,可能导致多个不同证候,而多种病因又可导致同一种证候。如给动物施加冰水游泳因素,动物可能会出现寒邪犯肺而形成表证,也可能出现寒凝血瘀证,还可能由于游泳耗气出现气虚证。这会影响实验动物的同质性,降低动物模型的规范性和可重复性。②目前没有公认的动物证候模型评价标准,对各类模型的中医证候属性判别存在难度;还需选取一些稳定性和重复性较好的证候动物模型,对其评价指标进行"证"的量化研究。③中医临床证候本质研究尚处于探索阶段,未有突破性进展。④证候动物模型只是单纯辨证,与中医辨病辨证整体观念的吻合度较差,研究结果的实际应用较为局限。

总之,考虑到中医病因的非特异性与多元性,在造模时需要分清临床上导致该证候出现的主次原因,根据中医发病规律,对同一证的诸多造模因素进行比较研究,优化造模因素,尽量采用多因素造模。同时,要注意结合多元因素出现的层次时限性、动态性,尽可能降低其中的不确定性。因此,建立具有稳定性、可重复、符合证候学特征并具有典型病理学改变的动物模型,任重而道远,仍需深入研究。

(三) 病证结合动物模型

由于中医证候动物模型仍不完善,而现代医学的疾病动物模型又不能很好地适用于中医药研究,因此将疾病模型和证候模型相结合的病证结合动物模型成为又一选择。病证结合模型是指依据现代中医临床辨证与辨病相结合的特点,研制动物的证候与疾病模型,在模型动物身上同时体现疾病和证候的特征。

根据"病""证"因素施加顺序可分为先病后证、先证后病及病证同步3种。具体而言,先病后证的模式是在建立西医疾病动物模型基础上,观察疾病形成过程中证的演变及疾病模型建立后表现的中医证型,进而确定某一特定的病证结合模型。由于证相对于病具有不稳定性,在模型的制作过程中很难保证不会受到影响而引起证型的变化,而对于疾病变化的可能性相对较小,因而该造模方法更为稳定,也更为常用,而这也与临床诊断先辨病再辨证的思路相吻合。例如,有研究者采用大鼠冠状动脉结扎配合饥饿、游泳等方法造成了气虚血瘀证慢性心力衰竭模型。此外,也有研究者采用先证后病或病证同步的模式复制了病证结合的动物模型。例如,先采用力竭游泳加睡眠剥夺建立大鼠气虚血瘀证动物模型,然后在此基础上向颈内动脉注射栓塞微球导致多发性脑梗死,形成脑梗气虚血瘀证模型。再如,同步采用疾病因素叠加高脂饲料喂养和/或每天8 h的气候箱放置构建的溃疡性结肠炎湿热证模型。

　　病证结合模型既具备中医证候的特点,又兼具西医疾病的病理改变,较单纯的西医疾病模型和单纯证候模型更符合中医药的理论和临床实际,可以用来探讨证候在某一具体疾病上的表现,探讨同病异证机制和同一方药在单纯治病、单纯治证、证病同治中的药物作用,为中西医结合基础研究开辟了新的途径。然而,病证结合模型与单纯证候模型同样存在证候判断模糊及单纯西医疾病模型不能完全模拟临床实际等问题。再者,由于中西医理论存在差异,两者结合的切入点相对较少。此外,中医证候是对疾病某一阶段病因、病位、病性和病势等所做的病理概括,假如缺乏逻辑关系地将西医病理因素和中医病因因素强行叠加,可能会造成证候与期待建立模型证候的阶段性不一致。在此类模型制作过程中还需注意,证与病的配对必须结合临床常见实际情况进行。

三、中医药特色动物模型评价

　　目前中医证候动物模型评价主要包括 3 种方法:①宏观辨证,主要是参照临床诊断、辨证的方法,通过采集动物模型的"四诊"信息,来辨识动物模型的证候;②客观指标辨证,临床和基础研究中一些能够较客观地反映证候特征的客观指标、特异性指标,也在动物模型评价中应用较多;③以方测证,前文已有介绍。

　　在实际的证候评价中,可以将宏观辨证、客观指标辨证和以方测证 3 种方法结合使用,从而进行较为有效的证候评价。然而,上述方法症状选择判定尚无统一标准,与临床已形成的全国统一的辨证标准也存在差异,指标特异性差且直接临床证据较少,这些问题也需考虑。

　　随着现代科学技术的发展,越来越多的研究技术,如基因组学、转录组学、代谢组学、蛋白质组学等组学技术,应用到中医证候模型评价中。这些组学技术可以与临床患者相关数据进行比对,进一步增加动物模型的可信度,多组学联合研究为中医药特色动物模型的标准化和规范化评价提供新的助力。

第二节　常用中医药干预手段

　　临床上中医药的干预手段很多,包括中药、针刺、艾灸、推拿、按摩、拔罐等,本节仅重点介绍在动物实验中应用较多的干预手段。

一、针刺

　　针刺是祖国医学的重要组成部分之一。由于其安全性、有效性,针刺疗法在世界范围内获得了广泛认可、应用和传播。根据现代针刺病谱,针刺可以治疗多达 461 种病症。针刺是一种"从外治内"的治疗方法,是把毫针按一定穴位刺入患者体内,运用捻转和提插等手法,通过腧穴经络的作用来治疗疾病。电针法是毫针刺法与脉冲电流相结合作用于腧穴或特定部位的一种针刺方法,由于综合了留针刺激和电刺激,在一定程度上可以提高治疗效果,目前在临床应用和基础研究中应用十分广泛。

(一) 手针

手针(manual acupuncture)疗法是指用各种规格的金属针具,采用各种不同的方法,刺入腧穴,达到一定的深度后,施加捻转和提插等行针手法,使机体得气,调节针感并进行补泻,从而达到治疗疾病的目的。手针疗法操作简单、疗效可靠、作用迅速,适应证也较为广泛。

与药物类似,针刺也存在量效关系,不同的刺激方式、刺激强度、刺激频率、刺激时长、治疗次数及周期等不同刺激参数会产生不同刺激量,进而影响针刺疗效。然而,手针的刺激强度等参数难以定量,且在动物中难以衡量动物的"得气"效应,因而在实验研究中虽有使用,但是应用受限。目前的实验动物针刺研究中,有进行固定频率、固定方向等的手法行针,也有一些实验仅留针,并未行针。

(二) 电针

电针(electroacupuncture)是在针刺穴位基础上结合通电的一种新疗法,当针刺"得气"后,在针柄上通以接近人体生物电的微量电流,以代替手法运针,并通过低频脉冲电流刺激病变的神经、肌肉,以提高治疗疾病的效果。电针的优点是毫针刺激与电刺激相结合,能获得相对稳定的刺激,且能比较客观地控制刺激量,用脉冲电流代替人工行针,在动物实验中更为适用。需要注意的是,电针和手针是不同性质的刺激,不同的针刺方式,由于针刺信号不同,其传入通路、产生的效应及机制、作用的靶点,均可能存在差异。此外,不同的疾病,甚至相同疾病的不同时期,对不同的针刺刺激方式的反应、传入途径、产生的效应和机制均可能不同。

目前在电针动物实验研究中,常用的电针仪是韩氏穴位神经刺激仪,其特点是强调恒流输出。使用电针仪时,必须先把强度调节旋钮调至零位(无输出),再将电针仪上每对输出的 2 个电极分别连接在 2 根毫针上。一般要求成双取穴,因为用单穴不能形成电流回路,达不到电刺激的目的。负极接主穴,正极接配穴,也有不分正、负极,将两根导线任接 2 支针柄,将同一对输出电极连接在身体的同侧;在胸、背部的穴位上使用电针时,不可将 2 个电极跨接在身体两侧,更不应让电流从心脏部位穿过。通电时调节电钮,使电量从无到有,由小到大。切忌由大到小,或忽有忽无、忽小忽大。近年也有国内外学者采用电刺激器进行电针治疗,如 Ulloa 团队将同一导电极的正、负极分别连接到两侧的足三里穴,而马秋富团队在两侧足三里穴分别接入了一导电极,并将同侧正、负极针灸针的间距控制在 1 mm 左右。此法倾向于仅激活针下局部的神经成分,提高了空间和层次辨识度。

目前对于电针治疗的对照选择存在不同的观点和做法,有的通过比较穴位治疗和非穴位治疗的差异来说明穴位的特异性治疗作用,也有的使用无治疗效果的穴位作为对照。在研究中还常选择假电针,即同样插入穴位但不通电的方法作为对照。

电针的效果是通过电针波形、波宽、频率和强度等综合刺激作用于腧穴来实现的。

早年的研究表明,不同频率的电针可引起中枢释放不同种类的神经递质,其生物效应亦不相同。近年的研究还显示不同穴位、不同疾病状态、不同时机、不同针刺强度和深度等,都会影响针刺效果。如低强度电针刺激小鼠后肢穴位(如足三里)激活迷走神经-肾上腺抗炎通路,而针刺刺激腹部穴位(如天枢)却不能诱导出此抗炎通路。因此,在电针实验研究中需要全方位综合考虑刺激参数对电针效果的影响。

(三) 针刺灌流液及其制备

针刺效应机制研究多在器官和系统水平上进行整体综合分析,但随着分子生物学的发展,针灸研究已纵深到细胞分子水平。然而,针刺是一种整体效应,很难在离体组织或培养细胞上开展针刺机制研究。针刺效应整体研究和细胞分子研究往往各自独立进行。根据以往用脑核团推挽灌流技术观察到针刺前后脑内神经活性物质释放变化的结果,有研究者大胆设想,针刺灌流液可以作为针刺信息载体,把针刺治病效应从整体转移到离体培养的组织和细胞上,从而解决针刺效应从整体动物水平转移到离体组织或培养细胞上的技术难题,也实现了整体和离体两个不同研究层次之间的衔接,从而为在组织细胞水平深入探讨针刺信号转导机制提供方法学上的支持。现将大鼠针刺灌流液的制备方法做简单介绍。

根据研究目的,用脑立体定位仪定位到大鼠相应脑核团,并将推挽套管植入。埋管 4~6 d 后开始灌流。电针有效的动物在清醒状态下,以 20 μL/min 的速度进行灌流。首先灌流 60 min 让动物适应,使灌流稳定,电针前收集 1 管灌流液,然后接受电针治疗。电针开始的同时,准备核团推挽灌流和收集电针灌流液。电针 10 min 后,每 10 min 收集 1 管灌流液,一直到电针结束后 20 min,共收集 5 管灌流液。收集时,灌流液滴入预冷的聚乙烯收集管中,收集后立即放入 −80℃ 冰箱中保存。灌流结束后,在灌流套管内注入 20 μL 旁胺天蓝;处死动物后,取出全脑,之后固定切片观察套管位置。套管定位在目的核团者,其灌流液可用于后续实验。上述实验中是采用核团推挽灌流,也可采用"脑微透析"方法。

此外,还要注意,对于针刺灌流液还要进行质量控制,这是关系到实验方法的可操作性、实验结果的可比性和实验成败的关键,如何建立质量控制标准是保证实验成功的首要问题。不同的模型有不同的质量控制标准,一般采用多个指标联合作为针刺灌流液的质量控制标准。

(四) 针灸血清及其制备

"针灸血清"研究源于日本学者于 1988 年提出的"血清药理学",并受 1990 年引入中国的"中药血清学"研究的启发而提出的新概念、新思路和新方法。针刺或艾灸腧穴后,可通过内在调节机制,引起血清中一些生物活性物质含量的改变。"针灸血清"研究是指将经过针刺或艾灸处理后的人或动物体采集到的血清,作为效应物质加到另一个反应系统中,与在体或离体器官、组织、细胞或分子等靶目标接触,通过它们的功能或形态学的改变,直接观察处理后产生的效应。根据针灸治疗刺激方法的不同,"针灸血清"分为"针刺血清"与"艾灸血清"两大类。

目前有关针灸血清的相关实验研究主要集中在其成分研究和作用机制研究方面。已有研究对针刺血清抗哮喘作用和体液调节功能方面进行了探索,同时也研究了针刺血清或艾灸血清改善免疫功能,以及艾灸血清在延缓衰老方面的研究,为针灸作用及其机制的探讨开辟了新的途径,并奠定了相关研究基础。

目前,针灸血清来源、血清作用对象及作用途径等方面研究方法各异。现将常用的针刺血清的制备方法介绍如下:实验动物造模成功后,给予针刺处理,结束后,通过心脏采血,每只收集针刺血清 2～3 mL,将血液缓慢注入离心试管中,置 4℃冰箱自然凝固 1～2 h 后,4℃离心(一般为 1 000～3 000 rpm,离心 5～10 min)分离血清。得到的上清即为血清,可小心将上清吸出(注意切勿吸出细胞成分),－80℃冰箱储存,分装备用。必要时可用肝素处理存放血的容器,防止凝血。另外要注意,取出的血不要过分晃动,不要让纤维、鼠毛等杂质混入,防止溶血。

二、艾灸

艾灸作为中医针灸的重要组成部分,有其独特的治疗特色与功效。与针刺不同,艾灸是热、药、挥发油等的综合刺激。灸法持续的温热刺激作用于人体,可调畅气血,宣通经络,发挥散寒、清热、疏风、祛湿、活血、化瘀等温通效应,同时又可补益气血,提高人体功能,产生回阳、滋阴、养血的温补效应。近几十年来,灸法的临床特色技术逐渐繁荣,灸法治疗胃肠疾病、痛症等疾病的基础实验研究逐渐深入,其可能效应机制也有阐释。

在基础研究中,隔药饼灸和温和灸比较常用。隔药饼灸的具体方法是:大鼠剃毛,暴露穴位处皮肤,固定大鼠于固定架上,药饼(厚约 0.5 cm,直径约 1 cm),置于所选取的穴区上,上置约 90 mg 艾炷施灸,每天 1 次,连续多日。温和灸则常采用大鼠专用线艾条(直径 0.4 cm,长 12 cm)2 g,以距离穴位 3～5 cm 来施灸。

三、中药

中药是在中医理论指导下,用于预防、诊断、治疗疾病或调节人体功能的药物。多为植物药,也有动物药、矿物药及介壳类等。中药大部分是天然药物,化学成分一般包括生物碱、糖和苷类、醌类及蒽衍生物、酚类、黄酮类、萜类和挥发油、强心苷、皂苷、氨基酸与蛋白质、鞣质等。

中西医结合药学的基础研究方向包括:复方中药及其物质基础分析;复方中药入血和靶器官的主要成分分析;复方中药入血和入靶器官成分与差异基因组、表观组、蛋白组、代谢组的关系;中药有效成分与作用靶点的确认;复方中药多成分多靶点调控机制;中药的毒性损害机制、中西药物联合应用的增毒或减毒机制等。

目前,针对中药有效成分的研究相对较多。从中药的传统功效出发,利用单一中药或对中药复方拆方提取有效成分,发现先导化合物,再进行结构修饰或简化,许多单味中药的有效作用成分和作用部位被逐渐阐明,如我国自行研发的青蒿素、延胡索乙素等。但目前对方剂的研究也日益增多。在中医药理论指导下,对中药复方的药物组合理论,即君臣佐使、整体观念、协同配合的物质基础等进行研究。多种化学成分构成不同的配伍组合,达到最佳药效,是中药对难治性疾病具有独特疗效的优势所在。但正是成分的多样和复杂,也给研究带来不少困难。近年来,分子生物学技术和现代多学科生物技术的应用及多学科的交叉研究,极大地推动了中药基础研究的发展。

第三节 中西医结合基础研究中常用的技术方法

中西医结合医学的研究方法,主要是用现代科学技术方法研究中医及中西医结合提高防治疾病的疗效并揭示其科学机制。中西医结合基础研究的发展进程也是弘扬中医特色,坚持多学科理论、知识和技术相互渗透、结合和交融的过程。近年来,各种先进的科技手段不断应用于实验医学,从宏观到微观,从整体到局部,从行为到基因,不同层次的研究广泛展开。中西医结合基础研究,主要是以中医学经典理论及西医学的现代理论为基础,用现代科学技术来诠释中医药的奥秘,用现代科学语言来阐明中西医结合提高疾病防治疗效的机制,从而促进中西医结合医学的理论和实践不断走向世界。

一、小动物行为学评价方法

行为是机体的重要功能表现,行为学评价是医学研究,尤其是神经科学研究领域的重要组成部分之一。动物行为学研究可以反映动物的整体状态,其沟通行为、情绪表达、社交行为、学习行为、繁殖行为等均可通过不同方法进行行为学评价。

目前,动物行为学在中医和中西医结合基础研究中得到普遍应用,也是中医情志病证和痛症等实验研究的重要组成组分。例如,通过旷场实验、高架十字迷宫实验、蔗糖偏好实验和强迫游泳实验等行为学指标观察针刺抗抑郁的改善情况,从动物行为学的角度对针刺抗抑郁提供实验证据和机制探讨。又如,在针刺镇痛原理研究中,大量的科学研究结果和机制揭示都是通过观察针刺对实验动物的痛行为,包括痛觉超敏、痛觉过敏和自发痛等的改善来实现的。

行为学评估的内容多种多样,常见的包括小动物的疼痛、瘙痒、麻木等感觉异常行为,焦虑、抑郁等精神情绪行为,肌力及协调运动能力和学习与记忆能力等。在实际选择时,需根据不同的疾病模型选择评估指标。以老年期痴呆为例,主要选择评价动物的高级中枢神经功能的学习与记忆的行为学方法。具体的行为学检测指标和方法会在本书各论的相关章节中详述,此处不做展开。

二、分子生物学技术

分子生物学是一门从分子水平探讨生命现象及其规律的学科。20世纪50年代以来,分子生物学在生命科学、基础医学、临床医学、中医药和中西医结合等领域均发挥了极其重要的作用。中西医结合基础研究中常用的分子生物学技术包括聚合酶链反应

(polymerase chain reaction，PCR)、蛋白质免疫印迹(western blot)、酶联免疫吸附测定(enzyme linked immunosorbent assay，ELISA)、重组 DNA 技术和基因测序等。这些技术可以帮助研究者从基因和分子水平研究中医的基础理论、疾病本质、针灸和中药的作用。

有研究者运用分子生物学技术手段对气血、证候、藏象、经络、阴阳等进行深入系统研究，揭示其科学内涵，促进中医基础理论创新。近几十年，运用分子生物学技术对肾虚证、脾虚证、阳虚证等进行了研究，在一定程度上揭示了这些理论的分子生物学基础。例如，沈自尹院士团队通过 PCR、全基因组芯片等方法对"肾"本质研究进行深入探讨，从分子水平上阐明了肾阳虚证的调控中心在下丘脑。此外，分子生物学技术在针灸效应机制的研究，包括在抗炎、镇痛、抗肿瘤、改善脑缺血和心肌损伤、延缓衰老等方面也有广泛应用，具体的机制进展会在各论相关章节中详细介绍。

运用基因编辑技术构建各种转基因动物，包括全身性基因敲除小鼠、条件性基因敲除小鼠、基因敲入小鼠和点突变小鼠模型等，极大地推进了人类疾病研究的进程。这些转基因动物也在中西医结合基础研究中得到应用。值得一提的是，2020 年，马秋富教授团队先后利用现代遗传学技术，特异性标记和操纵小鼠外周交感神经系统中表达神经肽 Y 阳性细胞，揭示了针刺体表穴位调控多种躯体感觉-自主神经-靶器官反射通路，进而发挥对机体免疫-炎症的调节作用，而这一调节效应和穴位部位、刺激强度及机体状态相关。2021 年，该团队再次用该技术标记 PROKR2 阳性神经元，阐明其在低强度针刺刺激激活迷走神经-肾上腺抗炎通路中的关键作用，为穴位相对特异性的存在提供了现代神经解剖学基础，充实了针刺疗法的现代科学内涵。

分子生物学技术在中药材鉴别、优良中药材的培育、中药资源开发、中药有效成分提取、中药作用机制研究等方面也有应用。运用基因工程技术，一方面可对药用植物品种实施遗传改造，选育高产、优质、多抗的新品种中药；另一方面，用基因工程技术培育出的抗病毒、抗虫害的新型中药能减少农药施用，杜绝农药和重金属污染，保证中药的安全性。此外，用 PCR 等技术鉴定中药，可以不受药物的形状、剂型等外界因素和生物发育阶段及器官组织差异的影响，直接、便捷、准确地鉴定中药材。近年来不少学者应用分子生物学技术开展中药及复方干预基因表达的调控研究，初步证明中药作用与其生物活性成分调控基因的表达有关。

此外，基因芯片技术也可用于确定中药的有效活性成分和有效作用部位，在疾病的临床诊断筛选及机制研究方面已经获得广泛应用。

三、系统生物学技术

系统生物学(systems biology)是一门综合性学科，是在细胞、组织、器官和生物体整体水平研究结构和功能各异的各种分子及其相互作用，并通过计算生物学来定量描述和预测生物功能、表型和行为。中医药治疗疾病的原理往往涉及多成分、多靶点和多途径，这与系统生物学的整体性和系统性研究策略相契合，因此可以从系统生物学的角度阐述中医药作用效果和作用机制。

系统生物学包括基因组学、转录组学、蛋白质组学及代谢组学等,其分别在 DNA、mRNA、蛋白质和代谢产物水平检测和鉴别各种分子并研究其功能,每种组学研究各有特点。例如,通过转录组学分析,可以研究中药对基因表达的影响;通过蛋白质组学,可以观察中药对蛋白质表达和修饰的影响;代谢组学则有助于揭示中药如何调节机体的代谢途径。也有研究者采用多组学联合研究的方法,除了解生命体的基因组成特点外,还对其下游关联蛋白、代谢物等功能产物的表达进行针对性分析。此外,网络药理学作为系统生物学的一个重要组成部分,通过构建药物成分、靶点和疾病之间的网络关系,揭示中药复方的多成分、多靶点和多途径作用机制。

目前,系统生物学在中医药和中西医结合基础研究中的工作已经开展,并取得了初步成果。例如,辨证是司外揣内,在具体运用上受医患双方主观因素的影响,难以客观化和量化,对小动物的辨证更是模糊,而系统生物学中的多组学技术则可活体、全面、动态地描述"证"的生化状态。沈自尹院士团队通过基因组学、代谢组学的系统生物学综合研究,在肾虚与衰老方面已取得系列原创性成果。

还有研究者借助系统生物学的概念和技术,研究中药单体的多种组分,甚至中药复方组成中不同成分作用的相互协同、相互制约的变化,揭示复方配伍的科学意义,诠释中药复方组成的深刻内涵。此外,还可以通过代谢组学技术研究中药在人体的代谢调控作用,通过代谢物组图的变化,发现毒性化学或生物标志物,从而进行中医药安全性评价。

四、小动物活体影像学技术

动物活体成像技术是指在非侵入基础上,应用影像学方法,对活体状态下的生物过程进行组织、细胞和分子水平的定性和定量研究。动物活体成像技术主要分为光成像(optical imaging)、核素成像(nuclear imaging)、磁共振成像(magnetic resonance imaging, MRI)、计算机体层成像(computed tomography, CT)和超声成像(ultrasonic imaging)等。其中,可见光成像和核素成像为功能成像,适合研究分子、代谢和生理学事件;超声成像和 CT 适合于解剖学成像,称为结构成像;而 MRI 则介于两者之间。

近年来,各种影像技术在动物研究中发挥着越来越重要的作用,涌现出各种小动物成像的专业设备,包括高分辨率小动物正电子发射体层成像(positron emission tomography, PET)、小动物 MRI,小动物 CT(微型 CT)、小动物超声等,为科学研究提供了强有力的工具。目前还有多模态成像,如 PET/单光子发射计算机体层扫描(single photon emission computed tomography, SPECT)/CT、PET/MRI 等,将 PET 显像与高分辨率、非侵入性解剖学显像(如 CT、MRI 等)结合起来,从而在研究中同时获得结构和功能相关信息。

小动物活体成像具有活体、实时、动态的特点和优势,在生命科学、医学研究、药物开发、中医药及中西医结合等多个领域的应用日益增多,在中医基础理论、中医药临床疗效、中药药理和针刺机制研究等方面发挥重要作用,有助于深入理解中医药的复杂作用。例如,利用小动物活体成像技术,可以直接观察肿瘤生长和转移过程,以及中药对肿瘤治疗效果的实时监测,为中医药的抗肿瘤研究提供直观的实验数据。又如,PET 可以用于追踪中药成分在体内的分布和代谢过程,为中医药作用机制的探索提供分子水平上的证据。

五、现代神经科学新技术

(一) 光遗传学技术

从 20 世纪 70 年代开始,科学家们相继发现了一些光敏感蛋白,如视紫红质样蛋白等。2003 年,研究者发现光敏感通道(channel rhodopsin,ChR)2。2 年后斯坦福大学 Kral Deisseroth 教授实验室首次成功利用 ChR2 实时操控神经元活动。此后,光遗传学被广泛应用于神经科学研究。2010 年,光遗传学被 *Nature Methods* 选为"年度方法",同年被 *Science* 评为近 10 年来的突破之一。

光遗传学是一种整合了光学和遗传学方法控制神经细胞活动的生物学技术。通过基因修饰和病毒转染的方法,将光敏感蛋白,如 ChR2 或法老王单胞菌盐视紫红质(natronomonas pharaonis halorhodopsin,NpHR),表达于特定神经元细胞膜上,光敏感蛋白可以被特定波长的光激活,进而兴奋或抑制神经元(图 3-1)。当 470 nm 蓝光照射光敏感蛋白 ChR2,通道开放,Na^+ 内流,细胞膜去极化,神经元兴奋。而当 580 nm 黄光照射光敏感蛋白 NpHR,通道打开,Cl^- 内流,细胞膜超极化,神经元抑制。除神经元外,光遗传学技术也被用于胶质细胞,包括星形胶质细胞、小胶质细胞、少突胶质细胞的调控。光遗传学技术可以在毫秒级的时间尺度以及单细胞水平上调控靶细胞,具有极高的时间和空间分辨率,因而在神经科学领域的研究中发挥着重要作用。这项技术在中医药脑科学和中西医结合基础研究中的应用逐渐增多,并取得了诸多重要进展。

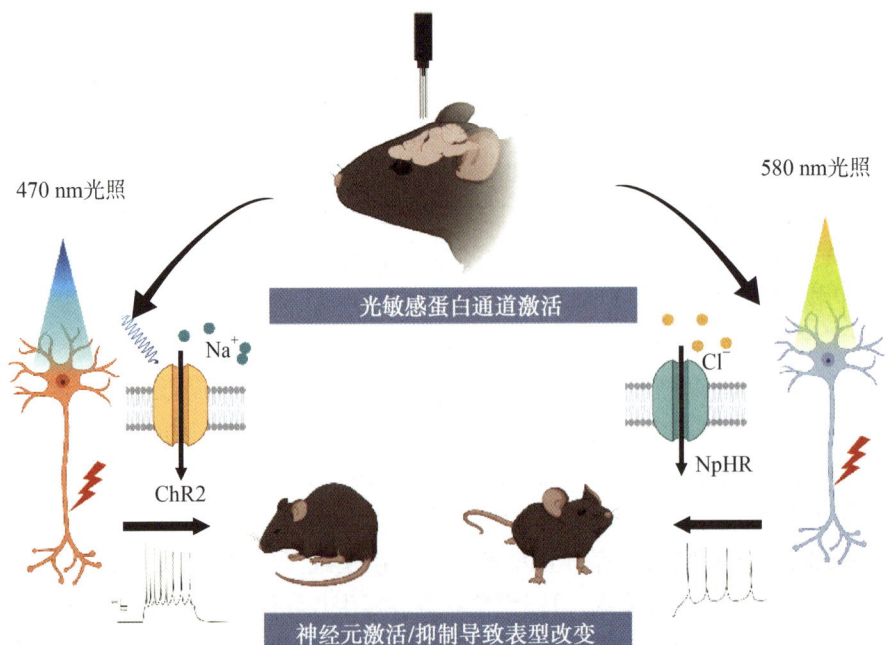

图 3-1 光遗传学技术基本原理

（二）化学遗传学技术

化学遗传学(chemogenetics)是 20 世纪 90 年代开始兴起的交叉学科，是通过对生物大分子实行改造，使其能和先前无法识别的小分子进行相互作用，从而达到可控和可逆地(伴随加入或除去化合物而启动或中断特定的反应)控制生物大分子的活性，进而特异性地影响生理活动。目前，一些激酶、G 蛋白偶联受体(G protein-coupled receptor，GPCR)和配体门控离子通道等被改造并应用，其中应用最为广泛的是美国 Bryan Roth 教授实验室开发的定制药物激活的定制受体(designer receptors exclusively activated by designer drugs，DREADD)系统。该系统通过改造蕈毒碱型乙酰胆碱受体(muscarinic acetylcholine receptor，mAChR)，完全丧失对于内源性激动剂乙酰胆碱(acetylcholine，ACh)的反应，而被氧化氯氮平(clozapine-N-oxide，CNO)选择性激活。其中，hM3Dq 和 hM4Di 是两种目前最广泛用于神经科学领域的化学遗传操作工具，hM3Dq 用于激活神经元，而 hM4Di 则被用于抑制神经元活性。为了能在同一神经元上操控两种不同受体，Roth 教授实验室还于 2015 年开发了 KORD 系统(κ-阿片受体 DREADD)，该系统主要是改造了 κ-阿片受体，进而通过小分子 SALB 来特异性地抑制这一类神经元的活动。

与光遗传学技术相比，DREADD 系统具有非侵入性，无需特殊设备，可以长时间激活或抑制神经元活性等优点，但也有调控的时间分辨率较差等缺点(表 3-2)。针对 DREADD 系统通过 GPCR 作为"信使"传递信号，效果不稳定且容易产生副作用的局限性，2011 年美国霍华德休斯医学研究所 Scott Sternson 团队设计了 PSAM/PSEM 系统，直接对离子通道蛋白进行改造(engineered ligand gated ion channel，LGIC)，建立新的神经细胞干预药物筛选的平台。该系统改造了 α7 烟碱型乙酰胆碱受体(α7 nAChR)，使其不再对内源性配体乙酰胆碱起反应，而对化学小分子 PSEM 起反应。PSEM 可以直接控制离子通道的开关，进而调节神经细胞活动。

化学遗传学技术的在神经科学领域得到了广泛应用，并且正在逐渐扩展到中医药脑科学的研究中。例如，化学遗传学有助于精确研究针灸对神经系统的作用机制，通过选择性激活或抑制特定的神经通路来模拟针灸的效果。又如，化学遗传学技术可以用来研究中药成分如何通过特定的细胞内信号通路发挥作用，从而为中药现代化研究提供新的视角和工具。

表 3-2 光遗传学技术与化学遗传学技术的优缺点

项目	优点	缺点
光遗传学技术	高时间分辨率，可达毫秒级 高空间特异性，可单细胞操控 光刺激参数灵活 可与电生理、行为学数据整合分析	操作相对复杂，技术和设备要求较高 侵入性
化学遗传学技术	操作较简单 作用时间较长	操控时间精度不高 刺激强度无法精确掌控 效果不稳定

（三）在体成像技术

由于离体组织成像不能完全反映复杂正常生理环境下的生理反应,近年来以GCaMP为代表的基因编码钙离子指示剂(genetically encoded calcium indicator),结合各种病毒工具和转基因动物工具,在活体动物中实现对神经化学分子浓度的定量检测,解决了MRI、CT等非损伤检测方法只能观察到结构,不能看到神经化学分子的信号及其动态变化的问题。除钙活动外,各种基因编码的神经递质探针检测技术,包括5-羟色胺(5-hydroxytryptamine, 5-HT)、去甲肾上腺素(norepinephrine,NE)、多巴胺(dopamine,DA)、乙酰胆碱(ACh)、催产素(oxytocin,OT)、γ-氨基丁酸(gamma-aminobutyric acid,GABA)等探针相继问世,为神经科学研究更为中医药和中西医结合基础研究提供了强大的工具。

此外,多光子激发激光扫描技术也被应用于在体成像系统中。多光子显微镜成像具有三维立体、活体测量、检测灵敏度高(分辨率可达微米级)、空间定位性高(可达单细胞,甚至亚细胞分辨率)、光漂白和光损伤低等特点,其大范围的细胞分辨率成像能够同时记录数百个细胞,在生物学、神经科学等领域中广泛运用,该技术也被运用到与中医药相关的细胞成像、组织成像和在体成像研究中,为中医药治疗相关疾病提供更科学和直观的理论依据。目前主要使用的是双光子和三光子显微镜成像。相比双光子而言,三光子具有背景噪声更低、成像深度更深的优点。

近年来,研究者还开发出微型化双光子和微型化三光子,以微型探头的形式佩戴在小鼠等实验动物的头部,克服了台式多光子小鼠头部固定的限制,能对自由活动状态下的小鼠进行细胞成像。其中,三光子显微镜能直接透过大脑皮质和胼胝体,为揭示大脑深部结构中的神经机制开启了新的研究范式。相信在不久的将来,其也将为中西医结合基础研究,尤其是神经系统疾病的中西医结合基础研究提供新思路和新方案。

近年来,光遗传学、化学遗传学、在体成像技术等神经科学新技术、新方法在中西医结合基础领域中已得到应用,并取得令人瞩目的成果。简单举例如下:2019年,华中科技大学李熳团队运用化学遗传技术研究针刺镇痛的中枢机制,揭示了腹外侧中脑导水管周围灰质(ventrolateral periaqueductal gray,vlPAG)中不同类型的神经元在针刺镇痛中的不同作用。2021年暨南大学张力联合华中科技大学李熳课题组运用双光子在体记录手段,解析了慢性神经痛模型小鼠初级体感皮质在电针干预后的兴奋-抑制性环路改变,为解析电针镇痛的神经机制提供了新的思路。2022年暨南大学苏国辉团队利用双光子活体钙成像和化学遗传学技术发现,针刺能激活小鼠大脑躯体感觉皮质锥体神经元和星形胶质细胞的活动,为针刺诱导的神经激活提供了实验证据。2023年,广州中医药大学许能贵团队综合运用病毒示踪、光遗传学、化学遗传学、在体成像技术等,揭示了针刺治疗脑卒中后吞咽障碍的重要机制。相信随着多通道电生理记录、微型双光子/三光子等新技术的出现,以及多种神经科学技术的联合应用,中西医结合研究的精度和深度将会不断提升。

（四）组织透明化三维成像技术

随着共聚焦显微镜的研发和大数据采集处理系统以及计算机重建技术的不断发

展与优化,组织器官成像由传统的二维组织切片发展到三维成像技术。与传统技术相比,组织透明技术既保留了复杂的细胞间连接及其细微的特征,又能够以前所未有的宏观角度研究正常组织的结构和疾病状态下特有的病理特征和组织规律。目前小鼠的脑、心、肝、脾、肺、肾、胃、肠、睾丸、淋巴、胎盘、卵巢等各类组织器官均可以实现透明化。

根据处理的机制不同,生物组织光学透明化技术主要包括被动型和主动型两大类方法。主动型组织透明化方法主要指透明过程中引入较强的外力去除折射率高的皮质类物质,被动型组织透明化方法主要指仅依靠生化溶剂(包括有机溶剂和亲水溶剂)在组织中的被动扩散来完成对组织的透明化。两者相比,主动型组织透明化方法步骤更为复杂且对设备要求更高。

近年来组织透明化方法发展迅猛,目前组织透明化方法有油性、基于水凝胶和水性的组织透明化三类。其中油性组织透明化方法主要有 BABB、3DISCO、uDISCO、FDISCO 和 PEGASOS 等;基于水凝胶的透明化方法有 CLARITY 和 SHIELD;水性组织透明化方法有 CLearT/CLearT2、SeeDB、FRUIT、Scale 和 CUBIC 等。其中,CLARITY 透明化方法利用凝胶包埋样本,并利用电场力去除样本的脂质,从而使样本快速透明。油性透明化方法透明的样本透明度高,速度快,能适用于多种组织和器官。但是油性方法所使用的试剂大多毒性较强,并且容易淬灭内源性荧光蛋白的信号,不能与细胞膜上亲脂染料相兼容,样本会有明显收缩,组织或器官内部精确三维结构丢失。水性透明化方法虽然可以部分解决荧光蛋白易淬灭的问题,但也存在透明时间长、透明能力低的缺点。水凝胶透明化方法操作过程复杂,且需要一定的设备。

透明化技术可从组织器官的宏观层面研究神经、脉管、蛋白质、核酸等结构,能完整准确地反映机体生理、病理状态下组织器官结构的细微变化,从而实现完整组织器官成像的全新领域。组织透明化技术能从宏观和微观角度观察组织整体结构,与针灸的整体调节特点相契合。通过组织透明化技术还可以从整体组织器官水平研究针灸治病的效应机制。近年来,复旦大学冯异团队采用组织透明化三维成像技术揭示了电针可促进多囊卵巢综合征大鼠卵巢卵泡血管新生和卵巢门附近神经血管耦合,进而促进卵泡发育、排卵和黄体形成的作用和机制。上海中医药大学吴焕淦团队则采用透明化三维成像研究艾灸对结肠炎大鼠肠道血管生成的作用,从三维角度揭示了隔药灸治疗结肠炎的新机制。

分子生物学先驱悉尼·布伦纳(Sydney Brenner)教授说过:"科学的进步依赖于新技术、新发现和新想法,并且大致是按这个顺序进行的。"随着现代科学的不断进步,越来越多的新方法、新技术将应用到中西医结合基础研究领域,进一步拓宽中西医结合基础研究的可能性和新边界,用新探索、新成效进一步推进中西医结合事业创新发展!

（米文丽）

参考文献

［1］陈如泉.中西医结合方法学［M］.2版.北京：中国医药科技出版社,2007.

［2］凌锡森,何清湖.中西医结合思路与方法［M］.北京：人民军医出版社,2005.

［3］王米渠.中医分子生物学［M］.北京：中国医药科技出版社,2003.

［4］冯异.医学组织透明化三维成像［M］.上海：复旦大学出版社,2020.

［5］李磊,刘建勋,任钧国,等.中医药动物模型研究现状及展望［J］.中国比较医学杂志,2022,32(1):104－110.

［6］赵英侠,王静,秦逸人.针灸血清作用的研究概况［J］.上海针灸杂志,2005,(12):43－45.

［7］徐卫东,范永升.系统生物学与中医药学研究［J］.中华中医药学刊,2009,27(5):955－957.

第二篇

各论：常见疾病的中西医结合基础研究

第四章 疼 痛

第一节 | 概 述

一、疼痛的定义及分类

(一) 疼痛的定义

疼痛(pain)是一种复杂的生理心理活动,是机体的一种特有的感觉信息。疼痛是临床上最常见的症状之一,它包括两个成分:一是伤害性刺激作用于机体所引起的痛感觉;二是个体对伤害性刺激的痛反应,并伴有较强烈的情绪色彩,表现为一系列的躯体运动性反应和内脏自主神经反应。疼痛是机体不可或缺的一种防御性机制,但某些长期剧烈的疼痛会对机体产生极大的负面影响。因此,寻求各种治疗疼痛的方法,即镇痛(analgesia),一直是医务工作者面临的任务。自20世纪60年代以来,我国对针刺镇痛(acupuncture analgesia)的神经机制进行了广泛而深入的研究。这项中西医结合特色鲜明的研究工作推动了我国痛觉生理研究的深入发展,并在国际上产生了积极的影响。

从古代到今天,疼痛的概念不断演变和发展,反映了人类对疼痛的认知过程。疼痛一词源于希腊语中的"algos"或"odyne",最初意味着惩罚。在人类早期,由于科学条件的限制,人们只能用超自然的原因来解释疼痛现象。

随着科学技术的不断进步,人们对疼痛的认识也不断得到深化。17世纪,笛卡尔(Descartes)提出了疼痛特异性理论,认为疼痛是由身体的某个部位受到伤害或刺激引起的,并且这种信号会沿着特异的"管道"传递到大脑,从而产生疼痛感。现代意义上的疼痛研究始于19世纪上半叶,许多学者对疼痛的本质进行了深入的研究并提出了不少见解。这些理论以实验研究为基础,对科学地形成疼痛的概念起到了很大的推动作用。其中,贝尔(Bell)等提出了脊神经背根是感觉性的,而腹侧根是运动性的;韦伯(Weber)提出触觉是皮肤的感觉,而痛觉则是皮肤和内脏共同具有的感觉;米勒(Muller)提出特别神经能量学说;19世纪中叶,达尔文提出疼痛强度学说(或称强度调整学说),认为当刺激累加到一定程度时才会产生疼痛;希夫(Schiff)在 1858 年提出了疼痛的特异性理论,认为皮肤的各种感觉是通过相应不同的神经纤维和传导束到达各个中枢,也即疼痛有独立于触觉和其他感觉的自己的特殊感受器。在经历了长期的徘徊之后,20 世纪以来对疼痛的研究进入到一个突飞猛进的时期。1965 年,梅尔扎克(Melzack)和沃尔(Wall)提出了"疼痛的闸门控制学说"。该学说认为:疼痛的产生取决于刺激所兴奋的传入纤维种类和中枢的功能结构特征。细纤维兴奋可打开"闸门"让疼痛神经冲动通过,而粗纤维兴奋则使"闸门"关闭,疼痛性冲动受阻。尽管该学说存在一些局限性,但对疼痛的研究和发展具有重要价值,特别是在电刺激镇痛方面。随后的研究进一步加深了我们对疼痛的认识。疼痛作为一种感觉,与视、听等感觉不同,有其特殊属性。首先,痛觉不是一种独立的单一感觉,通常会与其他感觉相混合,形成一种复杂的感觉体验;其次,痛觉伴有强烈的情绪色彩,构成相当复杂的心理活动;痛觉还具有"经验"属性,同样的损伤对不同的人,甚至同一个人在不同的时间里都会产生不同的结果。因此,疼痛不仅涉及生理学范畴的感觉和知觉,还涉及心理学范畴的心理经验成分。

虽然人类对疼痛本质的认识不断深化,但我们必须承认疼痛仍然有很多方面未被完全理解。因此,要给疼痛下一个确切、全面的定义仍然很困难。国际疼痛学会(International Association for the Study of Pain,IASP)于 1986 年将疼痛定义为:疼痛是由实际的或潜在的组织损伤引起的一种不愉快的感觉和情感经历。2020 年 IASP 对疼痛定义进行了修订,疼痛的最新定义为:一种与实际或潜在组织损伤相关的或类似的不愉快感觉和情感体验。这一新定义内涵更加丰富,一方面减少了对组织损伤的限定,另一方面为疼痛的自我报告提供了更多空间和尊重。

(二) 疼痛的分类

1. **按疼痛出现的部位** 可分为躯体痛和内脏痛。

2. **按出现部位的深浅** 可分为浅表痛和深部痛。

3. **按刺激性质** 可分为以下 3 类。

(1) 机械性痛:机械性刺激的程度超过感受器的阈值引发的疼痛。

(2) 温度性痛(热痛、冷痛):因温度的变化而产生。

(3) 化学性痛:组织受损或有炎症反应时,化学性物质(各类致痛因子)的浓度超过阈值。

4. **按表现形式** 可分为以下 3 类。

(1) 原发痛:组织内的神经末梢直接受到机械性、化学性或冷、热刺激。

(2) 牵涉痛:内脏器官发生病变时,常在体表的一定区域产生感觉过敏或痛觉,如心绞痛。

(3) 放射痛:又称扩散痛,是指神经的一个分支受到刺激或损害时,疼痛除向该分支支配区放射外还可累及该神经的其他分支支配区而产生疼痛,如坐骨神经痛、肋间肌神经痛、三叉神经痛。

5. **按疼痛的性质** 主要分为以下 3 类。

(1) 刺痛:又称快痛、第一痛,其特点是感觉清晰、尖锐、定位明确,迅速发生和消失,患者情绪变化不明显。

（2）灼痛：又称慢痛、第二痛，其特点是感觉相对缓慢形成，持续时间较长，定位较差，呈烧灼感，使人不易忍受，常伴有自主神经系统的反应。

（3）酸痛、胀痛、绞痛：多半属内脏痛或深部组织痛，疼痛性质不易描述，定位很差，可引起明显的情绪变化和内脏及躯体反应。

6. 按病程　可分为以下 2 类。

（1）急性痛：是指最近产生的、持续时间较短的疼痛，通常与明确的损伤或疾病有关，有效治疗后可以降低急性痛转变为慢性痛的风险。

（2）慢性痛：持续时间较长，通常是损伤愈合或疾病治愈后仍然持续存在的疼痛，也有部分病因不明。慢性痛一般是指持续或反复发作超过 1 个月的疼痛。

二、慢性疼痛的流行病学、临床表现及危害

慢性疼痛已经被认定为一种疾病，其发生、发展涉及生物、心理和社会等多种因素。自发性疼痛（spontaneous pain）、痛觉过敏（hyperalgesia，由伤害性刺激引起的异常增强和延长的疼痛）和痛觉超敏（allodynia，由非伤害性刺激引起的疼痛）是多数慢性痛的特征性表现。流行病学研究表明，有慢性痛病史者占人口的 25%～30%，其中半数以上患者部分或者全部丧失工作能力可达数天（如周期性发作的头痛）、数周（如反射性交感神经营养不良和肌筋膜综合征）到数月（如下背痛），乃至永久（如关节炎）。据统计，因疼痛造成的经济损失中有 2/3 可归因于慢性疼痛。慢性疼痛经常会使人备受折磨，对患者的学习、生活、精神造成非常严重的影响，如引起经济拮据、生活方式改变、导致精神抑郁等。世界卫生组织（WHO）于 2018 年重新修订了国际疾病分类（ICD‑11），慢性疼痛首次作为独立的疾病被列入分类目录中。

三、疼痛的测量

疼痛测量是研究疼痛的重要手段，通过对疼痛的评估和测量，可以帮助医生和研究人员了解疼痛的特征、强度和影响，为临床诊断和治疗提供依据。此外，针对实验动物的疼痛评价与测量对疼痛研究也有重要意义。

1. 疼痛强度量表　临床常见的疼痛强度量表有视觉模拟表（visual analogue scale，VAS）、数据评价量表（numerical rating scale，NRS）和语言评价量表（verbal rating scale，VRS）。

常见的疼痛问卷（pain questionnaire）包括：

（1）McGill 疼痛问卷（McGill pain questionnaire，MPQ）：从感觉、情感、评价、其他相关 4 个方面和现时疼痛强度进行多向评估，包含 20 组描述不同性质及程度疼痛的词语。

（2）简化的 MPQ 疼痛量表（short form MPQ，SF‑MPQ）：包括 3 部分。

1) 疼痛分级指数(pain rating index,PRI),有 11 个感觉类和 4 个情感类疼痛描述词。

2) VAS 为一条 10 cm 长的直线,两端分别示以无痛、剧痛,划定某一线段长度即表示疼痛程度。

3) 现有疼痛强度,分为无痛、轻度不适、不适、难受、可怕的疼痛、极为痛苦 6 级,分别以 0、1、2、3、4、5 分表示。

SF - MPQ 缩减为 15 组词汇,并增加了 VAS 内容,实用性大大提高。

(3) 简明疼痛量表(brief pain inventory,BPI),采用 1~10 的疼痛指数,让患者根据自己的疼痛感受,报告疼痛程度,并以此来处理疼痛。

2. 痛阈(pain threshold)　在研究疼痛时,常使用痛阈来评估疼痛。痛阈可分为痛感觉阈和痛反应阈。痛感觉阈是指受试者用语言报告感觉到疼痛的最小刺激量,而痛反应阈是指引起躯体反射(如屈肌反射、甩头、甩尾、嘶叫等)所需的最小伤害性刺激量。冯·弗雷测试(Von Frey test)常用于测定慢性疼痛动物模型上的机械性痛觉超敏(mechanical allodynia),而哈格里夫斯测试(Hargreaves test)则常用于测定动物的热痛觉阈值,以反映慢性疼痛动物模型上常见的热痛觉过敏现象。此外,还有热/冷板实验、丙酮实验、扭体实验、步态分析及福尔马林诱发的条件位置偏爱等实验分别用于测定动物的冷热痛觉阈值、内脏痛、自发性疼痛等不同类型的疼痛反应。

总之,疼痛是一种内在感受的体验,很难进行精确定量。从以上各种指标来看,对于研究人类的痛觉而言,语言报告仍然是最直接、可靠的评价方法。引起疼痛的刺激通常是伤害性的,会在不同程度上产生局部组织反应,导致痛阈难以维持稳定,给疼痛研究带来困难。

第二节　中西医对疼痛的认识

一、中医学对疼痛的认识

中医学在痛证的认识和诊治方面源远流长。《黄帝内经》奠定了痛证理论基础,《伤寒论》则进一步对痛证的辨证论治进行了阐述。中医对疼痛的认识主要基于气血不畅、经络阻滞、气滞血瘀等病理状态。治疗上,中医采用个体化的辨证论治,运用中药、针灸、推拿等,以调理气血、疏通经络、祛除病邪来缓解疼痛和调节身体功能平衡。

1. 疼痛与气血　根据中医学的论述,疼痛的成因虽多,但概括起来,不外乎是气血的病变。气机逆乱则痛。血瘀“不通则痛”,血虚“不荣则痛”。血瘀所致疼痛是实证,而血虚所致疼痛是虚证。实则泻则通,虚则补,虚实均有则攻补同施。

2. 疼痛与心、神　中医学认为,“痛痒皆属于心”。疼痛是一种感觉,当属“神”的活动,所以一切疼痛又必须在“神”的参与下才能产生。气血与“神”相互联系,密不可分。

根据中医理论,通过在特定的经络上进行针刺,可以调节气血运行,疏通经络,缓解疼痛。针刺穴位的镇痛效应,被认为是通过"调气"和"治神"作用而实现的。

3. 疼痛与脑　古代医家关注五脏六腑的功能和精神之所舍,虽将其归结为"心"的作用,但有其不足之处。因此,后来中医学引入了"脑"的概念。中医学所描述的脑,同现代神经解剖学中大脑的定位一致。

二、西医学对疼痛的认识

现代医学新观念认为:疼痛是第五大生命体征,具有重要的生理意义;慢性疼痛是一种疾病,缓解疼痛是患者的基本权利和医务工作者的神圣职责。历史上,西方国家最早的疼痛治疗医师由牧师和巫师担任。近代西医对疼痛的认识基于生理和神经科学的研究,认为疼痛是神经系统对组织损伤和炎症等刺激的生理反应。疼痛可分为急性和慢性两种类型。急性疼痛通常是身体对组织损伤的正常保护反应,而慢性疼痛则与神经系统异常增敏和神经传导异常有关。疼痛具有保护机体避免伤害的作用,痛觉可作为机体受到伤害的一种警告,引起机体产生一系列防御性保护反应。先天性无痛的患者,往往发生严重的损伤而不觉疼痛,甚至因此导致死亡。但另一方面,疼痛作为机体受到伤害的报警也有其局限性,如癌症等恶性疾病,初发时往往没有疼痛,当人们感到疼痛而就诊时,为时已晚。某些长期的剧烈疼痛,对患者来说是一种不可忍受的折磨。疼痛与镇痛的神经生物学研究在近半个世纪以来有了非常迅速的发展。20 世纪 60 年代"闸门控制学说"的提出、70 年代阿片受体及内源性阿片肽(endogenous opioid peptide)的发现、内源性痛觉调制系统(endogenous pain modulating system)概念的提出,都有力地促进了疼痛与镇痛的机制研究。

第三节　痛觉的解剖生理学基础

一、感受器和传入神经纤维

痛觉感受器又称为伤害性感受器(nociceptor),是背根神经节和三叉神经节等感受和传递伤害性冲动的初级感觉神经元的外周部分,即游离神经末梢。其广泛分布于皮肤、肌肉、关节和内脏,属于化学感受器。应用电子显微镜研究发现,游离神经末梢接近末端时,神经轴突的膜与施万细胞膜逐渐融合,因此神经末梢得以与组织直接接触,从而更容易感受化学物质的作用。任何外界的或体内的伤害性刺激(物理的或化学的)均可导致局部组织破坏,释放 K^+、H^+、5-羟色胺(5-HT)、ACh、P 物质、组胺和缓激肽等内源性致痛因子。

有研究者将皮肤痛感受器分为两大类:高阈机械痛感受器(high-threshold

mechanoreceptor，HTM)和多觉型痛感受器(polymodal nociceptor，PMN)。HTM 对伤害性机械刺激有反应，但对热痛刺激、冷痛刺激和缓激肽等无反应。它们具有较高的兴奋阈值，因此被称为高阈机械痛感受器。PMN 能对多种伤害性刺激做出反应。在人体中，多数 C 纤维感受器属于 PMN。当皮肤频繁受到伤害性刺激时，上述两种感受器的敏感性会增加，阈值降低。

能够引起疼痛的内源性致痛因子，一般有 3 个来源：①直接从损伤细胞中溢出，如 K^+、H^+、5-HT、ATP、组胺等。②由损伤细胞释放出有关的酶，然后在局部合成产生，如缓激肽。它是由血浆蛋白降解而形成的 9 肽，是一种很强的致痛物质，不仅能激活 PMN，而且使 PMN 增敏。在局部合成的另一类致痛物质为花生四烯酸的代谢产物，如前列腺素(prostaglandin，PG)和白细胞三烯(leukotriene，LT)。③由伤害性感受器本身释放，如 P 物质。PMN 被激活时 P 物质从 C 纤维末梢释放进入组织液，刺激肥大细胞释放组胺，再作用于 PMN，可引起痛觉过敏。

近年来还发现神经生长因子(nerve growth factor，NGF)、细胞因子以及一氧化氮等也参与疼痛。NGF 在成纤维细胞、胶质细胞与施万细胞内的合成随着组织炎症而增加。它可以参与炎症反应延长感觉神经元的兴奋，从多方面改变其功能与活动，增加伤害性信息的传入。在组织损伤的部位，感觉神经、炎症细胞与组织细胞之间相互影响。NGF 可刺激炎症细胞释放组胺等，而 NGF 的合成可被细胞因子〔如白介素(interleukin，IL)1β 和肿瘤坏死因子(tumor necrosis factor，TNF)α〕所激活，细胞因子的作用又可因感觉神经末梢释放 P 物质而增强。这些现象尤其在慢性炎症痛时表现更为明显。此外，P 物质和缓激肽可刺激血管内皮细胞释放一氧化氮。一氧化氮在外周能够促进伤害性信息的传递，引起血管舒张和通透性增加，导致疼痛。

伤害性刺激的传入信息是如何通过特定类型的神经纤维传导的？一般认为，传导痛觉冲动的纤维属于较细的 Aδ 和 C 纤维，其中 Aδ 纤维主要传导刺痛，而 C 纤维主要传导灼痛。需要指出的是，并非所有 Aδ 纤维和 C 纤维仅传导伤害性刺激，它们也传导触觉、压觉、温觉和冷觉等感觉信息。此外，痛觉并非仅由细纤维(Aδ 或 C 纤维)传导，也可由达到一定的空间和时间构型的较粗纤维传导。在慢性炎症痛时，交感神经可释放去甲肾上腺素(NE)、P 物质和 PG 等，使传入神经敏感化；也可向背根神经节"出芽"形成侧支支配感觉神经元，使传入神经兴奋性增高，形成痛觉过敏，甚至痛觉超敏，此时轻微刺激兴奋粗纤维即可引起剧烈疼痛。正常机体内背根神经节部位的交感神经并不支配感觉神经元，但研究发现在坐骨神经分支选择性损伤等神经病理性疼痛动物模型中，背根神经节内交感神经出芽并侵入感觉神经元，形成篮状结构；阻断交感神经功能可减少篮状结构的产生，缓解神经病理性疼痛。异常高表达的 NGF 可通过促进交感神经芽生，参与神经病理性疼痛的发生及维持。

二、疼痛信号的传递

脊髓是疼痛信号处理的初级中枢。伤害性刺激的信号由细纤维传入脊髓背角，在那里经过初步整合后,一方面作用于腹角运动细胞,引起局部的防御性反射(如屈肌反射等),另一方面则继续向上传递。

神经解剖学和神经生理学的研究表明,脊髓背角可分为 6 层,各层细胞有不同的生理特性。

第 I 层(边缘层):位于背角的最外侧,主要包含传入触觉和痛觉信息的终末区域。

第 II 层(颈部核区):也被称为胶状层,包含胶质细胞和背根节前神经元,参与调节疼痛传递和调节神经元活动。

第 III 层(外侧副核区):主要接收来自背根节的触觉信息,并传递到更高级的脊髓区域。

第 IV 层(中间副核区):接收来自背根节的触觉信息,并与其他区域进行信息整合和传递。

第 V 层(中央副核区):包含广动力型细胞,对触觉、压力、温度和伤害性刺激有反应,并在传递伤害性信号中起重要作用。

第 VI 层(后方角区):位于背角的最内侧,参与感觉信息的处理和调节。背角中感受伤害性刺激的细胞集中在 Rexed I 层和 V 层。Rexed I 层中对伤害性刺激起反应的细胞占多数;Rexed V 层细胞对触、压、温度及伤害性刺激等各种刺激都能发生反应,而对伤害性刺激的反应具有高频率持续放电的特殊形式,被称为广动力型细胞。

目前已经在脊髓的初级感觉神经元、背角中间神经元及脑干下行纤维中,发现了几十种生物活性物质,其中 P 物质和谷氨酸比较符合作为伤害性信息传递信使的条件。P 物质为 11 肽,相对应的受体为神经激肽 1 型受体(NK-1)。用强电流刺激或辣椒素刺激兴奋 C 纤维,可诱发 P 物质的释放;而用 P 物质灌流或强电流刺激背根均会引起背角神经元长时程的去极化。用辣椒素兴奋 C 类神经纤维后,背角神经元伤害性反应增强,然后放电逐步减少,其变化过程与 P 物质的释放及排空相对应。动物行为实验也可证明,脊髓蛛网膜下腔内注入 P 物质引起动物的伤害性反应敏感性增加,而 NK-1 受体拮抗剂则使动物痛阈升高。P 物质仅在 C 纤维中存在于大的致密囊泡中,而谷氨酸在 Aβ、Aδ 及 C 纤维中均存在于小的清亮囊泡之中。兴奋性氨基酸是脊髓初级伤害性传入递质。微透析实验表明,伤害性刺激和 P 物质明显增加谷氨酸和天冬氨酸在脊髓的释放。这两个传递系统相互作用,共同执行传递痛觉信息的功能。

疼痛信号进入脊髓以后,不会仅停留在中枢神经系统的初级水平,而是立即迅速传向脑内。丘脑作为感觉传递通路中的重要环节,在痛觉传递中起着关键的作用。大脑皮质作为神经系统的最高中枢,也起重要的作用。痛觉的传导通路相对比较复杂,有些还不十分清楚。一般认为,与痛觉的传导有关的脊髓上行通路主要有:传递躯干、四肢痛觉通路的脊髓-丘脑束,传递头面部痛觉通路的三叉丘系,传递内脏痛通路的脊髓-网状束等。

支配躯干的痛觉感觉神经元与次级背角神经元形成突触,后者的轴突跨过脊髓中线后沿前外侧柱通路上行至对侧丘脑,形成脊髓丘脑束;头面部的疼痛感觉传递则是由三叉丘脑束传递。不同的丘脑神经元将触觉和痛觉信息转继到脑干中的不同核团。在臂旁核中,痛觉信息被投射神经元转继到杏仁核,随后到岛叶皮质,介导痛觉的情感效应(图4-1)。

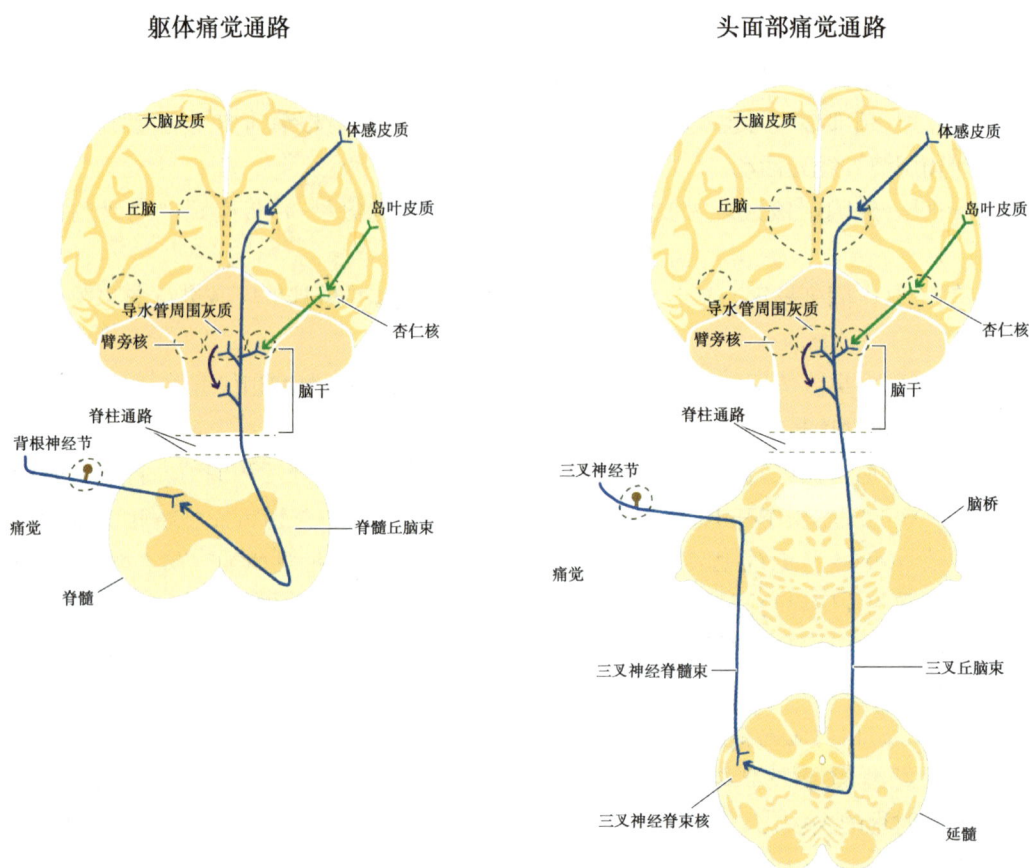

图 4-1 疼痛信号传导通路示意图

三、痛觉的调制

在神经系统中不仅有痛觉信息的传递系统,而且有痛觉信息的调制系统,这两者密切联系,相互作用。

(一) 脊髓水平的调制

20世纪60年代,沃尔(Wall)和梅尔扎克(Melzack)根据当时积累的大量实验研究结果和临床资料,提出了"闸门控制"学说。他们设想,刺激皮肤发生的传入神经冲动进入脊髓后,被引进3个系统:闸门控制系统、中枢控制系统和作用系统。他们把脊髓背角中传递痛觉信息的第1级中枢称为传递细胞,闸门系统调制着外周传入冲动至传递细胞的传递,一旦传递细胞的活动达到或超过临界水平时,便激活了作用系统,由此产生痛觉传递和一系列痛反应。外周传入冲动还可上传到中枢控制系统,再反过来影响闸门控制系统。在该系统中,背角的胶质区细胞(胶状质)是闸门控制系统的关键,被认为是"闸门"所在。它本身可被粗纤维传入冲动所兴奋,又可被细纤维传入冲动所抑制。它能以突触前抑制的方式来调节传递细胞的放电水平,以调节传入痛觉信号的传递。伤害性的信息可由对伤害性刺激起反应的 Aδ 和 C 纤维传递,也可由低阈值粗纤维的高频率发放来传递;在脊髓和三叉神经有关核团中被伤害性信息所兴奋的神经元可以受到非痛信号的易化或抑制;这些神经元也受到脑的下行控制系统的影响。总之,中枢通过一个闸门控制系统来接收有关伤害性的信息,该系统受三方面的影响,即伤害性信号、其他传入信号和脑的下行控制。此外,胶质细胞对传递细胞的突触后存在抑制作用。闸门控制学说把来自外周和中枢的冲动对痛觉传递的调制和痛觉传递本身结合在一起进行综合考虑,有力地推动了痛觉生理学的发展。闸门控制学说得到不少实验结果的支持,同时也是针刺镇痛、经皮电刺激镇痛等疗法的作用机制之一。

(二)内源性痛觉调制系统

20 世纪 60 年代研究吗啡镇痛作用机制时,我国学者邹冈和张昌绍首先发现在兔第三脑室周围灰质内注入微量吗啡能够持久地抑制光热刺激所引起的痛反应。随后有许多研究证明从第三脑室尾端开始,沿中脑导水管到第四脑室头端为止的周围结构内注射微量吗啡均有镇痛作用,一般认为最有效区在中脑导水管周围灰质(periaqueductal gray,PAG)的腹外侧部。

进一步的实验表明,用电刺激大鼠 PAG,也能引起明显的镇痛效应,以致可以进行腹部的探查手术,这一现象已在大鼠、猫、猴、人身上多次证实。这一类镇痛被称为脑刺激镇痛(stimulation produced analgesia,SPA)。这种镇痛的效果与刺激强度和持续时间有相应的定量关系,即刺激越强,时间越长,镇痛效果越明显。脑刺激镇痛时,其他感觉无异常,动物的运动功能也不受影响。停止脑内刺激后,仍有持续的镇痛后效应。进一步实验证实,脑刺激镇痛的有效部位并不限于中央灰质,而位于脑干靠近中线处,从第三脑室尾端至 PAG 一直延续到延髓中缝大核,其中以刺激 PAG 最为有效。这与注射吗啡的有效镇痛区是完全一致的。

1973 年国际上报道了脑内存在阿片受体。1975 年又首次发现了两种内源性阿片样肽:甲硫脑啡肽和亮脑啡肽。随后关于内源性阿片肽与镇痛关系的研究取得重大进展,证明阿片受体的分布与吗啡镇痛及脑刺激镇痛的有效部位一致,内源性阿片肽在体内参与镇痛过程。关于针刺镇痛的神经机制的研究也表明,针刺通过激活脑内与痛觉调制有关的结构而实现镇痛,内源性阿片肽是参与针刺镇痛的重要神经化学物质。

在总结大量实验资料的基础上,70 年代有人提出了内源性痛觉调制系统的概念,也称为内源性镇痛系统。此后,这个概念不断获得新的实验资料的支持,因而得到了充实和发展。内源性痛觉调制系统一般是以 PAG 为核心,联结延髓头端腹内侧网状结构,通过下行抑制通路对脊髓背角的痛觉初级传入活动进行调节。90 年代研究者又发现中枢存在另外一个系统——下行易化系统,这一系统的活动可以提高机体对伤害性刺激的反应能力。痛觉的下行易化系统的发现是对内源性痛觉调制这一概念的发展,使内源性痛觉调制的内涵不仅仅局限于"镇痛"范围(图 4 - 2)。

1. 下行抑制系统 下行抑制系统通过从中枢神经系统向下传递抑制性信号,对痛

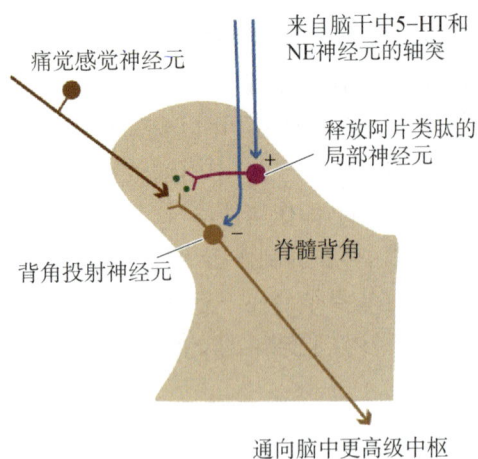

图 4-2 外周和中枢对痛觉的调控

痛觉感觉神经元和背角投射神经元之间的突触传递受中间神经元调控释放的内源性阿片类肽调控。中间神经元则被来自脑干的 5-HT 和 NE 神经元的下行轴突调控。+表示激活；-表示抑制。

觉传递进行抑制。该系统包括从大脑皮质、脑干和脊髓中发出的下行神经纤维，这些纤维通过与脊髓背角的神经元相连，并释放抑制性神经递质，如 γ-氨基丁酸（GABA）和甘氨酸（glycine），来抑制痛觉传递。

（1）PAG 是内源性痛觉调制系统中起核心作用的重要结构。它在痛觉调制中的重要性体现在，几乎所有由激活更高级中枢所产生的镇痛效应大多数都依赖 PAG 的参与。大量实验结果表明，吗啡镇痛、针刺镇痛、电刺激间脑和边缘系统中一些与镇痛有关的核团（尾核、下丘脑、隔区、伏隔核等）产生的镇痛效应，都可通过在 PAG 注入微量阿片受体拮抗剂纳洛酮而部分阻断。刺激人和动物的 PAG，第三脑室的脑脊液中 β-内啡肽和阿片样物质的含量明显升高，针刺镇痛时动物 PAG 的灌流液中阿片样物质的含量也明显升高。电刺激 PAG 或在 PAG 中注射吗啡产生的镇痛作用是通过激活下行抑制系统而实现的。如以热烫（42～52℃）伤害刺激皮肤时，用微电极在相应的脊髓背角神经元引导单位放电，可发现随着温度升高，神经元放电频率呈线性增加。电刺激 PAG 时，神经元对高温的反应是温度越高，放电频率衰减越大，即温度-放电频率曲线的起点不变而斜率降低。这种脑刺激镇痛效应在切断脊髓背外侧索（dorsolateral funiculus，DLF）后消失。在 PAG 注入微量吗啡引起的镇痛效应在切断 DLF 后也消失。

（2）延髓头端腹内侧（rostral ventromedial medulla，RVM）网状结构及下行抑制通路：目前多数学者认为 PAG 的下行抑制需经其他核团转递。PAG 的下行抑制需经 RVM 网状结构，沿着 DLF 下行到脊髓后角。而且在正常情况下，延髓对下级中枢的神经元有张力性控制作用。从 RVM 下行的通路主要有：①中缝脊髓系统，中缝大核（nucleus raphe magnus，NRM）的 5-HT 能神经元是 PAG 下行抑制的重要转递站。电生理实验表明，电刺激 PAG 或在 PAG 注入微量吗啡可引起 NRM 放电增加，电针四肢穴位也可以激活 NRM，形态学上也证明从 PAG 有神经纤维投射到 NRM。电刺激 NRM 或脊髓内注射 5-HT 均可提高痛阈；反之，如破坏 NRM、切断 DLF、应用 5-HT 合成阻断剂或受体拮抗剂等则可减弱脑刺激镇痛、针刺镇痛和吗啡镇痛效应。NRM 的 5-HT 能纤维在 DLF 内下行，主要分布于同侧后角第 Ⅰ、Ⅱ、Ⅴ～Ⅷ层，同时也到达三叉神经脊束核。这一系统与痛觉调制有密切关系。尽管 PAG 含有大量 EnK 与 SP 的神经元，但是它们不投射到 NRM。许多实验表明，PAG 主要通过神经降压素（neurotensin）激活 NRM 中神经元的活动。②中缝旁脊髓系统，主要包括猫的网状大细胞核（reticularis magnocellularis，Rmc）或大鼠的网状旁巨细胞核（reticularis paragiganto cellularis，Rpg)，外侧网状旁巨细胞核(Rpgl)，Rpg 腹侧的网状巨细胞核的 α 部分(Rgc α)。Rpg 有 NE 能神经元，Rpgl 有 ENK 能、NE 能或 ENK、5 - HT 能共存的神经元，Rgc α 有 EnK 能神经元。它们统称为中缝旁-脊髓系统，都经 DLF 下行，终止于脊髓背角，是痛觉下行抑制的重要组成部分。

在延髓，除了 RVM，延髓尾部的外侧网状核(lateral reticular nucleus of the caudal medulla，LRN)也接收 PAG 传入，再传出终止在脊髓背角，也起了下行抑制的作用。此外，蓝斑核(locus coeruleus，LC)也是下行抑制系统中的一个重要结构，LC 主要通过与脊髓背角的直接联系，也可间接地通过 PAG 发挥下行抑制作用。已有实验证据表明，NE 是 LC 和 LRN 下行抑制的主要神经递质。

总之，内源性痛觉调制系统这一概念的提出以及有关下行抑制作用的深入研究，是痛觉生理研究方面的一个重要成就。在汇集脑的高级部位的各种传出活动对脊髓痛觉信号的传导起调制影响时，PAG 和 RVM 起着最后驿站或共同通路的作用。但这并不意味着 PAG 和 RVM 只有下行性影响作用。大量实验证明，这些结构有不少上行的投射支配中脑、间脑及端脑结构，它们的上行性作用在痛觉调制过程中也可能起着重要作用。

2. 下行易化系统 90 年代初，人们在深入研究下行抑制系统时，又发现了下行易化系统也是内源性痛觉调制系统的一个组成部分。它起源于与下行抑制系统相同的中枢神经核团，如网状巨细胞核和 Rgc α，相同性质但是不同量的刺激可分别激活这两个系统。表 4 - 1 比较了这两个系统的主要性质特征。

表 4 - 1 下行易化系统与下行抑制系统的主要性质特征

项目	下行易化系统	下行抑制系统
对脊髓背角的影响	降低痛觉阈值	减少反应，不影响阈值
兴奋阈值	低强度刺激	高强度刺激
效应/强度依赖关系	全或无方式	强度依赖
潜伏期	长(232 ms)	短(80 ms)
传导通路	腹外侧索及腹侧索	背外侧索
切断背外侧索	不影响	效应阻断

目前认为，下行易化系统的激活是通过降低痛阈值来提高机体对伤害性刺激的反应能力。这可能在某些生理及病理状态下有着重要的意义，从而有利于机体的自身保护。但在一般状态下，下行抑制系统的作用往往强于易化效应而将其掩盖。

3. 间脑和端脑的调制 间脑和端脑的有关中枢在痛觉调制方面也有重要的影响。

丘脑既是各种躯体感觉信息进入大脑皮质之前的最重要的传递中枢，也是重要的整合中枢。丘脑接受来自脊髓、脑干的纤维投射，经过丘脑的中继投射到大脑皮质。腹后外侧核(ventral posterolateral nucleus，VPL)和腹后内侧核(ventral posteromedial nucleus，VML)分别接受脊丘系和三叉丘系投射，传导来自躯干、四肢和头面的痛觉纤维。髓板内核群(intralaminar nuclei group，ING)是丘脑内接受痛觉信息的主要结构，它包括中央核(central median nucleus，CM)、中央外侧核(central lateral nucleus，CL)及束旁核(parafascicular nucleus，Pf)等，它们接受来自脑干上行的丘外系通路的纤维投射。有人看到破坏 CM－Pf 复合体可取消动物对刺激牙髓的逃避反应。刺激人的 Pf 核及邻近处可明显增加患者的痛觉症状，并引起对侧身体弥漫烧灼痛；损毁此区后，可明显缓解患者痛觉而无其他感觉障碍。尽管 CM 与 Pf 被看成是一个难分难解的复合体，但从种系发生看，Pf 是一个古老的结构，许多动物都有，而 CM 是一个新结构，它随着动物进化程度高低而逐渐发展，并且延髓和中脑网状结构里的神经元有大轴突投射到丘脑的 CM，但很少到达 Pf 和 CL，而后两个结构却接受大量脊丘束内的无髓鞘纤维。因此有人认为，Pf、CL 是痛觉冲动的接受中枢，而 CM 可能是一个调制痛觉的中枢结构。丘脑后区有 60% 的神经元只对伤害性刺激起反应，有后放电，感受野很广，呈双向性。丘脑后区皮质投射主要在第二体感区。

疼痛时常伴随着强烈的情绪变化，这与边缘系统的功能有关。文献报道，刺激边缘系统引起动物嘶叫、瞳孔扩大、竖毛等"怒"行为反应，当切除或损毁双侧的杏仁核，动物就变得顺服，不表现恐惧、愤怒和攻击等行为活动。在边缘系统的某些结构，如扣带回、海马和下丘脑等部位也可记录到痛敏细胞，这可能与痛的情绪成分有关。又有人观察到，刺激隔区、视前区可使动物的痛阈提高，用双相方波刺激隔区时，也能缓解患者的顽固性疼痛症状。尾核是基底神经节中最大的一个核团。刺激尾核能产生镇痛作用，临床上电刺激尾核常可以满意地缓解癌症患者的顽固性疼痛。

大脑皮质是多种感觉信号进入意识领域形成感觉的重要部位。在临床上观察到，大脑皮质受损伤时有暂时的感觉丧失，以后痛觉很快恢复，但对疼痛精确分辨能力则恢复得很慢，也很差。直接刺激大脑皮质并不能唤起痛觉，而刺激丘脑外侧的纤维和核团则可产生疼痛，因此大脑皮质的功能似在于痛觉的分辨而不在于痛觉的感受。

总之，相对于中脑中央灰质及脑干其他一些结构的调制作用而言，这些处于高层部位核团的调制作用更为复杂，这方面的研究还有待继续深入。

第四节 | 疼痛的治疗

目前应用的镇痛方法主要通过两种途径：一是用药物、手术等方法阻断痛觉冲动的产生、痛觉的传递或感知；二是激发体内痛觉调制系统的活动，从而抑制疼痛。随着对痛觉的解剖、生理学认识的提高，与疼痛作斗争的治疗手段也不断增多。

一、药物镇痛

镇痛药物包括非甾体抗炎药、阿片类镇痛药、局部/全身麻醉药和抗焦虑药、抗抑郁药、抗癫痫类药等。

一般认为非麻醉性镇痛药(如阿司匹林)主要作用于外周感受器,而麻醉性镇痛药(如吗啡等)作用于中枢神经系统。躯体(皮肤、肌肉、骨骼、关节)疼痛对于阿司匹林及醋氨酚类药物反应较好。近年来新型外周镇痛药也不断出现。严重的躯体痛通常用阿片类镇痛药(可待因、吗啡、哌替啶、芬太尼、双氢依托啡等),除可待因的镇痛作用较弱外,其他的阿片类药物的镇痛效果都很强,但它们都会产生严重的成瘾性,且容易产生镇痛耐受。

以病理性神经痛为代表的慢性痛,如带状疱疹后神经痛、糖尿病性神经病理性疼痛、三叉神经痛、偏头痛、紧张型头痛、幻肢痛等,往往伴有较为明显的焦虑、抑郁等情绪障碍。从发病机制上,一方面,慢性痛与情绪障碍类疾病有较多的共病机制;另一方面,下行调控失调也对慢性痛核心机制——中枢敏化起着重要作用。因此,近年来,三环类抗抑郁药、5-HT 和 NE 双重再摄取抑制剂、钙通道阻滞剂等成为神经病理性疼痛的一线用药。

二、外科手术镇痛

切断或破坏从外周神经到大脑皮质的一些环节也是对顽固性疼痛所采取的一种治疗措施。患者在反复应用药物镇痛或其他疗法均失败后,才不得不考虑采用手术来缓解疼痛。

三、刺激疗法镇痛

(一)针刺镇痛

针刺穴位镇痛在我国已有数千年的历史,目前也被国外广泛应用。这是安全、简便、经济、有效的止痛方法。大量临床观察和实验研究表明,针刺穴位是一种生理性刺激,可有效地激活体内痛觉调制系统,通过下行抑制等作用发挥镇痛效应。详见下一节。

(二)经皮电刺激神经镇痛

近年来由于闸门控制学说而引出的经皮电刺激神经(transcutaneous electrical nerve stimulation,TENS)镇痛应用日趋广泛,是治疗慢性疼痛的有效方法。刺激电极可放在疼痛部位或邻近的皮节,还可放置在支配疼痛区域的神经干上。对上肢或头部疼痛如周围刺激无效,还可将刺激电极置于臂丛或颈丛。刺激参数为波宽 $0.1\sim0.5$ ms、低强度、高频(100 Hz)的电刺激。镇痛范围局限于同节段或同神经支配区。这种镇痛作用不能被纳洛酮所阻断。后来国外学者考虑到我国传统的针刺疗法所用的频率是低的(2~5 Hz),将 TENS 的刺激频率改为每秒 2 串(每串 7 个,100 Hz)的电刺激,称为针刺样 TENS,这种镇痛作用可被纳洛酮部分翻转,也即说明内源性阿片肽能系统参与了这种 TENS 的镇痛。

(三)脑和脊髓刺激镇痛

脑和脊髓刺激现已应用于临床治疗顽固性疼痛。有人在患者的脊髓后柱埋藏一个刺激电极板,患者可用刺激器与电极板相连,然后对后柱进行刺激;有人在 PAG、下丘脑的室周核、丘脑的腹后外侧核和室周灰质、隔区等处埋藏刺激电极,刺激上述部位可以有效地控制癌症患者的顽固性疼痛。有些患者可不再需用麻醉性镇痛药物,但也有些患者无效或在短时缓解后疼痛又复发。对癌痛患者在尾核头部埋藏刺激电极进行止痛治疗,也取得了明显镇痛效果。

第五节 | 针刺镇痛

针刺镇痛是用特制的毫针刺入机体一定的部位(即穴位)来解除疼痛的一种方法,它是我国古代劳动人民在和疾病作斗争的过程中所创造的。针刺麻醉也是从针刺能够止痛这个事实得到启发而逐步发展起来的。我国科学工作者经过长期努力,在针刺镇痛的神经机制研究方面已经取得了重大进展。

一、针刺镇痛规律

对正常人体测痛的实验表明,针刺穴位有镇痛效应。它可使人体各部位的痛阈、耐痛阈都有不同程度的提高。一般认为,要获得针刺镇痛效应,必须在针刺后产生一定的针感;针感强的穴位,镇痛效果也较好。针刺镇痛是一种生理效应。有人根据"信号侦察论"分析了针刺镇痛时感觉分辨力(表示受试者实际感觉-知觉能力的感觉敏感性)和报痛标准(包含动机、意志、态度、利害得失等因素)的变化。结果表明,针刺既有降低痛分辨力,又有提高报痛标准的双重效应,而安慰剂的镇痛作用仅在于提高受试者的报痛标准而不影响痛分辨力。阿片受体拮抗剂纳洛酮可部分对抗针刺降低痛分辨力的效应,而注射生理盐水则不起作用。

临床实践和动物实验表明,针刺镇痛效果有很大的个体差异。有研究者记录了人体一些自主神经活动的指标,并分析针刺时这些指标变化与针刺镇痛效果的关系,发现针刺时交感中枢功能活动降低者,针刺镇痛效果较好。针刺镇痛不同于应激镇痛。用适宜电针强度或超强电脉冲刺激穴位,在动物身上进行针刺镇痛或模拟应激镇痛。观察到针刺镇痛时,动物安静,血浆中皮质醇、NE 和环磷酸腺苷含量都有明显降低或降低的趋势,此时针效易被小剂量的纳洛酮所翻转;而在模拟应激镇痛时则完全相反,动物全身挣扎,激动不安,血浆中上述 3 种指标均明显升高,其镇痛效应不能被小剂量的纳洛酮所翻转。

二、针刺镇痛的信号传导途径

(一) 针感的外周传入途径

针感是针刺镇痛的必要条件,用局部麻醉剂普鲁卡因封闭穴位的深部组织以阻断神经的传导,然后对该穴位进行针刺,则受针者不再有针感,针刺也不产生镇痛效应。假如用普鲁卡因封闭支配该穴位的皮神经,则并不影响针感的产生和针刺镇痛的效应,说明针刺是通过穴位深部的感受器及神经末梢的兴奋,将针刺的感觉信息传入中枢。针刺所兴奋的神经纤维种类包括Ⅰ(或称 A_α)、Ⅱ(A_β)、Ⅲ(A_δ)和Ⅳ(C)类传入纤维。一般认为,针刺是用较弱的刺激达到镇痛的目的,但也有人认为 C 类纤维的传入在针刺镇痛中起重要作用。动物实验发现,低强度电针(非伤害性刺激)引起的镇痛范围小,而高强度的电针(伤害性刺激)引起的镇痛范围大。用电生理方法观察到,针刺后细纤维的兴奋可持续几分钟,甚至几十分钟。针刺刺激如果达到兴奋 C 类纤维的强度,即可能是以一种伤害性刺激的方式来抑制另一种伤害性刺激的传入,达到镇痛的目的。

(二) 针刺信号的脊髓内传导途径

针刺引起的神经冲动进入脊髓后,主要交叉到对侧脊髓腹外侧索上行,与痛温觉的传导途径相似,这为针刺信号与痛信号在传入过程中相互作用提供了形态学基础。脊髓空洞症患者的病损涉及脊髓前联合或腹外侧索,一侧的节段性痛温觉丧失,在相应的穴位给予针刺不能引起明显的针感,而在脊髓背索受损时,并不影响针感的产生。在急性动物实验中,有人用电刺激内脏大神经引起的血压升高作为痛反应指标,针刺下肢穴位时能明显减弱或抑制升压反应,提示能够抑制痛反应而出现镇痛效应;而切断脊髓对侧腹外侧索则大部分取消了这种镇痛效应。针刺信号在上行传导时,一方面通过脊髓内节段性联系影响邻近节段所支配的皮肤,内脏的活动以及邻近节段的痛觉传入;另一方面则上行到达脑干、间脑和前脑等部位,通过激活高位中枢发放下行抑制冲动来实现镇痛效应。这种抑制冲动主要沿脊髓背外侧索下行到达脊髓背角。

三、针刺镇痛的中枢神经整合机制

我国学者张香桐最先提出这种假说:针刺镇痛是针刺信号与疼痛信号这两种不同感觉传入在中枢神经系统内相互作用并进行整合的结果。之后大量的研究资料表明,这种假说是正确的。

(一) 脊髓水平的整合

针刺信号沿着神经进入脊髓,与来源于疼痛部位的伤害性信号发生相互作用。用微电极在脊颈束或背角第Ⅴ层细胞可记录到伤害性刺激引起的高频持续放电,这类痛敏细胞放电可以被电针刺激穴位或神经干所抑制。这种抑制在给予电针后立即出现,抑制时程很短,停电针后抑制立即消失。实验还提示,针刺传入信息和伤害性刺激传入信息在脊髓中的相互作用,有比较明显的节段关系。当针刺的部位和伤害性刺激部位的传入纤维到达相同或相近的脊髓节段,则针刺的抑制作用比较明显;如果这两种传入纤维分别到达相距较远的脊髓节段,则针刺的抑制作用比较弱。临床上取"颧"穴做额部手术,取"扶突"穴做甲状腺手术,由于穴位与手术部位处于相同或相近节段,都取得较好的镇痛效果。这种针刺镇痛效果可能就是通过脊髓水平的整合活动而实现的。这也可能是邻近疼痛部位局部取穴的理论基础。

(二）脑干水平的整合

针刺信号沿着腹外侧索进入延髓网状结构的巨细胞核，引起该核团的单位放电的变化。而伤害性刺激信号也可到达巨细胞核，即痛和非痛信号可会聚于同一核团、同一细胞，通过两种信号的相互作用，伤害性刺激引起的反应受到抑制。直接刺激延髓巨细胞核的尾端部分，可以抑制丘脑内侧核群的痛敏细胞放电，这一效应与电针"足三里"穴的抑制效应十分相似。用微电极在中脑中央灰质、中脑内侧网状结构中央被盖束区及三叉神经脊束核，都可记录到对伤害性刺激呈长潜伏期和长后放电的反应，这种反应可被电针四肢穴位或面部有关穴位所抑制，抑制的出现与消失都是逐渐发生的，这可能是中医传统的远隔疼痛部位取穴的作用基础之一。

(三）丘脑水平的整合

用微电极在丘脑内侧核群，特别是束旁核、中央外侧核一带，记录到一种由伤害性刺激引起的特殊形式的放电反应，电针"足三里"穴等可以抑制这种痛敏细胞放电。其抑制过程发生缓慢，停电针后，抑制的后效应也较长。实验又提示，这种针刺对痛敏细胞放电的抑制可能经过丘脑中央中核。因为每秒 4～8 次的电脉冲刺激中央中核，可明显地抑制束旁核细胞的痛敏细胞放电，有时抑制时程可长达 5 min 之久。刺激中央中核并不能立即抑制束旁核细胞的放电，而需要一定的潜伏期，因此推论这二者之间可能还要通过一个有尾核参与的神经回路来完成抑制效应。

(四）针刺激活脑内一些有关的痛觉调制结构

不少研究单位用电刺激及损毁（电解、切除或药物破坏等）某些中枢结构或引导某些结构的电活动的方法，研究了这些结构对针刺镇痛的作用。实验结果表明，损毁脑内的某些结构，如尾核头部、丘脑中央中核、中脑中央灰质及中缝背核等，对动物的痛阈无明显影响，但却显著地减弱了针刺镇痛效应。针刺穴位或用中等强度电流刺激外周神经，可影响上述核团的细胞电活动。

以尾核为例，电刺激"合谷"等穴位，可在尾核头部的背侧记录到诱发电位，电刺激穴位引起的传入冲动可以到达尾核激活一部分细胞，抑制另一部分细胞。电刺激尾核头部背侧可以提高痛阈，并可加强针刺穴位的镇痛效应，损毁尾核可以明显减弱针刺镇痛效应。在临床上，电刺激尾核可缓解癌症患者的癌性疼痛。此外，用辣根过氧化物酶法和 Nauta 神经纤维变性法还观察到尾核与丘脑束旁核、中央中核、中缝核群和黑质之间存在双向纤维联系。这些核团都是与痛和镇痛密切相关的。上述一系列实验说明，针刺穴位的传入冲动进入尾核头部，通过调制尾核神经元的活动起到镇痛效果。

在针刺镇痛原理研究中，人们还发现针刺信息能在边缘系统一些结构（如海马、扣带回、隔区、杏仁核、视前区、下丘脑等）中对伤害性刺激引起的反应进行调制，这可能就是针刺可以减弱痛的情绪反应的生理基础。此外，大脑皮质的一些区域也参与了针刺镇痛的过程。中脑腹侧背盖等在与奖赏密切相关脑区的针刺镇痛中也有重要作用（图 4 - 3）。

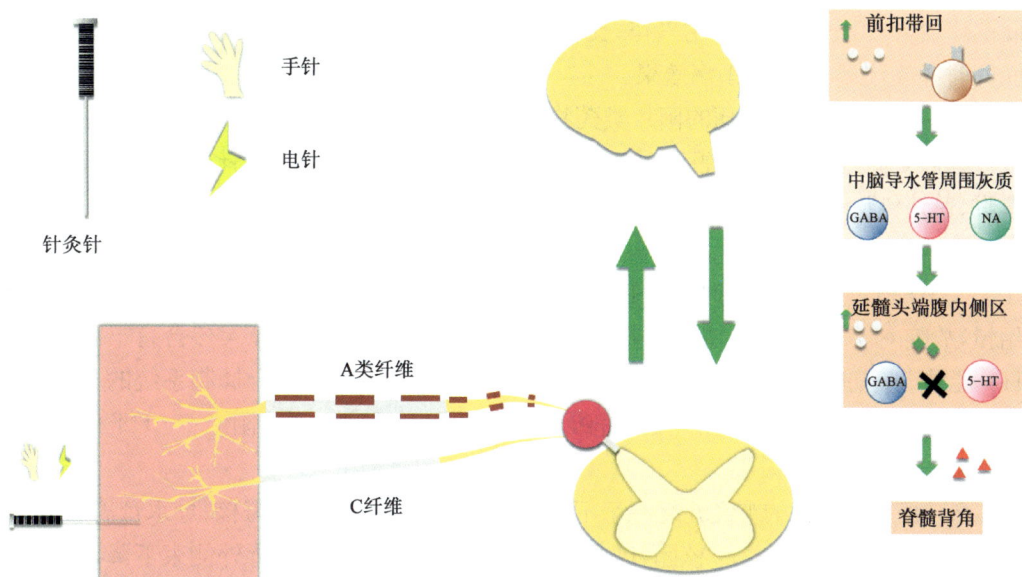

图 4‑3　针刺镇痛的中枢整合机制

针刺激活穴位,信号被传递到脊髓和大脑的相关区域,调制痛觉调控系统,包括前扣带回(ACC)、中脑导水管周围灰质(PAG)、延髓头端腹内侧区(RVM)等结构,最终缓解疼痛。

四、针刺镇痛的神经化学基础

(一)内源性阿片肽系统

针刺镇痛是在许多递质或调质(包括神经肽)共同参与下完成的。针刺镇痛时,脑内内源性阿片肽释放增加,其中 β‑内啡肽和脑啡肽在脑内具有很强的镇痛效应,脑啡肽与强啡肽在脊髓内有镇痛作用。

针刺激活脑内的阿片肽系统,主要通过下列 3 个部位发挥镇痛作用:①脊髓内的内源性阿片肽能神经元释放相应递质,作用于初级感觉传入末梢的阿片受体,抑制传入末梢释放 P 物质,减轻脊髓伤害性感受神经元的痛反应。②脑内有关核团中内源性阿片肽能神经元兴奋,释放递质并通过有关神经元复杂的换元,参与下行抑制系统,起到抑制痛觉传递的作用。例如,动物实验中观察到针刺镇痛时尾核头部前区灌流液中吗啡样物质含量增加;静脉注射纳洛酮或在尾核内微量注入纳洛酮会部分减弱动物的针刺镇痛效应,提示尾核中内源性阿片肽能系统可能参与针刺镇痛。有实验观察到,刺激动物尾核产生镇痛效应时,中脑中央灰质推挽灌流液中的阿片样活性物质含量增加,电刺激尾核的镇痛作用又可被中脑中央灰质内微量注入纳洛酮而部分阻断,推断尾核刺激的镇痛作用可能部分来自内源性阿片肽的释放,后者作用于富含阿片受体的中脑中央灰质等脑区而起作用。③垂体 β‑内啡肽释放入血流也起了一定的作用。2 Hz 低频电针引起中枢和脊髓释放脑啡肽和中脑中央灰质释放 β‑内啡肽,作用于 δ 和 μ 阿片受体产生镇痛作用;

而 100 Hz 高频电针通过脑桥的臂旁核,到达中脑中央灰质,通过下行通路引起脊髓强啡肽的释放,作用于 K 受体产生兴奋;交替进行低频和高频刺激,可使这 3 类内源性阿片肽同时释放,达到最佳的镇痛效果。

在临床方面,电针镇痛的阿片类药物释放机制已得到研究的支持。研究报道,在电针疗程后 8 周内,慢性疼痛患者对阿片类药物的需求减少。施行电针可以缓解牙科、耳鼻喉、普外科及心胸外科的术后疼痛和减少对镇痛药物的需求。

(二) 经典神经递质

1. **5-HT** 针刺镇痛时,脑内 5-HT 的合成、释放和利用都增加,因合成量超过利用量,故脑内 5-HT 含量增加。参与脑内镇痛的中缝背核和中缝大核含有丰富的 5-HT 能神经元,前者的轴突组成上行投射纤维,后者的轴突(即下行抑制系统的一部分)下行至脊髓。损毁此两核团及投射纤维,或用 5-HT 受体阻断剂阻断 5-HT 能通路,都将减弱针刺镇痛的效果。

2. **NE** 含 NE 的神经元起源于不同的脑区,包括中线核、蓝斑核、导水管周围灰质以及脑干的 A_1、A_2 和 $A_{4\sim7}$ 核团,这些核团投射到前脑并沿脊髓背外侧束下降,在疼痛调节中发挥作用。

NE 在脊髓中的作用似乎因受体亚型不同而异。有研究者发现,α_2 受体阻滞剂,而不是 α_1 受体阻滞剂,可消除电针对神经病理性疼痛大鼠冷痛超敏的镇痛作用。在脊髓背角中,α_2 肾上腺素能受体抑制伤害性信号传导,而 α_1 肾上腺素能受体促进伤害性信号传导。激活脑内 NE 能上行投射系统,可对抗针刺镇痛;激活低位脑干发出的 NE 能下行投射系统则加强针刺镇痛。

3. **乙酰胆碱(ACh)** 中枢 ACh 能系统被激活时也加强针刺镇痛。例如,电针穴位或电刺激尾核发生镇痛效应时,侧脑室中 ACh 含量增加。在动物实验中证实,电针镇痛时侧脑室中 ACh 含量的增加主要来自尾核。尾核内微量注入东莨菪碱可阻断针刺镇痛效应,提示尾核中胆碱能系统参与针刺镇痛。

4. **γ-氨基丁酸(GABA)** GABA 是广泛分布于中枢神经系统的一种抑制性神经递质,在痛觉调制中起重要作用。针刺对脊髓背角神经元伤害性反应的抑制效应,可被在电针前和电针同时微电泳导入 $GABA_A$ 受体拮抗剂荷包牡丹碱(bicuculline,Bic)部分阻断。在脑内 GABA 可通过 $GABA_B$ 受体突触前抑制谷氨酸释放,减少兴奋性氨基酸在介导伤害性信息的传递中的作用而参与痛觉调制。在脊髓水平 $GABA_A$ 和 $GABA_B$ 受体的激活可分别介导针刺激活不同阿片受体的下行性抑制,$GABA_B$ 受体的激活通过在突触前抑制谷氨酸和 P 物质释放而产生针刺镇痛效应,从而抑制痛觉传入信号的传递。

(三) 内源性阿片肽与经典神经递质的相互作用

针刺使上述多种递质释放,递质间有相互作用。如用 5-HT 合成阻断剂对氯苯丙氨酸(pCPA)减弱针效的基础上再注射阿片受体阻断剂纳洛酮,针刺镇痛效应进一步减弱。另有实验发现电针效果显著者,5-HT 和内源性阿片肽的含量往往都增加。此外,针刺时,内源性阿片肽释放可以通过抑制 NE 能神经元的活动而实现其镇痛效应,而多巴胺系统对内源性阿片肽系统的释放有一定的抑制性作用。还有发现 G 蛋白偶联受体大麻素受体及其内源性配体大麻素的活动也参与针刺镇痛。

（四）其他

除了内源性阿片肽外,还有一些神经肽参与针刺镇痛。神经降压素的镇痛作用也依赖于内源性阿片肽系统。脑室注射纳洛酮或 β-内啡肽抗血清、脑啡肽抗血清都不影响催产素和加压素的增强针刺镇痛的作用,所以催产素和加压素增强针刺镇痛作用不依赖于内源性阿片肽系统。八肽胆囊收缩素(cholecystokinin octapeptide,CCK-8)和血管紧张素Ⅱ注入脑室,对基础痛阈无明显影响,但明显抑制针刺镇痛。针刺耐受与反复针刺后引起脑内 CCK-8 和血管紧张素Ⅱ含量增高有关。

CCK-8 是一种内源性神经肽,作用于 CCKA/CCKB 受体,具有抗阿片活性。CCK-8 在脑和脊髓中广泛分布,已被证明对电针镇痛具有拮抗作用,该作用可被 CCKB 受体拮抗剂逆转。研究证明,鞘内注射 CCK-8 降低了电针的镇痛作用,而 CCKB 受体拮抗剂增强了电针的镇痛作用。基于这种拮抗作用,CCK-8 的产生被认为是对针刺反应弱或无反应的决定性因素。

五、针刺镇痛与神经炎症

近年来的研究表明,疼痛尤其是慢性疼痛的发生不仅与神经元有关,与胶质细胞也关系密切。脊髓胶质细胞在痛觉的初级传入和整合以及痛觉调制尤其是在慢性疼痛中枢敏化过程中具有重要作用。近 10 年来的研究结果表明,脊髓背角小胶质细胞和星形胶质细胞分别与慢性炎性痛、神经痛的启动和维持关系密切。最初认为小胶质细胞先激活(参与疼痛发生),星形胶质细胞后激活(参与疼痛维持),但近年来有不同报道,还需继续研究。外周神经损伤或炎症持续刺激条件下,小胶质细胞和星形胶质细胞膜上相应的受体激活后,活化的星形胶质细胞和小胶质细胞合成释放大量的炎症介质,上调感觉传递神经元的敏感性和反应性。大量研究表明,针刺可以通过调控胶质细胞活动起到镇痛作用。

六、提高针刺镇痛效应的措施

综上所述,针刺镇痛是通过激活内源性痛觉调制系统的功能以达到镇痛效果的生理性措施,它具有安全、有效、副作用小、经济节约等优点。但在一般情况下,它的镇痛强度还比不上麻醉药品所能达到的完全无痛的要求。在临床上,尤其在针刺麻醉时,为了进一步提高针刺镇痛的效应,还可采取以下措施。

（一）针药结合

通过对针刺镇痛神经化学的机制研究,发现一些临床常用药物可以加强针刺镇痛。如阿片受体激动剂哌替啶(杜冷丁)、芬太尼,5-HT 受体激动剂芬氟明,多巴胺受体拮抗剂氟哌啶、氟哌啶醇、罗通定和甲氧氯普胺等,都有增强针刺镇痛的效果。氟哌啶加强针刺镇痛时,动物脑内阿片受体的密度增高,脑内前脑啡肽原(proenkephalin,PPE)和前阿黑皮原(proopiomelanocortin,POMC)mRNA 的表达增加,这可能是氟哌啶通过多巴胺受体的阻断,减少了对内源性阿片肽系统的抑制。芬氟明通过激动 5-HT 系统使内源性阿片肽系统的功能提高,从而加强了针刺镇痛效果。

(二) 电针方法的合理选择

1. 电针频率的合理选择 大鼠实验证明,采用同样强度和波宽但不同频率的电针刺激穴位,可引起中枢释放出不同种类的内源性阿片肽(脑啡肽、强啡肽和 β-内啡肽),因此选用低、高频交替出现的疏密波,能够使 3 种内源性阿片肽同时释放,获得最强的镇痛效果,并防止或延缓针刺耐受的发生。

2. 电针间隔时间的合理选择 大鼠实验发现,应用经皮电刺激(TENS)100 Hz,每次 30 min,每 2 天 1 次,镇痛效果不易耐受。进一步实验发现,TENS 在一定条件下镇痛效应可以累加。2 Hz 刺激,每次 30 min,每 2 天 1 次,镇痛效应逐渐累加,但后效应减弱;每 4 天 1 次,镇痛效果与后效应均保持稳定;每 7 天 1 次,后效应逐渐加强。因此,寻找最佳的电针刺激间隔时间,可以获得最佳的镇痛效果的累加。

3. 电针方法的选择 手法针刺是传统的针刺方法,继而出现电针、激光针、TENS 等方法。有关各种方法的适应证,尚待深入地比较研究。

第六节 中药镇痛的实验研究

祖国医学对痛证的研究历史悠久,对痛证之病因、病理和辨证论治均有深刻的理论阐述。金元时期,李东垣在《医学发明》中提出了"痛则不通"的痛证病理学说和"以通止痛"的治则;明代张景岳在《景岳全书》中阐述了痛证虚实的鉴别方法,并在《质疑录》中提出了虚痛当补的治则。痛证病因多样,须严格把握中医理论辨证论治。以下介绍不同中药复方、单味中药、中药有效成分的镇痛机制研究方法和进展。

一、中药复方镇痛

1. 身痛逐瘀汤 源自《医林改错》,方剂的功效为活血化瘀、祛风消湿、止痛,从而能疏通痹、血瘀、风湿、经络。中药灌胃身痛逐瘀汤方药组成:秦艽(3 g)、桃仁(9 g)、红花(9 g)、当归(9 g)、川芎(6 g)、没药(6 g)、五灵脂(6 g)、羌活(3 g)、地龙(6 g)、香附(3 g)、牛膝(9 g)、甘草(6 g)。临床多用于治疗因瘀血兼风寒湿邪阻滞经络,症见四肢关节或周身疼痛,多见于痛有定处、刺痛、昼轻夜重为特点的骨科疾病。现代药理学研究发现,身痛逐瘀汤具有良好的抗炎镇痛的作用,并对神经、骨骼具有良好的保护作用,且安全性较好。研究发现,身痛逐瘀汤对于神经痛有治疗效果,可以有效缓解坐骨神经慢性压迫性损伤(chronic constriction injury,CCI)模型大鼠的痛敏反应,改善后肢运动功能,显著逆转神经损伤诱导的脊髓磷酸化 p38 蛋白水平的增加,减少神经炎症。另外有研究表明,身痛逐瘀汤可有效改善骨癌痛小鼠的痛行为学表现,显著降低脊髓水平胶质细胞纤维酸性蛋白的表达,抑制星形胶质细胞激活。

2. **骨痛灵方**　骨癌痛在中医辨病为"骨瘤""骨蚀"等病症。骨癌痛的发生多以肾虚及寒瘀、痰阻、气滞等标实为病机,所以治疗上当标本兼治。骨痛灵方为上海市名中医徐振晔的经验方,对于恶性肿瘤骨转移疼痛具有良好的临床疗效,该方具有补肾健骨、化瘀通络止痛等功效。方中含有淫羊藿(15 g)、骨碎补(15 g)、煅自然铜(9 g)、炙蜈蚣(2 g)、制川乌(9 g)、制草乌(9 g)。骨碎补和炙蜈蚣共为君药,二者结合有补肾强骨、攻毒散结、通络止痛之功。淫羊藿为臣药,可以补肾壮阳、祛风除湿。制川乌、制草乌为佐药,可以祛风除湿、止痛。再加煅自然铜,可以散瘀、接骨、止痛,有加强君臣药强骨止痛之功。研究显示,在中枢水平,骨痛灵方灌胃治疗可能通过减少骨癌痛模型小鼠脊髓单核细胞趋化蛋白(monocyte chemoattractant protein,MCP)-1 的表达,促进 NGF 的表达,从而抑制中枢敏化、减轻神经元损伤,从而发挥镇痛作用。在外周,骨痛灵方还可能通过抑制MCP-1、环氧合酶(cyclooxygenase,COX)-2 和肿瘤坏死因子(TNF)-α 等炎症因子的表达来抑制炎症反应,并通过降低核因子 κB 受体活化因子配体的表达、增加骨保护素(osteoprotegerin,OPG)表达来抑制骨肿瘤局部破骨细胞活化,降低骨组织中整合素αvβ3 的表达以抑制破骨细胞伪足小体 F-actin 环的形成,减少骨吸收,从而减轻疼痛。

3. **桃红四物汤**　出自清代吴谦的《医宗金鉴》一书,由四物汤配伍桃仁、红花而成,具有理气化瘀养血的功效,可发挥调经镇痛、抗炎镇痛等作用。方由熟地黄(9 g)、白芍(9 g)、当归(9 g)、川芎(9 g)、桃仁(9 g)、红花(6 g)6 味药组成。方中熟地黄与当归养血活血,川芎活血行滞,白芍敛阴养血,红花、桃仁破血行瘀、祛瘀生新。桃红四物汤对带状疱疹后遗神经痛有较好的疗效,其镇痛效果可能部分源于抗炎作用。药理研究表明,桃红四物汤灌胃治疗,可以明显降低该神经痛模型大鼠脊髓炎症因子 IL-1β、TNF-α 水平,降低半胱氨酸天冬氨酸蛋白酶 3(cysteine aspartic acid protease 3,caspase-3)活性和神经细胞凋亡指数,并且下调 Ephrin B2、Eph B2 蛋白表达水平。已有研究表明,酪氨酸激酶亚家族成员 Eph Bs 可与其配体 Ephrin Bs 结合组成 Ephrin Bs/Eph Bs 信号通路,参与调控神经病理性疼痛。桃红四物汤对带状疱疹后遗神经痛大鼠的镇痛作用可能与抑制 Ephrin Bs/Eph Bs 通路减少炎症因子的释放和脊髓神经细胞凋亡有关。

二、单味中药镇痛

1. **延胡索**　又名元胡,出自《雷公炮炙论》,为罂粟科多年生植物延胡索的块茎,味辛、苦,性温,归肝、脾、心经。延胡索的功效为活血、行气、止痛,《本草纲目》称其能"行血中气滞,气中血滞,故专治一身上下诸痛"。临床常用延胡索治疗胸痹心痛、头痛、腰痛、疝气痛、筋骨痛、痛风等。现代研究表明,延胡索中含 20 余种生物碱,可起到镇痛、催眠、镇静与安定作用。延胡索经醋制后游离生物碱易于煎出,可增强镇痛作用。有研究利用网络药理学方法分析了延胡索和金铃子散镇痛的作用机制,发现其活性成分主要来源于延胡索,包括四氢小檗碱、延胡索碱、延胡索甲素、延胡索乙素和唐松草坡芬碱等,通过调节 PTGS2、SLC6A4、COMT、DRD4、TH 等蛋白的表达作用于神经活性配体-受体相互作用、钙离子信号通路和 5－HT 能突触等信号通路,从而达到镇痛效果。延胡索乙素,即四氢巴马汀,通过提高抗氧化酶的活性,减轻单钠尿酸盐诱导的活性氧的产生,从而抑制下游 NLRP3 炎症小体的激活,缓解炎症反应,在急性痛风模型小鼠中发挥抗炎镇痛作用。

2. 马钱子 出自《本草纲目》,为马钱科马钱属植物马钱子的成熟种子,味苦,性温,有大毒,归肝、脾经,具有通络止痛、散结消肿的功效。张锡纯在《医学衷中参西录》中提到马钱子"开通经络,透达关节之力,远胜于它药"。马钱子的主要活性成分包括 α－香树脂醇、葫芦酸、马钱子碱氮氧化物、马钱子碱、番木鳖碱等,其中主要毒性成分为马钱子碱和番木鳖碱,发挥镇痛作用的主要为马钱子生物碱。网络药理学分析显示,马钱子发挥镇痛作用的主要潜在作用靶点有毒蕈碱型胆碱受体 M_2（CHRM$_2$）、烟碱型乙酰胆碱受体 α$_7$（CHRNA7）、5－HT 2A 受体（HTR2A）和 5－HT 2C 受体（HTR2C）。研究表明,马钱子碱可同时抑制河豚毒素敏感（TTXs）和抗河豚毒素（TTXr）Na$^+$通道,从而抑制背根神经节神经元的兴奋性,对急性疼痛和 CCI 小鼠模型的热痛觉过敏和机械性痛觉过敏起到缓解作用。

3. 鸡血藤 出自《本草纲目拾遗》,为豆科植物密花豆的干燥藤茎,味苦、甘,性温。归肝、肾经,具有活血补血、调经止痛、舒筋活络的功效。鸡血藤的活性成分主要包括异黄酮类、黄酮类化合物、黄烷(醇)类化合物、三萜类化合物以及甾体类化合物。行为学结果显示,鸡血藤醇提取物能够减少醋酸诱发的小鼠扭体反应次数、抬腿反应次数,明显缓解炎性疼痛模型小鼠的热痛敏。鸡血藤总黄酮可能通过降低脊髓背角谷氨酸含量,达到减轻神经痛大鼠机械痛敏的作用。

三、中药镇痛的有效成分

(一) 黄酮类

丹参酮（tanshinone，TSN)-ⅡA 是中药丹参的生物活性成分,具有抗癌作用。在神经性和炎性疼痛中,TSN－ⅡA 通过下调促炎性细胞因子高迁移率组蛋白 B1（HMGB1）缓解痛觉过敏。在骨癌痛中,TSN－ⅡA 可通过下调脊髓 HMGB1、IL－1β、TNF－α 和 IL－6 等炎症因子表达,降低神经元兴奋性,缓解骨癌痛。

给予骨转移模型大鼠腹腔注射黄芩苷（黄芩中的黄酮类提取物,具有抗氧化和镇痛作用）治疗,可显著逆转血液中炎症因子 IL－1β、IL－6、TNF－α 和前列腺素（PG）E$_2$ 水平的上调。此外,黄芩苷可以缓解骨癌痛大鼠的机械性异常痛和热痛觉过敏,提示黄芩苷可能通过抑制促炎性细胞因子的表达来缓解骨癌痛。

(二) 酚类化合物

去甲氧基姜黄素（demethoxycurcumin，DMC)是姜黄素的衍生物,是姜黄粉中含量最多的姜黄素化合物之一。DMC 具有多种生物活性,发挥抗氧化和抗炎的作用。研究者利用培养的髓核细胞以及腰椎间盘突出症（lumbar disc herniation，LDH）模型大鼠,发现 DMC 可能通过 MAPK 和 NF－κB 通路减少炎症因子释放,对 LDH 的炎症反应起到缓解作用。另外,DMC 可以通过抑制 ERK、JNK 和 MAPK 通路的早期激活来抑制肿瘤细胞和破骨细胞,从而缓解骨癌痛。

(三) 生物碱

黄连总生物碱是从黄连根中提取的具有抗癌、镇痛作用的生物碱。骨癌痛大鼠口服黄连总生物碱可缓解痛觉敏化;黄连总生物碱下调乳腺癌细胞 RANKL 的表达,下调 RANKL/OPG 比值;此外,它还可以通过抑制 RANKL 诱导的 NF－κB 和 c－Fos/NFATc1 通路,抑制破骨细胞活化。

氧化苦参碱是从苦参中提取的具有四环喹嗪啶类结构的生物碱类成分,具有镇痛、抗炎、抗纤维化及抗肿瘤等作用。腹腔注射氧化苦参碱可明显缓解骨癌痛大鼠机械痛敏,抑制背根神经节中卫星胶质细胞活化,抑制炎症因子的释放和 TLR4、p－IκB 及 p－NF－κB 蛋白表达,提示氧化苦参碱可能通过调控 TLR4/NF－κB 信号通路缓解骨癌痛。

(王彦青 杨雅晨 张若凡 陈 藤 曹辰毓)

参考文献

[1] 韩济生. 针刺镇痛原理研究[M]. 石家庄:河北教育出版社,2003.

[2] ZHAO Z Q. Neural mechanism underlying acupuncture analgesia [J]. Prog Neurobiol, 2008,85:355－375.

[3] CAO X D. From acupuncture anesthesia to acupuncture balanced anesthesia (ABA) [J]. World J Acupuncture-moxibustion, 1997,7:19－25.

[4] XIA Y. Advanced acupuncture research: from bench to bedside [M]. New York: Springer Cham, 2022:471－490.

[5] TRACY I. Wall and melzack's textbook of pain [M]. Philadelphia: Saunders Company, 2013.

[6] LUO L. Principles of neurobiology [M]. 2nd ed. Boca Raton: CRC Press, 2020.

[7] JI R R, CHAMESSIAN A, ZHANG Y Q. Pain regulation by non-neuronal cells and inflammation [J]. Science, 2016,354:572－577.

[8] CHEN T, ZHANG W W, CHU Y X, et al. Acupuncture for pain management: molecular mechanisms of action [J]. Am J Chin Med, 2020,48:793－811.

[9] 金国章. 中药延胡索研究中的新发现[M]. 上海:上海科学技术出版社,2001.

[10] YANG W, YANG Y C, WANG Y Q. Cancer-induced bone pain: spinal cord mechanisms and traditional Chinese medicine treatment [J]. J Holistic Integ Pharm, 2021,2:270－286.

第五章 脑 卒 中

第一节 概　　述

一、定义及分类

脑卒中(stroke)是急性脑血管疾病,俗称"中风",有高发病率、高病死率、高致残率、高复发率以及多并发症等特点,患者因脑血管受损而导致急性脑部血液循环障碍,引起脑组织损害及神经功能损伤,严重者最终死亡。

依据病理性质,脑卒中可分为:①缺血性脑卒中(ischemic stroke,IS),因血栓形成、栓塞及全身低灌注等诱因所导致的脑组织供血不足,是最常见的卒中类型;②出血性脑卒中(hemorrhagic stroke,HS),因颅内动脉破裂所导致的闭合颅腔内血量过多,包括脑实质出血(intracerebral hemorrhage,ICH)和蛛网膜下腔出血(subarachnoid hemorrhage,SAH)。脑、脊髓或视网膜局灶性缺血所致的不伴急性梗死的短暂性神经功能障碍,则称为短暂性脑缺血发作(transient ischemic attack,TIA)。

中医将脑卒中归属为中风、眩晕、头痛等病症范畴,根据脑髓神机受损程度,分为:①中经络,病症较轻,通常无神志昏迷。②中脏腑,属重症,多有神志不清或者昏迷,其又有闭证、脱证之分;根据热象的有无,闭证又有阳闭与阴闭之分。根据病程长短,中风还可分为急性期、恢复期、后遗症期3个阶段。中经络和中脏腑均属于急性期的见症,发病后2周或1个月至半年为恢复期,发病后超过半年为后遗症期。

二、流行病学

2019年的全球脑卒中负担研究数据显示,脑卒中是全球第二大死亡原因及第三大致残合并死亡原因,也是我国伤残调整生命年(disability-adjusted life year,DALY)的第一大病因。2020年的中国卒中报告数据也显示,脑卒中是我国致死致残的第一位病因。

1990—2019 年,全球脑卒中疾病负担显著增加,新发患者数增加了 70%,死亡人数增加了 43%。2019 年,全球新发卒中患者约 1220 万,其中 IS 发病率约占 62.4%。在全球范围内,卒中负担大部分分布在低收入和中低收入国家。卒中年龄标准化率呈下降趋势,70 岁以下人群中发病率和患病率显著增加。脑卒中的流行病学特征还存在性别差异,男性卒中导致的卒中负担 DALY 高于女性患者,但发病率及患病率均低于女性。

脑卒中的发病常是几种危险因素共同作用的结果。主要危险因素包括:①年龄、性别、种族、家族史等不可改变的因素;②高血压、吸烟、糖尿病、心房颤动、血脂异常、饮食、肥胖、缺乏体力活动等可改变和控制的因素;③酗酒、吸毒、代谢综合征、高同型半胱氨酸血症、炎症、偏头痛、高脂蛋白、睡眠呼吸异常、口服避孕药、高凝状态等可能被改变的因素。

三、临床表现及危害

脑卒中发病急剧,据统计,卒中后每分钟约有 190 万个脑细胞死亡。脑组织受损导致相关的运动、语言、认知或情感等神经功能出现障碍,给患者、家庭及社会带来了沉重的负担。

脑卒中患者的临床表现因累及的血管部位而异。大脑中动脉是最常受累的血管,患者常出现对侧感觉运动能力受损、同向偏盲等症状,伴有失语或空间失用和忽视。若脑部其他血管受累,则还会出现共济失调、眩晕、耳鸣、复视、听力减退、吞咽障碍、失明、失语、记忆障碍及情感障碍,甚至意志力丧失、人格改变等症状,脑出血者还伴有头痛、恶心、呕吐等。

第二节 | 中西医对脑卒中的认识

一、中医对脑卒中病因病机的认识

中医对脑卒中的相关记载最早见于《黄帝内经》,虽然其中并无"卒中""中风"的病名,但随症状表现和发病阶段的不同,各篇对其有不同描述。例如,以"仆击""大厥""薄厥"等描述"昏迷",以"偏枯""偏风""身偏不用"等描述"偏瘫"等。"中风"作为病名使用,首次出现在张仲景的《金匮要略》中,葛洪的《肘后备急方》中则首次提出"卒中"一词,现今,"中风病"是脑卒中标准化的中医病名。

历代医家对卒中病因病机的论述颇多,形成多种学说,对中风病的认识逐步完善。

唐代以前,医家多主张卒中因"外风"侵袭,内虚邪中所导致。例如,《黄帝内经·灵枢·刺节真邪》记载"虚邪偏客于身半,其入深,内居荣卫,荣卫稍衰,则真气去,邪气独留,发为偏枯",提出外风致偏枯之证。东汉张仲景在《金匮要略》中认为脑卒中的病因为脉络空虚、风邪入中,并根据邪中深浅,将中风细化为中络、中经、中腑、中脏。"内虚邪中"这一思想对后世影响很大,唐宋时期的医家在论及脑卒中时多遵循这一理论。隋代巢元方在《诸病源候论·风病诸侯》有"偏风者,风邪偏客于身一边也。人体有偏虚者,风邪乘虚而伤之,故为偏风也"的论述。

金元时期,"内风"学说渐成。金元四大家提出了火、气、痰、虚的病机,体现了从外风向内风立论的转变。李东垣指出"中风者,非外来风邪,乃本气病也",强调中风与正气本虚相关。朱丹溪在《丹溪心法》中指出"有风病者非风也,皆湿土生痰,痰生热,热生风",主张"湿痰化热生风"。刘完素在《黄帝内经·素问·病机气宜保命集》中指出"风本生余热,以热为本,以风为标,言风者,热也,热则风动",强调热为风之本,并认为六气郁结、五志过极皆能生热,倡导"火热生风"。

明清时期,张景岳认为该病与外风无关,提出了"非风"之说,认为"内伤积损颓败而然,原非外感风寒所致";叶天士进一步提出"阳化内风"学说,认为该病之本在于精血衰耗,水不涵木,肝阳偏亢,内风时起。王清任认为中风的发生是因为元气亏虚导致血停而瘀,倡导"瘀血"理论。到晚清及近代,张锡纯结合了西医思想,又提出"衷中参西",指出中风包括脑充血和脑贫血。

现代中医认为,脑卒中的病变部位在脑,但与心、脾、肝、肾等脏腑密切相关,其发生多在患者年老体衰、内伤积损的基础上,因劳倦过度、脾失健运、情志过极、气候骤变等诱因,引起患者血瘀阻滞、痰热内生、心火暴亢、气血逆乱犯脑,导致脑脉痹阻或血溢脑脉之外。脑卒中的基本病机为阴阳失调,气血逆乱犯脑,离不开"虚(阴虚、气虚)""火(肝火、心火)""风(肝风、外风)""痰(风痰、湿痰)""气(气逆)""血(血瘀)"的相互影响。其病性多为本虚标实、上盛下虚,在本为气血亏虚、肝肾阴虚,在标为风火相煽、风痰蒙窍、痰湿壅盛、气血逆乱。急性期时以标实为急;恢复期时标实渐去,本虚显露;后遗症期时则以本虚为主。从分期辨证来看,急性期时以风证、痰湿证、血瘀证为主,多见风痰、火痰、风火、痰瘀、风火痰、风火瘀等证型;恢复期以热、痰湿、气虚为主;后遗症期以血瘀、内风、虚证为主。

二、西医对脑卒中病理机制的认识

脑卒中发病多与血管病变或血液流变学改变有关,少数与脑局部病变(如肿瘤)有关。因缺血而导致的脑损伤是引起 IS 或 HS 危害的首要原因;脑组织的能量储备极少,对缺血引起的缺糖、缺氧损害非常敏感,IS 导致的脑损伤主要源于对脑组织的血供下降,进而导致神经细胞损伤,甚至死亡;HS 引起的脑损伤则包括血肿占位性损伤及血肿周围半暗带(penumbra)区缺血缺氧导致的继发性脑损伤。

脑缺血引起复杂的病理生理活动,包括由神经血管单元破坏而引发的脑水肿及神经损伤、继发性神经炎症反应导致的神经损伤,也包括内源性神经保护反应的激活,涉及细胞能量代谢紊乱、兴奋性神经毒、钙超载、氧化应激、免疫炎症、线粒体损伤、自噬障碍等多个细胞活动层面和环节,最终诱导细胞死亡(图 5-1)。

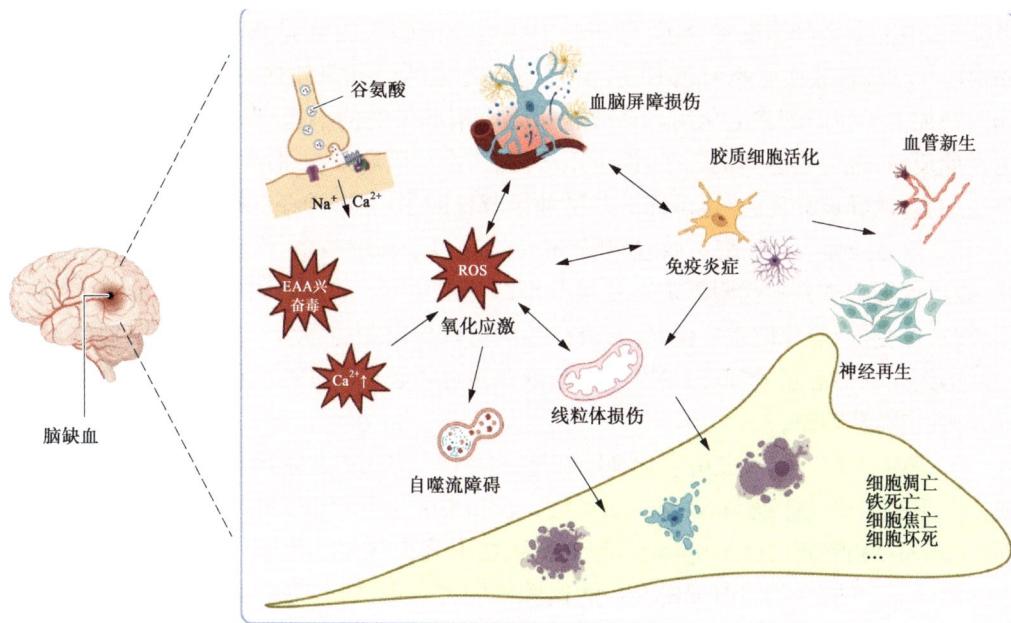

图 5-1 脑缺血致神经损伤的机制

EAA,兴奋性氨基酸;ROS,活性氧。

1. 能量衰竭和酸中毒 脑细胞的新陈代谢极度依赖血液供应,脑缺血后 ATP 生成的效率大大降低,直接影响依赖于 ATP 的 Na^+ - K^+ - ATP 酶、离子通道、转运蛋白等的功能。细胞新陈代谢过程依赖稳定的酸碱环境,脑缺血时无氧酵解产生的大量乳酸使缺血组织周围的 pH 显著下降,从而影响受 pH 调控的许多膜受体和离子通道的功能。

2. 兴奋性神经毒性和钙离子超载 谷氨酸是中枢神经系统中重要的兴奋性氨基酸类神经递质,正常情况下,其在突触间隙的含量维持在较低水平。脑缺血可引起脑内兴奋性氨基酸,尤其是谷氨酸的大量释放,同时对谷氨酸的重摄取受阻,导致突触间隙的谷氨酸含量迅速升高,兴奋性氨基酸受体过度激活,引发兴奋性神经毒性(excitatory neurotoxicity)。α-氨基-3-羟基-5-甲基-4-异恶唑丙酸(α-amino-3-hydroxy-5-methyl-4-isoxazole-propionic acid, AMPA)受体和海人藻酸(kainic acid, KA)受体过度兴奋可介导神经细胞在数小时内出现急性渗透性肿胀,以 Na^+ 内流、随即 Cl^- 和水被动内流为特征;N-甲基-D-天冬氨酸(N-methyl-D-aspartic acid, NMDA)受体过度兴奋可介导神经细胞在数小时至数日内出现损伤,以持续的 Ca^{2+} 内流为特征,造成细胞内 Ca^{2+} 超载,继而激活一系列 Ca^{2+} 依赖性酶反应。

3. 氧化应激损伤 自由基造成的氧化应激损伤是引起缺血损伤的重要环节。机体新陈代谢过程中会产生自由基,脑内内源性的抗氧化物(如维生素 C、维生素 E、谷胱甘肽等)或酶系统(如超氧化物歧化酶、过氧化氢酶、谷胱甘肽氧化酶等)则可清除自由基。脑缺血时氧自由基过多积聚,继而攻击核酸、蛋白质、脂类等,进一步加重损伤。

4. 免疫炎症反应 免疫炎症反应参与了缺血再灌注引起的早期及继发性神经元损伤过程。天然免疫系统在脑缺血发生后的数分钟内即被迅速启动,受损细胞产生大量促炎因子,继而上调细胞黏附分子,进一步损伤内皮细胞和血脑屏障(blood-brain barrier,BBB)。此外,脑缺血后还引起小胶质细胞的迅速激活、星形胶质细胞增殖活化和炎性小体的增加。小胶质细胞活化后可释放趋化因子招募外周的淋巴细胞、中性粒细胞等,加重炎症反应,也可表达抑炎因子,促进组织修复;星形胶质细胞可增生活化为反应性星形胶质细胞,诱导炎症反应,也可释放多种神经营养因子,促进神经保护。

5. **自噬流障碍** 细胞可通过自噬(autophagy)来降解多余、错误或受损的细胞内物质,以维持细胞本身的代谢需求以及某些细胞器的更新。在脑卒中病理进程中,能量衰竭、线粒体受损、氧化应激损伤、免疫炎症等均可诱导自噬的激活。自噬强度对脑缺血损伤后神经元的存活起着"双刃剑"作用,脑缺血也可引起自噬体形成或自噬溶酶体形成受损,导致自噬流障碍。

6. **细胞死亡** 脑缺血可引起神经细胞不同形式的死亡。除自噬强度过大引起的自噬性细胞死亡外,坏死(necrosis)、凋亡(apoptosis)、坏死性凋亡(necroptosis)、焦亡(pyroptosis)和铁死亡(ferroptosis)等细胞死亡形式也参与了脑缺血的病理生理损伤过程。需要注意的是,脑缺血损伤涉及的这些细胞死亡形式有不同的形态特性和机制,在脑缺血后的不同时期发生或者同时存在,相互之间也可以互相转换,共同组成复杂的调控性细胞死亡网络。近年来新发现的泛死亡(PANoptosis)形式,同时包括了细胞焦亡、凋亡和程序性坏死的细胞死亡模式,其在脑缺血损伤中的作用有待深入研究。

7. **内源性保护机制** 脑缺血诱导损伤级联反应发生的同时,也激活了部分保护机制。例如,血管内皮生长因子(vascular endothelial growth factor,VEGF)等神经营养因子的含量增加,IL-10 等细胞因子或趋化因子的分泌增加等,这些保护性信号分子可通过调节小胶质细胞表型转变、促进神经干细胞增殖等方式,保护受损神经元,维持神经血管单元完整性,发挥神经保护作用。此外,脑缺血后,碱基切除修复中的剪切酶 APE、XRCC1 等的活性增加,核苷酸剪切修复中的剪切酶 ERCC1、ERCC6 的表达增加,也提示缺血损伤后脑内 DNA 修复功能加强。

综上所述,神经元经受缺血损伤后,一方面启动了细胞死亡机制,另一方面又激活了内源性保护机制。当然,细胞的自身保护能力并不能完全抵御缺血性损伤反应,例如,脑缺血后抑制性氨基酸递质 γ-氨基丁酸(GABA)的含量虽也有升高,但升高幅度远小于谷氨酸;再如,脑缺血后虽有新生神经元出现,但新生的神经元存活时间很短。因此,在卒中的治疗中,阻止细胞死亡机制的进一步发展,或促进和增强其自身保护与修复能力,都可能获得抗缺血性损伤的脑保护效应。

第三节 脑卒中的中西医诊断和治疗

一、中西医诊断标准和专家共识

1. **西医诊断** 依照《中国脑卒中防治指导规范(2021 年版)》,若患者出现卒中先兆中的任一症状,如一侧肢体无力或麻木、一侧面部麻木或口角歪斜、说话不清或理解语言困难、双眼向一侧凝视、单眼或双眼视力丧失或视物模糊、眩晕伴呕吐、既往少见的严重头痛、呕吐、意识障碍或抽搐,应考虑脑卒中的可能,需立刻送医治疗。

急性 IS 诊断标准包括:①急性起病;②局灶性神经功能受损(一侧面部或肢体无力或麻木、语言障碍等),少数为全面神经功能受损;③影像学出现责任病灶或症状/体征持续 24 h 以上;④排除非血管性病因(如脑肿瘤);⑤脑 CT/MRI 排除 HS。

HS 可根据突然发病、剧烈头痛、呕吐、出现神经功能障碍等临床症状和体征,结合 CT 等影像学检查,对出血部位、出血量、累及范围、血管病变等进行评估和诊断。其诊断标准包括:①急性起病;②局灶性神经功能缺损症状(少数为全面神经功能缺损症状),常伴有头痛、呕吐、血压升高及不同程度意识障碍;③脑 CT/MRI 显示脑实质新鲜出血灶;④排除非血管性脑部病因。

TIA 是急性 IS 的高危信号,对于疑似卒中患者,在影像学诊断为非 HS 及其他致残性脑血管疾病后,如未发现急性脑梗死证据,可诊断为"影像学确诊 TIA"。

脑卒中临床表现复杂,需结合病史和体格检查、卒中量表评估、影像学检查、实验室检查等进行综合分析诊断。常用的量表有美国国立卫生研究院卒中量表(the National Institutes of Health stroke scale,NIHSS)、中国脑卒中患者临床神经功能缺损程度评分量表(1995)、斯堪的纳维亚卒中量表(Scandinavian Stroke Scale,SSS)、格拉斯哥昏迷量表(Glasgow Coma Scale,GCS)、脑出血评分量表等。在住院诊治期间,还可择机进行认知功能及情感状态评估。

2. 中医诊断 根据《中风病诊断与疗效评定标准》《中医内科常见病诊疗指南·中风病》等指南标准,中医对脑卒中的诊断标准包括:①以偏瘫、神识昏蒙、言语謇涩或不语、偏身麻木、口舌歪斜、半身不遂为主症,兼以头痛眩晕、瞳神变化、饮水发呛、目偏不瞬、共济失调等为次症;②多急性起病,病发多有诱因,常有先兆症状;③发病年龄多为 40 岁以上;④结合 CT、MRI 等检查辅助诊断。无神志昏蒙者为中经络,有神志昏蒙者为中脏腑。

在中风病主证的基础上,根据临床特征进行证候要素的诊断,包括:风证、火证、痰证、血瘀证、气虚证、阴虚证。中风病表现为单一证候要素的较少,多以 2 或 3 个证候要素组合而成,可分为 8 个主要证型:风痰阻络证、风火上扰证、痰热腑实证、痰热内闭证、痰蒙清窍证、元气败脱证、气虚血瘀证、阴虚风动证。

3. 中西医结合诊断 由于脑卒中发病急骤,治疗时间窗窄,需及时评估病情并快速诊断。中西医结合诊断时,以西医诊断流程为优先诊断方法,在此基础上再进行中医辨证诊断。

二、治疗

(一) 西医治疗

1. IS 治疗原则为尽早改善脑缺血区的血液循环、促进神经功能恢复。在脑缺血症状出现后的最初 4.5 h 内(超急性期),需及早药物溶栓,或通过血管内机械取栓以再通血管,恢复血供。

(1)溶栓药:常用溶栓药物为组织型纤溶酶原激活物(tissue plasminogen activator, tPA),阿替普酶(alteplase)是目前唯一被美国 FDA 批准可在脑缺血急性期使用的溶栓药物,但脑缺血发作超过 4.5 h 后使用则可能有出血风险。

(2)抗凝药和抗血小板药:脑缺血的早期治疗以抗凝为主,改善侧支循环,用药选择抗凝药和抗血小板药物。常用的抗凝药物包括华法林(warfarin)、达比加群(dabigatran)、阿哌沙班(apixaban)和利伐沙班(rivaroxaban)等,但长期使用抗凝药可能诱发脑出血。常用的抗血小板药包括阿司匹林(aspirin)、氯吡格雷(clopidogrel)和西洛他挫(cilostazol)等。

(3)降压药和降脂药:脑卒中病情稳定后的治疗以对因治疗为主,包括控制高血压、降低血脂等,常用的药物有他汀类降脂药,包括阿托伐他汀(atorvastatin)、舒伐他汀(suvastatin)、普伐他汀(pravastatin)等;静脉用降压药,包括拉贝洛尔(labellore)、尼卡地平(nicardipine)和氯维地平(devidipine)等。

(4)神经保护药:针对脑卒中后神经损伤级联反应开展神经保护治疗,可以防止神经损伤的进一步扩散,改善神经功能。已开发的神经保护剂包括钙通道阻滞剂、谷氨酸受体拮抗剂、GABA 受体激动剂、自由基清除剂、细胞膜稳定剂、线粒体保护剂、抗炎药物等。例如,钙通道阻滞剂尼莫地平(nimodipine)、抗氧化剂和自由基清除剂依达拉奉(edaravone)、双靶点药物依达拉奉右莰醇(edaravone dexborneol)等。但目前仍缺少公认的被指南推荐的神经保护剂。

2. HS 治疗原则为尽早减轻脑水肿和降低颅内压,预防再出血,并减轻血肿造成的继发性损害,同时尽早对因治疗。目前尚无推荐的常规用药,少量的脑出血可待血肿自行吸收,若出血多则需开颅清除血肿并手术止血,若颅内压升高,还需做减压术。

(二) 中医治疗

中医治疗基于辨证论治以及"急则治标,缓则治本"的原则。中风急性期以风、火、痰热、腑实、血瘀等标实证为主,少数患者表现为气虚证,治疗原则为治标祛邪。中经络者常用平肝息风、清热涤痰、通腑化瘀、活血通络、醒脑开窍等法,闭证以豁痰通腑、醒脑开窍为主;脱证以回阳固脱为主;在恢复期和后遗症期,证候多由实转虚,虚实夹杂。血瘀证则贯穿脑卒中的病程始终,治疗原则为标本兼顾,扶正为主,兼以祛邪,常用益气活血、育阴息风等法。

1. 辨证论治及推荐方药

(1)风痰阻络证:治法需息风化痰、活血通络。推荐方药:化痰通络汤加减、华佗再造丸等。

(2)风火上扰证:治法需平肝息风、清热泻火。推荐方药:天麻钩藤饮加减。

(3)痰热腑实证:治法需化痰通腑。推荐方药:桃仁承气汤加减、星蒌承气汤加减。

(4)痰热内闭证:治法需清热化痰、醒脑开窍。推荐方药:羚羊角汤加减,配合安宫牛黄丸。

（5）痰蒙清窍证：治法需温阳化痰、醒脑开窍。推荐方药：涤痰汤加减,配合苏合香丸。

（6）元气败脱证：治法需扶助正气、回阳固脱。推荐方药：参附汤加减。

（7）气虚血瘀证：治法需益气活血。推荐方药：补阳还五汤加减、脑心通胶囊、灯盏生脉胶囊等。

（8）阴虚风动证：治法需育阴息风、活血通络。推荐方药：镇肝息风汤或育阴通络汤加减、大补阴丸等。

2. 常用中药及中成药制剂 治疗脑卒中的常用中药包括川芎、当归、黄芪、西红花、赤芍、桃仁、丹参、水蛭、全蝎、石菖蒲、甘草、鸡血藤、天麻、大黄、天南星、半夏、桂枝等,适用于脑卒中的不同证候。

目前临床上治疗脑卒中的常见中成药制剂包括醒神开窍药、活血化瘀药和补益药3类,有的来自单味草药,有的由中药复方化裁而来。已批准上市的中成药有数十种,其中,血栓通和溶栓胶囊由补阳还五汤化裁,醒脑静注射液由安宫牛黄丸化裁,其他常见的还有脑心通胶囊、芪蛭胶囊、复方丹参注射液、清开灵注射液、葛根素注射液、参附注射液、脉络宁注射液、醒脑静注射液、灯盏花注射液、川芎嗪注射液、刺五加注射液、三七总皂苷注射液、脉络宁注射液等。

3. 针刺 针刺是中医治疗脑卒中的重要手段,治疗原则:以中医理论为指导,辨病取穴为主,对症取穴为配。

（1）辨病取穴：急性期以醒脑开窍为主,疏通经络为辅。中经络者,主穴多取内关、水沟、三阴交、极泉、尺泽、委中。中脏腑者,主穴多取水沟、百会、内关;闭证者,加十二井穴、合谷、太冲;脱证者,加关元、气海、神阙。

（2）对症取穴：恢复期和后遗症期,针对不同症状选择配穴。上肢不遂者,加肩髃、曲池、手三里、合谷等穴;下肢不遂者,加环跳、阳陵泉、阴陵泉、风市等穴;口角歪斜者,加颊车、地仓;足内翻者,加绝骨、丘墟透照海;足外翻者,加中封、太溪;足下垂者,加解溪、胫上;便秘者,加丰隆、支沟;尿失禁、尿潴留者,加中极、曲骨、关元;言语不利者,加金津、玉液点刺放血、廉泉;吞咽困难者,加风池、完骨、天柱。

4. 其他疗法 在卒中恢复期和后遗症期,灸疗、推拿、走罐、刮痧、药浴等也是较为常见的干预措施。灸疗多在卒中患者恢复期或后遗症期实施,但临床应用并不广泛。中医典籍中有中风发病可急灸的描述。灸疗的常用穴位有百会、风池、大椎、肩井、曲池、足三里、间使等。推拿按摩是以柔和之力,循经络按压穴位,对偏瘫等具有较好的效果。临床常取心经、肝经、脾经、肾经、任脉和督脉穴位进行。药浴疗法通过药物熏蒸,将药物通过皮肤孔窍直达病所,可缓解中风后的肢体痉挛麻木等症状。食疗和健身锻炼(八段锦、五禽戏)等也有助于脑卒中的治疗和康复,一般作为其他治疗的辅助手段。常见的食疗方有桃仁粥、栗子桂圆粥、地黄枣仁粥、山楂黄精粥等。

（三）中西医结合治疗

根据《脑梗死中西医结合诊疗专家共识》(2021)、《脑出血中西医结合诊疗专家共识》(2021),以及《中西医结合脑卒中循证实践指南(2019)》,脑卒中不同病期采用不同的中西医结合治疗方法。

概而言之，在参考西医相关诊治指南的基础上，对于 IS 患者，可在急性期即联用活血化瘀的中药，如灯盏细辛注射液、丹参类注射剂、三七制剂、银杏叶类注射剂等。对于发病 6 h 内就诊的急性脑缺血患者，可在 rt-PA 治疗后联用补阳还五汤、血府逐瘀汤，在尿激酶治疗后联用三七治疗。若患者有血压持续偏低，可联用生脉注射液或参麦注射液静脉滴注。对于脑梗死伴出血转化的患者，在出血稳定后可考虑给予活血化瘀中药治疗。对于高血压导致的 HS 患者，可在常规治疗基础上给予活血化瘀中药。

在恢复期可联用中药如灯盏生脉胶囊进行补充治疗，以减少中长期的脑卒中复发。对于脑卒中后有意识障碍且符合痰热内闭证的患者，在常规治疗的基础上立即给予清开灵注射液、安宫牛黄丸或醒脑静注射液；对于脑卒中后吞咽障碍患者，可在康复治疗的基础上联用针刺，主穴可选水沟、风池、金津、玉液和廉泉，也可给予中药外治法协助改善吞咽功能；对于脑卒中后抑郁患者，可在常规抗抑郁治疗的基础上联用疏肝解郁类中药。

然而需要注意的是，这些推荐意见多为弱等级，亟需更多高质量的中西医结合临床研究数据进行补充完善。

第四节 脑卒中的中西医结合基础研究

一、脑卒中的在体和离体实验模型

根据脑卒中临床发病特点，动物模型可分为 IS 模型和 HS 模型，制模动物一般采用啮齿类动物或灵长类动物。在离体培养的细胞或者脑片上亦可模拟整体动物的缺血缺氧状态。

(一) IS 动物模型

目前已有多种 IS 动物模型，按缺血灶的范围可分为全脑缺血(global brain ischemia)和局灶性脑缺血(focal brain ischemia)；按缺血后血流再灌注的有无，又可细分为短暂性缺血(transient ischemia)和永久性缺血(permanent ischemia)。因脑血管解剖结构不同，制模动物对缺血的敏感性存在差异，这些动物模型呈现不同的卒中表现，因此，开展研究时需慎重选择合适的动物模型。

1. **全脑缺血动物模型** 心搏骤停、晕厥、缺氧性脑病等均可引起全脑缺血，导致脑血流的急剧下降。常见动物模型有四血管闭塞(four-vessel occlusion，4-VO)和两血管闭塞(two-vessel occlusion，2-VO)模型。

(1) 4-VO 模型：永久性凝闭双侧椎动脉，并于 24 h 后短暂夹闭两侧颈总动脉，可导致前脑暂时性缺血。手术需分两步进行，模型稳定性好，但血管损伤大，血流再灌注不完全，动物死亡率高。

(2) 2-VO 模型：仅闭塞双侧颈总动脉。该模型对脑组织的影响与模型动物的种属品系密切相关。例如,沙鼠(gerbil)无完整 Willis 环,结扎单侧或双侧颈总动脉即造成前脑缺血,但后交通动脉变异较大,缺血程度的稳定性不足;而大鼠的 Willis 环发育较好,2-VO 虽能造成脑血流的下降,但因椎基底动脉可通过侧支循环代偿,对于脑细胞能量代谢的影响并不明显。2-VO 模型造成不完全缺血,短暂阻断 2-VO 并结合降低平均动脉压至 50 mmHg 左右,可诱导前脑缺血,但全身性低血压可损伤心脏等器官。大鼠 2-VO 的永久闭塞可作为脑组织慢性低灌注的动物模型,用于衰老及血管性痴呆等神经退行性疾病的研究。

2. 局灶性脑缺血动物模型 局灶性脑缺血模型在操作上更为复杂,常见的有大脑中动脉阻塞(middle cerebral artery occlusion,MCAO)模型和光化学诱导血栓形成(photochemically induced thrombosis)模型等。

(1) MCAO 模型:大脑中动脉是脑卒中多发部位,因此,MCAO 模型是最常见的局灶性脑缺血模型。对大脑中动脉的阻塞一般采用开颅后夹闭、尼龙线栓塞(线栓法)、栓子栓塞等手段。

1) 开颅法:打开动物骨窗后直接分离出大脑中动脉,通过动脉夹夹闭或电凝造成大脑中动脉闭塞。该模型可精准控制缺血范围,模型稳定性好,但易造成颅腔感染,且不适用于溶栓抗凝药物的研究。

2) 线栓法:是目前最常用的脑缺血模型。将一根头端钝圆的手术尼龙线自颈外动脉经颈内动脉颈段和脑底段引入大脑中动脉起始处,通过线栓头端阻塞大脑中动脉,可形成局灶缺血。该方法无需开颅,且可灵活模拟临床上的永久缺血或短暂缺血,但缺血程度因动物个体及脑血管解剖结构而异,手术操作难度较大,易造成蛛网膜下腔出血,不适用于溶栓抗凝药物的研究。

3) 栓子栓塞:将栓子微粒(如自体血凝块、碳素或塑料微粒等)在影像辅助下经颈内动脉引入大脑中动脉,造成局灶缺血。该方法可较好地模拟人类脑栓塞,也可模拟临床上的永久缺血或短暂缺血,自体血凝块栓塞模型还适用于进行溶栓治疗的研究,但栓子可能异位,缺血程度不易控制。

(2) 光化学诱导模型:利用特殊光敏染料(如四碘四氯荧光素二钠、玫瑰红 B 或孟加拉玫瑰红)在特定波长的光波激发下产生光化学反应,释放氧自由基等活性物质,造成血管内皮细胞损害和血小板黏附,激活微血管内凝血机制并形成血栓,导致光照部位的局部缺血。该模型制备简便,手术创伤较小,模型稳定性较好,可模拟人类血栓形成过程,适用于溶栓抗凝及内皮细胞保护等的药物研究,但微血管受损较重,血管源性水肿明显,且不能实现血流再灌注,与临床上血栓的影响范围也有较大差别。

(二) HS 动物模型

常见的 HS 模型有自体血注射模型、胶原酶注射模型、自发性脑出血模型、气囊肿胀致脑出血模型等。

1. 自体血注射模型 此为最经典的脑出血模型。方法:打开动物骨窗,将采自自体动脉(尾动脉、股动脉等)或静脉的血液直接注射到相应的脑区,以模拟临床上脑出血的病理过程。尾状核是高血压性脑出血的易发部位,故而也是自体血注射的首选脑区。该模型操作简单,适用于开展血肿压迫引起的局部组织缺血、缺氧及血肿吸收的研究,但注射过快或过慢都易影响血肿的形态和大小,且不适合研究出血机制和止血治疗。

2. 胶原酶注射模型 模型制备与自体血注射相似,但在特定脑区注射的是肝素化的胶原蛋白水解酶,以降解细胞间基质和血管基底膜的胶原蛋白,破坏血脑屏障,引起缓慢出血,形成血肿。适用于研究脑出血后的水肿、缺损神经功能的恢复及药物治疗效果。缺点在于脑出血缓慢且弥散,血肿形成时间较长,且胶原酶可加剧炎症反应,故不适合研究血肿的急性占位及脑出血后的免疫反应。此外,胶原酶的种类及用量对实验结果影响较大。

3. 自发性脑出血模型 自发性高血压大鼠(spontaneously hypertensive rat,SHR)和肾血管性高血压大鼠因可引起高血压,常作为自发性脑出血模型动物,用于研究高血压导致脑出血的病理生理机制,但存在出血量和出血部位不易控制的缺点。

4. 气囊肿胀模型 将微球囊插入动物脑组织特定脑区并充盈一段时间,模拟血肿的占位效应。该模型可控性强,重复性好,可用于研究血肿占位和清除等效应的研究,但无法模拟血凝块引起的细胞毒性对脑组织的损伤作用。

(三)脑缺血离体模型

在离体培养的细胞或者脑片上可模拟整体动物的缺血状态,常见方法有:①氧糖剥夺(oxygen-glucose deprivation,OGD),将细胞或脑片处于低氧低糖环境中培养,模拟缺血损伤;②低氧(hypoxia),直接将离体细胞或脑片置于低氧环境中培养;③化学性缺氧(chemical hypoxia),利用某些线粒体呼吸链抑制剂(如 NaN_3)抑制 ATP 的生成,模拟因缺血而产生的能量供应匮乏。

二、脑卒中中西医结合治疗的基础研究

(一)针刺治疗脑卒中的机制研究

目前,针刺治疗脑卒中的神经生物学机制已有大量的临床和基础研究报道,其神经保护作用具有多环节、多靶点的特点,与增加脑血流量、减轻谷氨酸兴奋性毒性、维持血脑屏障完整性、抑制免疫炎症反应、减轻氧化应激、减轻神经元死亡等作用密切相关。近年来,随着各种组学、生物信息学等学科技术的发展,对其可能的神经保护机制也有了更为全面的认识。

1. 改善脑血流及微循环,促进血管新生 脑缺血后局部脑血流下降,血液流变学异常。研究表明,针刺可以扩张血管、增加脑血流量。针刺对脑血流量的影响可能与其改善局部微循环的功能有关。研究发现,缺血后内钙超载可引起微血管自律运动振幅降低,脑血流量急剧下降,而血流速率却异常增高,表明微血管高度痉挛;针刺可在缺血早期抑制脑血管平滑肌细胞内的钙超载,快速缓解血管痉挛状态,从而为周边侧支代偿血流进入缺血区创造条件。

针刺还可促进脑缺血后的血管新生,其机制可能与上调 VEGF、碱性成纤维细胞生长因子(basic fibroblast growth factor,bFGF)、血管生成素(angiopoietin,Ang)-1 等

血管新生相关蛋白,减轻血管内皮细胞损伤有关。针刺也上调了脑缺血后血小板源性生长因子(platelet-derived growth factor,PDGF)- b 的表达,提示针刺可能诱导梗死后微血管的生长、成熟和稳定,促进血管新生。

2. **促进氨基酸类递质稳态**　脑缺血后,谷氨酸、GABA 等神经递质在细胞间液的含量显著升高。缺血急性期给予针刺可在一定程度上调节氨基酸类递质水平,例如,降低缺血区细胞外谷氨酸及门冬氨酸的含量,下调 NMDAR1 mRNA 的过表达,进一步升高细胞外抑制性氨基酸(如牛磺酸、GABA)的含量等。

3. **降低氧化应激损伤**　针刺可对抗脑缺血再灌注后的氧化应激损伤,其作用机制包括:①提高自由基清除的能力。在局灶性脑缺血模型上,电针使超氧化物歧化酶(superoxide dismutase,SOD)活性增高,丙二醛(malondialdehyde,MDA)含量下降。②减少自由基的生成。督脉电针能抑制缺血脑区一氧化氮合酶(nNOS 和 iNOS)mRNA 的过表达,减少缺血区一氧化氮的过量生成。

4. **调节炎症因子表达**　研究发现,电针可下调脑缺血后小胶质细胞的活化程度,减少离子钙结合衔接分子(ionized calcium binding adapter molecule,Iba)- 1 和 CD11b$^+$ 的表达,促使小胶质细胞由 M_1 型向 M_2 型转化,其机制可能与电针上调小胶质细胞烟碱型乙酰胆碱受体 α7 的表达,抑制小胶质细胞嘌呤能受体 P2X7 的水平有关。电针也可调节多种炎症因子的表达水平,包括降低缺血脑组织中 IL - 6、IL - 1B、TNF - α 和 NF - κB 的含量以及 NLRP3 的表达水平,提高抑炎因子 IL - 4 的表达水平等。

5. **减轻脑水肿,稳定血脑屏障**　脑缺血可引发严重的脑组织水肿,包括由兴奋毒引起的细胞源性水肿和由血脑屏障破坏导致的血管源性水肿。研究证实,电针治疗可减轻缺血后的脑水肿程度,其机制可能与电针对水通道蛋白(Aquaporin,AQP)、金属基质蛋白水解酶(MMP)、紧密连接等蛋白分子的调节有关。

6. **减少细胞死亡**　电针刺激能够减少脑缺血再灌注后神经细胞凋亡的发生,TUNEL 阳性细胞的数量显著下降,Bcl - 2/Bax 的比例明显升高。许多研究也发现,电针可以降低脑缺血或脑出血后 caspase - 3、caspase - 9 的表达。

电针刺激可能双向调节缺血受损神经细胞的自噬水平。研究发现,电针可以抑制脑缺血后的自噬水平。例如,降低缺血大鼠脑内 Beclin - 1 蛋白水平,上调 mTOR 的含量,同时伴有 LC3 - II/LC3 - I 的比值下降和 p62 蛋白水平的升高。另一些研究则发现,电针可进一步激活脑缺血后的自噬水平。

电针也可抑制脑缺血后的铁死亡。研究发现,针刺可以上调谷胱甘肽过氧化物酶(glutathione peroxidase,GPX)4 的水平,抑制铁超载,降低大鼠缺血后的早期损伤。

7. **促进神经可塑性**　研究发现,电针治疗组大鼠的缺血脑区有明显的新生神经元增多,缺血周边皮质树突棘的密度明显增多,针刺可上调生长相关蛋白(growth associated protein,GAP)43、突触蛋白 synapsin 等的表达水平。

8. **"预针刺"的神经保护作用**　"预针刺"又称针刺预处理(acupuncture pretreatment)或者针刺预适应(acupuncture preconditioning),属中医"治未病"范畴,古代医家称之为"逆",见于明代高武的《针灸聚英》"无病而先针灸日逆"。近来研究发现,预针刺可以抑制炎症的发生、调节激素释放、保护线粒体、抑制细胞凋亡,预先给予的电针刺激能诱导缺血耐受,促进促红细胞生成素(erythropoietin,EPO)的表达,还可上调大麻素(cannabinoid receptor,CB)-1受体水平以及内源性大麻素的含量。这种神经保护作用可能对机体产生良性的预应激,在一定程度上激发内源性的保护机制,以对抗后续的缺血损伤。

综上所述,针刺抗缺血性卒中的机制涉及多层次、多水平,虽相对于脑缺血损伤机制而言,针刺的脑保护作用机制研究仍欠深入,但可以肯定的是,这些研究提示,针刺抗脑缺血作用具有双向性:在抑制缺血损伤级联反应的同时,也增强了内源性保护作用,最终促进机体内稳态的再平衡(图5-2)。

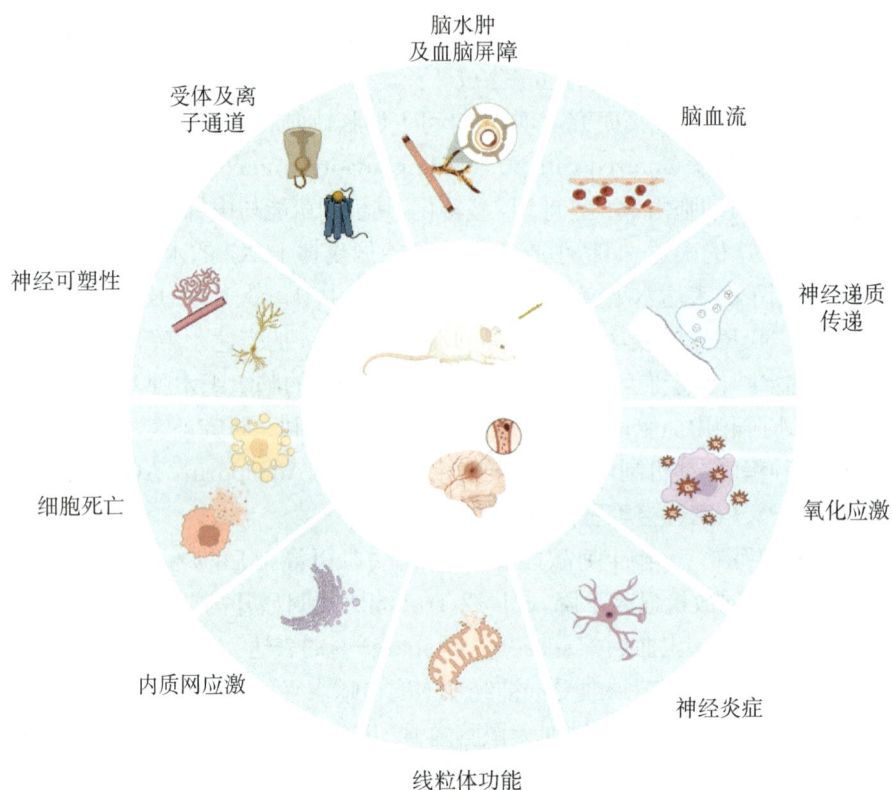

图5-2 针刺可在多层面发挥抗脑缺血损伤的神经保护作用

目前,在基于动物模型的实验研究中仍存在不少问题。例如,模型大鼠的年龄及性别、穴位的选择及配伍是否影响针刺的效果和作用机制;针刺调控信号网络具有何种时空差异性等,这些问题都需要进一步深入探索。

(二) 中药治疗脑卒中的基础研究

针对中药治疗脑卒中的可能机制,迄今已开展了大量的基础和临床研究工作,涉及中药复方、成药、单味中药、中药单体等不同层面,血清药物化学、药代动力学、代谢组学、计算机虚拟筛选、系统药理学等多种方法也应用于中药药效物质筛选与辨识中。

1. 中药复方的作用机制研究 中药复方依据中医药配伍理论而成组,各单味中药之间并非简单的相加关系。因此,对复方治疗卒中的机制研究,既要考虑整体作用特点,也要考虑复方中各药物之间的配伍规律和相互作用。这一特点增加了对其作用机制全面研究的难度。现以两种常见方剂的研究现状为例,做简要介绍。

(1) 补阳还五汤:由清代王清任所创,重用黄芪,以补益元气、气旺而血行,在临床上主要用于气虚血瘀型脑卒中。复方中的当归尾为臣药,活血通络而不伤血。赤芍、川芎、桃仁、红花协同当归尾以活血化瘀,地龙则通经活络,属于佐药。

动物实验发现,补阳还五汤可减小脑缺血再灌注后脑梗死体积,减轻脑水肿,降低缺血后脑毛细血管通透性。研究还发现,其能显著改善大鼠脑缺血后的神经功能缺损,增加新生神经元的数量。也有实验观察到,补阳还五汤及其有效成分(生物碱、苷类化合物)可抑制缺血后 caspase - 1、caspase - 3 和 caspase - 8 的表达,上调 Bcl - 2/Bax 的比值,从而降低凋亡的发生。对于脑缺血损伤的炎症反应,补阳还五汤也有抑制作用。实验发现,补阳还五汤及其有效成分通过抑制 IL - 1β、IL - lRl、ICAM - 1mRNA 及蛋白的表达,减少炎症因子及炎症介质。

补阳还五汤还被报道可以促进内源性神经保护通路。研究发现,其可上调缺血脑组织中 bFGF、胰岛素样生长因子(insulin like growth factor,IGF)- 1、脑源性神经营养因子(brain-derived neurotrophic factor,BDNF)、VEGF 及其受体 Flk - 1 的表达水平。除此之外,补阳还五汤还可下调 AQP - 4 的表达、上调 β -内啡肽的表达、调节 L 型 Ca^{2+} 通道的开放特性等。

近年来,有研究应用网络药理学的方法对补阳还五汤复杂的信号网络进行了系统分析。通过不同的数据库筛选获得了补阳还五汤的入脑成分以及可能的蛋白靶点,再与脑缺血相关数据库进行靶点映射,获得其作用于脑缺血损伤的可能靶点,在构建补阳还五汤治疗脑缺血的蛋白互作网络图后进行基因本体(Gene Ontology,GO)和京都基因与基因组百科全书(Kyoto Encyclopedia of Genes and Genomes,KEGG)富集分析,最终获得60 个潜在靶点,主要富集到 IL - 17、MAPK 等信号通路。可见,网络药理学为阐释中药复方的作用机制、发现药效物质/活性组合物提供了有效的技术手段,也为新药开发提供新思路。

(2) 星蒌承气汤:该方剂是治疗脑卒中急性期痰热腑实证的常用方,针对卒中急性期有腑气不通、浊邪上逆的症状,在三化汤的基础上创制,以大黄、芒硝配伍可清热通腑,以瓜蒌、胆南星配伍可息风化痰,另有羌活开窍行气血,使方剂具有清热化痰、通气散结之功效。

基础研究发现,星蒌承气汤可减轻脑缺血后的炎症反应,降低患者血浆中高敏 C 反应蛋白(hs - CRP)及 TNF - α 的含量,降低血脂及血浆黏度和纤维蛋白原水平,还可上调脑内 BDNF、胶质细胞源性神经营养因子(glial cell line-derived neurotrophic factor,GDNF)、GAP - 43、PSD - 95 等的表达水平。动物实验还发现,其可减少脂质过氧化损伤,减轻炎症反应,提示星蒌承气汤的神经保护作用可能与改善急性脑梗死患者的血液流变、抑制神经细胞炎性因子、促进突触重塑的作用有关。

也有研究在肠道菌群层面对星蒌承气汤治疗急性脑卒中痰热腑实证的可能机制进行了探讨,发现卒中小鼠存在肠道菌群失调,而星蒌承气汤可重新调节肠道菌群分布,降低胃动素及炎症因子表达,提示该方的神经保护作用也可能与其促进肠-脑轴功能的恢复有关。近年来也有研究团体应用生物信息学、系统药理学等手段对其活性单体的作用及配伍等开展研究,已挖掘出数十种与治疗痰热腑实证相关的关键活性成分以及相应的靶点,发现该方的 20 余种活性成分可能通过 27 个相关靶点参与调节免疫炎症反应。

2. 单味药及中药单体的作用机制研究 单味药是组成中药复方的基本单位,中药单体是单味中药中的活性成分,具有多种药用特性。单味药活性成分复杂,作用靶点较多,而中药单体的化学成分单一,成分明确,靶点相对简单,对中药单体的研究已经成为研究中药抗病机制的主要途径。以下简要介绍一些常见的中药及单体的研究现状。

(1) 人参:人参中含有多种活性成分,研究较多的是人参皂苷(ginsenoside)。实验表明,人参皂苷 Rg1 可能改善脑微循环,增加 MCAO 缺血大鼠软脑膜上微血管血流速度,且血管扩张显著。也有实验观察到人参总皂苷可减轻脑水肿,延长脑缺血后自主呼吸和脑电活动时间,降低缺血再灌注期间的死亡率。体外实验发现,人参皂苷可促进氧糖剥夺(oxygen and glucose deprivation)条件下神经干细胞的增殖和分化,以及人脑血管内皮细胞的增殖和迁移,人参皂苷 Rb1 可以抑制 Ca^{2+} 过度内流。

(2) 黄芪:黄芪具有补中益气、固表利水、托脓生肌的功效,其主要活性成分为黄芪皂苷、黄芪多糖、黄酮等。单独或联合应用黄芪治疗脑梗死均可取得较明显的疗效,其对脑缺血后再灌注期间血脑屏障及脑血流均有保护作用,可显著减轻脑水肿和炎症反应、改善血脑屏障通透性、增加脑血流量、清除氧自由基、保护血管内皮细胞等。黄芪总黄酮具有抗炎、抗氧化作用,黄芪甲苷可能通过促进细胞自噬、降低凋亡来发挥神经保护作用;黄芪多糖也有抗氧化作用,可减少脂质过氧化物及自由基的生成,提高 SOD 和 GSH - Px 的活性。

(3) 灯盏花:灯盏花具有散寒解表、祛风除湿、活络止痛、消积的功效,其活性成分为灯盏花总黄酮,包括灯盏花素、乙素、芹菜素、4 -羟基黄芩素等。研究发现,灯盏花素具有降低脑血管阻力、改善微循环、增加脑血流量的作用,可减轻脑缺血后的炎症反应以及氧化应激损伤、促进血管生成、减轻细胞凋亡,其抗炎作用与抑制 NF - κB 信号通路、抑制小胶质细胞的激活有关,可降低 hs - CRP、TNF - α、和 HIF - 1α 含量,还可促进神经细胞生长因子生长。

(4) 川芎:川芎具有活血行气的功效,活性成分主要包括生物碱、酚类、内酯类、菇类化合物等,其中研究最为深入的是川芎嗪(tetramethyl pyrazine)。川芎嗪具有活血化瘀、抗血小板凝集、抗氧化、改善微循环等作用,其注射液广泛用于治疗急性脑梗死患者。研究发现,川芎嗪能抑制缺氧神经元内 NF - κB 的表达,降低瞬时受体电位阳离子通道(transient receptor potential canonical,TRPC)6 的水平,可减少血管内皮细胞 MDA 的含量,还可改善脑血流,促进血液循环,减少巨噬细胞和小胶质细胞的激活。

(5) 丹参:丹参有活血祛瘀、止痛的功效,主要活性成分为丹参酮、丹参素、丹酚酸等,具有抗炎、抗氧化、抗凋亡活性。研究表明,丹参可改善微循环、增加脑组织 ATP 含量、减轻缺血引起的脑水肿、拮抗低密度脂蛋白氧化、清除自由基。研究报道,丹参注射液可清除 $Fe^{2+}-H_2O_2$ 系统产生的大部分羟自由基和黄嘌呤-黄嘌呤氧化酶系统产生的氧自由基,对 NO^- 自由基损伤过程同样发挥抑制作用。其活性单体中,丹酚酸 A 可抑制血小板,防止血栓形成;丹酚酸 B 有抗氧化、抑制由 VEGF 引起的血管通透性增加、减少细胞凋亡的作用;丹参酮 II A 及其衍生物可降低 TNF-α、IL-1β、IL-6、NF-κB 等炎症因子水平,抑制细胞凋亡。

(6) 葛根:祛风药葛根具有解肌退热、透疹、生津、止泻的功效,主要活性成分有异黄酮类化合物、三萜类化合物、芳香类化合物等,其中研究较多的是葛根素(puerarin)。葛根素亦称葛根黄素,是一种异黄酮类化合物,具有扩张血管、改善脑微循环的作用。葛根素注射液广泛用于心脑血管疾病的治疗。研究发现,葛根素可通过抑制活化的 caspase-3 的表达,减轻脑缺血后的神经元凋亡,还可降低 HIF-1α、TNF-α、iNOS 的水平,发挥抗炎作用。

(7) 姜黄:姜黄具有行气破瘀、通经止痛的功效,其活性单体研究较多的是姜黄素(curcumin)。研究发现,姜黄素有较好的神经保护作用,对维持血脑屏障稳定、促进神经突触重塑都有显著效果,在抑制神经炎症、降低氧化应激反应等方面也有作用。体外实验同样证实,姜黄素抑制脂多糖等诱导的小胶质细胞极化,也可以减少缺血引起的细胞死亡,介导 PI3K/mTOR 通路改善细胞自噬。姜黄素预处理也可显著改善缺血大鼠的脑梗死和神经功能缺损程度。

(8) 天麻:天麻含香荚兰醇、香荚兰醛、维生素 A 类物质等,活性成分主要是天麻素(天麻苷)、天麻苷元(p-hydroxybenzyl alcohol,HBA)等。研究发现,天麻提取液及 HBA 均可以降低 MCAO 大鼠的脑梗死体积,提高蛋白质二硫异构酶(protein disulfide isomerase)及半胱氨酸过氧化物还原酶-1 的转录水平,从而增加脑缺血后的抗氧化能力。HBA 还能减少脑缺血后的 TUNEL 阳性细胞数,增加 Bcl-2 的表达水平,抑制 caspase-3 的活化,提示其神经保护作用还与抗凋亡能力相关。

(9) 其他:如三七、红花、黄芩等中药,也广泛应用于脑卒中的临床治疗。基础研究发现,三七所含皂苷与人参类似,具有多种药理活性;槐实含有槲皮素和芦丁,在 MCAO 模型中,无论是缺血前还是缺血后,槐实都可显著降低脑梗死体积,下调 IL-1β 的表达。近来研究发现,山茱萸的有效成分山茱萸环烯醚萜苷(cornel iridoid glycoside,CIG)可促进脑缺血后的神经再生和血管新生,该作用可能与其上调 VEGF 和其受体 Flk-1 的表达有关。此外,银杏叶活性成分银杏内酯可减轻缺血导致的海马神经元损伤,降低脑水肿、增加脑血流、抑制血小板聚集,并可能促进脑缺血大鼠的血管生成,其注射液已用于急性脑梗死的治疗。

综上所述,中药对脑卒中的神经保护作用涉及多环节多靶点,由于中药的组方及有效成分复杂、药物剂量无法标准化,且不同产地的药材有药效差异,目前对中药治病的机制研究有面广而浅的特点,开展深入的机制研究较为困难,未来还面临诸多挑战。例如,对中药复方的拆方是否可行? 对有效单体的配伍是否有效? 网络药理学等新技术的应用虽使得新靶点的挖掘更为便捷,但仍需大量的实验加以验证和阐释。

（三）中西医结合治疗脑卒中的基础研究

脑卒中造成的脑损伤是多重机制共同参与的结果,而目前的神经保护药物仅对某一机制或某个环节进行干预,作用局限,难以取得满意的临床疗效。针对不同病因病情,选择不同的神经保护手段进行多重干预,可能是防治缺血性脑损伤研究的新方向。

中西医结合治疗脑卒中的临床实践中,溶栓抗凝药物与活血化瘀类中药的联用可用于临床上治疗急性 IS。相关的基础和临床研究显示,联合用药有助于患者神经功能的改善,较药物单独使用有更好的疗效。此外,星蒌承气汤联用抗血小板药物氯吡格雷、依达拉奉联用黄芪等也被发现可进一步提高临床疗效,但合用后增效的具体机制究竟为何,目前的研究仍较肤浅,需要进一步深入研究。

近来,较多研究关注骨髓间充质干细胞(bone marrow mesenchymal stromal cell,BMSC)动员治疗缺血损伤的策略。BMSC 具有体外增殖和组织修复再生能力,因此,在脑卒中治疗方面受到广泛关注,但 BMSC 在移植后迁移至受损部位时存在归巢率和存活率低的问题,极大影响治疗效果。不少研究发现,中药联合 BMSC 可以使 BMSC 动员后的抗卒中损伤作用提前并增强,发挥互补优势,联合效果明显优于单独用药组或移植组。例如,实验发现,补阳还五汤联合 BMSC 可通过上调缺血脑组织中的 Occludin、Claudins、ZO－1、连接黏附分子等的表达水平减轻血脑屏障的损伤程度,还可显著抑制 MMP 9/MMP 2 及 AQP4 的表达,其促血管再生的效果强于单独移植组。脑脉通(由大黄、人参、川芎、葛根组成)联合 BMSC 可下调 MMP 9 的表达,上调金属蛋白酶组织抑制因子(tissue inhibitor of metalloproteinase,TIMP)1 的表达,减少基底膜胶原蛋白的降解,还可上调 CD31 及 VEGF 的表达。这种协同增强作用也见于川芎嗪、清热化瘀方、灯盏花素等与 BMSC 的联用。

针药联用中,近年来有研究观察了针刺督脉组穴(神庭、百会、风府、大椎、至阳)联合西药奥拉西坦治疗 IS 后认知功能障碍的临床疗效,发现针药联合治疗组能明显改善患者的认知功能及日常生活能力。也有研究观察了针刺联合丁苯酞注射液对急性前循环脑卒中患者溶栓后的疗效及炎症因子的影响,发现治疗 2 周后,针药合用组 NIHSS 与mRS(改良 Ranking 量表)评分下降更明显,改良 Barthel 指数(modified Barthel index,MBI)升高更明显,且血清炎症水平明显降低,说明针药合用可明显促进脑卒中患者溶栓后的神经功能恢复,减轻局部炎症反应。

与中西药物联用相似,针药联用治疗脑卒中的基础研究不多,目前尚不知除了与上述药物的协同作用之外,针刺会否对某些药物的药效有拮抗,这一领域还需进一步广泛而深入的研究工作。

需要注意的是,目前针对中西医结合治疗脑卒中开展的基础研究,多数集中在探讨其潜在的神经生物学机制,对于具有中医特色的辨证论治、中药成分配伍禁忌以及中西药联用时的药物代谢动力学及配伍禁忌等方面,仍然缺乏足够的实验证据。

（郭景春）

参考文献

〔1〕GBD 2019 Stroke Collaborators. Global, regional, and national burden of stroke and its risk factors, 1990－2019：a systematic analysis for the Global Burden of Disease Study 2019 〔J〕. Lancet Neurol, 2021,20(10):795－820.

〔2〕MA Q F, LI R, WANG L J, et al. Temporal trend and attributable risk factors of stroke burden in China, 1990－2019: an analysis for the global burden of disease study 2019 〔J〕. Lancet Public Health, 2021,6:e897－e906.

〔3〕王拥军,李子孝,谷鸿秋,等. 中国卒中报告 2020(中文版)(1)〔J〕. 中国卒中杂志, 2022,17(5):433－447.

〔4〕王拥军,李子孝,谷鸿秋,等. 中国卒中报告 2020(中文版)(2)〔J〕. 中国卒中杂志, 2022,17(6):553－567.

〔5〕王拥军,李子孝,谷鸿秋,等. 中国卒中报告 2020(中文版)(3)〔J〕. 中国卒中杂志, 2022,17(7):675－682.

〔6〕董少龙,古联. 脑病中西医结合治疗学〔M〕. 上海:上海科学技术出版社,2018.

〔7〕中华中医药学会脑病分会,广东省中医药学会脑病专业委员会,广东省中西医结合学会卒中专业委员会. 中西医结合脑卒中循证实践指南(2019)〔J〕. 中国循证医学杂志,2020,20(8):901－912.

第六章 癫 痫

第一节 概 述

一、定义及分类

癫痫(epilepsy)是一种慢性脑部疾病,其特征为脑部神经元过度同步放电,导致突然、反复和短暂的中枢神经系统功能失常,表现为反复的痫样发作(seizure)。一次有效的痫样发作会使大脑短路,暂时不能解读视觉、听觉和感觉信号,也使大脑不能控制肌肉,引起患者跌倒、阵挛和昏厥。癫痫的英文 epilepsy 来源于希腊语 epilambanien,意为"抓持或攻击"。癫痫在中国俗称"羊癫风",是一种顽固的神经系统疾病。癫痫发作时轻者意识短暂丧失、呆滞不动,重者抽搐痉挛、昏迷不醒。

目前已知有 40 多种不同类型的癫痫。临床上根据癫痫发作表现形式,简略分类为:

(1)大发作:突然昏迷,全身抽搐,反复发作,持续一段时间,具有明确的脑内神经元异常放电病灶。

(2)小发作:短暂意识障碍,呆滞,失神,静止,无语,凝视。范围较小,持续时间短暂。

(3)局灶性发作:大脑皮质局部病灶引起局限性部位的发作,因病灶部位的功能不同会出现不同症状。一般无意识障碍。

(4)精神运动性发作:也称为复杂部分性发作。突出表现为阵发性精神症状、意识障碍和自动症。表现为幻听、幻视、神志模糊及机械性无意识动作。

国际最新的分类是 2017 年国际抗癫痫联盟(International League Against Epilepsy, ILAE)对癫痫发作的分类,分为局限性(局灶性、部分性)发作、全身性(全面性)发作、未知发作和不能分类的癫痫发作 4 种情况,同时强调区分意识是否清晰、知觉是否保留,以及运动性或非运动性发作(图 6 - 1)。

中国古代医家对癫痫没有统一的病名,关于癫痫的论述存在"癫(瘨、颠)""痫(间、癎)"之中。直到唐代,孙思邈在《千金要方·风眩》中明确指出"大人曰癫,小儿则为痫,

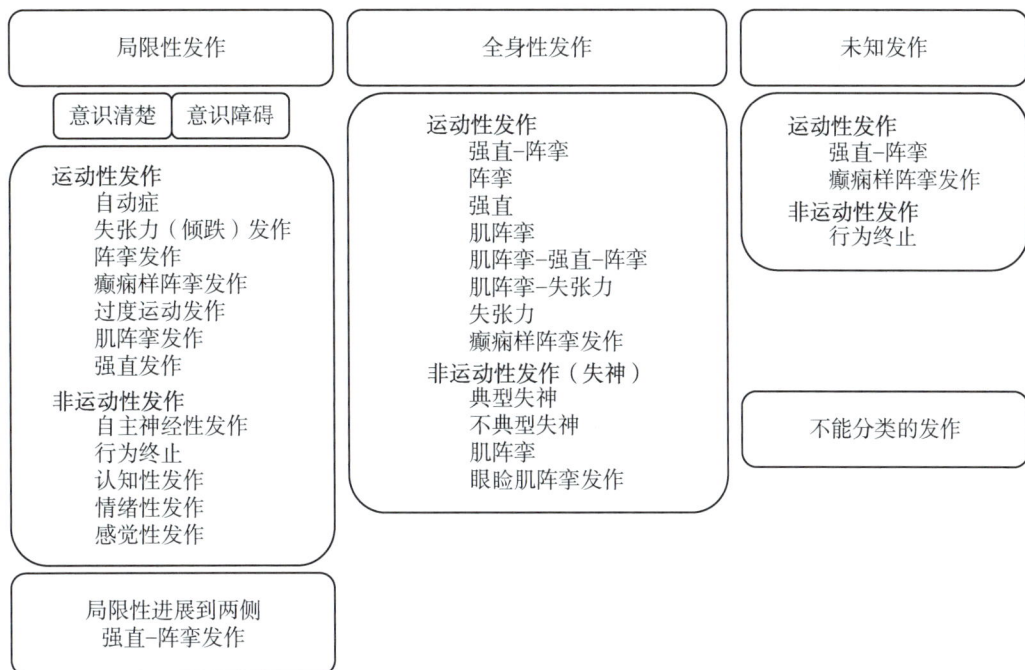

图 6‑1　癫痫发作的分类

其实则一"，首次提出"癫痫"病名，此后多数医家都沿用此病名。中医传统上将癫痫称作痫证或痫病。早期医书往往把癫、狂、痫混称，界限并不分明。癫、狂、痫均属于精神、神志疾病，三者各有其显著特征。癫和狂都表现为精神失常、动作错乱和意识紊乱，一发作就会突然昏倒在地，不省人事，口吐涎沫，四肢抽搐，发作症状缓解或消失后，与常人无异。中医典籍中多以阴阳不同来划分癫和狂，精神静默抑郁者属阴，为癫症；精神亢奋狂躁者属阳，为狂症。

现代中医继承古代医学思想，根据中医典籍，对癫痫进行了更明确的分类，大致有以下几种：①依据传统中医的阴阳两分法，分为阴痫、阳痫或者实证、虚证两类；②依据病因，把癫痫分成风痫、惊痫、痰痫、食痫、热痫、瘀痫、虚痫、虫痫等；③从肝、脾、肾三脏立论，把癫痫分为肝风痰浊、肝火痰热、肝肾阴虚、脾胃虚弱 4 类。这些分类，实际上也散见于历代医籍中，现代医家综合归纳后形成了更完整、科学的体系。

二、流行病学

癫痫是常见的神经系统疾病。2019 年国际癫痫大会（International Epilepsy Congress，IEC）发布了第一份《全球癫痫报告》。该报告由世界卫生组织（WHO）与 ILAE、国际癫痫病友会（International Bureau for Epilepsy，IBE）联合编写，共收集了全球 112 个国家的相关信息。

在世界范围，癫痫影响 6‰ 的人口。癫痫可以发生在任何年龄段。全球大约有 5 000

万癫痫患者。发达国家、经济转轨国家和发展中国家癫痫的患病率分别为 5.0‰、6.1‰ 和 7.2‰，在不发达国家癫痫患病率高达 11.2‰，其中非洲及拉丁美洲的部分不发达地区患病率更高。

国内流行病学资料显示，中国癫痫的患病率为 4.6‰～7‰。国内外学者更聚焦于活动性癫痫的患病率，即在最近 1 年内仍有发作的癫痫病例数与同期平均人口之比。我国的活动性癫痫患病率为 4.6‰，年发病率约 30/10 万。依据总人口估算，我国约有 900 万癫痫患者，其中约 640 万活动性癫痫患者，同时每年新增约 40 万癫痫患者。在我国，癫痫已经成为神经科疾病中仅次于头痛的第二大常见病。癫痫患者的死亡风险为一般人群的 2～3 倍。

癫痫是一种慢性疾病，可以迁延数年，对患者的健康和精神造成严重的危害。

三、临床表现及危害

癫痫发作的典型症状是惊厥和意识障碍，具有突然发生、短暂性、一过性、反复性等特点，主要临床表现为患者突然意识丧失、口吐白沫、肌肉强直性收缩等。临床表现如下：

（1）意识清醒的单纯部分性发作：患者意识清楚，一侧肢体强直、阵挛运动性发作；身体局部产生麻木感或有针刺样感觉的感觉性异常发作；头痛、腹痛或晕厥等自主神经性发作。历时短暂。

（2）意识障碍的复杂部分性发作：患者有不同程度的意识模糊，有明显的思维障碍、失去知觉，也可伴随运动障碍发作。也称为精神运动性发作。

（3）全面性发作：患者突然意识丧失，肢体强直、阵挛性抽搐发作，常伴有尖叫、面色发绀、尿失禁、舌咬伤、呕吐、口吐白沫或血沫、眼震颤、瞳孔散大等表现。抽搐持续 1 min 至数分钟，随后转入昏睡或躁动不安，有的患者立即清醒，有的患者约数十分钟后清醒。全面性发作在临床上是双侧大脑同时受累，其症状表现为双侧对称性。

（4）失神发作：属于全面性发作的一种特殊形式，表现为突发性精神意识中断，失神可伴随肌阵挛、眼睑肌阵挛和行为终止。一次发作持续数秒至 10 余秒。

第二节 | 中西医对癫痫的认识

一、中医

"癫"以疾病名最早出现于《黄帝内经·灵枢·癫狂》："癫疾始生，先不乐，头重痛，视举目赤，甚作极，已而烦心"，对癫的症状进行描述，并将其分为骨癫疾、筋癫疾、脉癫疾。"痫"的最早描述可追溯至《五十二病方》，在"婴儿病间（痫）方"中记载"间（痫）者，身热而数惊,颈脊强而腹大"。

癫痫的临床症状纷繁冗杂,隋代巢元方在《诸病源候论·癫狂候》中写道:"癫者,卒发仆地,吐涎沫,口喎,目急,手足缭戾,无所觉知,良久乃苏。"唐代孙思邈在《千金要方》中记载:"风癫,发时眼目相引牵纵反急强羊鸣,食顷方解","凡癫发之候,其状多端,口边白沫,动无常者"。这些均指出"突然昏仆、口吐涎沫、两目上视、四肢抽搐、移时苏醒、醒后如常"为癫痫的主要临床症状。此外,《证治准绳·杂病》还记载了痫病反复发作的特点:"醒后又复发,有连日发者,有一日三五发者。"

《黄帝内经·素问·奇病论》记载:"人生而有病癫疾者……病名为胎病,此得之在母腹中时,其母有所大惊,气上而不下,精气并居,故令子发为癫疾也。"《时方妙用·癫狂痫》记载"痫病多由胎中受惊,一触而发也",指出了癫痫发病与先天有关,与癫痫病因中的遗传因素、脑发育异常一致。《三因极一病证方论》提到:"夫癫痫病,皆由惊动,使脏气不平,郁而生涎,闭塞诸经,厥而乃成。或在母胎中受惊,或少小感风寒暑湿,或饮食不节,逆于脏气。"则进一步把癫痫的病因分为先天和后天两大因素。认为癫痫的发生与先天禀赋不足,后天情志不遂、饮食不节、外感六淫等因素有关。元代朱丹溪在《丹溪心法·痫》中指出"无非痰涎壅塞,迷闷孔窍",清代沈金鳌在《幼科释谜·痫痉》中指出"然诸痫证,莫不有痰",均强调痰邪致病。明代虞抟《医学正传·癫狂痫证》中记载"痫病独主乎痰,因火动之所作也",提出了火邪在癫痫发作中的作用。《临证指南医案·癫痫》中记载"病在肝胆胃经,三阳并上而生,故火炽则痰涌,心窍为之闭塞",进一步阐述火热引动伏痰、蒙蔽心窍而致痫病发作。明清以降,"血瘀"被认为是癫痫的发病机制之一,清朝周学海在《读医随笔》指出"癫痫之病,其伤在血",认为外邪凝滞血脉,气滞血瘀而致癫痫。总之,癫痫因先天不足、七情内伤、饮食不节等,造成脏腑失调,阴阳失衡,内生之风、火、痰、瘀相互交结,上蒙清窍,进而神机失灵、元神失控而发病。

二、西医

(一) 病因

癫痫的病因,第一大因素是遗传性的,第二大因素是获得性的,如头部外伤、脑卒中、脑肿瘤、神经退行性疾病、中枢神经系统感染、药物中毒等。遗传方面,目前在小鼠和人类中发现有40多个基因与癫痫起因相关,而这些基因相互间差异很大。2～3种癫痫基因的遗传就可能导致癫痫,甚至1种基因的突变也可能引起癫痫。

1. 遗传　遗传因素是导致特异性癫痫的重要原因。基因突变可能引起癫痫相关离子通道、分子结构或功能改变。

2. 脑部疾病　如脑发育异常、脑外伤、脑卒中、脑肿瘤、神经退行性疾病(阿尔茨海默病、多发性硬化)、中枢神经系统感染(脑膜炎)等,均可诱发癫痫。

3. 系统性疾病　如药物中毒、缺氧、低血糖等代谢性疾病、甲状旁腺功能减退症等内分泌疾病、风湿性免疫疾病等,均可诱发癫痫。

癫痫病因与年龄的关系较为密切,新生儿、儿童以及青春期发病多与遗传因素、中枢神经系统感染、脑发育异常等相关,成年后发病多与头颅外伤、脑肿瘤等相关,老年期发病多与脑卒中、脑肿瘤、代谢性疾病、神经退行性疾病等相关。

基于其可能的危险因素,约 25% 的癫痫发作可以预防。主要可防控的癫痫危险因素有围生期损伤、中枢神经系统感染、脑外伤和脑卒中。可采用的措施包括:关注孕妇和新生儿保健、注意传染病防控、避免脑外伤、加强心脑血管保健等。防控包括二级预防措施。初级预防是指防止出现癫痫发作的潜在事件(如脑外伤或其他脑部疾病);二级预防是指初始事件发生后的早期治疗,以最大限度地阻止脑损害的进展。

(二) 人类癫痫的病理学

与癫痫发生可能直接相关的脑内部位及结构主要有边缘系统的杏仁核、海马、前梨状皮质和脑干网状结构等。这些部位是各类癫痫发作共同的解剖结构基础,即尽管各种癫痫原发灶分布不同,但其异常放电却沿上述共同的相关结构扩布。一般认为,前梨状皮质、AT(Area Tempestas)区与海马、杏仁等边缘系统结构间的联系回路与癫痫的阵挛发作,特别是头面部及前肢的阵挛直接有关,而脑干网状结构则可能与癫痫的强直性发作及肌阵挛的发作和扩布有关。

癫痫发生与相关脑组织结构内细胞的形态变化有关,主要为:①癫痫灶内抑制性神经元,主要是 γ-氨基丁酸(GABA)能神经元(如海马齿状回的篮状细胞)选择性减少。儿童顽固性癫痫常伴随认知困难、大脑退化和组织损伤。颞叶癫痫患者的海马可见严重的神经元丢失,海马下托、CA1 区和 CA3 区选择性损伤。②癫痫灶内神经元(如锥体细胞)上抑制性突触数量减少,与非癫痫灶比较,相差约 50%。③脑内星状胶质细胞增生,甚至受累脑区形成胶质化(图 6-2)。④复杂部分性发作患者的颞叶硬化,又称为颞正中硬化(mesial temporal sclerosis,MTS)。组织异常从颞叶延伸至杏仁核、海马下托和

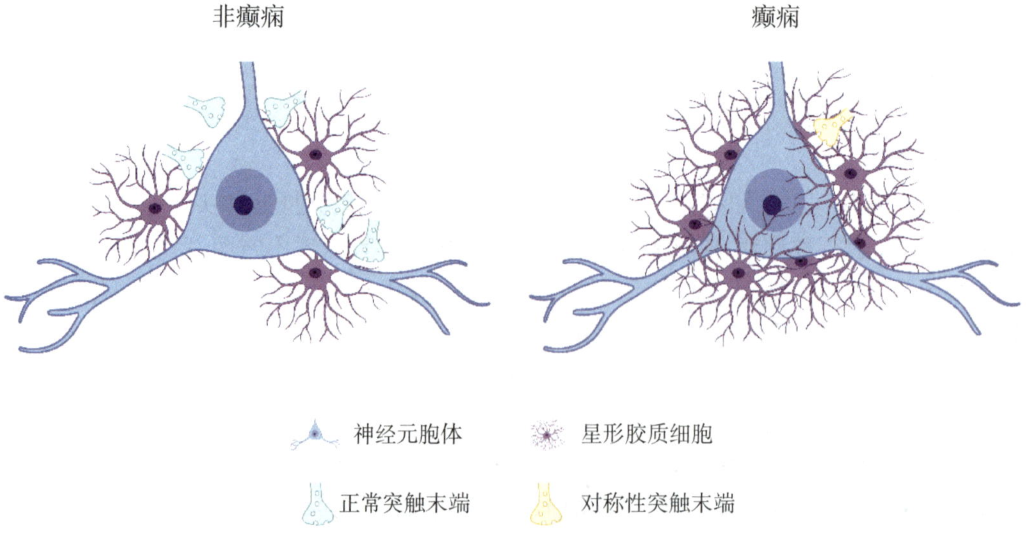

非癫痫　　　　　　　　　　　　　　　　癫痫

△ 神经元胞体　　　　　✳ 星形胶质细胞

凸 正常突触末端　　　　凸 对称性突触末端

图 6-2　癫痫与非癫痫神经元及突触

癫痫灶内锥体细胞上抑制性突触减少,胶质细胞增生。

周围海马回。大多 MTS 海马角发生变化,锥体神经细胞丢失、胶质增生、神经纤维网收缩。神经元死亡以 CA1 和齿状门(CA4)居多,齿状回和 CA3 次之,CA2 最少。⑤苔状纤维出芽,神经出芽(sprouting)至齿状回内部分子层,导致异常的突触连接,可能引起神经超兴奋。

(三) 癫痫样放电和癫痫的电生理

1. 脑电图改变　临床实践中,医务人员目睹患者发作的机会较少,患者多半是在发作间隙期就诊,诊断往往根据病史、脑电图和其他手段,如 CT、MRI、正电子发射体层扫描(PET)及单光子发射计算机体层扫描(SPECT)等。多数癫痫病例有癫痫样放电(epilepiform discharge),脑电图是诊断癫痫的最关键方法。

脑电图记录脑细胞群的自发性节律性电活动,反映大脑皮质的功能活动状态。正常人在清醒兴奋状态时,脑电图以每秒 12～30 次的低幅快波(β 波)为主。安静、清醒、闭眼时以每秒 7.5～12 次的 α 波为主,振幅由小变大,再由大变小,反复周期性变化,形成 α 波梭形。睁眼 α 波立即消失,变成快波。入睡过程中 α 波变小,有时出现 θ 波;完全入睡时会出现 δ 波;深睡时仅有 δ 及 θ 慢波(表 6-1 和图 6-3)。

表 6-1　正常脑电波

名称	频率(Hz)	振幅(μV)	常见作用、场合及部位
γ 波	30～100	20～100	γ 波是神经科学领域较新发现,参与健康认知、学习、记忆、冥想及信息处理
β 波	12～30	5～22	为清醒时脑电波的主要成分,额叶、顶叶显著时表示大脑皮质兴奋,精神积极活动时广泛见于各叶
α 波	7.5～12	20～100	可见于各叶,枕叶较显著,清醒闭眼静息时出现,睁眼时立即消失,称为 α 波阻断
θ 波	4～7.5	20～100	为少年脑电波的主要成分,成人可见于困乏、精神压抑、缺氧、麻醉时,颞叶、顶叶明显
δ 波	0.1～4	20～200	成人入睡时可见于颞叶、枕叶,睡眠由浅入深时逐渐增多,表示深层次放松,是婴幼儿脑电波的主要成分

癫痫发作时或发作间期,脑电图上可出现突发性高波幅癫痫样放电,常见波形有棘波、尖波、棘慢波综合、尖慢波综合等(图 6-4)。放电的不同类型通常提示可能的癫痫灶定位及不同的癫痫综合征。

(1) 棘波(spike wave):时程在 70 ms 以下,波幅 50～150 μV,波峰尖而波底稍宽,波升支与降支极为陡峭,多为以负相为主的双相,亦可有单相或三相,呈单个或节律性出现,常见于颞叶癫痫。出现高波幅、短周期、负向棘波的部位,提示靠近癫痫病灶;低波幅、长周期,则提示多由远处病灶扩布而来。

(2) 尖波(sharp wave):时程在 70～200 ms,新生儿及婴幼儿可达 300～500 ms,甚至更宽,波幅 100～200 μV。常为负相,波峰较钝,升支较陡,降支较缓。尖波与棘波意

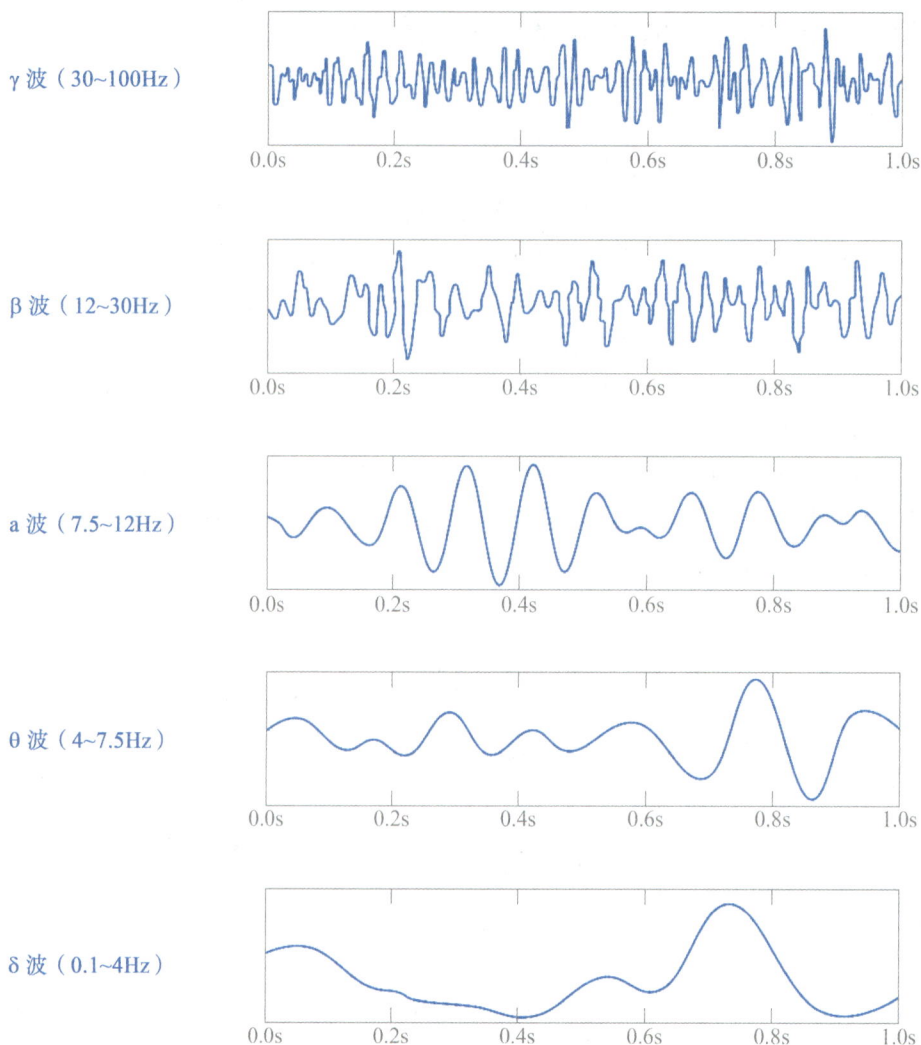

图 6-3 几种正常的脑电图波形

义相同,均系大脑皮质神经元高度同步化高频率放电的结果,但尖波可能发生在癫痫病灶较深部位或较大病灶大量神经元同步化放电时间延长时。

(3)棘慢复合波(spike and slow wave complex):由棘波和慢波组成,均为负相波,正相波极为少见,慢波时程达 200～500 ms,波幅 100～200 μV。多个棘波后紧随一个慢波,称为多棘慢复合波。棘慢复合波频率不同,临床意义不同。双侧同步对称、重复出现的 3 Hz 高波幅棘慢复合波常见于典型失神发作。

(4)尖慢复合波(sharp and slow wave complex):慢波时程达 500～1 000 ms。

棘慢复合波和尖慢复合波若局限性出现在皮质某个部位,多为局限性癫痫,如颞叶癫痫、额叶癫痫等。

癫痫样放电的形式还有多种,但基本上是以上棘波、尖波和慢波的不同节律的组合。

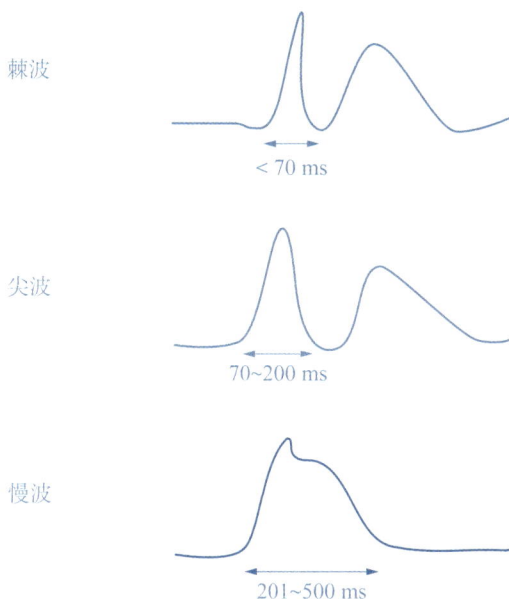

图 6‑4　癫痫样放电的几种基本波形

2. 癫痫样放电　应用电生理学方法可以观察到癫痫发作时大脑神经元放电的某些特点,从而了解癫痫样放电的可能机制。

(1) 神经元的高频放电:正常时,神经元的自发放电频率大多在每秒 10 次范围内,在人或动物大脑皮质癫痫病灶区表面出现棘波时,用细胞外微电极可记录大脑皮质神经元爆发或短串冲动发放,频率可达每秒数百次以上。用微电极做细胞内记录,则可记录到去极化和过度去极化电位。当去极化电位增大到一定程度时,即爆发短串动作电位,这种大幅度的去极化电位,可能由大量同步的兴奋性突触后电位总和而形成,也可能与各种因素(化学环境、代谢状态改变)影响下树突膜电位的不恒定有关。

(2) 神经元放电的超同步化:单个神经元的放电各有其本身的节律,当一群神经元中多数细胞倾向于共同活动而产生大致相同的放电节律时,即称为同步化(synchronization),而当这种共同活动达到极端,即出现所谓超同步化(supersynchronization)。癫痫样放电即因癫痫病灶及邻近区神经元放电节律的高度一致(超同步化)而表现为高波幅的棘波或尖波。

3. 癫痫的电生理　癫痫的痫样放电源于脑神经元的高频放电和放电超同步化等。实验性癫痫研究借助脑片技术和膜片钳(patch clamp)等技术,部分解释了癫痫发作的电生理机制和可能涉及的分子理论。

(1) 脑内兴奋过程的加强:正常脑内神经元的放电频率和电活动的扩布均受到有规律的控制,而各种癫痫的发作可能都是由某些影响神经元活动的因素引起的。海马脑片上的电生理研究发现,癫痫活动过程中,神经元的放电形式由单个动作电位变为一群动作电位,且其后继之以较长的去极化状态,即复极化过程延长,往往可达 100 ms 左右。

一般认为,这一兴奋加强的状态是痫性活动的基础,具有兴奋性突触后电位(excitatory postsynaptic potential,EPSP)的特征,其产生的机制可能与 NMDA 受体的参与及电压依赖性 Ca^{2+} 内流的持续增加有关。

(2)脑内抑制过程的减弱:应当指出,癫痫发作不但取决于脑内大量神经元癫痫样放电的发生,还与脑内抑制过程的减弱密切相关,这从前述的癫痫灶内抑制性 GABA 能神经元及其突触数量的显著减少,以及刺激 GABA 能通路和给予拟 GABA 受体激动剂或 GABA 代谢抑制剂均能拮抗癫痫发作等事实中不难得出结论。

(3)神经细胞膜电位不稳定:与膜电位直接有关的离子,如 K^+、Na^+、Ca^{2+}、Mg^{2+}、Cl^- 等,在细胞内、外的平衡失调是导致细胞痫样放电的重要原因。已知细胞外 K^+ 浓度的升高和 Ca^{2+} 浓度的降低均可促使神经元兴奋性升高及自发或诱发癫痫样放电。应用离子敏感电极直接测定发现痫样发作时大脑皮质细胞外 K^+ 浓度增高和 Ca^{2+} 浓度降低,而细胞内 Ca^{2+} 浓度则增高;细胞内 Ca^{2+} 的异常积聚还可促使细胞损伤和死亡。

需强调,关于癫痫机制的研究主要是在动物实验模型或离体脑片和细胞上进行,所得结果及推论用于解释人类癫痫时有很大的局限性,主要存在以下几点差异:①人类癫痫的病因及临床表现十分复杂,动物模型难以确切模拟;②癫痫发作对大脑高级功能的影响在动物实验中难以观察和估计;③某些在动物实验中可以肯定的现象,如点燃效应、继发性癫痫灶的形成、GABA 抑制机制减弱等,在人类癫痫中往往难以确定。但在目前的科学技术所能达到的实验条件下,应用动物模型探讨癫痫机制,仍然是一种可能的重要途径。

(四)癫痫相关的神经递质及调节因子

根据作用差异,脑内氨基酸递质分为两大类:兴奋性氨基酸和抑制性氨基酸。兴奋性氨基酸主要有谷氨酸和天冬氨酸,抑制性氨基酸主要有 GABA、甘氨酸、牛磺酸等。癫痫的发生与这两类氨基酸的失衡,即兴奋性氨基酸作用的升高和抑制性氨基酸作用的降低有关。

1. 兴奋性氨基酸 谷氨酸介导的兴奋性突触传递的异常早已被认为是引起某些人类和实验动物癫痫的主要原因。脑内给予谷氨酸、天冬氨酸及其受体激动剂 NMDA、海人藻酸等,均可引起许多神经元兴奋,导致癫痫。这也是化学致痫的依据。

在人类癫痫中,兴奋性谷氨酸能系统可能主要在 3 个层次参与癫痫:①参与慢性亚癫痫状态的异常兴奋,这种异常兴奋发生在癫痫灶并可被脑电图检测;②参与神经元之间正反馈,使癫痫灶兴奋增强,启动癫痫发作;③参与神经元超同步兴奋广泛扩布。临床上氨基酸水平的数据多来自对外科手术后的脑组织、脑脊液或血清的神经化学分析。

在动物的钴金属离子致痫模型或杏仁核点燃模型中均发现,谷氨酸随着癫痫的发作而释放,随着发作的发展,海马细胞外谷氨酸的含量越来越高。这一时程效应提示痫样发作与谷氨酸超载的因果关系,当然,谷氨酸启动的局部癫痫灶的神经元去极化也可能会导致进一步的谷氨酸释放。在正常神经元中,谷氨酸的平均水平是 10 mM,比其他兴奋性递质含量高得多,组织受损或细胞死亡导致谷氨酸大量迅速地释放至细胞外,与兴奋性谷氨酸受体作用后将引起神经元的超常兴奋。

NMDA 受体选择性拮抗剂如 2-氨酸-5-磷酸基戊酸(AP5)、CPP、MK801 等,对电点燃惊厥、化学点燃惊厥、听源性惊厥及海人藻酸、青霉素、戊四氮等化学物质诱导的惊厥等,均有不同程度的拮抗作用。同样,突触前的谷氨酸受体激动剂 D-AP4、L-AP4、(1S,3S)-ACPD 通过抑制突触前囊泡中谷氨酸的释放,也起到相同的拮抗作用。在癫痫过程中,除 NMDA 受体外,非 NMDA 受体也参与作用,如海人藻酸诱导的阵挛性癫痫即由 NMDA 和非 NMDA 受体共同介导。

2. **抑制性氨基酸**　主要是 GABA 及其受体在癫痫发生中起重要作用。GABA 能突触囊泡在中枢神经系统广泛分布。有报道,在皮质癫痫灶,GABA 能神经元或神经末梢减少。在杏仁核点燃模型中发现 GABA 能神经元或神经末梢减少 30%～50%,而细胞外 GABA 含量经微透析后检测减少了 60%～70%。同样,在患者的脑脊液中也发现 GABA 水平的降低。

(1) GABA 的合成和代谢:GABA 的来源是谷氨酸及其前体 α-酮戊二酸,在谷氨酸脱羧酶和维生素 B_6 辅酶的作用下合成 GABA。烯丙基甘氨酸(allyglycine)等可以阻断谷氨酸脱羧酶的催化反应。GABA 的去路是在 GABA 转氨酶的作用下形成琥珀酸半醛,再在琥珀酸半醛脱氢酶的催化下降解为琥珀酸,最终形成富马酸。丙戊酸(valproic acid)和 γ-乙炔 GABA(γ-acetylenic GABA)等可以竞争 GABA 转氨酶而阻断 GABA 的去路。许多抗癫痫药就是为了提高中枢神经系统的 GABA 合成的水平,针对 GABA 的来源和去路设计的。如抗癫痫药 γ-乙烯基-GABA(γ-vinyl-GABA)和氨己烯酸(vigabatrin),作为 GABA 的结构类似物,是 GABA 转氨酶的抑制剂;抗癫痫药乙酸二丙酯(dipropylacetate)和丙戊酸钠(sodium valproate)是琥珀酸半醛脱氢酶抑制剂。相反,降低 GABA 的含量,则可能导致癫痫。GABA 拮抗剂包括荷包牡丹碱、印防己苦毒宁(picrotoxinin)、hamalline、氨苯唑(amiphenazole)等。谷氨酸脱羧酶的抑制剂氨基脲(semicarbazide)和其他抗吡哆醛(antipyridoxal)制剂均有致癫痫作用(图6-5)。

(2) GABA 受体:GABA 受体在脑内广泛分布,如海马、黑质、苍白球、尾核等与癫痫密切相关的核团。GABA 主要存在于抑制性中间神经元(如篮状细胞)及隔区向海马的投射纤维轴突内,其作用机制是通过 GABA_A 受体,打开 Cl^- 通道,引起突触后膜超极化而产生突触后抑制,也可通过突触前 GABA_B 受体减少兴奋性氨基酸的释放,产生突触前抑制。许多抗癫痫药物针对受体的作用原理而设计。例如,苯二氮䓬类(benzodiazepine)和巴比妥类(barbiturate),能与 GABA_A 受体的特异区域结合,提高受体和 GABA 的亲和力,增强 Cl^- 的通透性。

(3) GABA 转运体:突触前膜上的 GABA 转运体是从突触间重摄取回收 GABA 至神经末梢的重要蛋白。抑制 GABA 转运体,使释放的 GABA 重摄取量减少,维持细胞外一定的 GABA 含量也是抗癫痫的途径之一。据此设计的抗癫痫药噻加宾(tiagabine)即是 GABA 转运体的抑制剂。

除影响 GABA 的合成和代谢、GABA 受体、GABA 转运体外,影响 GABA 向突触间

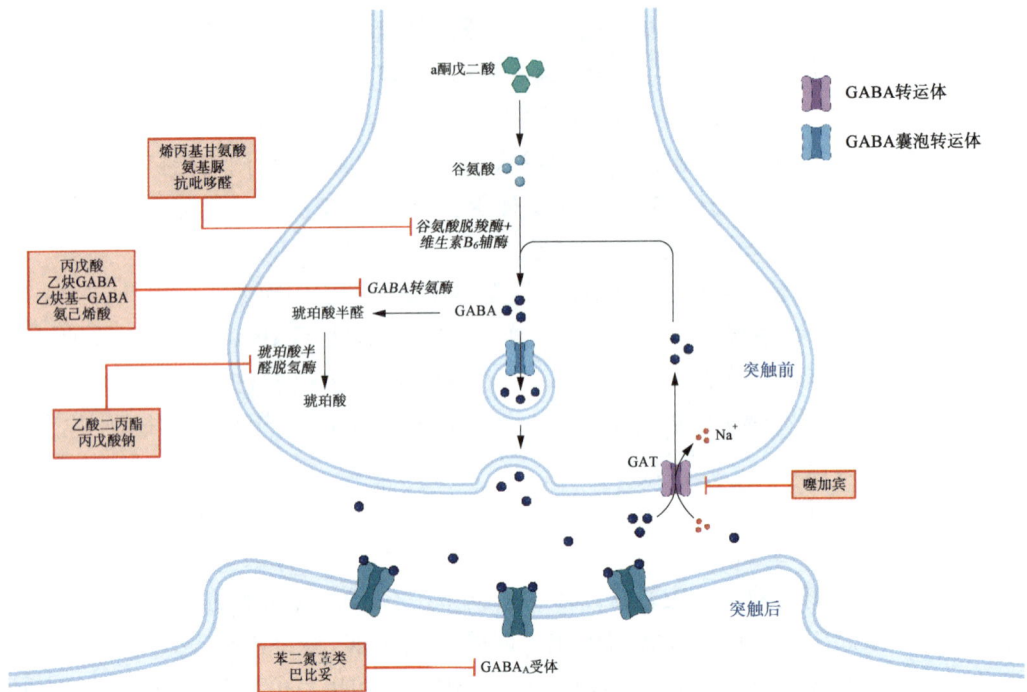

图 6－5　GABA 的合成、代谢、重摄取、作用途径以及致癫痫、抗癫痫药物

隙的释放也是药物设计策略之一。抗癫痫药加巴喷丁（gabapentin）是一种 GABA 类似物，不与 GABA 受体结合，也不参与 GABA 的代谢和重摄取，其作用原理可能是通过增强 GABA 的释放而提高 GABA 在细胞间的含量。

近年来，另一个重要的抑制性氨基酸牛磺酸的作用开始受到重视。牛磺酸的前体是亚磺酸半胱氨酸，经脱氢酶催化合成。该前体经转氨酶催化生成谷氨酸。牛磺酸具有引起神经元超极化、抑制神经细胞过度兴奋的作用。外源性牛磺酸具有亲水性，不易透过血脑屏障，其受体尚不清楚。有报道，在致癫痫动物和临床患者中，牛磺酸均可改善癫痫症状。有实验研究应用能穿过血脑屏障的亲脂性牛磺酸衍生物，尝试将其开发为新的抗癫痫剂和神经保护剂。在中医临床上，也有用牛黄或含有牛黄的成药治疗癫痫，认为其可醒脑开窍。现在发现牛磺酸即为牛黄的重要成分。

癫痫的病因尚不完全清楚，癫痫的一些可能机制在许多研究中提出，包括神经递质（氨基酸类的谷氨酸、GABA、牛磺酸、甘氨酸和单胺类的多巴胺、NE、5－HT 等）、受体（GABA 受体、NMDA 受体等）、离子通道（Ca^{2+}、K^+、Na^+）、突触、神经胶质细胞、神经肽（神经肽 Y 等）、炎症细胞因子、免疫系统、氧化应激、细胞凋亡、线粒体功能障碍、基因突变、糖原和糖皮质激素代谢等，都可能与癫痫的发病机制有关。目前药物的开发，主要集中在针对上述神经递质、受体、离子通道等的调控上。

第三节 | 癫痫的中西医诊断和治疗

一、中西医诊断标准和专家共识

（一）西医诊断标准

参见中国抗癫痫协会编著的《临床诊疗指南·癫痫病分册》（2023年修订版，人民卫生出版社）。

（二）中医辨证分型

参见张伯礼、吴勉华主编的《中医内科学》"痫证"篇。癫痫多因先天禀赋不足、七情失调、饮食不节、脑部外伤等，造成脏腑功能失调、风火痰瘀上蒙清窍，神机失灵、元神失控而发病。病位在脑，与心、肝、脾、肾关系密切。病理性质属虚实夹杂，痫证发作期多实或实中夹虚，休止期多虚或虚中夹实。

1. 发作期

（1）阳痫：表现为突然昏仆，不省人事，面色潮红、紫红，继之转为青紫或苍白，口唇青紫，牙关紧闭，两目上视，项背强直，四肢抽搐，口吐涎沫，或喉中痰鸣，或发怪叫，甚则二便自遗，移时苏醒；病发前多有眩晕、头痛而胀、胸闷乏力、喜欠伸等先兆症状；平素多有情绪急躁、心烦失眠、口苦咽干、便秘尿黄等症；舌质红，苔白腻或黄腻，脉弦数或弦滑。

（2）阴痫：表现为突然昏仆，不省人事，面色晦暗青灰而黄，手足清冷，双眼半开半合，肢体拘急或抽搐时作，口吐涎沫，一般口不啼叫或声音微小，醒后周身疲乏，或如常人；或仅表现为一过性呆木无知，不闻不见，不动不语，数秒至数分钟即可恢复，恢复后对上述症状全然不知，多则一日数次或十数次发作；平素多见神疲乏力、恶心泛呕、胸闷咳痰、纳差便溏等症；舌质淡，苔白腻，脉多沉细或沉迟。

2. 休止期

（1）肝火痰热：表现为平时急躁易怒，面红目赤，心烦失眠，咳痰不爽，口苦咽干，便秘溲黄；发作时昏仆抽搐，吐涎，或有吼叫；舌红，苔黄腻，脉弦滑而数。

（2）脾虚痰盛：表现为平素神疲乏力，少气懒言，胸脘痞闷，纳差便溏；发作时面色晦滞或白，四肢不温，蜷卧拘急，呕吐涎沫，叫声低怯；舌质淡，苔白腻，脉濡滑或弦细滑。

（3）肝肾阴虚：表现为痫证频发，神思恍惚，面色晦暗，头晕目眩，伴两目干涩，耳轮焦枯不泽，健忘失眠，腰膝酸软，大便干燥；舌红，苔薄白或薄黄少津，脉沉细数。

（4）瘀阻脑络：表现为平素头晕头痛，痛有定处，常伴单侧肢体抽搐，或一侧面部抽动，颜面口唇青紫；舌质暗红或有瘀斑，舌苔薄白，脉涩或弦。多继发于中风、颅脑外伤、产伤、颅内感染性疾病后。

（三）中西医结合诊断方式

癫痫的中西医结合诊断是采用辨病与辨证相结合的方式。首先根据西医诊断标准明确癫痫的诊断,在明确癫痫的基础上根据病情再分出发作期或休止期,并以此分期为基础,运用中医理论进行辨证分型。

二、治疗

(一)西医治疗

癫痫的现代治疗始于 1912 年引入苯巴比妥(phenobarbital)。20 世纪 30 年代末使用动物模型观察抗癫痫活性,发现苯妥英(phenytoin)标志着另一个里程碑。如今,临床上约有 30 余种药用于抗癫痫。这些药物在作用机制、药代动力学、疗效和副作用等方面各不相同,因而可以根据个人病情、病因选择性使用。

按作用目标,可分为 3 类:第 1 类,最常见,药物通过电压门控钠通道阻滞 Na^+ 进入细胞;第 2 类,影响 Ca^{2+} 通过电压门控钙通道进入细胞;第 3 类,影响 GABA 激活的抑制性突触。

苯妥英、卡马西平(carbamazepine)、奥卡西平(oxcarbazepine)、拉莫三嗪(lamotrigine)、托吡酯(topiramate)和非氨酯(felbamate)的作用原理就是与失活的 Na^+ 通道稳定结合,使 Na^+ 通道保持其失活状态,最终选择性地减缓 Na^+ 依赖性动作电位的高频放电。癫痫发作时,神经元去极化、高频放电。该高频放电与正常细胞的低频放电不同。药物的目标是选择性地抑制高频放电而避开两次发作间的低频放电。

乙琥胺(ethosuximide)选择性治疗失神发作。其作用原理即减少丘脑网状核(nucleus reticularis thalami,NRT)神经细胞上 Ca^{2+} 通道 T 亚型的电流,控制失神发作特有的 3 Hz 棘波活动。

苯二氮䓬类、巴比妥类、苯巴比妥类、氨己烯酸、噻加宾和加巴喷丁等通过增强抑制性 GABA 能的突触传递,抑制癫痫发作。详细原理如前所述。简单地说,这类药物通过增强 GABA 能,无论是其含量、功能还是敏感性而起作用。例如:①增强 GABA 合成,丙戊酸通过增强 GABA 合成酶谷氨酸脱氢酶的活性,间接增强 GABA 合成;②GABA 激动剂或前体,苯二氮䓬类药物,包括地西泮(diazepam)、氯硝西泮(clonazepam)、劳拉西泮(lorazepam)、咪达唑仑(midazolam)等,均为 GABA 激动剂;③GABA 抑制剂,如氨己烯酸;④GABA 受体增强剂,如托吡酯;⑤GABA 转运体抑制剂,如噻加宾;⑥GABA 释放增强剂,如加巴喷丁增强 GABA 的释放,从而提高 GABA 在细胞间的含量等。

虽然大多数药物不外乎上述 3 种原理中的一种,但有些抗癫痫药作用于兴奋性递质能系统。例如,改变谷氨酸代谢或直接封闭谷氨酸受体,减少谷氨酸的兴奋毒作用,如拉莫三嗪通过调节钠通道,阻断兴奋性递质谷氨酸的释放;又例如托吡酯,既是 GABA 受体增强剂,又是 α-氨基羟甲基恶唑丙酸(AMPA)受体拮抗剂;再例如,布瓦西坦(brivaracetam)是一种高选择性、亲和性突触小泡蛋白 2A 配体,可选择性地结合突触囊泡蛋白 2A(SV2A)。SV2A 位于突触前膜,参与调解神经递质的释放。布瓦西坦与SV2A 结合可减少兴奋性神经递质的释放,并通过调节脑内兴奋性递质和抑制性递质的平衡而达到控制癫痫发作的效果。

尽管自21世纪以来推出的新一代抗癫痫药比老一代药物更具安全性优势,但目前还没有显著地增加完全免于癫痫发作的患者比例。对于其中许多患者,或许应当尽早考虑替代疗法的可行性,包括中医(如中药和针刺)等。

(二)中医治疗

1. 中药治疗 常用治法方药参考张伯礼、吴勉华的主编《中医内科学》"痫证"篇。治疗首当分清标本虚实和轻重缓急。急则治其标,缓则治其本。发作期清泻肝火、豁痰息风、开窍定痫以治其标;缓解期健脾化痰、滋补肝肾、养心安神以治其本。

(1)分期施治:中医对痫证的治疗采用标本兼顾,急性发作时治"标",采用豁痰开窍、息风定惊为基本治法,兼有目赤、烦躁、大便干结、尿黄、舌红苔黄等症状的患者加用清热泻水,有血瘀证者则活血化瘀。痫证发作间期治"本",以培补脾肾为主。此外,还需调节情绪、注意饮食。例如,中药的"定痫丸"就体现了急性发作时的治疗原则并包含了治疗药物。"定痫丸"中有祛痰药(贝母、南星、竹沥、半夏)、息风开窍药(石菖蒲、天麻、全蝎、僵蚕)和镇惊安神药(琥珀、辰砂、茯神、远志)。在处方时,还有不少同类的药物可以替代,如礞石、白附子(祛痰)、牛黄(豁痰定惊)、蜈蚣、地龙、钩藤(平肝息风)、龙骨、牡蛎(重镇安神)等。益气固元法以治本,息风、镇惊、豁痰、化瘀法以治标。

1)发作期:①阳痫。治法:急以开窍醒神,继以泻热、涤痰、息风。代表方:黄连解毒汤合定痫丸。黄连解毒汤清上、中、下三焦之火;定痫丸化痰开窍、息风定痫。热重可选用安宫牛黄丸或紫雪丹;大便秘结,加生大黄、芒硝、枳实、厚朴。②阴痫。治法:急以开窍醒神,继以温化痰涎、顺气定痫。代表方:五生饮合二陈汤。五生饮温阳散寒化痰;二陈汤理气化痰。时有恶心欲呕者加生姜、苏梗、竹茹;胸闷痰多者,加瓜蒌、枳实、胆南星;纳差便溏者,加党参、炮姜、诃子。

2)休止期:①肝火痰热。治法:清肝泻火、化痰宁心。代表方:龙胆泻肝汤合涤痰汤。龙胆泻肝汤以清泻肝火为主;涤痰汤以涤痰开窍见长。有肝火动风之势者,加天麻、钩藤、地龙、全蝎;大便秘结者,加大黄、芒硝;彻夜难寐者,加酸枣仁、柏子仁、五味子。②脾虚痰盛。治法:健脾化痰。代表方:六君子汤。痰浊盛、呕吐痰涎者,加胆南星、瓜蒌、旋覆花;便溏者,加薏苡仁、炒扁豆、炮姜等;脘腹胀满、饮食难下者,加神曲、谷芽、麦芽;兼见心脾气血两虚者,合归脾汤加减;精神不振、久而不复者,宜服河车大造丸。③肝肾阴虚。治法:滋养肝肾、填精益髓。代表方:大补元煎。若神思恍惚、持续时间长者,可合酸枣仁汤加阿胶、龙眼肉;恐惧、焦虑、忧郁者,可合甘麦大枣汤;若水不制火、心肾不交者,合交泰丸;大便干燥者,加玄参、肉苁蓉、火麻仁。④瘀阻脑络。治法:活血化瘀、息风通络。代表方:通窍活血汤。肝阳上亢者,加钩藤、石决明、白芍;痰涎偏盛者,加半夏、胆南星、竹茹;纳差乏力、少气懒言、肢体瘫软者,加黄芪、党参、白术。

(2)中草药及中成药制剂:治疗癫痫常用的中药有全蝎、蜈蚣、僵蚕、地龙、蝉蜕、乌蛇、羚羊角、牛黄、钩藤、天麻、牡蛎、石决明、琥珀、石菖蒲、远志、茯苓、酸枣仁、礞石、天竺黄、天南星等。这些中药具有不同的药性、药效,适用于癫痫的不同证候,如全蝎能息风止痉、通络止痛、解毒散结,适用于风邪引起的惊痫(发作时有抽搐之症),被誉为"止痉抽之要药"。天麻可定痫息风。《本草纲目》记载:"天麻主诸风湿痹,四肢拘挛,小儿风痫惊气。"羚羊角、牛黄、钩藤能平肝息风、清热泻火、镇惊解毒,适用于热盛神昏、惊痫抽搐。礞石能平肝镇惊、下气坠痰,适用于积痰惊痫。《本草备要》记载:"能平肝下气,为治惊利痰之圣药。"《本草从新》中记载:"为治顽痰癖结之神药。"天竺黄可清热化痰,凉心定惊,适用于痰热痰壅、热病神昏。《本草汇言》记载:"竺黄性缓,清空解热,而更有定惊安神之妙。故前古治小儿惊风天吊,夜啼不眠……如大人中风,失音不语,入风痰药中,亦屡奏效。"白矾、菖蒲、磁石、朱砂、牵牛子等,亦具有豁痰、开窍、抗痉的功效。丹参、鸡血藤、川芎、当归、乳香可活血化瘀,治疗外伤性癫痫;柴胡、龙骨、牡蛎等可育阴潜阳,对癫痫合并精神障碍者有效;六君子汤、人参养营丸等,可扶正固本。

在癫痫的传统中医治疗中,根据证候和中草药药效药性,组成中药复方。古籍中治疗癫痫的代表方剂包括:①安宫牛黄丸,出自《温病条辨》,包括牛黄、犀角、黄连、黄芩、生栀子、朱砂、珍珠、麝香、冰片、明雄黄、黄郁金,适用于惊厥、痰热内闭、抽搐、神昏;②钩藤饮,出自《普济方》,包括钩藤、黄芩、炙甘草、石膏、龙脑、升麻、蚱蝉,适用于风痰痫;③大黄䗪虫丸,出自《金匮要略》,包括大黄、黄芩、甘草、桃仁、杏仁、芍药、干地黄、干漆、虻虫、水蛭、蛴螬、䗪虫(土鳖虫),适用于瘀痫,治瘀血干结;④大和中饮,出自《景岳全书》,包括陈皮、枳实、砂仁、山楂、麦芽、厚朴、泽泻,适用于食痫、痫证食滞;⑤镇惊丸,出自《医宗金鉴》,包括生茯苓、麦冬、辰砂、远志、石菖蒲、枣仁、牛黄、川黄连、珍珠、胆星、钩藤钩、天竺黄、犀角、甘草,适用于热痰惊痫;⑥大承气汤,出自《伤寒论》,包括大黄、厚朴、枳实、芒硝,适用于狂痫、痫证发狂热证;⑦六君子汤,出自《世医得效方》,包括人参、炙甘草、白茯苓、白术、陈皮、半夏,适用于虚痫、痫证者脾胃虚弱、有痰。

目前临床上治疗癫痫的常见中成药制剂包括息风止痉、豁痰开窍、醒神抗痉、活血化瘀、补益元气等一类的药物。市面上可以购买到的治疗癫痫的中成药包括:医痫丸、癫痫宁、癫痫康胶囊、癫痫平、羊痫疯癫丸、桂芍镇痫片、痫速康胶囊、治痫灵、七十味珍珠丸、细辛脑胶囊、牛黄宁宫片、化风丹、全天麻胶囊、二十五味珊瑚丸、牛黄清心丸、僵蛹片等。举例说明主要作用如下:①癫痫宁,化痰开窍、息风安神;②癫痫康胶囊,适用于痰火扰心、神昏抽搐的癫痫;③羊痫疯癫丸,平肝舒气、降痰治痫;④桂芍镇痫片,调和营卫、清肝胆热,适用于肝胆热盛的癫痫;⑤痫速康胶囊,健脾益气、活血化瘀,适用于痰浊脾弱的患者;⑥治痫灵,是中西医复方,由西药苯巴比妥、溴化钠加上中药丹参、珍珠母、樟脑、冰片等组合。

2. 针刺治疗 针刺可以有效地治疗癫痫,这早在《黄帝内经·灵枢》的"癫狂篇"中就有记载,历代医家均有论述,也为近年的临床和实验研究所证实。朱丹溪曾指出:"(痫)无非痰涎迷闷孔窍。"《脾胃论》记载"病痫者,涎沫出于口,冷汗出于身,清涕出于鼻,皆阳交、阴交、督、冲四脉之邪上行……当从督、冲、二交四穴中奇邪之法治之",描述了癫痫患者发病情况,分析病因,并认为应当采用选定的方法在上述阳交、阴交、督脉和冲脉4个通道上进行针灸。针刺治疗癫痫,经历了历朝历代。在明朝,有流传的评论说,

"善用针者,从阳到阴,从阴到阳"。针灸的作用可能是通过疏通经脉脑络,调理气血髓海,醒脑开窍,息风定惊,从而平衡阴阳,安神定气。中医认为,针灸治疗癫痫具有诸多优点,如没有副作用、可以长期使用等。

在中国目前的中医医院中,针灸也被广泛用于治疗癫痫。来自全国各地诊所的报告总结了医生的经验,这些总结一般集中在临床方法、针灸选择和针灸参数以及中医评价方面。大多数经验来自多年临床工作中的个人实践。韩国、日本、印度、以色列及其他许多国家,也在使用针灸治疗癫痫。

参照全国中医药行业高等教育"十四五"规划教材《针灸治疗学》,对于痫证的治疗采用先分期再辨证的原则。确立发作期和间歇期的治法和主穴,再根据辨证分型进行配穴治疗。

(1) 分期施治

1) 发作期:治法以豁痰息风、醒神开窍为主,取督脉和手厥阴经穴位为主。以水沟、百合、内关、太冲、后溪和涌泉为主穴。痰火扰神配行间、神门;风痰闭阻配风池、丰隆;瘀阻脑络配膈俞。

2) 间歇期:治法以化痰息风、固本扶正为主,取督脉、任脉和手厥阴经穴位为主。以印堂、鸠尾、长强、间使、太冲和丰隆为主穴。心脾两虚配心俞、脾俞;心肾亏虚配心俞、肾俞。

3) 操作方法:水沟穴向鼻中隔深刺、强刺激,鸠尾穴要注意针刺方向、角度和深度,以免伤及肺、肝等脏器。其他腧穴常规针刺。

(2) 针刺方法:在临床上,有采用毫针疗法的,有采用穴位埋线疗法的,也有针药结合治疗的,还有芒针、磁力刺激穴位等。毫针疗法为针刺治疗癫痫的主要方法。总的看来,以采用任、督穴位为多。

1) 毫针疗法:这是一种经典的针刺方法。应用多个穴位,尤其是督脉和任脉。在一个治疗案例中,54 例患者中 34 例治愈,14 例好转,针刺鸠尾、筋缩、腰奇、间使、丰隆穴位。另一个治疗案例中,一名 10 岁儿童患有严重癫痫,1 年内发作了 7 次,每次均胳膊和腿抽搐,失去知觉,牙齿紧闭,小便失禁。癫痫发作持续约 10 min。抗癫痫药物治疗无效。医生针刺人中、大椎、风池、百会、腰奇穴位,每天 30 min,连续 15 d。患儿直到次年才再次发作。后来癫痫发作仅持续 2 min,症状比前一年轻。发病后又每隔一天给患儿针灸 20 min。此后 10 年患儿再也没有癫痫发作。

2) 穴位埋线疗法:将肠线植入皮肤下的穴位位置,以作为异质蛋白质刺激穴位。一个治疗案例中,100 例患者中有 67 例在针刺后获得了临床改善。取穴鸠尾、内关,然后心俞、大锥,治疗 21 个月。在另一份报告中,816 名患者中有 678 名患者好转。埋线在脊中和筋缩,也有在大椎、长强、膻中、中脘、气海、内关等埋线者。报告表明,超过 67% 的患者在不同穴位治疗后表现出不同程度的改善。

(三) 中西医结合治疗

许多研究已证实,单用西药、中药或针灸,对癫痫发作的控制均并不理想,中西医结合治疗癫痫有更好的疗效。《癫痫中西医结合诊疗指南(2023)》中,对癫痫的中西医结合循证治疗提出了近 10 条推荐意见。概括而言,抗癫痫药物治疗是癫痫治疗最重要和最基本的治疗,也是癫痫的首选治疗。对于成人新发局灶性癫痫发作,拉莫三嗪、左乙拉西坦、唑尼沙胺可减少癫痫发作频率。对于年龄≥60 岁的患者,可考虑使用拉莫三嗪、加巴喷丁来减少癫痫发作频率。中医药尤其是中药复方通过多途径、多靶点的作用方式产生抗癫痫效果,西药联合运用中药或中药制剂可较好地控制癫痫,改善脑电图异常,减少癫痫样放电时间及累计导联数,减少癫痫发作次数和持续时间,毒副作用较小,推荐使用中西医结合治疗癫痫提高临床疗效,降低不良反应。对于继发性癫痫患者,推荐联合使用中、西药物及中药方剂,如醒脑静注射液、定痫汤/定痫丸、柴胡疏肝汤、柴贝止痫汤及癫痫宁片等。推荐针药结合以提高抗癫痫的临床疗效,降低不良反应,如针刺以申脉、照海、内关为主穴,配合"四神针"百会穴前后左右各旁开 1.5 寸、神庭、本神、脑户等穴,代表方为定痫丸、通窍活血汤等。癫痫持续状态的药物治疗推荐按下列顺序选择:地西泮或劳拉西泮→氯硝西泮→苯巴比妥、丙戊酸、左乙拉西坦→咪达唑仑→异丙酚→氯胺酮→联合用药→生酮饮食→亚低温→电惊厥。对癫痫持续状态患者,推荐使用中西医结合治疗方法,包括醒脑静注射液联合抗发作西药治疗。对于卒中后癫痫患者,可考虑联合使用中药制剂提高临床疗效,包括醒脑静注射液、柴胡加龙骨牡蛎汤、通窍活血汤、癫痫宁片等。对于脑创伤后癫痫患者,可考虑联合中药制剂提高临床疗效,包括复方丹参滴丸、癫痫宁片、通窍活血汤等。对于癫痫患儿,推荐联合中药、抗痫胶囊等增强临床疗效,减少癫痫发作次数及发作持续时间。对于难治性癫痫患者,可考虑联合中药制剂提高临床疗效,推荐使用柴胡疏肝散、癫痫宁片、青阳参片、冰片。对于癫痫并发抑郁患者,推荐使用中药制剂联合使用,如舒肝解郁胶囊、乌灵胶囊、逍遥散等,以减轻抑郁程度。

值得注意的是,这些推荐意见除了对儿童癫痫是弱推荐之外,其他均为强推荐,说明了中西医结合临床研究数据的高质量以及中西医结合治疗癫痫的有效性和可行性。

第四节 | 癫痫的中西医结合基础研究

一、癫痫的实验模型

(一) 癫痫的实验动物模型

建立实验动物模型,通过实验研究,探索和阐明癫痫发病机制,寻找有效的治疗手段,是研究癫痫的重要途径。实验模型应是可重复的且各种参数是可控的。化学致痫的模型最好同时有相应的抗癫痫药物可阻断痫样发作。各种药物是很好的研究工具,抗GABA 能、胆碱能、谷氨酸能药物常被用于致痫。例如,$GABA_A$ 受体拮抗剂荷包牡丹碱,抑制 GAD、GABA 合成的烯丙基甘氨酸,胆碱类药物毛果芸香碱(pilocarpine),谷氨酸受体激动剂和神经毒素海人藻酸等。海人藻酸致痫模型和电刺激杏仁核或海马的"点燃"模型是目前作为人类颞叶癫痫的常用动物模型(表 6 - 2)。

表 6-2 癫痫动物模型相对于人类癫痫的分类

人类癫痫类型	动物模型
单纯部分性发作(急性)	应用局部致痫剂,如青霉素、荷包牡丹碱、毛果芸香碱、马钱子碱、谷氨酸钠
单纯部分性发作(慢性)	植入金属离子,如铝、钴;局部皮质冷冻
复杂部分性发作	点燃(电点燃和化学点燃);核团微量注射,如海人藻酸、破伤风毒素;遗传性易感 E1 小鼠
原发性全身性强直-阵挛发作	癫痫遗传趋向动物,如光敏感狒狒、听源性癫痫小鼠、Totterer 蹒跚小鼠、蒙古沙鼠;最大电休克;应用系统致痫剂,如戊四氮、青霉素、印防己毒素、烯丙基甘氨酸、马钱子碱、马桑内脂、贝美格(bemegride)、抗维生素 B_6 药物(如硫代卡巴肼)
全身性失神发作	丘脑刺激;双侧皮质给药(如青霉素、钴);系统性给予青霉素、γ-羟基丁酸;静脉注射阿片类药物、加波沙朵(gaboxadol);遗传性失神啮齿类动物模型

1. "点燃"模型 实验动物包括蛙、沙鼠、小鼠、大鼠、兔、猫、狗、罗猴和狒狒。刺激部位有杏仁核、海马、梨状皮质、内嗅皮质、嗅球、隔核、尾核和新皮质。最常用的是大鼠杏仁核电"点燃"模型。通过预先埋置在动物大脑边缘结构或其他脑区的电极,给予重复间歇(通常每天)的亚痉挛电刺激(0.2～1.0 mA,60 Hz,1～2 s,方波),经过约 3 周,引起逐渐加重的运动性惊厥,这种现象称为"点燃"(kindling)。动物痉挛的程度和范围大致经历以下 5 个阶段:①大鼠不动,面部痉挛,闭眼,毛颤动;②点头,并伴随更严重的面肌痉挛;③单侧前肢痉挛;④用后肢站起,双侧前肢痉挛;⑤后肢站起,跌倒,全身阵挛性惊厥。一般认为第 1、2 级相当于人类的复杂部分性发作,后 3 级相当于复杂部分性发作继发全身性发作。大鼠达到 5 级为完全"点燃"。

大鼠杏仁核电"点燃"被认为是人类复杂部分性发作继发全身性发作的最合适模型,理由是:①两者的抗癫痫药物药效相似。对"点燃"模型使用有效的抗癫痫药,对人类颞叶癫痫患者同样有效。②病理变化相似。150 次刺激的"点燃"大鼠有海马(CA_1、CA_3区和齿状回)神经元选择性死亡,苔状纤维出芽,这些病理特征非常类似人类颞叶癫痫的病理表现。③"点燃"可以导致惊厥自发性反复发作,符合临床癫痫的特征。

2. KA 模型 KA 是离子型谷氨酸受体激动剂。大鼠用 KA 8～12 mg/kg 皮下/腹腔注射或 1～2 μg 脑室注射可引起急性惊厥。KA 全身注射后诱发的惊厥可表现为 5 min 后以凝视、咀嚼、点头和湿狗样抖动为前驱症状;30 min 后出现逐渐加重的抽搐,从面部开始,继而一侧和两侧前肢,直至全身痉挛,失去平衡而跌倒;2～3 h 后惊厥减轻,1～2 d 内恢复"正常",10 d 后一半以上动物再次出现惊厥,10～30 d 发生的惊厥为慢性惊厥。该模型的某些惊厥行为非常类似完全"点燃"模型,提示两种模型的惊厥传播途径至少部分相似。

KA 全身注射后,仅少量(<1%)进入脑内,急性损伤主要表现为脑半球体积增大,尤其是颞叶水肿。24～36 h 后内嗅皮质、杏仁复合体、梨状皮质神经元变性;海马结构的选择性损伤在 CA_3 区锥体细胞、齿状回门区中间神经元,也可累及 CA_1 区,但 CA_2 区和

颗粒细胞较少损伤,GABA 能篮状细胞幸存。其他脑区(如外侧隔核、丘脑)也有损伤。KA 模型造成的脑损伤比"点燃"模型更广泛,以致在 KA 模型所见的生化改变有时很难判断是神经元丢失所致,还是致痫原因造成。常用的抗癫痫药中,苯二氮䓬类、三甲双酮对 KA 惊厥最有效,而临床一线药物苯妥英、卡马西平和丙戊酸钠却无明显效果,与人类癫痫的药物敏感性有较大差异。因此,通过 KA 模型来筛选人类颞叶癫痫的抗癫痫药,难以做出临床前的预测。

(二)癫痫的离体实验模型

1. 脑片模型 取动物脑或癫痫患者手术切除的脑组织,选择惊厥易感脑区如海马(和邻近的内嗅皮质)、大脑皮质、杏仁、嗅皮质、丘脑制成脑片,片厚 $70\sim400\ \mu m$。片厚适中是因为既要尽可能保留神经元基本环路,又要避免因脑片太厚,脑片中心缺氧。脑片放置在记录小室内,由不断循环的含有饱和氧的人工脑脊液维持存活。实验时健康动物的脑片可用化学致痫物质诱导急性放电,也可采用慢性癫痫动物的脑片。

脑片模型的优点是:电活动记录的稳定性好,没有呼吸和血压影响;可以在显微镜直视下操作,如将电极安置到纤细的神经元突起进行刺激或记录;实验条件容易控制,如人为改变细胞外离子浓度、渗透压,也可使用毒性较大不宜于整体实验的工具药。脑片保留了神经元的基本环路,因而在一定程度上模拟体内的实际情况。缺点是脑片存活时间较短,一般仅存活数小时,限制了对癫痫活动的长时间观察。

2. 细胞模型 痫样活动也可以用全细胞电流钳技术在培养的细胞内记录。将原代培养的大鼠海马神经元移入无镁离子的培养基培养 3 h 后发现,95% 的神经元发生同步、持续性癫痫样放电,在恢复正常镁离子浓度后,神经元仍可自发出现间歇性癫痫样放电,持续至细胞死亡。因此,无镁培养 3 h,细胞即具有永久性间歇性癫痫样放电的特征;无镁培养时间超过 3 h,神经元容易因强烈放电而死亡;而 $1\sim2$ h 的无镁培养又达不到$>$90% 的神经元癫痫样放电。研究进一步发现,如果降低培养液 Ca^{2+} 浓度,或加用 Ca^{2+} 的细胞内螯合剂四乙酸(BAPTA),神经元不出现自发性反复癫痫样放电,而且这种自发放电可被 NMDA 受体拮抗剂 APV 和 MK‐801 阻断。因此推论,神经元经无镁处理后出现的永久性自发性癫痫样放电是通过 NMDA 受体和 Ca^{2+} 途径介导的。

二、癫痫中西医结合治疗的基础研究

(一)针刺治疗癫痫的机制研究

在现代医学实验研究的基础上,医学专家和科研工作者已经认识到,为了进一步提升针灸治疗癫痫的疗效,必须深入探究针灸治疗癫痫的真正机制。因此,将针灸治疗与现代医学科学研究方法,包括分子生物学、电生理学等技术相结合,对于推广针灸疗法、让世界了解针灸的重要性而言,显得尤为必要。现代实验医学认为,针刺任、督二脉及其他癫痫相关穴位可能影响了某些与癫痫发作有关的中枢结构、神经递质等。

研究表明,兴奋性及抑制性氨基酸的生化含量变化可能与针刺抑制癫痫发作相关。在马桑内酯致痫的大发作大鼠模型上观察到,针刺"百会"和"中都"两穴可以明显延缓癫痫发作潜伏期,降低其 4 级以上发作率的同时,其脑干谷氨酸(Glu)水平下降,GABA 与 Glu 比值升高,提示针刺可能通过神经-体液途径,下调兴奋性氨基酸含量,相对上调抑制性氨基酸水平,从而防治癫痫。在青霉素致痫的急性大鼠模型上,应用高效液相色谱分析技术,观察脑海马推挽灌流液发现,电针"风府"和"筋缩"穴抑制癫痫的同时,GABA、牛磺酸、甘氨酸、谷氨酰胺含量均显著上升。在这项实验中谷氨酸没有统计学上有意义的变化。而在另一项观察中,采用推挽灌流及高效液相色谱荧光检测分析法,在青霉素致痫模型和 KA 致痫模型上发现,致痫时谷氨酸释放均显著增加,电针后有降低倾向,但不显著,而针刺可使牛磺酸显著增加,在青霉素模型上针刺时 GABA 释放也显著增加。在戊四氮注射及闪光刺激造成癫痫小发作的大鼠中,收集脑内一些部位在电针前后的灌流液,发现皮质运动区、视区的 GABA、甘氨酸及牛磺酸含量在电针后明显增加,谷氨酸减少;丘脑网状核、黑质网状部的 GABA 含量也明显增加。

脑电功率谱分析结果发现,电针抗癫痫与 NMDA 受体特异拮抗剂 2-氨酸-5-磷酸基戊酸(AP5)抗癫痫具有协同作用。另一个实验观察也证实了这一发现,并发现非 NMBA 受体、竞争性拮抗剂 DNQX(6,7-dinitroquinoxaling-2,3-dione)也能部分抑制青霉素所致的癫痫发作,且与电针有协同作用。以上观察都提示,针刺抗癫痫作用中可能有兴奋性氨基酸(谷氨酸)、抑制性氨基酸(GABA、牛磺酸)及其 NMDA、非 NMDA 受体等的参与。

针刺治疗癫痫的分子机制研究尚在初始阶段。癫痫模型的不同,穴位选择的不同,给予电针的时间窗、频率、幅度的不同,观察指标的不同等,都可能导致实验结果上的不同。建立一套标准的系统,包括稳定的模型、穴位及针刺时间窗、频率、幅度,研究针刺抑制癫痫的分子作用途径,包括神经细胞的死亡、出芽等,对于推动针刺的进一步发展以及更有效的针刺辅助药物治疗等,具有重要意义。

(二)中药治疗癫痫的基础研究

中药治疗癫痫的机制,迄今已开展了大量的基础性研究工作。以下列举一些抗癫痫中药的可能生物学机制。

1. 传统方药研究

(1)全蝎:蝎毒素是一种毒性蛋白,从蝎毒分离提取的活性多肽具有很强的抗惊厥作用。由于蝎毒素分子量低,易于透过血脑屏障,可以在培养的原代皮质神经元上选择性地控制兴奋性电压门控钠通道。

(2)蜈蚣:含有蜈蚣毒素,类似于蛇毒、蜂毒。蜈蚣毒素含磷脂酶、蛋白水解酶等,具有中枢抑制、息风止痉、解毒镇痛作用。其止痉作用强于全蝎。

(3)地龙:即蚯蚓。含蚯蚓素、蚯蚓解热素、蚯蚓毒素、蚓激酶、蚯蚓纤溶酶等。用于高热惊痫、癫狂抽搐等症,具有抗惊厥和镇静作用。药理试验研究表明,小鼠腹腔注射地龙醋酸或乙醇提取液,可明显对抗戊四氮和电惊厥引起的癫痫发作。

(4)蝉蜕:主要成分是甲壳质。与抗癫痫药物巴比妥钠有协同作用。能对抗破伤风毒素、马钱子碱等中枢兴奋药引起的小鼠惊厥。实验证明,可解热镇静、抗惊厥镇痛和治疗局部性癫痫持续状态。

（5）白僵蚕、脱脂僵蛹：内含蛹皮几丁质和蚕蛹蛋白，具有明显的镇静和抗惊厥作用。

（6）羚羊角：含角蛋白及磷、钙等成分。实验发现有解热止痉、抗惊痫抽搐、镇痛镇静作用。

（7）牛黄：含胆酸、牛磺酸，具有镇静、抗惊厥作用，能对抗由印防己毒素等引起的小鼠实验性惊厥症状，能增强水合氯醛、巴比妥钠对小鼠的抗癫痫镇静效果。

（8）钩藤：主要成分为钩藤碱和异钩藤碱。可降低大脑皮质的兴奋性，具有明显的镇静、控制癫痫发作作用。在 KA 处理的大鼠模型中，钩藤可清除活性自由基，修复巨噬细胞迁移抑制因子和亲环素 A 在大鼠额叶皮质和海马结构的表达不足，减少神经胶质原纤维而起神经保护作用，减弱苔藓纤维发芽与星形胶质细胞增殖，预防海马神经元死亡，尤其是 CA_1 和 CA_3 区域，从而具有抗惊厥作用。在毛果芸香碱诱导的癫痫持续状态大鼠模型中，钩藤可抑制钠电流和 NMDA 受体电流。天麻和钩藤通常联合使用治疗痉挛性疾病，可延缓湿狗样癫痫发作。

（9）天麻：含香荚兰醛、香荚兰醇、天麻苷素等镇静活性成分。天麻水剂和香荚兰醇都能对抗戊四氮引起的小鼠惊厥，抑制痫样脑电，但对马钱子碱引起的惊厥作用不显著。香荚兰醇挥发油中 86% 是细辛醚（有 α、β、γ 细辛醚）。细辛醚腹腔注射能对抗小鼠电休克。香荚兰醇的抗癫痫作用比天麻水剂显著，但不及苯妥英钠，豚鼠经天麻治疗后脑干和间脑内去甲肾上腺素、多巴胺含量显著升高。天麻苷素可起到预防 NMDA 兴奋性毒性的神经保护作用。药理实验表明，天麻具有镇静、镇痛、催眠、抗惊厥、抗炎、神经保护等作用，可防止癫痫发作。

（10）牡蛎：含有碳酸钙、磷酸钙及硫酸钙等无机盐类成分，能降低神经细胞兴奋性，有收敛、镇静、解毒、消炎、抑制抽搐等作用。

另外，传统方药中还有石决明、琥珀、石菖蒲、远志、茯苓、酸枣仁、天南星等具有抗癫痫的作用。

2. 经验方中的有效药物研究 民间有用胡椒加萝卜治疗癫痫，从胡椒中可提取出胡椒碱及其衍生物，胡椒碱有明显对抗戊四氮惊厥和电惊厥的作用，对大鼠"听源性发作"也有效。抗痫灵是胡椒碱的衍生物，作用机制与苯妥英钠相似。从植物青阳参中提取的青阳参总苷也有较好的抗惊厥作用，作用强度不如苯巴比妥，但持续时间较长，与苯巴比妥、苯妥英钠有协同作用。

中医传统复方（经方或经验方）治疗，应用的复方中药味多，不仅有单味药的作用，还有各种药物之间的相互作用，给药效分析及作用机制的研究带来一定的困难，但是无论从整理发扬中医药的宝贵遗产来看，还是为了增加中药的药效，复方的研究仍是不可回避的课题，利用现代的实验条件，将复方中的药物逐个进行筛选，找出有效、高效的药物及药物配伍组成新方，或是一个有意义的方向。治疗癫痫的复方研究中已有不少例子，如癫宁片是由已知具有抗癫痫作用的天南星、胡椒碱及冰片制成。

相对临床实验而言，中药抗癫痫的机制研究还比较薄弱，如在不同的癫痫动物模型上探索不同类型癫痫的有效药物，药物与药物之间、针刺与药物之间的相加作用和协同作用,还有癫痫发作间期的中药治疗等,都是有待开拓的研究领域。

(三) 中西医结合治疗癫痫的基础研究

近年来,抗癫痫西药与中药的联合治疗方案受到了广泛关注和认可。尽管中药成分复杂,其与西药间的相互作用及潜在机制研究存在一定难度,但已有研究报告展示了初步的研究成果。

以戊四唑诱导的癫痫小鼠模型为例,研究发现川陈皮素——一种提取自柑橘皮的聚甲氧基黄酮类化合物,与氯硝西泮联合使用,可通过调节谷氨酸和 GABA 的平衡,影响 $GABA_A$ 受体和 GAD65 的表达,抑制细胞凋亡,并调控 BDNF/TrkB 信号通路以及激活磷脂酰肌醇 3 -激酶(PI3K)/Akt 信号通路,从而发挥抗癫痫作用。另外,柚皮苷——来自柚子幼果的活性成分,与苯妥英钠联合应用,在戊四唑点燃的大鼠模型中显著降低了癫痫发作频率,提升了 GABA 和多巴胺水平,同时降低谷氨酸含量,对抗氧化损伤,并保护神经元免受戊四唑诱导的损伤。香豆素与苯巴比妥或丙戊酸钠的联合使用,能够提高电惊厥的阈值,并增强最大电休克诱发癫痫的抗惊厥效果。在口服卡马西平的大鼠模型中,芥子酸——十字花科植物白芥的成分,通过抑制肝细胞色素 P4503A2、2C11 以及肠道 P -糖蛋白,促进了卡马西平的吸收。

上述研究表明,中药成分在提高抗癫痫西药疗效及揭示其生物学机制方面具有潜在价值。然而,当前关于中西医结合治疗癫痫可能引发的不良反应研究尚显不足。深入探讨中西药联合治疗的副作用将成为未来研究的重要方向。这不仅有助于优化临床治疗方案,也能更好地保障患者的用药安全。

(程介士　黄显奋　杨　茹)

参考文献

[1] 世界卫生组织,国际抗癫痫联盟,国际癫痫病友会,等. 全球癫痫报告[R]. https://www. ilae. org/about-ilae/policy-and-advocacy/international-public-policy-activities/global-epilepsy-report-2019.

[2] 中国中西医结合学会,中华中医药学会,中华医学会. 癫痫中西医结合诊疗指南[R]. https://www. cacm. org. cn/wp-content/uploads/2023/06. pdf

[3] PONG A W, XU K J, KLEIN P. Recent advances in pharmacotherapy for epilepsy [J]. Curr Opin Neurol, 2023,36(2):77 - 85.

[4] KANNER A M, BICCHI M M. Antiseizure medications for adults with epilepsy: a review [J]. JAMA, 2022,327(13):1269 - 1281.

[5] PERUCCA P, BAHLO M, BERKOVIC S F. The genetics of epilepsy [J]. Annu Rev Genomics Hum Genet, 2020,21:205 - 230.

[6] LÖSCHER W, POTSCHKA H, SISODIYA S M, et al. Drug resistance in

epilepsy: clinical impact, potential mechanisms, and new innovative treatment options [J]. Pharmacol Rev, 2020,72(3):606 – 638.

[7] VEZZANI A, RAVIZZA T, BEDNER P, et al. Astrocytes in the initiation and progression of epilepsy [J]. Nat Rev Neurol, 2022,18(12):707 – 722.

第七章 帕金森病

第一节 | 概 述

一、定义及分类

(一) 定义

帕金森病(Parkinson's disease，PD)，是一种老年常见的慢性进展性神经系统退行性疾病。PD一般隐匿起病，特征性病理改变为黑质多巴胺(DA)能神经元退行性变和路易小体的形成，随着纹状体区DA递质不断降低以及DA与乙酰胆碱递质的失衡，患者临床症状不断增多和加重，主要表现为震颤、肌强直、动作迟缓、姿势平衡障碍等运动症状，以及睡眠障碍、嗅觉障碍、自主神经功能障碍、认知和精神障碍等非运动症状。PD的发病年龄为60岁左右，40岁以下起病的青年PD较少见。诊断主要依靠详尽的病史和完整的神经系统体格检查，目前尚无确切的特异性检查。

(二) 分类

结合病理改变和其发展程度以及临床运动和非运动症状，可将PD分为3个阶段：①临床前期，仅有PD病理改变而无任何相关症状；②前驱期，出现非运动症状，乃至轻微运动症状，但还不符合PD临床诊断标准，未来10年内发病率极高；③临床期，存在运动症状，达到临床诊断标准。从出现第一个疾病相关的非运动症状到符合临床诊断标准被诊断为PD的前驱期阶段可长达20年。

根据PD的主要临床表现，可分为3型：①震颤型，临床症状以肢体震颤为主，而肌肉强直很轻或不明显；②强直型，主要以肌肉僵硬、强直为主，可以没有震颤或伴轻微震颤；③混合型：同时有肢体震颤和肌肉强直的表现，即震颤-强直型或强直-震颤型，此型占PD的大多数。

根据起病年龄可分为早发型帕金森病(发病年龄≤50岁)和晚发型帕金森病(发病年龄>50岁)。

二、流行病学

PD 是仅次于阿尔茨海默病的第二大常见的神经退行性疾病,PD 的患病人数、致残率和致死率的增长速度比其他神经系统疾病都要快。据统计,PD 全人群患病率约为 0.3%,预计到 2030 年患病率将翻一番。作为一种典型的老年慢性疾病,PD 在老年人群中的患病率成倍增加,65 岁以上老年人群患病率为 1%~2%,85 岁以上为 3%~5%。具体到不同年龄段,其患病率分别为 60 岁 0.25%、65 岁 0.5%、70 岁 1%、75 岁 1.5%、80 岁 2.5%、85 岁 3.5%~4.0%;全年龄段年发病率为(8~18)/10 万,65 岁以上年龄段为 50/10 万,75 岁以上年龄段为 150/10 万,85 岁以上年龄段为 400/10 万。根据年龄累积发生率可知,60 岁老年人在 80 岁时罹患 PD 的风险约为 2.5%。

不同性别人群 PD 发病风险存在差异,男性 PD 发病率是女性的 2 倍,但女性的病死率更高,疾病进展更快。不同地区的 PD 患病率略有差异。某项基于 1985—2010 年 PD 的流行病学研究显示,北美、欧洲和澳大利亚人群的患病率为 1601/10 万,而亚洲人群的患病率为 646/10 万;在亚洲各国患病率也有所不同,韩国 2015 年的患病率为 181.3/10 万,日本农村患病率为 175/10 万,泰国粗患病率为 95.34/10 万,以色列 2000—2007 年患病率从 170/10 万上升到 256/10 万。在中国,65 岁以上人群中帕金森病的患病率为 1.7%。随着人口老龄化,预计到 2030 年,中国 PD 患者将达到 500 万左右,占全球 PD 患者的一半,这将给中国社会和患者家庭带来沉重的负担。

三、临床表现及危害

PD 的临床症状主要表现为运动症状和非运动症状。其中,运动症状是 PD 的特征性症状,主要包括:运动迟缓、静止性震颤、肌强直和姿势平衡障碍;非运动症状,主要包括:自主神经功能障碍、神经精神症状、睡眠-觉醒障碍、感觉障碍等。

(一) 运动症状

1. 运动迟缓 即运动缓慢和在持续运动中运动幅度或速度的下降;几乎所有 PD 患者都有运动迟缓症状。典型表现包括:手指精细动作障碍,出现字迹扭曲、越写越小的"写字过小征";系鞋带、解纽扣、持筷夹物等动作不能顺利完成;面肌强直、运动减少导致表情缺乏、眼球凝视、眼球运动不协调、眨眼少的"面具脸"。由于口、舌、腭及咽部肌肉运动障碍,自动的吞咽动作消失,使唾液难以下咽,大量流涎,病情严重时出现吞咽困难、饮水呛咳、构音障碍等。

2. 静止性震颤 为 PD 的早期表现,多从一侧上肢远端(手指)开始,常表现为规律性的手指屈曲和拇指对掌运动,呈"搓丸样动作",逐渐"N"型进展至同侧下肢、对侧上下肢。震颤在疲劳、紧张及情绪激动时加剧,随意运动时减弱或消失,睡眠时停止。努力控制可暂时控制,但持续时间较短,过后症状反而加重。病情进展到晚期,震颤在随意运动时不能减弱,而演变为经常性震颤,严重影响患者正常生活。少数患者不出现静止性震颤;部分患者合并轻度姿态性震颤。

3. 肌强直　由于协同肌和拮抗肌肌张力均升高,出现伸、屈肌张力都增高,受累肢体运动缓慢,在关节做被动运动时,有均匀阻力,呈"铅管样强直"。若合并震颤,被动伸屈关节时在均匀阻力的基础上出现断续停顿的"齿轮样强直"。面部、颈部、躯干、四肢肌肉均可受累。肌强直严重者可引起肢体疼痛,成为痛性痉挛。

4. 姿势平衡障碍　PD 患者常出现特殊姿势,全身呈前倾屈曲体态,头颈部前倾,躯干俯屈,肘关节屈曲,前臂内收,髋及膝关节略微弯曲。行走时缺乏上肢前后摆动等联合动作及姿势反射的减少直至丧失,容易跌倒。步态障碍早期表现为下肢拖曳,逐渐发展为起步困难,想迈步但迈不开,双足似粘在地上,一旦迈开后即可行走,一停步会再次出现起步困难,成为"冻结步态";或迈开步后,即以极小步伐(小碎步)向前冲去,越走越快,不能及时转弯和停步,称为"慌张步态"。

(二) 非运动症状

1. 自主神经功能障碍　包括:①心血管系统,站起时头晕或看不清东西等低灌注症状;②泌尿系统,尿急、日间尿频、夜尿症;③消化系统,便秘、排便困难、每周排便次数<3 次;④上消化道症状,恶心、腹胀、早饱;⑤体温调节,出汗异常;⑥皮脂分泌,头面部皮脂分泌异常,呈"油脂面容";⑦性功能,勃起功能障碍(男性)、性欲减退。

2. 神经精神症状　包括:①多数表现出无欲和迟钝的精神状态;②近半数患者抑郁,并常伴有焦虑、淡漠、疲劳等;③15%～30%的患者逐渐发生认知障碍乃至痴呆;④少数患者也会出现幻觉、妄想和冲动控制障碍等。

3. 睡眠-觉醒障碍　包括:①失眠;②快速眼动期睡眠行为障碍;③白天过度嗜睡;④有些患者夜间睡眠可伴有不宁腿综合征、睡眠呼吸暂停。

4. 感觉障碍　80%～90%患者会出现嗅觉减退、肢体疼痛或麻木。

(三) 危害

部分患者因为肢体震颤、行动受限,不愿与外界接触,逐渐封闭自己,远离原来的生活。在病情发展的过程中,患者逐渐出现各种不良情绪,如抑郁、焦虑。随着 PD 运动症状的进展,患者可能出现肌肉挛缩、关节强直,药物治疗取得的疗效越来越差,但是药物副作用却在加重,身体功能逐渐丧失,甚至会对患者的睡眠造成严重影响,以及无力吞咽、翻身等。患者需要有人在身边细心照顾,到后期可能需要两个专门的人来照顾其基本生活。

PD 患者免疫力较差,常发生感冒、支气管炎、胃肠炎、肺炎等;疾病晚期卧床的患者生活自理能力丧失,不能独立起坐、翻身,同时存在营养不良,常会出现皮肤受压、压疮。吸入性肺炎、心功能衰竭、坠积性肺炎是发生率较高的并发症,会对患者的生命安全造成严重威胁。尿频也是 PD 患者求医的常见原因,尤其是夜间尿频会给患者带来很多麻烦。败血症、感染是导致晚期 PD 患者死亡的重要原因。

随着我国老龄化加剧和人均期望寿命的增加,PD 患者数量呈增长趋势,不仅给患者的个人健康带来了严重的影响,也给其家庭乃至整个社会带来沉重的经济负担。

第二节 | 中西医对帕金森病的认识

一、中医对"颤证"病因病机的认识

西医 PD 属于中医"颤证"范畴,又称为"振掉""颤振""震颤"。中医"颤证"是以头部或肢体摇动震颤,不能自制为主要临床表现的一种病证。轻者表现为头摇动或手足微颤,重者可见头部振摇,肢体颤动不止,甚则肢节拘急,失去生活自理能力。中医学对颤证的认识有着悠久的历史。《黄帝内经·素问·五常政大论》有"其病摇动""掉眩巅疾""掉振鼓栗"等说法,阐述了肢体动摇、震颤为本病主证。《黄帝内经》也奠定了后世医家对颤证病因病机认识的理论基础,明确颤证与肝、肾关系密切。《黄帝内经·素问·至真要大论》曰:"诸风掉眩,皆属于肝""诸暴强直,皆属于风。"明代孙一奎在《医旨绪余·颤振》中云"颤振者,人病手足摇动,如抖擞之状,筋脉约束不住,而莫能任持,风之象也",指出本病病位在筋,病变在肝,病因为风。肝藏血,主筋,血虚筋脉失养,则风动而颤。肾主骨生髓,《素问·脉要精微论》云"骨者髓之府,不能久立,行则振掉,骨将惫矣",指出本病亦与肾精不足相关。中医有肝肾同源之说,肾藏精,肝藏血,精血可相互资生、同源转化。《医旨绪余·颤振》中指出:"此病壮年鲜有,中年以后乃有之,老年尤多。夫老年阴血不足,少水不能制盛火,极为难治。"进一步说明,年老肝肾亏虚、精血不足、水不涵木致肝风内动是发为震颤的重要机制。此外,脾胃为后天之本,气血生化之源,脾虚则气血生化不足,不能濡养四肢筋脉。清代高鼓峰《医宗己任编·颤振》曰:"大抵气血俱虚,不能荣养筋骨,故为之振摇,而不能主持也",指出气血不足、筋脉失濡可致本病发生。何梦瑶在《医碥·颤振》中云"颤,摇也;振,动也。亦风火摇撼之象,由水虚而然。风木盛则脾土虚,脾为四肢之本,四肢乃脾之末,故曰风淫末疾。风火盛而脾虚,则不能行其津液,而痰湿亦停聚,当兼去痰",阐述该病由于肾水亏虚,水不涵木,而致肝火亢盛、肝风内动。肝火盛则克脾土而致脾虚,脾虚不能主四肢、布津液,则痰湿内成。进一步指出本病虚实夹杂的病机,肝、脾、肾三脏虚是根本,也是形成风、火、痰致病因素的根源。另外,《黄帝内经灵枢·邪客篇》曰"邪气恶血,固不得住留,住留则伤筋络骨节,机关不得屈伸,故拘挛也",认为瘀血阻络可致筋脉拘急不利,指出瘀血也是本病重要的致病因素。

综上所述,本病病机复杂,病位在筋脉,与肝、脾、肾三脏密切相关。年老体虚、或情志过极、饮食不节、劳逸失当等原因导致肝、脾、肾受损,气血阴精亏虚,为病之本,在本虚的基础上形成风、火、痰、瘀等病理产物为标。风为内风,或阴虚生风,或阳亢风动或痰热化风;痰或因脾虚不能运化水湿而成,或热邪煎熬津液所致;火有虚实之分,实火为邪郁化火,虚火为阴虚火旺;瘀,可因虚致瘀,亦常与痰浊共病。风、火、痰、瘀既是脏腑功能失调的病理产物,又是本病的致病因素,既可单独为害,亦可相兼致病,彼此相互作用、相互影响,致病情复杂且缠绵难愈。

二、西医对帕金森病病理机制的认识

西医认为 PD 属于退行性神经系统病变,其病理特征主要是黑质-纹状体通路的 DA 能神经元特异性变性丢失,导致 DA 系统与乙酰胆碱系统功能失去平衡。该病的病理过程复杂,涉及多种细胞和分子机制的异常,如线粒体功能异常、氧化应激障碍、神经性炎症、免疫异常等。有关 PD 发病机制西医学尚未研究清晰。目前,西医对 PD 病理机制的认识主要聚焦于以下几点(图 7-1)。

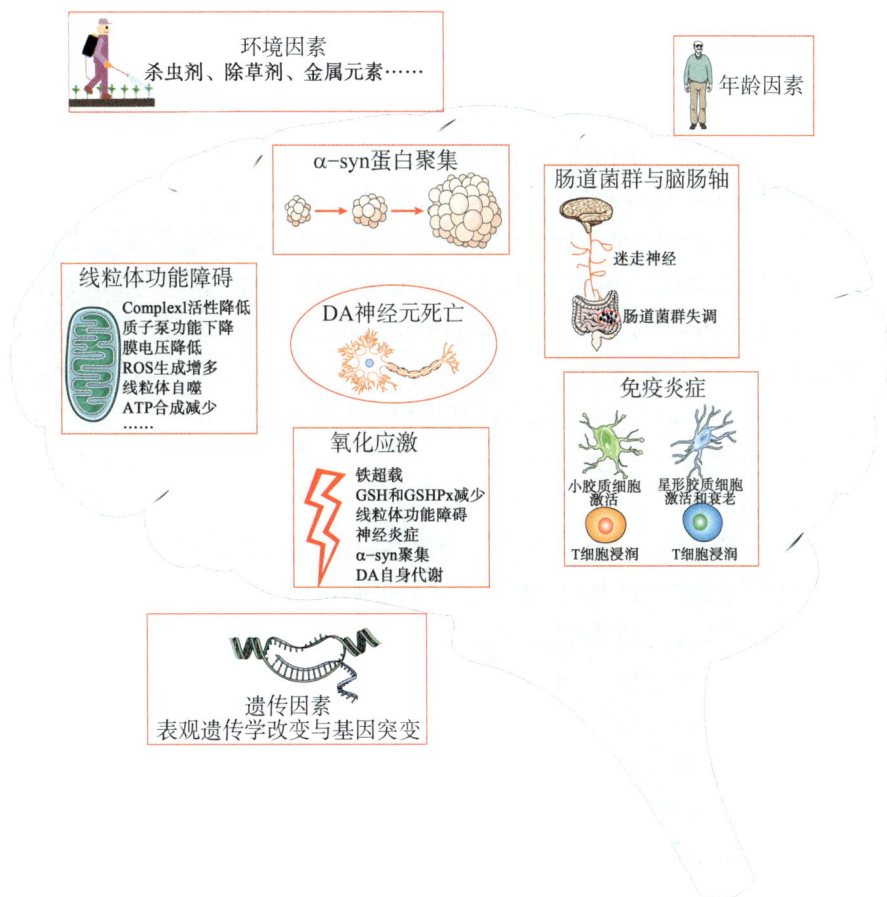

图 7-1 PD 的发病机制

(一) 遗传因素

1. **基因突变** 大多数 PD 为散发性,遗传性 PD 仅占所有病例的 5%～10%。截至目前,*SNCA*、*LRRK2*、*VPS35*、*PRKN*、*PINK1*、*DJ-1* 和 *GBA* 这 7 种罕见高度外显单基因改变均被证实与典型的家族性 PD 有关,90 个基因位点的突变与散发性 PD 有关(这 90 个位点的变异可以解释 16%～36% 的 PD 可遗传风险),其余基因突变缺乏复制与功能验证。许多 PD 相关基因参与了共同的生物学途径,其相互作用增加了 PD 发生、发展的风险。$SNCA$ 是最早被发现的 PD 基因,属于常染色体显性遗传,可见于 1%~2% 的家族性 PD 和 0.2% 的散发性 PD 人群中,与早发性 PD 有关。$LRRK2$ 基因突变是常染色体显性遗传性 PD 的最常见原因,见于 5% 的家族性病例和 1% 的散发性病例。$LRRK2$ 突变可加剧 α-Syn 的异常聚集,负面影响各种关键的细胞生理过程,包括线粒体功能、内质网应激、蛋白质折叠、蛋白质降解、轴突运输和突触前功能,导致细胞功能障碍、死亡及 DA 释放减少。

2. 表观遗传学 除了基因突变可增加 PD 的发病风险,DNA 的甲基化、羟甲基化,组蛋白修饰,miRNA 的异常改变同样可以增加 PD 的易感性。在 PD 患者 DNA 甲基化研究中最多的是 α-Syn 基因($SNCA$)的甲基化。PD 患者的大脑以及外周血中均可以观察到 SNCA 内含子和启动子的低甲基化并且 CpG 的低甲基化与 $SNCA$ 基因过表达以及 PD 发病相关。DA 能神经元可能对组蛋白低乙酰化和高乙酰化均较为敏感,细胞内聚集的 α-Syn 可促进组蛋白 H3 低乙酰化,进而增加其细胞毒性作用。而使用组蛋白去乙酰化酶抑制剂后,可以减弱 α-Syn 过表达对神经元的毒性作用。此外,微小核糖核酸(microRNA,miRNA)是一种非编码 RNA,在转录后调节基因表达,抑制翻译过程,并广泛参与神经功能。miRNA 与 PD 的发生、发展存在密切关联,可参与调节 $SNCA$、$parkin$ 及 $LRRK2$ 基因的表达,及通过结合至自噬相关蛋白,降低 $SNCA$ 基因表达,从而减少 α-Syn 的降解进而导致其在细胞内异常聚集。总之,越来越多的证据表明黑质 DA 能神经元的退行性病变是多种基因共同作用的结果,由于基因或者表观遗传学的改变,使其对 PD 的易感性增加。

(二)环境因素

农药、重金属、毒素等环境化合物通过职业、生活接触等方式和途径被人体吸收,可诱导包括 PD 在内的多种神经退行性疾病。实验证明,1-甲基-4-苯基-1,2,3,6-四氢吡啶(MPTP)和杀虫剂成分鱼藤酮(rotenone)与 PD 发病相关,且在动物模型可产生类似 PD 的症状和病理生化改变。MPTP 能通过血脑屏障被星形胶质细胞摄取,在单胺氧化酶(monoamina oxidase,MAO)B 作用下产生神经毒性作用代谢产物 1-甲基-4 苯基吡啶离子(MPP^+),其释放的 MPP^+ 通过 DA 转运体(dopamine transporter,DAT)进入 DA 神经元,抑制线粒体复合物 I(Complex I)活性,进一步抑制 ATP 合成;并可产生氧自由基和一氧化氮等导致黑质 DA 能神经元变性死亡。鱼藤酮为脂溶性,可穿越血脑屏障,抑制线粒体复合体 I 活性,导致大量氧自由基和凋亡诱导因子产生,二者均可造成 DA 能神经元变性。曾广泛应用的除草剂百草枯与神经毒素 MPTP 相似,均为二氢砒啶类,亦具有 MPTP 相似的神经毒性作用,已被认为是较强的诱发 PD 的环境因素。此外,土壤和水中的金属元素如铝、铅、铜、汞、锌、铁和锰等的含量也与 PD 发生呈现相关性。

(三)线粒体功能障碍和氧化应激

线粒体是给细胞供能的主要细胞器,其主要功能是进行氧化磷酸化从而合成 ATP。线粒体功能发生障碍,ATP 的合成被抑制,能量产出降低,最终影响脑功能的正常运行。PD 中的线粒体功能障碍主要表现为 Complex I 活性降低、质子泵功能下降、线粒体膜电压降低以及 ROS 生成增多等。Complex I 缺陷会导致呼吸链发生异常,呼吸链中任何部位受到抑制都会使自由基产生增多,ATP 合成减少。能量的不足会造成细胞内外离子失衡,线粒体上的质子泵功能下降,膜电压降低和渗透性通道开放,尤其导致一些电压依赖的 Ca^{2+} 通道的持续开放,造成 Ca^{2+} 急剧内流,细胞内 Ca^{2+} 增多,更耗竭细胞内 ATP。同时活化蛋白酶、脂肪酶、核酸内切酶,介导兴奋毒性的细胞损伤,从而触发神经元凋亡。ROS 的过度产生会导致氧化应激,氧化应激通过自由基损伤神经元,且特别容易影响黑质 DA 能神经元。主要原因是 ROS 可靶向攻击线粒体,使其功能紊乱、能量产生减少,而黑质 DA 能神经元拥有超长的无髓轴突,能量消耗高。PD 患者黑质部位存在严重的氧化应激反应,造成胞内氧化与抗氧化作用的失衡。此外,线粒体功能障碍如自噬功能受损对某些 PD 相关基因 *Parkin*、*PINK1* 和 *DJ1* 有害。

(四) 免疫炎性反应

先天和适应性免疫反应异常在 PD 患者中均被强调,包括促炎细胞因子的增加和免疫细胞群的改变(如单核细胞及其前体),这些都得到了临床关联研究的支持。此外,PD 患者大脑中的小胶质细胞和星形胶质细胞可见明显增生。外周炎症和 PD 风险相关基因异常也支持慢性炎症反应参与神经退行性疾病进展的过程。然而,这种反应的确切诱因尚不清楚。

1. 小胶质细胞　免疫炎性反应与 PD 发病的关系,主要表现之一为小胶质细胞过度活化。尸检报告和神经影像学结果表明小胶质细胞参与 PD 的发生发展过程。当黑质纹状体受到外来因素刺激后,小胶质细胞活化、增殖,进而产生自由基、超氧化物阴离子、肿瘤坏死因子(TNF)-α、白介素(IL)-1β、一氧化氮(NO)、前列腺素 E_2 等多种促炎物质,导致黑质 DA 能神经元变性、坏死。同时,小胶质细胞可以改变血脑屏障的通透性,通过诱导循环系统中的白细胞浸润入脑,从而加强局部炎症反应。

2. 星形胶质细胞　星形胶质细胞参与 PD 发病过程与 α-Syn 密切相关。星形胶质细胞能够清除神经元释放到细胞外的 α-Syn。然而当 α-Syn 的积聚超过星形胶质细胞的清除能力时,星形胶质细胞内就会聚集大量的 α-Syn,并释放大量炎性因子。在已知的 PD 致病基因中,有多个基因表达于星形胶质细胞,如 *PARK7*、*SNCA*、*PLA2G6* 等,而其中一些基因与炎症反应密切相关。此外,星形胶质细胞的衰老也参与 PD 的发病过程。实验研究表明:衰老星形胶质细胞的条件培养基降低 DA 能神经元活力;清除衰老的星形胶质细胞能够有效阻断百草枯引起的小鼠神经退行性改变。

3. T 细胞和 B 细胞　PD 患者和动物模型的黑质区均显示有 T 淋巴细胞浸润,参与 PD 免疫炎性反应的 T 细胞主要是 $CD4^+$ T 细胞。原始 $CD4^+$ T 细胞受抗原刺激后,分化为多种细胞亚群,并分泌不同的细胞因子。其中,Th1 细胞分泌干扰素-γ;Th17 细胞分泌 IL-17,激活小胶质细胞释放炎性因子、NO、活性氧等导致 DA 神经元发生免疫损伤。除了 $CD4^+$ T 细胞介导的神经毒性作用外,还有 MHCI 类分子介导 $CD8^+$ T 细胞的直接神经元损伤作用。PD 患者外周血中 $CD4^+$ T 细胞减少,而 $CD8^+$ T 细胞增加,$CD4^+/CD8^+$ 比值降低,提示存在免疫异常。另外,PD 患者的 T 细胞亚群比例也发生改变。$CD4^+CD45AR^+$ T 细胞比例明显降低,$CD4^+CD45RO^+$ T 细胞和 $γδ^+$ T 细胞比例明显增加,造成细胞因子失衡,免疫功能紊乱。从 PD 患者 B 细胞分泌的 IgG 注射到小鼠黑质中,可以观察到小胶质细胞的激活,进而通过表面高亲和力 IgG 受体 FcgrI,靶向于含 IgG 的 DA 神经元,发挥吞噬作用,导致 DA 神经元变性、丢失,这表明 IgG 和小胶质细胞受体的相互作用对 DA 能神经元的存亡起着关键作用。

(五) 蛋白质异常聚集和降解系统障碍

α-Syn 蛋白的错误折叠和异常聚集是导致 PD 发病的关键机制之一。病理情况下,α-Syn 将会非正常折叠形成寡聚体等物质,而 α-Syn 在细胞内大量聚集将导致氧化应激损伤、线粒体功能障碍以及炎症反应,最终造成 DA 神经元损伤。影响 α-Syn 蛋白聚集的因素有很多,其中包括基因突变、酸碱度、C 末端切割等。蛋白质降解的途径主要有两种:自噬-溶酶体途径和泛素-蛋白酶体途径。研究表明,在 PD 患者和 PD 模型中,均发现泛素-蛋白酶体系统和自噬-溶酶体途径功能异常,如蛋白酶体活性显著降低、自噬相关分子表达异常等。

(六) 肠道菌群失调与脑-肠轴

临床和神经病理学证据均表明,PD 的神经退行性改变伴有胃肠道症状,这些症状可能发生在中枢神经系统损害之前或之后,微生物-脑-肠轴的失调是 PD 发病的重要原因之一。菌群失调,尤其是产生肠溶性短链脂肪酸的菌属数量减少,与肠道通透性改变联合作用,诱导肠道炎症和神经免疫反应,α-Syn 在肠道神经系统中积聚,随后病变经过脑肠轴,沿迷走神经蔓延至脑,引起 PD 相关症状。此外,幽门螺杆菌(Hp)介导的慢性炎症在 PD 的发生、发展过程中起着重要作用。研究表明,慢性 Hp 感染会导致 PD 的发生,而 Hp 根除疗法可明显改善 PD 患者的运动症状和胃肠道症状。

(七) 其他

除以上研究热点外,脑铁代谢异常、内质网应激、氮化应激、胞内信号通路(p38MAPK 信号通路、JNK/SAPK 信号通路、Notch 信号通路等)等在 PD 发生、发展中的作用机制也得到了临床医生和科研工作者的广泛关注。

第三节 | 帕金森病的中西医诊断和治疗

一、中西医诊断标准和专家共识

(一) 西医诊断标准

参照 2015 年国际运动障碍协会《帕金森病临床诊断标准》和《中国帕金森病的诊断标准(2016 版)》。PD 分期参考 Hoehn-Yahr 分级和日常生活能力:①早期,Hoehn-Yahr 分级 1 或 2 级,日常生活可以自理;②中期,Hoehn-Yahr 分级 3 或 4 级,日常生活需要帮助;③晚期,Hoehn-Yahr 分级 5 级,日常生活完全不能自理。

PD 依据主要症状有以下临床分型:①以静止性震颤为主亚型;②以僵直、行动迟缓为主亚型;③随着 PD 病情进展,常二者兼有或二者皆明显,可称为混合型。

PD 的临床症状可分为以下两类:①运动症状,PD 导致的运动迟缓、静止性震颤、肌强直、姿势步态障碍症状;②非运动症状,PD 导致的抑郁、焦虑、流涎、嗅觉减退、快速动眼期睡眠行为障碍、便秘、尿失禁、直立性低血压、麻木、疼痛等症状。

(二)中医诊断标准

根据《帕金森病(颤拘病)中医临床诊疗专家共识》(2021 版)及《颤病(帕金森病)诊疗方案》(2012 版)等,诊断及治疗标准如下。

1. 中医诊断　具有 2 个以上主症,其中必须具有运动迟缓、慢性起病或进行性加重,结合年龄、兼症等特点可确诊。诊断标准如下:①主症,运动迟缓,肢体或头部静止性震颤,肢体拘挛,颈背僵;②兼症,表情呆板,头倾背驼,言语呆板或语音低弱,上肢摆动减少或肢体动作笨拙,皮脂外溢,流涎,嗅觉减退或丧失,大便秘结,认知功能减退或精神障碍,生活自理能力降低;③发病年龄多在 50 岁以上;④发病多无明显诱因;⑤慢性起病,进行性加重。

2. 中医辨证分型

(1)阴血亏虚,筋失濡养证:表情呆板,以肢体拘挛,活动迟缓为主,上肢摆动差,步态拖拉,言语呆板,腰酸腿笨,大便秘结,舌偏嫩,舌苔少,脉弦细或细。

(2)阴血亏虚,肝风内动证:表情呆板,以肢体静止性震颤为主,上肢摆动差,步态拖拉,言语呆板,腰酸腿笨,大便秘结,舌偏嫩,舌苔少,脉弦细或弦。

(3)少阳气郁,痰火内扰证:表情呆板,肢体或头部震颤,动作迟缓,肢体拘挛,胸满烦惊,体倦沉重,小便不利或大便秘结,舌偏红或干,舌苔黄或白腻,脉弦或滑。

(4)中气亏虚,肝风内动证:表情呆板,姿势不稳或步态慌张,肢体或头部静止性震颤,项背僵,肢体拘挛,体倦乏力,或腰膝酸软,舌质淡红或淡暗,舌苔薄白,脉细。

(5)阴损及阳,阴阳两虚证:行动困难或启动困难,卧床或轮椅,表情呆板,肢体或头部震颤日久,项背僵,肢体拘挛,疲乏体倦,畏寒肢冷,腰酸腿痛,有时头晕或晕厥发作,舌质淡嫩或淡暗,苔白,脉沉细。

(三)中西医结合诊断方式

西医和中医结合的方式来诊断 PD,可以通过以下几个步骤。

(1)临床表现的分析:对患者的静止性震颤、肌张力增高、肢体僵直和运动缓慢等症状进行详细观察和分析,考虑是否符合 PD 的典型临床表现。

(2)影像学检查的评估:通过 MRI 或 CT 等影像学检查,观察大脑和神经系统的结构和功能变化,确定是否存在与 PD 相关的变化。

(3)生物标志物的检测:通过检查血液、脑脊液和尿液等样本,观察其中是否存在与 PD 相关的生物标志物,如 α‑Syn、酪氨酸羟化酶等,进一步确定是否存在 PD 的生化指标。

(4)中医诊断的评估:根据中医的"气、血、津、液"等基本理论,通过望、闻、问、切等方法,观察患者的舌苔、脉象、面色、口唇等体征,了解患者的机体状况和病情变化,考虑是否存在与 PD 相关的中医证型。

(5)综合评估:结合上述 4 个方面的检查结果和患者的病史、家族史等综合因素,采用中西医结合的方式对患者进行全面评估，从而制定针对性的治疗方案。

二、帕金森病的治疗

1. 西医治疗　提倡早期诊断、早期治疗，以达到有效改善症状、避免或降低不良反应、提高工作能力和生活质量为目标，坚持"剂量滴定"，力求实现"尽可能以小剂量达到满意临床效果"的用药原则。强调个体化特点，尽可能避免、推迟或减少药物不良反应和运动并发症。值得注意的是，抗 PD 药物治疗时不能突然停药，特别使用左旋多巴及大剂量 DA 受体激动剂时，以免发生撤药恶性综合征，如肌强直、高热、肌酶增高等。

（1）复方左旋多巴（多巴丝肼、卡左双多巴缓释片）：左旋多巴脱羧生成 DA，是治疗 PD 的标准疗法，是 PD 药物治疗中最有效的对症治疗药物。但是，长期及高剂量服用左旋多巴易诱发运动并发症（包括症状波动和异动症）。

（2）抗胆碱能药：临床上最常用的药物为苯海索，作用于中枢纹状体的 M 胆碱受体，可选择性阻断纹状体的胆碱能神经通络，主要适用于有震颤的患者，对于无震颤的患者或 60 岁以上的患者不推荐应用，对于 60 岁以下且服用后出现认知功能下降者，应立即停药。可单独使用，也可与其他抗 PD 药物联合使用，能改善 PD 所有症状。

（3）DA 受体激动剂：分为两种类型，麦角类和非麦角类 DA 受体激动剂，药理作用为与 DA 受体结合，兴奋 DA 受体。目前大多推荐非麦角类 DA 受体激动剂为首选药物，从小剂量开始，逐渐增加剂量至获得满意疗效，同时无不良反应出现为止。目前国内上市多年的非麦角类 DA 受体激动剂包括：普拉克索、罗匹尼罗、吡贝地尔、罗替高汀和阿托吗啡。

（4）金刚烷胺：有两种剂型，常释片和缓释片，药理作用为促进纹状体 DA 的合成和释放，减少神经细胞对 DA 再摄取。目前国内只有常释片，对少动、强制、震颤均有改善作用，且对改善异动症亦有帮助。

（5）单胺氧化酶 B（MAO - B）抑制剂：主要有司来吉兰常释片和雷沙吉兰，药理作用为抑制 DA 的重摄取及突触前受体。主要推荐用于早期 PD 的治疗，特别是对于早发型或初治疗者，也可用于进展期的添加治疗。

（6）儿茶酚- O -甲基转移酶抑制剂（COMTI）：药理作用主要为抑制脑内、脑外 COMT 活性，目前主要有恩他卡朋、托卡朋、奥司卡朋以及与复方左旋组合的恩他卡朋双多巴片。在疾病早期，首选恩他卡朋双多巴片；在疾病中晚期则可在已有方案的基础上增加 COMTI。

非药物治疗：主要是指高频脑深部电刺激术（deep brain stimulation，DBS）或病变部位手术干预。DBS 是一种对大脑某些部位进行电刺激的手术方法，可有效改善 PD 患者的运动症状，是治疗中晚期 PD 的有效方法。对高频磁共振引导聚焦超声是 FDA 批准的一种直接干预病变部位的技术，对治疗震颤非常有效。

2. 中医治疗

（1）阴血亏虚，筋失濡养证。治法：滋阴养血，濡养筋脉。推荐方药：连梅四物汤加减（Ⅰb级，强推荐）。药物组成：乌梅、黄连、当归、白芍、熟地黄、川芎、葛根、木瓜、人参、石菖蒲、炙甘草。随症加减：若兼头昏头痛者，加天麻、钩藤以平肝息风；腰膝酸软者，加桑寄生、杜仲补肝肾、强筋骨。

（2）阴血亏虚，肝风内动证。治法：滋阴养血，息风止颤。推荐方药：滋阴息风汤加减（Ⅰb级，强推荐）。药物组成：乌梅、山茱萸、当归、白芍、熟地黄、川芎、天麻、钩藤、醋龟板、石决明、人参、炙甘草。随症加减：若虚热甚，症见五心烦热，舌嫩红，脉细数，可加黄柏、知母以清热降火；兼便秘者，可加大黄、虎杖泻下通便。

（3）少阳气郁，痰火内扰证。治法：疏少阳，清痰火，镇肝风。推荐方药：柴胡加龙骨牡蛎汤加减（Ⅰb级，强推荐）。药物组成：柴胡、黄芩、半夏、龙骨、牡蛎、磁石、酒大黄、肉桂、茯苓、党参、甘草。随症加减：若兼痰火不寐者，可加酸枣仁、竹茹；若兼麻木身痛者，可加红花、秦艽以通络止痛；若兼痰浊言语不利者，可加石菖蒲、远志以豁痰开窍。

（4）中气亏虚，肝风内动证。治法：补益中气，助肝息风。推荐方药：补中益气汤加减（Ⅴ级，弱推荐）。药物组成：黄芪、人参、白术、当归、枳壳、柴胡、升麻、炮天雄、肉桂、甘草。随症加减：若兼大便不通者，可加酒大黄、火麻仁，枳壳改为枳实理气通便；若小便不畅，则肉桂加量以助膀胱气化；眠差则加酸枣仁以助眠。

（5）阴损及阳，阴阳两虚证。治法：滋阴助阳，息风止颤。推荐方药：地黄饮子加减（Ⅰa级，强推荐）。药物组成：熟地黄、山茱萸、石斛、肉苁蓉、巴戟天、附片、肉桂、天麻、川芎、五味子、茯苓、远志、石菖蒲。随症加减：若兼尿失禁，可加桑螵蛸、益智仁以温固下元；若兼气虚阳虚便秘者，宜加重肉苁蓉温阳通便。

3. 针刺治疗

（1）基本穴位：舞蹈震颤控制区、四神聪、百会、风池、本神、曲池、太冲、合谷等。

（2）根据体质，辨证选穴：肝肾不足，选用肝俞、肾俞、阳陵泉；气血亏虚，选用气海、足三里；血瘀阻痹，加用曲池、合谷、太冲；痰浊交阻，选用中脘、丰隆。精气亏乏，阴血不足，选用背俞穴或夹脊穴。

（3）针对兼症，临床变通：震颤较甚者加用大椎、少海、后溪；僵直较甚者加用大包与期门；汗多者选用肺俞、脾俞；皮脂溢出选用内庭、曲池；胃脘腹部胀满选用梁门、中脘、气海；便秘用天枢、气海；口干舌麻用承浆、廉泉、复溜。

4. 中西医结合治疗
在PD的治疗中，越来越多的证据表明中西医结合治疗能够更好地控制PD相关临床症状、延缓病情发展。PD早期，在西医常规治疗的同时，结合中医辨证论治或者针灸疗法，已经成为专家共识。共识中的中西医治疗策略包括：西医治疗首先明确治疗目的，在循证医学证据的基础上遵循个体化原则；中药治疗遵循辨证论治（不同证型选用不同方药）或辨病与辨证相结合（一方统领，随证加减）；针灸治疗以督脉、大肠经、胆经等经脉为主，以太冲、百会、合谷、风池等穴位为主穴；头针头穴可选用舞蹈震颤控制区、运动区等；辨证取穴可选丰隆、气海、三阴交、阴陵泉、足三里等，可配合电针和温针灸治疗。目前共识中部分PD并发症的中西医结合具体治疗建议如下。

（1）早期PD

西药治疗：①复方左旋多巴，苄丝肼左旋多巴、卡比多巴左旋多巴；②MAO-B抑制剂,司来吉兰、雷沙吉兰;③DA 受体激动剂,吡贝地尔、普拉克索、罗匹尼罗、罗替戈汀;④抗胆碱药,苯海索;⑤金刚烷胺。

中药治疗:①痰热风动证,清热化痰、平肝息风,黄连温胆汤合羚角钩藤汤加减;②血瘀动风证,活血通络、平肝息风,血府逐瘀汤加减;③气血两虚证,益气养血、平肝息风,八珍汤合天麻钩藤饮加减;④肝肾不足证,滋补肝肾、平肝息风,大定风珠加减。

针灸治疗:①以督脉、大肠经、胆经等经脉为主;②以太冲、百会、合谷、风池等穴位为主穴;③头针主穴可选用舞蹈震颤控制区、运动区等;④辨证取穴可选用丰隆、气海、三阴交、阴陵泉、足三里等穴位,配合电针疗法和温针灸疗法。

(2) PD-体位性低血压

西药治疗:①可选用米多君、屈昔多巴或氟氢可的松等;②慎用利尿剂、血管扩张剂、肾上腺素 α 受体阻滞剂、中枢性 α₂ 受体激动剂以及三环类抗抑郁药;③必要时调整或更换左旋多巴或 DA 受体激动剂。

中药治疗:①肝肾阴虚证,大定风珠加减;②气阴两虚,生脉饮合补中益气汤加减;③阴阳两虚证,地黄饮子加减;④肾阳亏虚证,金匮肾气丸合保元汤加减。

针灸治疗:①百会、内关、足三里为主穴,配脾俞(双)、肾俞(双)、心俞(双);②主穴行提插捻转手法,得气后行温针灸,留针 20 min 后起针;③然后俯卧位,脾俞、肾俞、心俞依次进针后行捻转手法,得气后留针 10 min。

(3) PD-便秘

西药治疗:①渗透性泻药,如乳果糖、聚乙二醇,临床应慎用刺激性泻药。②微生态制剂,益生菌和益生元。

中药治疗:①痰热内蕴证,星蒌承气汤加减;②阴虚肠燥证,增液承气汤加减;③肾阳亏虚证,济川煎加减。

针灸治疗:①天枢、气海、归来、支沟、足三里、上巨虚,采用平补平泻手法;②天枢、气海可予温针灸;③阳虚明显者可艾灸关元、神阙等穴位。

(4) PD-多汗

西药治疗:①出汗过多者可在医生指导下试用抗焦虑药或抗胆碱能药物;②局部多汗的患者,可以局部外用铝剂或者采用肉毒毒素注射来改善症状。

中药治疗:①湿热郁蒸证,三仁汤合龙胆泻肝汤加减;②阴虚火旺证,当归六黄汤加减。

针灸治疗:①可选择针刺双侧合谷、复溜,采用直刺法进针,捻转得气后,行迎随补泻,在合谷穴逆经而刺行泻法,在复溜穴顺经而刺行补法;②也可以用牡蛎散穴位贴敷治疗:牡蛎散研粉,依次贴敷神阙、大椎、肾俞、足三里。

(5) PD-胃排空延迟

西药治疗:促胃动力药首选多潘立酮,需监测心电图。

中药治疗:①痰湿中阻证,二陈汤合平胃散加减;②脾胃虚弱证,补中益气汤加减;③胃阴不足证,益胃汤加减。

针灸治疗:电针内关和足三里,串脉冲刺激 2 s,停 3 s,频率 40 Hz,留针 30 min。

第四节 帕金森病的中西医结合基础研究

一、帕金森病的动物模型

在动物中,未见到 PD 的自发发病情况,因此进行 PD 的治疗方案和病理机制的动物研究必须建立适当的模型。截至目前,PD 相关动物模型种类多样且发展迅速,常用模型可分为:神经毒素模型、基因模型、转基因与神经毒素联用模型。

(一)神经毒素模型

1. 6-羟多巴胺(6-OHDA)模型 6-OHDA 作用机制,在体内通过形成羟自由基和抑制线粒体氧化呼吸链复合物 I 和 IV,干扰 ATP 合成,选择性引起 DA 能神经元死亡而产生与 PD 临床特征相近的症状。由于其不能透过血脑屏障,因此需要脑立体定位注射进行造模。注射部位主要有黑质、前脑内侧束以及纹状体;注射方法有单侧单点注射和双侧多位点注射。该模型的优点是:可以进行单侧造模与双侧造模,其中单侧造模可以提高动物耐受力,并可以将正常侧作为内部控制组,与病变侧(造模侧)进行对照研究,更好地区分正常与异常运动区并评估损伤引起的运动缺陷。缺点是:病程迅速,缺少渐进性病变与 PD 的典型病理变化——α-Syn 沉积现象;使用该试剂时,不同注射方式通常会产生不同的病理变化,个体差异大,稳定性较差。目前,该模型主要用于 PD 细胞、分子水平研究,治疗效果评价等方面。

2. MPTP 模型 MPTP 无毒,有高度脂溶性且易透过血脑屏障,其可在脑内与星形胶质细胞中的单胺氧化酶 B 结合,进而被氧化成活性物质 MPP^+。MPP^+ 被 DA 神经元转运体主动摄取到其线粒体内,从而抑制线粒体复合物 I 的活性,导致 DA 能神经元变性、凋亡。同时,因 MPTP 易透过血脑屏障,可全身给药,获得实验性 PD 模型。该模型的缺点是:不同注射方法会导致不同的临床现象;且不同动物种类具有不同的 MPTP 敏感性。该模型的优点是:病程渐进且与 PD 患者临床症状最为吻合;可观察到 α-Syn 沉积现象,而这一特点是目前大多数 PD 动物模型所不具有的。因此,MPTP 模型是目前最理想的 PD 动物模型之一,已被广泛地应用于 PD 的实验研究中。同时,啮齿动物中,小鼠对 MPTP 的敏感性最高,并且由于小鼠饲养条件简单、成本较低且操作简单,故 MPTP 小鼠模型使用最为广泛。

3. 鱼藤酮模型 鱼藤酮是一种杀虫剂、除草剂、除螨剂的有效成分,具有高度亲脂性,极易穿过血脑屏障,不依赖 DA 转运受体进入 DA 神经元,主要作用于线粒体呼吸链复合物 I,抑制有关蛋白酶活性,增加 ROS 含量,使线粒体处于氧化应激状态,进而降低 DA 与谷胱甘肽代谢水平,增加脂质过氧化反应,加剧细胞氧化损伤。该模型的优点是:鱼藤酮模型能较好地模拟 PD 的慢性进行性病程和发病特点;尤其是胃内给药时,鱼藤酮会导致 α-Syn 最先沉积在胃神经丛中,并逐步转移到迷走神经背侧核,最终侵害中枢神经,而该现象也直接支持了 PD 疾病起源于肠道的假说。缺点是:由于鱼藤酮毒性较大,所以此模型死亡率较高,尤其是常用的静脉注射造模方式;同时也会引发一些非典型性 PD 症状。

4. 百草枯 百草枯是一种毒性极大的除草剂,主要是以 1－1－二甲基－4－4－联吡啶阳离子盐为化学结构的物质,与 MPP^+ 结构极为相似,但该类物质不能透过血脑屏障,主要通过氨基酸转运体进入大脑,通过激活死亡受体途径、线粒体信号途径、内质网应激途径等造成神经细胞凋亡,加速神经元自噬,最终导致神经元坏死。百草枯动物模型的最大优点在于该模型可模拟 α－Syn 过表达与沉积现象,并最终表现沉积在黑质纹状体的 DA 神经元中,而这一现象与 PD 患者的临床表现相似。但其缺点是注射高剂量百草枯会通过氨基酸转运体进入 DA 神经元细胞中,同时通过阳离子转运体进入非 DA 神经元中,最终导致严重的神经元死亡且并非只局限于 DA 神经元。

(二) 基因模型

1. α－Syn 基因模型 该蛋白相关基因在家族遗传性 PD 中起主导作用,称为 *PARK1* 基因。由于 α－Syn 基因会与 Fe^{2+} 等离子发生交互作用,产生 α－Syn 家族性点突变,从而诱发常染色体显性遗传家族性 PD;并且,该基因发生点突变或 3 个以上的位点突变时,PD 发病率显著增加。目前发现 α－Syn 有 3 个点突变(*A53T*、*A30P* 和 *FA6K*),突变或过表达的 α－Syn 可形成 β 折叠结构而不被 VPP 及时清除,进而引起线粒体功能紊乱并导致细胞凋亡。转基因 PD 动物模型中过表达 α－Syn 主要有不同启动子过表达和不同病毒载体介导的过表达两种形式。其中由腺病毒载体介导在猴中过表达 α－Syn 建立的模型更接近 PD 患者的病理学改变,过表达 α－Syn 的果蝇和小鼠模型,也具备了 PD 很多重要特征。然而,该转基因模型有关黑质、纹状体内的神经损伤症状尚未见报道。

2. Parkin 基因模型 *Parkin* 基因具有 E_3 泛素连接酶的功能,参与了泛素蛋白水解酶系统,*Parkin* 基因可以在线粒体外膜蛋白上生成泛素链,以招募线粒体自噬的受体,放大由 *PINK1* 产生用来指示自噬的磷酸-泛素信号,起到维持保证细胞正常生命活动的作用,并且在 PD 的氧化应激、线粒体损伤及蛋白酶体功能紊乱中也起重要作用。现有研究已经明确,超过 200 个 *Parkin* 相关基因与 PD 的显著相关性,且大多为隐性遗传,并可稳定遗传。敲除 *Parkin* 相关基因的动物模型是最早使用的 PD 转基因动物模型之一。

3. PINK1 基因模型 *PINK1* 是第一个定位在线粒体上与 PD 相关的基因,有 8 个外显子,编码一种具有激酶活性的线粒体蛋白,被认为是继 *Parkin* 基因之后的第二大常见的与家族性 PD 相关的常染色体隐性基因。*PINK1* 正常表达可以保护氧化应激对线粒体功能的损害和蛋白酶抑制剂所致的细胞凋亡,而 *PINK1* 编码区的突变与早发性 PD 密切相关。

4. DJ－1 基因模型 *DJ－1* 基因编码的蛋白作用广泛,可参与基因转录调节、氧化应激、线粒体功能调节等活动。*DJ－1* 可通过氧化应激使蛋白酶体降解系统紊乱,并能将胞质内蛋白移至线粒体,致使线粒体功能发生异常。在 Complex I 活性降低的情况下,会出现 α‑Syn 蛋白聚集和阳性包涵体产生,甚至促使神经元死亡,进而诱发 PD。该基因敲除模型在不同动物类别之间的表现是有所差异的。小鼠模型通常表现出中度运动障碍,且未见 DA 神经元坏死;而大鼠模型通常会表现为黑质纹状体区域神经元坏死、缺失,并伴有运动功能障碍的临床症状。

5. 转基因与神经毒素联用模型　转基因动物更容易受到神经毒素的作用,使造模效果更为显著。例如,将 MTPT 作用于 *DJ‑1* 缺失小鼠后,其神经元坏死、缺失更为显著,并且该模型或可为 Dual-hit 假说提供新的证据。将鱼藤酮长期作用于 α‑Syn 转基因小鼠可观察到 PD 经典三联征,即进行性运动障碍、黑质纹状体变性与 α‑Syn 过表达。在 α‑Syn 基因敲除的啮齿动物模型中注射 6‑OHDA 后,表现出黑质纹状体内大量 DA 神经元持续缺失与渐进性损伤,但不诱导 α‑Syn 过表达,可研究神经性物质与 PD 相关基因之间的相互作用关系。在双侧黑质纹状体内过表达 α‑Syn 的小鼠体内给予亚急性 MPTP 后,可观察到黑质纹状体对 MPTP 的敏感性显著增加。因此,通过联用模型,使得研究 PD 相关基因与神经毒素间的相互作用成为可能。不仅如此,联用模型还可以使我们更加全面地了解 PD 疾病所导致线粒体的具体损伤过程,展示 PD 相关基因与机体的相互作用,了解外界环境是如何诱发 PD 疾病。转基因与神经毒素联用模型在研究 PD 疾病作用机制中具有重要作用。

二、帕金森病中西医结合治疗的基础研究

(一)针刺治疗帕金森病的机制研究

1. 抑制氧化应激　抗氧化疗法是 PD 的一种潜在的治疗选择。超氧化物歧化酶(SOD)将线粒体和细胞质中的超氧化物转化为 H_2O_2,后者在 GSH‑Px、CAT 等的催化下形成 H_2O 和 O_2,通过提高 SOD 活性可有效实现神经保护。谷胱甘肽(GSH)是一种强大的抗氧化剂,有助于防止氧化损伤。GSH 缺乏可能引发一系列事件,导致黑质纹状体通路的破坏和氧化应激,并使通路易受中毒性休克的影响。在 MPTP 诱导的 PD 模型中,电针(EA)刺激显著减少丙二醛和过氧化氢的形成,同时增加了总 SOD 活性和 GSH 含量,这表明电针刺激具有抗氧化作用。体针联合头针治疗 PD 患者,治疗后患者 MDA 含量较对照组低,SOD 含量高于对照组,表明针灸治疗具有抗氧化应激作用;针刺可显著改善 PD 小鼠 GSH 水平并且抑制 MDA 生成,与临床研究结果相符。

2. 保护 DA 神经元　黑质中的 DA 神经元丢失和 DA 的损耗是 PD 患者 DA 系统功能障碍的标志。针灸可以改善黑质区 DA 神经元的存活率及其背外侧皮质末梢的 DA 神经元存活率。MPTP 诱导的 PD 小鼠模型中研究发现,电针可以保护纹状体中酪氨酸羟化酶阳性神经元纤维的损失,从而使得黑质和纹状体中的 DA 神经元存活。电针 PD 大鼠右侧舞蹈震颤区能够抑制细胞凋亡,效果明显优于应用左旋多巴制剂组;电针刺激风府、大椎穴能够降低 DA 细胞的凋亡量,且明显低于模型组,表明针刺干预能够通过保护 PD 大鼠黑质区 DA 神经元,从而缓解 PD 症状。

3. 调节神经递质水平　神经递质水平升高与 PD 症状相关。乙酰胆碱(ACh)、谷氨

酸(Glu)、DA以及GABA在纹状体中大量存在。关于PD动物模型的研究发现,纹状体中GABA、ACh和Glu的水平较高,而DA的水平和代谢显著降低。在横切内侧前脑束(MFB)的大鼠模型研究中发现,高频电刺激对PD大鼠运动症状的影响是通过恢复基底神经节回路的DA传递平衡来实现的。针刺治疗促进了DA的释放,从而改善了DA在突触间隙中的可用性。针灸治疗也减少了MPTP诱导的异常突触后改变,这意味着针灸促进突触后DA神经传递,并使基底神经节活动稳定。DA神经元在黑质致密中的存活率与Glu水平密切,电针治疗后能够提高谷氨酸转运体-1(GLT-1)的活性,降低谷氨酸浓度,从而缓解兴奋性毒性作用,减少DA神经元受损。

4. 改善线粒体功能 线粒体功能障碍与包括PD在内的多种神经退行性疾病密切相关。在正常情况下,机体存在强大的自由基清除系统(如SOD、GSH-Px、CAT、NADP/NADPH和GSH),使ROS处于产生和清除的动态平衡。PD患者体内这种平衡被打破,ROS大量聚集,线粒体的功能结构域暴露于高浓度的ROS下,造成线粒体损伤,细胞功能损伤以及凋亡。研究表明,PD大鼠模型在电针治疗后,大脑黑质区酪氨酸羟化酶(TH)阳性细胞数增多,抑制线粒体形态改变,增加Complex I活性,进而改善PD大鼠的行为障碍。电针PD大鼠风府、太冲(太冲穴隔天左右交替使用)两穴,每次治疗30 min,每天1次,治疗时间为21 d。电镜下观察治疗后PD大鼠黑质细胞线粒体超微结构,发现电针可改善PD大鼠的行为学异常,抑制线粒体超微结构的改变。电针刺激PD小鼠舞蹈震颤区(双侧),发现电针组线粒体Complex I的活性较模型组明显提高,并且其线粒体损伤数量及损伤程度均较模型组低,提示电针干预抑制线粒体功能的破坏并有助于线粒体功能的恢复。

5. 促进神经营养因子表达 脑源性神经营养因子(BDNF)和胶质细胞源性神经营养因子(GDNF)促进DA神经元的存活和形态分化。在活跃的大脑区域,它们与环境刺激密切相关。抗BDNF中和抗体会加速DA神经元死亡。另一方面,左旋多巴治疗对BDNF/GDNF或其他相关信号通路的激活没有影响。丝氨酸/苏氨酸激酶Akt是神经元存活所必需的,BDNF可以激活Akt相关通路。电针通过激活黑质区Akt和BDNF通路,保护纹状体DA神经元。这些神经营养因子通过cAMP反应元件结合蛋白(CREB)在神经元中触发GDNF和BDNF基因转录。EA治疗可以通过促进纹状体和黑质中GDNF和BDNF基因的表达,以及黑质中DA神经元的CREB、Pitx3和Akt的表达来保护DA神经元。

6. 抑制免疫炎性反应 PD患者脑黑质区的免疫异常和炎症反应导致神经元的变性坏死。实验研究发现,针刺可显著降低PD大鼠TNF-α、IL-1和IFN-γ的含量,从而减轻炎症反应对DA神经元的损伤,进而阻止PD病情发展。电针能够降低炎症因子TNF-α、IL-1和IFN-γ对神经元的损害,从而保护黑质神经元,缓解PD症状,其机制可能与p38MAPK、细胞外调节蛋白激酶1/2(p-ERK1/2)及JNK等通路相关。针刺治疗PD的作用机制可能与血清中TNF-α含量有关,针刺后PD模型大鼠血清中TNF-α含量显著降低。针刺PD小鼠"嗅三针",通过阻碍小鼠嗅球及黑质TNF-α、IL-6因子的表达,抑制炎症过程,有效阻断或减轻DA神经元的变性过程,发挥对PD的治疗效果。

7. 降解 α‑Syn 蛋白 α‑Syn 蛋白聚集和路易小体的出现是 PD 的特征性病理改变之一。异常错误折叠、加工的 α‑Syn 和有缺陷线粒体的积累,会导致神经退行性疾病,如 PD。自噬活动与 PD 等神经退行性疾病的疾病进展有关,因为它有助于消除神经元中的有毒蛋白质聚集物和功能异常的线粒体。EA 通过增强自噬体生物发生、自噬启动、自噬通量/底物降解或大脑各个区域的自噬,在神经元中发挥神经保护作用。另有动物实验结果显示,针刺可明显提高 α‑Syn 的清除率,并且促进溶酶体膜的修复,改善 PD 小鼠的自噬水平,恢复黑质致密部中 DA 神经元活性,从而缓解 PD 的相关行为。

8. 调节肠道菌群 肠道微生物与 PD 的发生存在密切关系,且其通过脑-肠产生影响,进而形成了微生物-肠-脑轴理论。针灸对肠道菌群具有双向调节作用,可以改善肠道菌群的多样性及有益菌群的含量,维持肠道菌群的稳态,进而调整机体功能。给予 PD 伴便秘型大鼠"调神畅情三六九"针法治疗 14 天后,观察到针刺能够改善大鼠行为学症状,并且能够显著提高肠道菌群的活性及多样性。MPTP 诱导的 PD 模型肠道微生物多样性显著下降,而针刺能调节肠道菌群的丰度,下调艾克曼菌等破坏肠道屏障的菌群,上调拟杆菌、普氏菌以及粪杆菌等保护肠神经的菌群。这些研究结果提示,针灸治疗 PD 的疗效与调节肠道菌群有关。

9. 其他机制 黑质中铁的积累是 PD 常见的早期症状,运动症状的严重程度与黑质中铁的量密切相关。针灸可以通过减少黑质中铁的积聚,防止 DA 神经元丢失,这一作用通过增加铁进出细胞的关键分子 Fpn1 和 DMT1 表达的平衡实现。纹状体中的一些蛋白质具有神经保护作用。例如,胞质苹果酸脱氢酶(cMDH)参与神经元信号传递、肌肉收缩的有氧能量合成和核酸传导通道控制;羟酰基谷胱甘肽水解酶(HAGH)通过解除甲基乙二醛(MG)的毒性,在代谢应激反应中发挥促生存作用。研究表明,在 MPTP 诱导的 PD 模型中,电针可能通过增加 HAGH、Munc18‑1 和 cMDH 的表达,降低 MPTP 的毒性(如氧化应激),从而起到对小鼠纹状体的神经保护作用。

(二)中药治疗帕金森病的机制研究

中药防治 PD 具有显著优势,与西药联用可在减少不良反应、避免耐受的同时增强疗效,改善 PD 的运动和非运动症状,提高患者生活质量。中药复方以及提取出的活性天然产物是现阶段 PD 重要的临床治疗手段,也是研发 PD 新药的中医药宝库。在现代药理学研究中,中药方剂、单味中药提取物以及从中筛选出的活性成分已证明对各类 PD 动物模型表现出持续而显著的作用,主要通过作用于肠道菌群或者吸收后抑制神经炎症反应、抑制氧化应激、纠正线粒体功能障碍和内质网应激、调节神经元自噬、改善细胞凋亡等机制发挥疗效。具体机制研究见图 7‑2。

1. 中药复方作用机制 中药复方汤剂在治疗帕金森病中应用广泛,常用的复方汤剂包括"天麻钩藤饮""芍药甘草汤""黄连解毒汤""黄芩汤""地黄饮子"等。中药在 PD 的治疗中具有广泛应用和良好的临床效果。以下是常用于治疗 PD 的中药复方及其基础研究机制。

(1)天麻钩藤饮:天麻钩藤饮这首方剂,最初来源于《杂病症治新义》。其主要成分

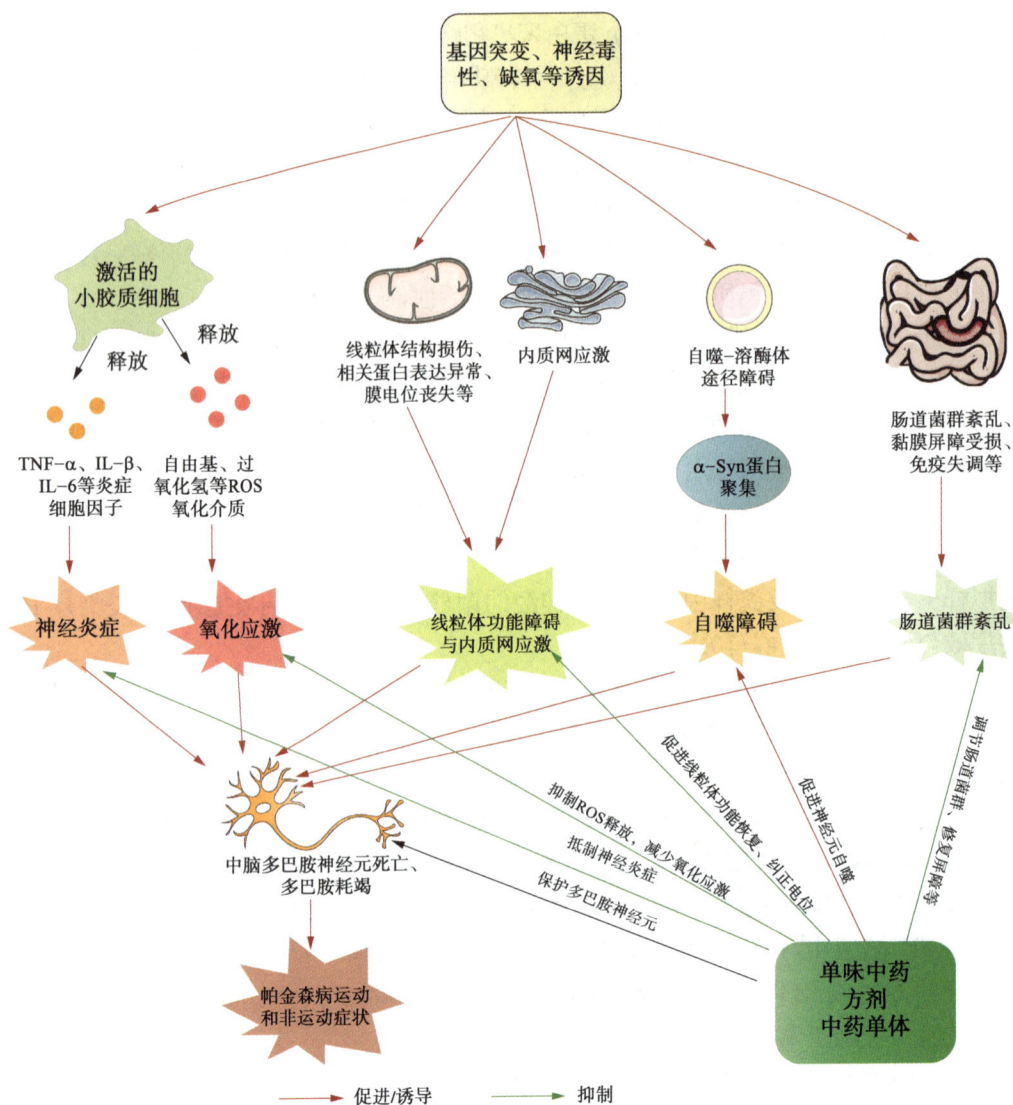

图 7‐2　中药治疗 PD 的作用机制

包括天麻、钩藤、石决明、栀子、黄芩、川牛膝、杜仲、益母草、桑寄生、夜交藤、朱茯神等中药材。动物及临床实验表明,天麻钩藤饮具有改善 PD 患者运动功能、提高生活质量的功效。天麻钩藤饮可显著抑制鱼藤酮诱导的 PD 模型的 α‐Syn 表达,并防止多巴胺能神经元的损失。同时,天麻钩藤饮的应用,还可以抑制 PD 诱导的神经元凋亡,以达到神经保护的作用。这些研究成果表明,天麻钩藤饮可能是一种具有治疗 PD 潜力的中药复方汤剂,其作用机制需要进一步深入研究。

（2）芍药甘草汤:芍药甘草汤是一种用于治疗帕金森病的中药复方汤剂,其最初来源于《伤寒论》。复方包括白芍、甘草。方中芍药酸寒,养血敛阴,柔肝止颤;甘草甘温,健脾益气,缓急止痛。二药相伍,酸甘化阴,调和肝脾,共奏柔筋止颤之效。现代药理研究表明,芍药甘草汤可有效抑制小胶质细胞的激活,减少神经炎症与氧化应激,从而增加多巴胺能神经元数量和并保持其功能。此外,网络药理学的分析显示,芍药甘草汤可能通过调节信号途径如 NF-κB、MAPK、PI3K/Akt 等来发挥其作用。

(3) 黄连解毒汤:黄连解毒汤可用于中枢神经系统疾病 PD,最初来源于《外台秘要》。黄连解毒汤的主要成分有黄连、黄芩、黄柏、栀子等,黄芩、黄连、黄柏配伍清泻三焦火毒,栀子引邪从小便而出。其中,黄连为君药,清泻心火,兼泻中焦之火;黄芩清上焦之火,黄柏泻下焦之火,栀子清泻三焦之火,诸药合一,清热解毒,共奏良效,以改善 PD 症状。近年来,动物实验表明,黄连解毒汤可以显著改善 PD 动物的运动功能障碍,并减轻相关的神经炎症反应。黄连解毒汤的有效成分可能通过多种机制起作用,例如抑制炎症反应、促进神经细胞生成和保护、改善氧化应激等。

(4) 四君子汤:四君子汤是一种古老的中药复方,最初出自《太平惠民和剂局方》。该汤剂由四味中药组成:人参、白术、茯苓和甘草。人参可补气养血、振奋精神;白术可以健脾胃、益气力;茯苓能利水消肿、安神定志;而甘草则具有调和诸药、缓解毒性的作用。四君子汤在配伍上"以参为君,以苓为佐,以术为使,以甘草为味"。动物及临床实验研究表明,四君子汤对 PD 具有辅助治疗作用。机制研究表明,它们能够增加多巴胺神经元数量,促进神经营养因子的合成与释放,从而保护和促进多巴胺神经元的生存和功能。此外,四君子汤具有抗炎作用,能够抑制神经元的损伤、减轻细胞凋亡和氧化应激反应。四君子汤的有效成分与多个靶点相关,如 MAPK、NF-κB 及 TNF 信号通路等,并且证实了该方剂具有抗神经退行性疾病的作用。

(5) 黄芩汤:黄芩汤是一种用于治疗 PD 的中药复方汤剂,最初来源于《伤寒论》。其成分包括黄芩、白芍、甘草、大枣。方中以黄芩苦寒,清少阳肝胆郁火,并清阳明胃肠之热,以除热盛之风;芍药味酸性寒,泄热敛阴,土中伐木,抑制肝胆木气之横逆,柔筋和营。甘草、大枣味甘平,益气和中,调和诸药。诸药合用,清热解郁,柔肝止颤。动物和临床实验表明,黄芩汤可以改善帕金森病患者的运动障碍和非运动症状,如睡眠障碍和抑郁症状。其作用机制可能是通过影响多个信号通路来实现的。

(6) 地黄饮子:地黄饮子出自《圣济总录》,由地黄、巴戟天、山茱萸、石斛、肉苁蓉、附子、五味子、肉桂、茯苓、麦门冬、菖蒲、远志组成。动物实验和临床研究表明,地黄饮子可通过多种途径发挥其治疗 PD 的作用机制。与以上方剂相同,地黄饮子可以在 PD 进程中发挥抗炎、抗氧化,以及保护多巴胺能神经元的作用;明显减少外周炎症,并抑制炎症因子透过血脑屏障。然而这种作用的产生,是否与地黄饮子中有效成分穿过血脑屏障发挥作用有关,还需要进一步的验证。

需要注意的是,中药复方汤剂的配伍原则较为复杂,不能随意组合使用。在使用中药复方汤剂时,需要在医生指导下进行,并注意药物毒性和副作用的风险。同时,由于每个人的身体状况不同,对中药复方汤剂的反应也会有所差异,因此需要结合个体情况进行调整和监控。

2. 单味药及中药单体作用机制　单味药和中药单体是指从中草药中提取的具有特定药理活性的化合物,它们可以直接应用于治疗 PD。以下是一些常见的单味药及中药单体对 PD 的治疗机制。

（1）天麻：天麻是一种用于治疗帕金森病的单味药，其主要功效为镇静安神、祛风除湿、止痉平肝、益气生血。天麻所含活性成分包括天麻素、天麻苷、挥发油等。动物实验显示，天麻具有抗炎、抗氧化、神经保护及改善运动功能障碍等作用机制。其中，天麻素通过调节多巴胺能神经递质系统和氧化应激反应，发挥抗氧化、抗凋亡、抑制神经炎症反应以及促进神经元再生的作用。而天麻苷则可通过阻断钙离子内流，降低细胞内 Ca^{2+} 水平，减轻神经元毒性损害和神经元细胞凋亡，从而发挥神经保护作用。此外，挥发油中的主要成分薄荷醇和薄荷醇酯也具有显著的抗氧化和神经保护作用。临床实验表明，天麻可以缓解帕金森病患者的运动功能障碍、改善生活质量，且没有明显的不良反应。

（2）川芎：川芎是一种常用的中药，具有活血化瘀、止痛祛风、调经养血的功效。其主要活性成分为川芎内酯、川芎嗪和异川芎基苷等。基础和临床实验发现，川芎单独或联合应用可改善帕金森病大鼠和小鼠模型的行为表现，增加多巴胺能神经元数量，减轻氧化应激，降低细胞死亡率，在 PD 治疗中具有一定疗效。

（3）山茱萸：山茱萸是一种用于治疗 PD 的单味药，其主要功效为补益肝肾、收敛固涩。山茱萸中含有多种活性成分，包括脂肪酸、生物碱、倍半萜类、糖苷类等。动物实验表明，山茱萸具有改善帕金森病患者运动障碍的作用。其中，山茱萸中的生物碱和倍半萜类通过影响多巴胺递质系统以及抑制神经元凋亡和炎症反应，发挥神经保护作用。此外，山茱萸中的糖苷类物质，以莫诺苷为代表，可以减少氧化应激，进而减少铁死亡带来的线粒体损伤，对帕金森病的辅助治疗也具有一定的意义。临床实验表明，山茱萸可以缓解帕金森病患者的运动障碍、改善生活质量，且没有明显的不良反应。

（4）丹参：丹参是一种用于治疗 PD 的单味药，其主要功效为活血化瘀、抗氧化和神经保护。丹参中含有多种活性成分，包括丹参酮、丹参素、丹参酚等。动物实验表明，丹参可以改善 PD 动物模型运动障碍，其主要机制与其活性成分丹参酮、丹参素和丹参酚的神经保护作用有关。其中，丹参酮和丹参素可通过抑制氧自由基的生成、减轻炎症反应和保护神经元细胞膜来发挥神经保护作用；丹参酚可通过抑制 NF-κB 信号通路来抗炎和保护神经元。临床实验表明，丹参可以缓解 PD 患者的运动障碍、改善生活质量，并具有较好的安全性。

（5）柴胡：柴胡是一种用于治疗 PD 的单味药，其主要功效为疏肝解郁、和解退热、升举阳气。柴胡中含有多种活性成分，其中以柴胡皂苷为主要代表。动物实验表明，柴胡可以改善 PD 动物模型的运动障碍，其主要机制可能与柴胡皂苷的神经保护作用有关。其中，柴胡皂苷可通过显著提高自由基的清除活性来降低 PD 诱导的氧化应激；可抑制 NF-κB 信号通路，对抗小胶质细胞过度活化，从而减少神经炎症并对抗凋亡；对多巴胺能神经元的放电具有明显的调控作用，以发挥对于 PD 的疗效。临床实验表明，柴胡可以缓解 PD 患者的运动障碍、改善生活质量，并具有较好的安全性。

总之，中药在治疗 PD 方面具有广泛的应用价值，其机制涉及对氧化应激、炎症反应和神经递质的调节。除了中药复方外，单味药和中药单体也是治疗帕金森病的重要药物来源。需要注意的是，单味药及中药单体治疗 PD 仍处于实验室研究阶段，需要进一步的临床验证来确定其安全性和有效性。特别是在使用单味药时,需要注意药物毒性和副作用的风险。

（三）中西医结合治疗的基础研究

中西医结合治疗的一大优势就是可以最大化"增效减毒"。常规西医治疗药物长期服用,易导致耐受性产生,服用剂量越来越大,毒副作用逐渐显现;中医药的使用可以减少耐受性产生,并通过多靶点机制效应,降低西药长期服用带来的胃肠道功能障碍等不良反应。因此,中西医结合的制剂研究大多也从"增效""减毒"两个方面进行讨论。

增加 DA 含量和神经保护作用也是中医药治疗 PD 的主要机制:①保护黑质细胞,如滋补肝肾通络解毒中药复方(熟地黄、桑寄生、枸杞子、天麻、钩藤、僵蚕、丹参、莪术、白芍、生南星)、抑颤汤(山茱萸、石菖蒲、淫羊藿、肉苁蓉、枸杞子、丹参、蜈蚣等);中药活性成分如银杏提取物白果内酯、雷公藤内酯醇、肉苁蓉成分 campneoside。②提高 DA、二羟基苯乙酸(DOPAC)、NE、5 - HT 等神经递质含量,如培补肝肾中药(枸杞子、肉苁蓉、何首乌等组成)、颤镇平胶囊、首茸方、首乌醇提取物、银杏叶提取物、银杏总内酯。③抑制氧化应激反应,如抗震止痉胶囊(何首乌、天麻、生地黄、白芍、五味子等)、熟地黄、桑寄生等滋补肝肾、通络解毒中药、人参皂苷 Rg1。④抑制 NMDA 受体活性,降低氨基酸兴奋毒性作用,如三七总皂苷。针灸治疗也可通过调节免疫炎症、氧化应激、改善蛋白质降解、抑制凋亡等途径保护 DA 神经元。由此可见,中医药、针灸和西药的作用机制具有很多相似之处,联合应用具有协同作用,可增加 PD 治疗的有效性。何建成等发现,在 PD 大鼠模型中,中西药合用可以升高酪氨酸羟化酶(TH)的含量,提高 TH 活力,阻止或缓解 6 -羟基多巴胺对黑质及纹状体的损毁作用。其在另一项研究中发现,滋补肝肾、通络解毒中药与美多芭合用对 PD 大鼠神经元凋亡有明显抑制作用。

长期使用美多芭等药物治疗后,最常见的毒副反应症状为口干、便秘、恶心、纳呆、失眠、心悸、烦躁、精神障碍、剂末现象、异动症、开关现象等。中医认为出现毒副作用的病机关键是肝肾阴虚、痰瘀阻络,因此常配以滋养肝肾、柔肝息风、活血通络、清热生津、健脾和胃之品或者配合针灸治疗减少西药用量,均能有效控制西药引起的毒副作用。研究表明,苁蓉舒痉颗粒联合西药治疗可显著减轻帕金森病伴肾精亏虚证患者的症状并减少西药用量,且毒副作用比较小。在 6 -羟基多巴诱导帕金森病大鼠模型中,自拟醒脑除颤方与左旋多巴合用,增强疗效同时,减少左旋多巴对纹状体的损伤和其引起的肾毒性。补肾养肝方药能够纠正 PD 大鼠模型长期服用左旋多巴导致的黑质纹状体系统过高的 DA 及其代谢产物水平,在不影响左旋多巴疗效的同时又能改善左旋多巴对黑质纹状体系统的不良反应。除此之外,针药结合治疗 PD 的相关机制也有大量研究报道。戴有才等发现,美多芭、电针和针药结合治疗都可增加 PD 大鼠黑质 TH 和 GDNF 表达,但针药结合治疗效果优于单用美多芭或电针;其机制可能是针药结合疗法能够增强 GDNF 的表达和内源性神经干细胞的增殖,再通过 GDNF 受体介导其信号通路,从而起到 DA 能神经元的保护作用。陈洁等发现,在针药结合能够明显增加 PD 小鼠纹状体中的 D_1、D_2 受体活性,其作用要明显优于单纯中药组和单纯针刺组。由此可见,中西医结合治疗帕金森病比单独使用西药疗效好,且能减少西药制剂的用量及其临床不良反应,在长程治疗中可能具有一定优势。

（崔文强　褚玉霞）

参考文献

［1］张伯礼.中医内科学[M].北京：人民卫生出版社，2012.

［2］中华医学会神经病学分会帕金森病及运动障碍学组，中国医师协会神经内科医师分会帕金森病及运动障碍学组.中国帕金森病治疗指南（第四版）[J].中华神经科杂志，2020，53（12）：973-986.

［3］杨文明，鲍远程，汪瀚，等.颤病（帕金森病）诊疗方案[J].中医药临床杂志，2012，24（11）：1125-1126.

［4］袁灿兴，刘振国.中西医结合治疗早期帕金森病专家共识（2021）[J].上海中医药杂志，2022，56（01）：1-6.

［5］雒晓东，李哲，朱美玲，等.帕金森病（颤拘病）中医临床诊疗专家共识[J].中医杂志，2021，62（23）：2109-2116.

［6］刘振国，李文涛.帕金森病运动并发症中西医结合诊治专家共识（2020）[J].中国神经免疫学和神经病学杂志，2020，27（4）：247-252.

［7］ ABORODE A T, PUSTAKE M, AWUAH W A, et al. Targeting oxidative stress mechanisms to treat Alzheimer's and Parkinson's Disease: a critical review [J]. Oxid Med Cell Longev, 2022,2022:7934442.

［8］ NEBRISI E E. Neuroprotective activities of curcumin in Parkinson's disease: a review of the literature [J]. Int J Mol Sci, 2021,22(20):11248.

［9］黄敏，阚伯红.针灸治疗帕金森病的临床研究进展[J].中华针灸电子杂志，2021，10（02）：59-62.

［10］ ARMSTRONG M J, OKUN M S. Diagnosis and treatment of Parkinson disease: a review [J]. JAMA, 2020,323(6):548-560.

［11］杨东明，杨利峰，赵德明，等.帕金森病动物模型的研究进展[J].中国实验动物学报，2020，28（03）：397-404.

第八章 老年期痴呆

第一节 | 概 述

痴呆(dementia)是指由于大脑器质性病变造成的以进行性智能衰退为主要临床表现的一组疾病。随着人口老龄化进展,老年期痴呆的患病率不断升高,已成为危害人类健康的重要疾病。目前痴呆病理机制的基础和临床研究已挖掘出许多潜在治疗靶点,而大量中、西医及中西医结合的研究和临床实践推进了痴呆治疗的发展。

一、定义与分类

老年期痴呆是指中老年期由于各种原因导致的脑病理性改变引起脑功能障碍的痴呆性疾病。痴呆基本症状包括:短期及长期记忆障碍,抽象思维、判断障碍,以及其他高级皮质功能障碍,人格变化,影响工作及日常社会活动。核心症状是记忆、认知能力损害和人格障碍。老年期痴呆中最常见的是阿尔茨海默病(Alzheimer's disease,AD)和血管性痴呆(vascular dementia,VD)。

AD 由德国学者阿洛伊斯·阿尔茨海默(Alois Alzheimer)于 1906 年首次报道,指出 AD 病理特征包括脑区特异分布的大量老年斑(senile plaque,SP)、神经纤维缠结(neurofibrillary tangle,NFT)及神经元丢失(neuronal loss)。AD 发病率随增龄而增加,可将 65 岁以前发病称为早发型 AD(early-onset Alzheimer's disease,EOAD),65 岁以后发病为迟发型 AD(late-onset Alzheimer's disease,LOAD)。AD 有散发性和家族性之分,大部分散发性 AD 为 LOAD,而家族性 AD 常为 EOAD。AD 起病隐匿,渐进性加重,病程长。此外,根据其发病的进展特点及临床病理表现可分出不同的 AD 亚型。

VD 是指由各种脑血管疾病和脑血供障碍引起的脑功能障碍,继而产生智能损害。脑血管性损害可促进 AD 病理进展,而 AD 病理因素也会导致脑血管损害,因此有的病例兼具 AD 和 VD 两种病理改变。

二、流行病学

据 2020 年一项横断面研究显示,我国≥60 岁人群中有 1 507 万例痴呆患者,其中 AD 约 983 万例,VD 约 392 万例,其他痴呆约 132 万例;而≥60 岁人群的轻度认知障碍(mild cognitive impairment,MCI)患者 3 877 万例,女性相关数据高于男性。我国 AD 及其他痴呆患病率、病死率略高于全球平均水平。1990—2019 年间,我国因 AD 及其他痴呆导致死亡的顺位从 1990 年的第 10 位上升至 2019 年的第 5 位,社会负担由第 27 位上升至第 15 位。因此,痴呆已成为影响我国国民健康和社会负担的重要疾病。

三、临床表现及危害

进入痴呆早期,症状主要表现为记忆障碍尤其是近期记忆障碍;中期时,远、近期记忆受损明显,空间定向障碍,阅读理解、计算、判断力和解决问题能力均明显下降;至晚期,记忆、语言、视觉、定向及运动功能严重衰退,缺失基本生活能力。而 MCI 是处于痴呆和生理性健忘的临界状态。

不同病例存在病程和症状差异,例如有的病例发病后快速进展,称为 rpAD(rapid progressive Alzheimer's disease);而 EOAD 早期更常出现非典型症状,如执行功能、空间视觉功能、运动技巧等损害。目前已知,AD 脑病理可在临床症状出现前 15～20 年就开始逐渐发展,这个阶段可称为 AD 的临床前阶段。

第二节 | 中西医对老年期痴呆的认识

一、中医对老年期痴呆病因病机的认识

(一)老年老年期痴呆病因病机的探讨

中医文献中关于智能损害的记载,散见于"呆病""善忘""健忘"和"痴呆"等病症中。陈士铎的《辨证录》中记载"人有老年而健忘者,近事多不记忆,虽人述其前事,犹若茫然,此真健忘之极也",指出了健忘与衰老的关系,以及近期记忆损害向远期记忆损害发展的模式。《本草备要》中记载"人之记性,皆在脑中。小儿善忘,脑未满也;老人健忘者,脑渐空也",强调了脑老化为老年期痴呆的脑功能衰退内因。医家根据中医理论,结合自己的临床实践经验提出了一系列老年期痴呆相关的病因学说。关于痴呆病机至少包括以下观点:

1. "心"与脑功能 中医理论中,"心"与现代医学中脑的高级功能相关联。隋代巢元方在《诸病源候论》中提出"多忘者,心虚也"。《黄帝内经·素问·宣明五气》和《黄帝

内经·灵枢·本神》均提到"心藏神"。"神"为生命活动主宰,包括脑功能活动。"神"可能是从机体整体上考虑痴呆病机的重要切入点。《医宗金鉴·杂病心法要诀》明确提出"神病"一词,并把健忘、神志恍惚等纳入"神病"范畴,也包括 AD 的临床表现。林水淼认为,从"调心"角度干预"神病"为 AD 首要治法。

2. "肾"与痴呆 肾为先天之本,主骨、藏精、生髓,髓海通于脑,才能认物识人。年老肾精不足,髓海亏虚,髓不充脑,导致脑力减退。《辨证录》强调治疗应"益心中之血",同时要"填肾中之精"。《黄帝内经·灵枢·经脉》记载"人始生,先成精,精成而脑髓生",可见先天禀赋是决定"脑髓"充盈与否的重要因素,支持遗传因素与 AD 发病的关联。

3. 脾虚与痴呆 髓海的充盈与否,除了与先天禀赋有关,还取决于后天水谷之精微。脾者后天之本,气血生化之源,脾虚则气血津液生化不足,髓海失养,导致痴呆的发生。南宋严用和在《济生方》中指出"盖脾主意与思,心亦主思。思虑过度,意舍不清,神官不职,使人健忘。治之之法,当理心脾,使神意宁静,思则得之矣",并提出用归脾汤治疗。其提出"心脾虚"理论是对健忘治疗的一大贡献。

4. 痰、瘀与痴呆 痰浊是机体内津液结聚所导致的病理产物,形成之根本在于脾胃,脾强胃健水谷化为气血;脾失健运,则聚湿生痰,痰浊上蒙清窍,脑髓神机失灵。

痰浊瘀阻为痴呆的重要病机。元代危亦林在《世医得效方·健忘》中提到"痰迷心包"会导致"健忘失事、言语如痴"。陈士铎在《石室秘录》中强调"痰势最盛,呆气最深",提出"治呆无奇法,治痰即治呆"。瘀血是机体气血运行不畅而导致的病理产物。人到老年,脏腑功能衰退,气虚无力运行血液或温煦不足寒凝血脉,均可导致机体气血运行不畅,产生瘀血,瘀血内停,阻塞脑络,影响了脑功能。《医林改错》记载"凡有久瘀之血,则令人善忘"。

痴呆病机复杂,临证表现不一。呆病病位在脑,与心、肾不足关系密切,也涉及其他脏腑,而痰浊、瘀血是重要的致病因素,证属本虚标实。心肾虚损为本,痰浊瘀血为标,虚实夹杂、相互影响,导致痴呆发生、发展与演变。

(二)阿尔茨海默病和血管性痴呆病机探讨

本世纪以来,直接针对 AD 或 VD 病机的探讨也逐渐引起重视。

1. AD 病机 《阿尔茨海默病的中医诊疗共识》(2018 年)认为 AD 早期病机主要为虚,老年人肾精先天之本耗竭,髓海失养;又有脾胃后天之本渐衰,获取水谷精微能力衰减,气血生化乏源,清窍失养,导致髓海不足,元神失养,发展为痴呆。《国际中医临床实践指南:阿尔茨海默病》(2019 年)在辨证上提出:①髓海不足证;②脾肾阳虚证;③肝肾阴虚证;④阴虚火旺证。

早期研究中,杨柏灿等应用脏腑辨证、八纲辨证和病因辨证,分析 AD 的病机,发现 AD 发病与脏腑功能失调、气血阴精不足关系十分密切;认为其中肾不足、气虚血亏、阴损精衰是发病的核心,与肝、脾两脏有一定关系,而痰瘀火邪则是 AD 发生、发展的重要因素。

2. VD 病机 VD 与中风发病机制密切相关。中风既成,脑髓受损,加之风火痰瘀夹杂为患,闭阻脑脉,以致元神失养,灵机渐失,发展为 VD。该病涉及肝肾心脾,其病理性质为本虚标实;以精气亏虚为本,风火痰瘀为标,终致脑络瘀塞,髓海失养,神机失用。此外,当代学者也提出需要关注 VD 的其他病机,如血瘀、胆的异常等。

二、西医和现代医学对老年期痴呆的认识

(一) 阿尔茨海默病的病理及病理机制

宏观上 AD 患者的脑组织有明显萎缩。AD 特征性病理变化包括脑区特异性大量分布的老年斑和神经纤维缠结,以及大量神经元丢失和突触损害。AD 脑病理改变的脑区及严重程度与 AD 临床症状有直接的联系。AD 脑病理改变的原因是多元性的,其中被广泛认可的是老化和基因因素。AD 病理机制与老化和基因因素存在密切关联。以下介绍现代医学对 AD 的一些认识。

1. 老年斑与 β-淀粉样蛋白　AD 患者的脑内老年斑是细胞外的病理结构,主要成分是聚集的 β-淀粉样蛋白(β-amyloid protein,Aβ),因此它也被称为淀粉样斑。斑内和外围常分布有活化的星形胶质细胞和小胶质细胞,其周围可有变性或营养不良的神经突起分布。另外,Aβ 可在小血管管壁沉积。Aβ 不仅从细胞外攻击神经元,还可在细胞内对神经元造成损害。

(1) Aβ 代谢:Aβ 多肽长度为 39～43 个氨基酸残基,常见的是 40 与 42 个氨基酸肽段。Aβ 是由其前体蛋白(β-amyloid precursor protein,APP)上剪切下来的片段。APP 是糖基化的跨膜蛋白,由 β-分泌酶和 γ-分泌酶作用,剪切产生 Aβ。Aβ 可分泌到细胞外或滞留在细胞内。APP 还可经 α-分泌酶作用,在 Aβ 序列中间切开,然后经 γ-分泌酶继续作用,形成非 Aβ 肽段(图 8-1A)。去整合素和金属蛋白酶(a disintegrin and metalloprotease,ADAM)家族中 ADAM17、ADAM10 等具有 α-分泌酶活性;β-位点淀粉样前体蛋白裂解酶(beta-site APP-cleaving enzyme,BACE)具有 β-分泌酶活性。而 γ-分泌酶是由早老蛋白(presenilin)、nicastrin、APH-1 和 PEN-2 等蛋白组成的复合体。

Aβ 的降解有多种方式,可降解 Aβ 的酶,包括中性肽酶(neprilysin,NEP)、胰岛素降解酶(insulin-degrading enzyme,IDE)、血管紧张素转换酶(angiotensin-converting enzyme,ACE)和纤维蛋白溶酶(plasmin)等。脑内 Aβ 还可被胶质细胞或炎症细胞吞噬代谢,或通过跨血脑屏障及类淋巴系统转运进入外周由肝脏代谢。在转运机制中涉及 Aβ 与脂蛋白结合,由相关转运体如脂蛋白受体相关蛋白(LRP)、极低密度脂蛋白受体(VLDL-R)介导转运。

(2) Aβ 聚集:Aβ 代谢异常导致其在脑内负荷增加,进而聚集沉积。Aβ 肽链长短略有不同,$Aβ_{1-42/43}$ 能更快速聚集,成为大量 Aβ 聚集的开端。另外,Aβ 还可在氨基端被剪去 2 个氨基酸,氨基端暴露的谷氨酸残基被环化酶作用转化为焦谷氨酸,这种 Aβ 具有诱导其他 Aβ 聚集的作用并促进它们的神经毒性。此外,脑内微环境成分亦参与调节 Aβ 聚集,如 pH、金属离子,以及 Aβ 结合蛋白如载脂蛋白 E4(ApoE4)等。

(3) Aβ 毒性:Aβ 聚集后产生神经细胞毒性,其中聚集的 $Aβ_{1-42/43}$ 毒性更强。由于成

A

B

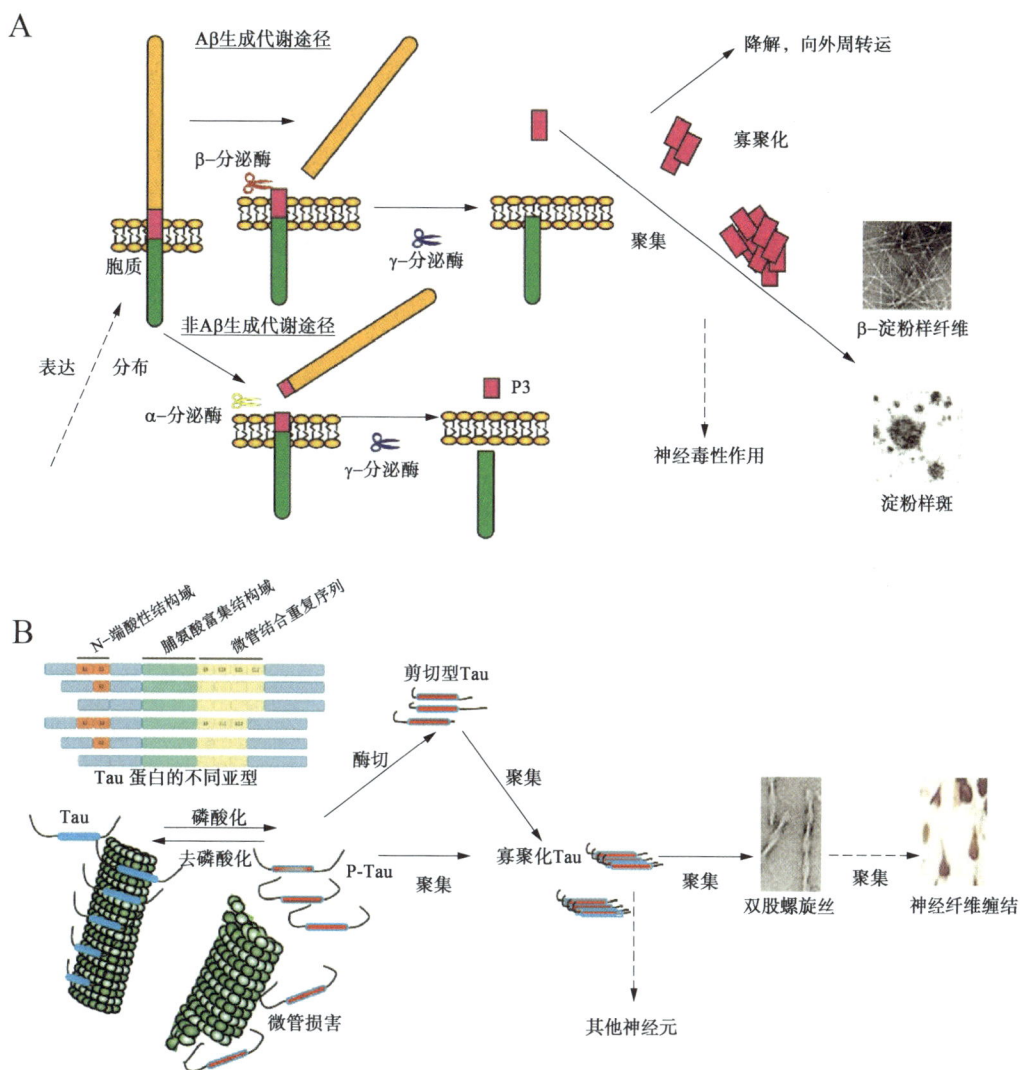

图 8-1 Aβ 和 Tau 病理形成的途径

A. Aβ 代谢途径和聚集形成;B. Tau 蛋白异常磷酸化及其聚集。

熟老年斑中纤维状聚集的 Aβ 为主要存在形式,因此纤维状 Aβ 曾被认为是主要毒性形式,现认为寡聚型 Aβ 才是主要的神经毒性形式,寡聚型 Aβ 在 AD 脑内显著增加。

Aβ 毒性表现形式多样。Aβ 可影响神经元的递质释放功能,神经递质受体和离子通道的功能,影响神经元功能蛋白表达,导致神经元功能异常。Aβ 可抑制在学习记忆中起重要作用长时程增强(long-term potentiation,LTP)机制。Aβ 还可扰乱神经细胞内钙平衡,诱导氧化损伤,及 Tau 蛋白过度磷酸化,增加兴奋性氨基酸和自由基的毒性,诱导神经元凋亡。此外,Aβ 还能以诱导胶质细胞活化和炎症反应等方式参与 AD 脑病理机制。

Aβ介导神经系统毒性作用的机制已有许多假说。例如，中介体假说：细胞外Aβ需要中介才能发挥毒性作用。Aβ直接或间接作用的受体包括谷氨酸受体、乙酰胆碱受体、胰岛素受体、朊蛋白、晚期糖化终末产物受体RAGE等。Aβ可激活代谢型谷氨酸受体mGluR5，活化蛋白激酶Cdk5和JNK等，进而导致Tau磷酸化增加和LTP损伤。目前已明确Aβ在脑内堆积与AD临床症状的发展密切相关，下调脑内Aβ水平，抑制Aβ聚集及其毒性是干预AD的重要靶标。

2. NFT和Tau蛋白　NFT是指AD脑神经元胞体和大树突中的异常蛋白聚集形成的结构。此外，异常蛋白聚集还可发生在神经突起或神经纤维中。电镜下，NFT主要由双股螺旋纤维（paired helical filament，PHF）堆积形成，而组成PHF的是高度磷酸化的Tau蛋白。一般认为内嗅皮质是NFT最早出现的脑区之一。内嗅皮质是皮质与海马联系的中转结构。随着病理进展，NFT损害逐渐向海马CA_1区的锥体细胞、新皮质、杏仁核、前脑基底核等结构发展，导致脑功能广泛受损。

（1）微管关联蛋白Tau：成人脑至少有6种Tau异构体，由17号染色体 *MAPT* 基因转录物pre-mRNA的不同剪接产物翻译而来。它们的差别在于是否N-端含0、1或2个插入序列，以及C-端是否含exon10的插入，后者决定了Tau具有3个还是4个微管结合重复序列（图8-1B）。

（2）Tau蛋白修饰：Tau含有84个潜在磷酸化位点（包括79个丝氨酸/苏氨酸和5个酪氨酸位点）。AD脑内Tau被过度磷酸化修饰。此外，Tau还可被异常糖化、糖基化、氧化、泛素化、苏木化、乙酰化、硝基化和异常截断等修饰。这些修饰的异常，通过不同方式参与Tau病理机制。Tau超磷酸化直接影响其与微管结合，破坏其促进微管聚合和稳定的功能。异常磷酸化还促进Tau聚集形成PHF结构，而糖基化参与PHF结构稳定。

异常磷酸化是Tau病理改变的最重要环节，其直接原因是神经元内蛋白磷酸化和去磷酸化机制失衡。已发现GSK3β、CDK5等多种蛋白激酶的活性增加与Tau磷酸化增加有关。另外，AD脑内磷酸丝氨酰/苏氨酰蛋白磷酸酯酶家族中的PP2A活性下降，也是Tau过度磷酸化的重要原因。

（3）Tau蛋白功能异常的病理机制：AD脑内Tau过度磷酸化导致神经元功能损害的机制损害至少涉及以下方面。①过度磷酸化Tau结合微管的能力降低，微管失稳，神经元物质转运功能损害，进而影响突触传递等功能。②过度磷酸化Tau在胞质内集聚可裹挟正常Tau蛋白和其他关联蛋白一起聚集，从而破坏细胞功能。③Tau聚集体可诱导神经元线粒体膜损害，使得能量物质产生障碍；Tau聚集还可引起胞内钙超载、内质网应激、氧化和DNA损伤。④异常聚集的Tau蛋白可抑制蛋白酶体活性和细胞自噬过程。⑤Tau可与Fyn、cSrc等分子结合参与细胞信号系统，修饰异常的Tau可通过影响这些分子的功能，进而影响神经元及其突触的功能。⑥异常磷酸化Tau可作为"种子"，以朊蛋白样传播方式向其他脑区扩散。因此，抑制Tau蛋白的异常修饰，靶向清除病理Tau蛋白或阻断Tau聚集，是AD药物研发的靶标。

3. 神经细胞丢失与突触改变　AD脑内特定脑区的神经细胞丢失严重，如颞叶、额叶与顶叶的大锥体细胞,海马和内嗅区,基底前脑的 Meynert 基底核、斜角带核、杏仁核,中脑的中缝背核与蓝斑等。内嗅皮质是 NFT 最早出现的脑区之一,也是神经元缺失发生较早和较为严重的脑区。轻度 AD 患者,内嗅皮质第 Ⅱ 层已有约 50% 神经元丢失;严重的 AD 患者,该层细胞丧失可达 90%。近年来研究还发现 AD 脑神经元会出现表观遗传组侵蚀,导致神经元身份特征丢失。

神经细胞之间信息交流最关键的部位是突触,AD 脑内突触数量减少显著,留存突触内还有广泛的病理性变化。AD 脑内神经元丢失与突触病理损害的原因,至少部分与 Tau 病理改变和 Aβ 神经毒性作用有关。

4. AD 的分子遗传学 家族性 AD 多呈常染色体显性遗传。1991 年以来,家族性 AD 中发现定位于 21 号染色体 *APP* 基因的多个突变。这些病理突变一般可易化 β-分泌酶或抑制 α-分泌酶对 APP 的作用,使 Aβ 生成增多;而有些突变发生在 Aβ 氨基酸序列,导致 Aβ 毒性增加。随后,14 号染色体的早老素 1(presenilin 1, PS1)及 1 号染色体的 *PS2* 基因突变被发现。*PS* 突变不仅可使 $Aβ_{42}/Aβ_{40}$ 比例增加,还使神经元在有害因素作用下更易发生凋亡。这些研究提示 Aβ 可能是 AD 的重要致病原因,至少是家族性阿尔茨海默病(family Alzheimer's disease,FAD)的关键致病因素。

针对散发性 AD 的基因多态性研究,也发现了很多关联基因。这些基因主要涉及 APP-Aβ 代谢、心血管功能、神经炎症、吞噬-自噬及脂质代谢等机制。19 号染色体的 ApoE 有 3 种基因型,即 ε2、ε3、ε4,人群中以 ε3 为主。ApoEε4 与迟发型 AD 关联度最高基因,增加 AD 发病危险性;而 ε2 等位基因有抗 AD 效应。AD 相关基因很多,例如 *ABCA7*、*BIN1*、*CASS4*、*CD33*、*CLU*、*PICALM*、*CR1*、*SLC24A4*、*SORL1*、*TREM2* 等。

5. 神经递质系统损害 AD 脑内有多种神经递(调)质系统受到损害,包括乙酰胆碱(ACh)、兴奋性氨基酸、去甲肾上腺素(NE)、5-羟色胺(5-HT)、γ-氨基丁酸(GABA)、生长抑素、精氨酸加压素等系统。前脑基底核群 ACh 神经元向大脑皮质和边缘系统的海马等脑结构有广泛的投射,参与学习记忆等脑高级功能,而 AD 患者基底核有明显的 ACh 能神经元缺失和萎缩,以及合成 ACh 的胆碱乙酰转移酶活力降低。AD 胆碱能系统损害可能与 Aβ 的神经毒性作用有关,Aβ 可抑制 ACh 释放、抑制 ACh 合成所需的胆碱摄取。Aβ 还可干扰胆碱能受体的信号机制。谷氨酸神经递质系统异常也是 AD 病理机制的重要组成部分。在 Aβ 和病理型 Tau 的作用下,谷氨酸受体的信号机制损害,使得突触部位的生理性兴奋突触传递受到抑制,而突触外谷氨酸受体介导的兴奋性毒性作用增加。

6. 氧化损伤与 AD 一方面老化因素、能量代谢障碍均可诱发氧化损伤,促进 AD 的病理发展。另一方面,AD 脑内增加聚集的 Aβ 可通过干扰线粒体功能,使自由基形成增多;Aβ 还可通过促进谷氨酸 NMDA 受体介导的兴奋性毒,诱导自由基产生,导致氧化损伤。线粒体是自由基的重要来源,而线粒体 DNA(mtDNA)又最经不起自由基打击,已发现 AD 脑神经元 mtDNA 损害明显,进而损害线粒体功能。

7. 炎症与 AD 流行病学研究发现,在应用非甾体抗炎药的老年人群中 AD 患病率有所降低,提示 AD 神经病理机制中有炎症反应参与。在老年斑内,除 Aβ 蛋白外还,发现至少 40 多种蛋白一起沉积,其中许多与炎症有关。脑内胶质细胞和外周渗入的炎症细胞参与 AD 脑内的炎症机制。胶质细胞对于 AD 的病理发展是一把双刃剑,它既可以清除 Aβ、释放神经保护的因子,也可释放促炎性细胞因子导致神经元损害。随着病理进展,活化的胶质细胞中起不好作用的亚群细胞增加也促进了 AD 的病理发展。

8. **激素水平变化**　多种激素改变被认为与 AD 的发病有关。特别值得注意的是,女性 AD 发病率明显高于男性,其原因被认为与绝经后雌激素水平下降有关。实验研究发现,雌激素有神经保护作用,能阻止卵巢切除引起的脑内 ACh 合成减少和 NGF、BDNF mRNA 水平下调。近期研究还发现,老年女性卵泡刺激素(follicle stimulating hormone,FSH)水平上调与 AD 发病密切关联。

9. **代谢异常**　AD 脑内多种物质代谢异常。其中葡萄糖代谢异常受到的关注较多,AD 早期尚未出现临床症状之前,就已经出现了脑对葡萄糖利用的降低和脑能量受损,并随病情加重而恶化。葡萄糖的利用涉及转运和代谢两个主要机制,AD 患者脑内不仅有葡萄糖转运体 GLUT-1 和 GLUT-3 减少,还有丙酮酸脱氢酶复合体(PDHC)与 α-酮戊二酸脱氢酶复合体(KGDHC)活性降低,以及参与氧化磷酸化的多个酶复合体功能不同程度抑制,导致大脑糖代谢障碍。

AD 脑内葡萄糖代谢障碍与胰岛素信号通路异常密切相关,而胰岛素信号通路障碍导致的损害并不仅限于糖代谢。AD 脑内胰岛素信号通路障碍,可涉及 Tau 和 Aβ 的病理机制,如胰岛素-Grb2-MAPK、胰岛素-PI3K-AKT-GSK-3、胰岛素-IDE 等途径。

10. **脑-肠轴与 AD**　脑-肠健康与 AD 发病存在关联。AD 脑内病理改变对肠道功能和肠道菌群产生影响,而肠道功能异常和/或肠道菌群异常又会促进 AD 脑内病理的发生、发展。

(二) 血管性痴呆的病理及病理机制

VD 通过脑血管病变导致的脑内不同部位损伤、损伤的程度和性质,影响脑组织病理变化、临床痴呆程度的进展。VD 除脑缺血本身造成的损害,慢性血供不足结合脑老化因素还可触发 AD 的病理相关机制。

第三节　老年期痴呆的中西医诊断和治疗

一、老年期痴呆的中医诊断

《中医内科临床诊疗指南:阿尔茨海默病》(标准号:T/CAM 1315—2019)结合近年来临床研究证据形成的《国家中医临床实践指南:阿尔茨海默病》提出 AD 是一种病因不明的中枢神经系统进行性变性疾病。①AD 属"痴呆病",多为年老心肝脾肾亏虚,运化精微无力,痰浊,瘀血火毒内生,髓减脑消,神明失养,神机失用,而出现痴呆;②起病缓慢隐袭,呈进行性加重,主要表现为获得性认知功能障碍综合征,人格异常,常伴行为和情感异常,社交和工作能力明显减退。

VD 中医诊断强调痴呆和脑血管病证据,以及两种损害的因果关系。VD 辨证方面,根据血管性痴呆中医辨证量表(the scale for the differentiation of syndromes of vascular dementia,SDSVD)(1997),从肾精亏虚证、痰浊阻窍证、瘀血阻络证、肝阳上亢证、火热内盛证、腑滞浊留证、气血亏虚证等方面进行。

二、老年期痴呆的中医治疗

(一)中药辨证治疗老年期痴呆

1. **辨证治疗方剂的临床实践** 1988 年,在兰州举行的全国首届中医脑病学术研讨会上,提出"老年呆病诊断、辨证分型及疗效评定标准"的研讨稿,将老年期痴呆分为虚、实两类共 6 型,虚者为髓海不足、肝肾亏虚、脾肾两虚,实者为心肝火旺、痰浊阻窍、气滞血瘀。补肾益髓汤加减可治疗髓海不足型,枸菊地黄汤合定智汤加减治疗肝肾亏虚型,归脾汤加减治疗脾肾两虚型,天麻钩藤饮合黄连解毒汤加减治疗心肝火旺型,半夏白术天麻加减治疗痰浊阻窍型,逍遥散合通窍活血方加减治疗气滞血瘀型。

"中医脑病学"的呆病分证论治:①风痰瘀阻窍,用天麻钩藤饮加减、中成药清开灵注射液和醒脑静脉注射液;②气虚(气滞)血瘀,用补阳还五汤加减(气虚血瘀为主)、血府逐瘀汤加减(气滞血瘀为主)、黄芪注射液和丹参注射液;③肝肾亏虚,用左归饮加减、中成药六味地黄丸和知柏地黄丸;④脾肾不足,用还少丹加减、中成药人参归脾丸、桂附理中丸;⑤髓海不足,用补肾益髓汤加减、中成药大补阴丸。

临床实践中,学者们以中医理论为指导,据证立法遣方,探索痴呆辨证论治规律。例如,用洗心汤、转呆汤、指迷汤为基本方治疗痴呆患者的痰浊阻窍证;通窍活血汤、桃红四物汤、化瘀煎为基本方治疗瘀血内阻证;天王补心丹治心肾不足,阴亏血少,心神失养;血府逐瘀汤治气血逆乱、脑府失清之症;固真方(补肾阳为主)和葆真方(补肾阴为主)延缓脑的衰老;备急千金要方中的开心散(人参、远志、茯苓和石菖蒲等)具有"安神定志,益气养神"功效,也被用于痴呆或 AD 的治疗。

2. **辨证治疗方剂组成的分析** 在中药治疗 AD 的研究报道中,使用频次前 5 位的中药分别为石菖蒲、黄芪、熟地、丹参、茯苓;使用频次位列前 3 位的中药对分别为"石菖蒲、远志""石菖蒲、黄芪""石菖蒲、丹参"。石菖蒲既可开窍化痰又能安神益智,治痰蒙神昏之证。它不仅能改善脑部糖代谢,还可改变血脑屏障通透性,引药入脑。黄芪可增加脑血流量,抑制神经细胞凋亡;它可"填骨髓、长肌肉、生精血",补肾虚证候。熟地则补血滋阴、益精填髓。丹参、茯苓活血祛瘀、健脾化湿,符合 AD 以痰、瘀为标的病理治疗。

3. **治随证变** 人体发病都有一定内因和外因变化的基本规律。辨证论治是一个动态过程,随外因和内因的变化而变化;随正邪关系、病理性质的变化而变化,所谓治随证变,证亦随治变。治随证变将促进中医在痴呆治疗的效应。AD 患者在病程中证型会发生改变。例如,林水淼等在"调心补肾"治疗 AD 的临床实践中,根据患者证型变化,调整方剂量,或切换调心方与补肾方,获得了良好效果。

4. 中成药治疗痴呆　中成药制剂在痴呆治疗中的应用很多,如益智胶囊(西洋参、枸杞子、郁金、川芎、天麻、石菖蒲等)、通心络胶囊、养血清脑颗粒、灯盏花素片、当归注射液、清开灵注射液等。中成药治疗 VD 的效果确定,《中成药治疗血管性痴呆临床应用指南》(2020 年)推荐高剂量银杏叶提取物 EGb761 应用于治疗轻中度 VD 认知和精神行为症状;天智颗粒治疗缓解轻中度 VD 患者精神行为症状或肝阳上亢证,改善认知功能;复方苁蓉益智胶囊对治疗轻中度 VD 肾虚痰瘀证患者的认知损害可能有益;复方丹参片用于治疗轻中度 VD 瘀阻脑络证患者的认知损害;通心络胶囊对治疗 VD 患者的认知损害可能有益。

(二) 针刺治疗

"中医脑病学"对呆病的针刺治疗:①风痰瘀阻窍,取穴百会、神庭、本神、神门、列缺、照海、三阴交、足三里、风池、风府、大椎、合谷、曲池、丰隆;②气虚血瘀,取穴百会、四神聪、风池、合谷、血海、四关、三阴交、膈俞;③肝肾亏虚,取穴百会、神庭、本神、神门、照海、肝俞、肾俞、三阴交、太溪、足三里;④脾肾不足,取穴百会、四神聪、脾俞、肾俞、足三里、三阴交、太溪;⑤髓海不足,取穴百会、四神聪、风池、内关、肝俞、肾俞、太冲、太溪、足三里、三阴交、大椎。

近年来,通过针灸治疗方法结合现代技术与药物,治法呈多样性,如电针、头针、耳针、针药结合、针刺结合西药、针刺加药物穴位注射等,均获得不同程度的疗效。

(三) 食疗与调护

中医学提倡老年人脑力锻炼,调节饮食、起居,肢体功能锻炼等。饮食应以清淡而富有营养为佳,多吃新鲜蔬菜、水果,摄取足够维生素,保持大便通畅,心情舒展,情绪稳定。

食疗是中医的特色。例如,肾精亏虚型用杞子山萸粥;肝亏阳亢型用菊花、刺五加泡茶饮;痰浊型用薏米粥;气虚血瘀型选用桂圆、大枣、麦门冬、五味子煎水代茶;髓海不足型用核桃芝麻莲子粥;调理气血虚弱用小麦大枣粥等。另外,采用灸两侧足三里、松静功法等可延缓衰老和预防痴呆。

三、老年期痴呆的西医诊断与治疗

(一) 诊断

认知功能评估是 AD 诊断的首选方法,用于筛选痴呆的量表中以简易精神状态量表(mini-mental state examination,MMSE)、临床痴呆评定量表(clinical dementia rating,CDR)、蒙特利尔认知评估量表(Montreal cognitive assessment,MoCA)、AD 评定量表-认知量表(Alzheimer's disease assessment scale-cognitive section,ADAS-Cog)及日常生活总量表(activities of daily living,ADL)等较为常用。症状包括短期及长期记忆障碍、抽象思维障碍、判断障碍及其他高级皮质功能障碍,直至人格改变,影响日常工作和生活。排除其他神经精神疾病。

Hachinski 量表常被用作初步鉴别 VD 和 AD。一般认为 AD 起病隐匿,早期症状一般不表现有运动感觉障碍;而 VD 发病与脑卒中有时序上的关联。临床上 MRI 检查可评估脑血管病变,以及脑萎缩情况,为不同类型的痴呆诊断提供支持。功能神经影像可观察特殊指标,如 PET 结合 ^{18}F - FDG(氟代脱氧葡萄糖)测定各脑区葡萄糖代谢。同位素标记的 PIB 示踪剂在 PET 显像中可显示脑内 Aβ 负荷,MK - 6240 可检测脑内 Tau 相关病理。

生化指标方面,AD 患者脑脊液中 Aβ 尤其是 $Aβ_{42}$ 水平下降,而 Tau 以及特定位点磷酸化 Tau 增加。现已发现很多基因的多态性与 AD 发病危险性相关,其中载脂蛋白 $ApoEε4$ 基因是散发性 AD 最重要的危险因素。此外,外周血中的特定分子的检测也可反映 AD 脑内的病理情况,正在开发为临床应用指标,包括 Aβ 和特定位点磷酸化 Tau。综合多方面进行评估可提高痴呆的诊断准确性,提高对不典型 AD 的诊断率。

(二) 治疗及其治疗靶标的探索

轻中度 AD 可用胆碱酯酶抑制剂治疗,疗效不佳时可选择或加用中医药治疗,其中银杏叶提取物 EGb761 有较多应用。中重度 AD 可选择 NMDA 受体拮抗剂美金刚(memantine)或胆碱酯酶(AChE)抑制剂治疗,以及两类药联合应用。对于 AD 精神行为症状和情绪症状,可加用相关药物治疗。鉴于 AD 病理的复杂性,多靶点的综合治疗法优于单纯依靠某一类药物的治疗。VD 的西医治疗包括:一是治疗脑血管病,二是促智和治疗 AD 药物的应用。以下为已在临床应用的药物,以及正在探索的治疗靶标。

1. 针对胆碱能系统　这类措施包括补充 ACh 前体、应用 AChE 抑制剂和选择性 ACh 受体激动剂等。其中 AChE 抑制剂在 AD 的临床治疗中最为常用,包括多奈哌齐(donepezil)、卡巴拉汀(rivastigmine)、利斯的明(rivastigmine),加兰他敏(galantamine),以及我国 1994 年成功开发的石杉碱甲(huperzine A)。这类药物对提高轻中度 AD 患者的认知功能和日常生活能力有确切疗效。多奈哌齐、卡巴拉汀对中重度 AD 也有效。

其他乙酰胆碱系统的药物包括 M_1 受体激动剂占诺美林(xanomeline)和 N 受体激动剂 ABT - 418,以及通过抑制 ACh 的负反馈调节而促进 ACh 释放的 M_2 受体拮抗剂 BIBN - 99、SCH - 57790 等。

2. 针对谷氨酸受体　谷氨酸是兴奋性神经递质,参与学习和记忆等各种脑功能活动。病理情况下,谷氨酸受体(如 NMDA 受体)异常激活产生兴奋性神经毒性。美金刚是一种非竞争性 NMDA 受体拮抗剂,并倾向于抑制突触外 NMDA 受体,降低谷氨酸的兴奋性神经毒性,并保留突触部位的谷氨酸信号传递。目前美金刚已在临床用于中、重度 AD 患者,常与 AChE 抑制剂联用。

3. 针对 Aβ　抑制 Aβ 形成、聚集,拮抗 Aβ 神经毒性及促进 Aβ 降解是 AD 治疗药物研究热点之一。值得注意的是 Aβ 免疫治疗,Aβ 疫苗可非常有效地清除脑内 Aβ,目前尚无其他药物可以达到这样的效果。用人源化单克隆抗体进行 Aβ 被动免疫也可清除脑内 Aβ,目前已有人源化 Aβ 单克隆抗体进入临床。

4. 针对 Tau 蛋白　GSK3β 等激酶能促进 Tau 磷酸化。阻断 GSK3β 活性或表达,可抑制 Tau 蛋白的磷酸化,减轻 Aβ 诱导的神经毒性作用。但激酶作用底物广泛,故易产生毒性作用。磷酸酯酶激动剂促进 Tau 蛋白去磷酸化,但因特异性差没有成功。针对 Tau 蛋白的抗体和疫苗也在研发中。还有研究用特异性靶向技术,将蛋白酶体、溶酶体降解系统或磷酸酯酶直接与病理性 Tau 蛋白联系在一起,以期特异催化 Tau 蛋白去磷酸化或使之降解。此外,抑制 Tau 聚集的药物 TauRx 已在临床研究中。

5. **抗炎** 非甾体抗炎药主要抑制花生四烯酸合成前列腺素(PG)的环氧化酶(COX)活性。COX-1 为组成性表达,而 COX-2 可被炎症和细胞应激诱导,增加 PG 生成。非选择性 COX 抑制剂 Naproxen 和 COX-2 选择性抑制剂可缓解 AD 动物脑内的炎症反应,抑制 Aβ 毒性,然而这些药的临床疗效还需明确。其他针对 AD 脑内炎症的研究还包括靶向 TNF-α、NLRP3 炎症小体、PD-1、CD38、CD33、IL12/IL23 及 P2Y6 受体等。

6. **降脂** 高胆固醇可能是迟发型 AD 的一个独立风险因素。高胆固醇会上调脑内 Aβ 水平。他汀类药物可抑制胆固醇合成过程中的限速酶——羟甲基戊二酸单酰辅酶 A(HMG-CoA),增加 α-分泌酶,减弱 β-分泌酶作用,使脑内 Aβ 减少。肝 X 受体(LXR)α 与 β 是核受体,在脂质代谢相关的转录控制中起关键作用。LXR 激动剂可诱导 ABCA1 表达,促进胆固醇转运清除和 ApoE 脂化,脂化 ApoE 可促进 Aβ 的清除效应;此外,LXR 激活还可抑制促炎基因表达。

7. **激素治疗** 女性绝经后雌激素水平下降可进行替代补充。雌激素替代补充可能在特定时间窗才能产生抗痴呆效应。近期研究发现,更年期卵泡刺激素(FSH)水平增加,通过激活 C/EBPβ-AEP 通路促进 AD 病理进展,抑制 FSH 可能是防治 AD 的措施之一。

8. **其他** 应用自由基清除剂可抵抗 Aβ 的神经毒性作用,艾地苯醌、维生素 E 等就是这类药物,有一定的辅助治疗意义。神经营养因子在 AD 实验动物中显示出保护作用,但它们是亲水性肽类大分子,不易透过血脑屏障。神经营养因子受体的调节分子是另一个研究方向。此外,还有干细胞治疗、肠-脑轴干预等很多方面也在进行着有益的探索,我国 2019 年底上市的甘露特钠(GV-971),其抗 AD 效应涉及重塑肠道菌群平衡。

9. **预防和辅助治疗** 老化相关疾病或内环境紊乱均可触发或促进 AD 的发生、发展。控制心脑血管、高血压病、高脂血症、糖尿病、高同型半胱氨酸血症、慢性炎症,避免脑外伤等有利 AD 防治。另外,饮食调整、认知训练、体育锻炼等措施在延缓衰老和抗痴呆方面也具有积极的意义。

第四节 | 老年期痴呆的中西医结合基础研究

一、研究对象、模型

除了对临床患者的研究,目前已设计出很多动物模型和细胞模型。值得注意的是,很多模型只是模拟了痴呆脑病理的一个或几个方面,并不能完全体现临床病理。现至少有以下实验模型：

1. 前脑胆碱能系统损害模型　基底前脑的胆碱能神经元参与学习、记忆和认知。化学损毁、电损毁及免疫毒素损毁基底前脑胆碱能神经元，可以模拟 AD 的乙酰胆碱系统损害。

2. 衰老动物模型　自然衰老模型中，非人灵长类衰老模型有其优势，有的可出现神经元退行性改变、Aβ 沉积和特殊神经递质的变化，并产生记忆功能障碍。但由于饲养成本问题，限制了此类模型的广泛应用。早衰小鼠（senescence accelerated mouse，SAM）有许多品系，其中 SAM8、10 可作为加速老化痴呆模型。小鼠 4～6 月龄后，有明显学习记忆障碍和痴呆相关病理特征，包括脑内神经元减少、Aβ 样沉积及胶质细胞反应等。

3. Aβ 注射模型　脑内注射 Aβ 可诱导动物产生与 AD 相似的行为障碍和记忆缺损症状，常采用的方法有海马内单点注射、海马内多点注射等。近年来强调 Aβ 寡聚体概念，脑室内或双侧海马直接注射 Aβ 寡聚体也较为常用。

转基因动物模型：AD 转基因模型主要为导入了家族性 AD 病理突变的 *APP*、*PS1* 基因，FTDP - 17 家族性 *Tau* 突变基因，以及这些突变基因的组合转基因，使得模型动物可出现 Aβ 和/或 Tau 病理。其他还有病理突变 *APP* 与 *ApoEε4* 基因敲入，或与瘦素基因敲除（ob/ob）相结合等。

4. VD 模型　VD 模型的制备大多借鉴脑缺血动物模型，如四血管阻断全脑缺血模型（4 - VO）、双侧颈总动脉结扎或缺血再灌注模型（2 - VO）、两侧颈总动脉阻断加高脂饲养模型、大脑中动脉线栓或注射人工栓子模型等。

5. 细胞模型　可用 Aβ 处理培养的神经源性细胞或原代培养的神经元来模拟 AD 病理中 Aβ 诱导的神经元损伤。此外，使细胞内可过表达病理突变的 *APP*、*Tau* 基因等，也是常见的 AD 细胞模型构建方式。近年来，对来自 FAD 患者的成纤维细胞进行重编程，转化为 FAD 诱导多能干细胞（FAD iPSC），再诱导其分化为成熟神经元或脑组织用作研究。VD 细胞模型研究方面，则参考脑缺血损伤研究的相关模型，如氧糖剥夺模型、低氧模型，以及利用线粒体呼吸链抑制剂处理细胞构建的化学性缺氧模型等。

二、中医药治疗老年期痴呆的基础研究

（一）中药治疗老年期痴呆的效应及机制分析

中药治疗痴呆已有大量的基础和临床研究工作，涉及中药复方、成药、单味中药、中药单体等不同层面研究。

1. 单味中药和中药有效成分　中药含多种抗痴呆的有效成分，列举如下：

（1）人参：人参醇提取物能产生多种神经药理活性，增进学习和记忆能力；改善记忆获得、巩固和记忆再现。人参总皂苷或 GRb1、GRg1 能改善神经递质传递功能，提高脑内 ACh 含量，上调 ACh 受体；上调神经营养因子 BDNF、NT3 表达；增进脑神经元新生；抑制神经细胞凋亡。三七属五加科人参属植物，三七总皂苷具有抗氧化损伤的作用，亦可改善记忆。

（2）丹参：含脂溶性丹参酮类成分和水溶性丹参素、丹酚酸。丹参酮具有较好的抗氧化、清除自由基、抗炎活性。丹参酮可改善海马注射 Aβ 大鼠的学习记忆障碍，保护脑内胆碱能系统，调节一氧化氮合酶（NOS）表达。

（3）党参：党参水提取物能明显对抗樟柳碱诱导的实验动物学习记忆损害；醇提取物能增加脑内 ACh - M 受体，对东莨菪碱所致记忆获得不良、环己酰亚胺和亚硝酸钠所致记忆巩固障碍及乙醇所致记忆再现不良均有改善作用。

（4）葛根：醇提取物可通过增强脑内 ChAT 活性而促进 ACh 合成增加，改善学习记忆功能。赤芍水提取物可改善微循环，扩张脑血管，增加脑血流量。

（5）银杏叶：银杏叶提取物能改善记忆损害小鼠模型的记忆，并可抑制寡聚型 Aβ 形成及其毒性。银杏叶提取物还可上调 VD 大鼠海马 GAT1 与 CREB 表达，减少炎症因子 IL - 1β 和 IL - 6 在海马中释放。

（6）当归：当归多糖能上调 AD 动物 ACh 神经递质含量，促进 Aβ 代谢，提高抗自由基氧化能力。

（7）灵芝：可有效减少 AD 小鼠脑内 Aβ 斑，减轻 Aβ 相关血管病变和神经结构损伤。

2. 治疗痴呆专方的机制研究　开心散对早衰痴呆小鼠（SAM8）的学习记忆有明显的改善作用，它可影响海马突触传递机制，上调星形胶质细胞 NGF 和 BDNF 表达。开心散还具有调节神经内分泌免疫和脂质系统的作用。

研究发现，调心方可改善老年和 Aβ 所致的学习记忆能力的损害，抑制 Aβ 的异常增加，减少 Aβ 所致的 ACh - M 受体、ChAT 水平下降，对 Aβ 导致的 Tau 蛋白磷酸化和突触损害也具有保护作用。此外，调心方还可通过上调抗凋亡基因 *Bcl2* 表达，抑制凋亡基因 *Bax* 表达，以及促进神经元内钙稳态等减轻 Aβ 诱导的神经元死亡。

应用同位素示踪、生化和形态学等技术研究固真方和葆真方发现，它们可通过调节神经递质受体、促性腺激素、SOD 含量等产生延缓脑组织衰老的作用。

3. 治疗痴呆中药涉及的细胞信号系统　中药或中药成分抑制 AD 的病理发展涉及多个细胞信号系统。其中研究较多的至少包括以下几个方面。

（1）NF - κB 信号系统：免疫和炎症机制中 Nuclear factor-kappa B（NF - κB）信号系统发挥重要作用。此外，NF - κB 也可调控 *APP* 代谢相关基因。多种中药材中成分可调控 NF - κB 信号系统功能。例如，黄芪中的 Baicalin 可通过抑制 NF - κB 信号系统，减轻 APP/PS1 - AD 转基因动物的记忆和认知功能损害，减轻小胶质细胞的炎症反应，下调炎症因子 *iNOS*、*IL - 1β*、*IL - 18* 表达。

（2）Nrf2 信号系统：Nrf2（nuclear factor erythroid 2-related factor 2）是抗氧化损伤的重要转录因子。Keap1 与 Nrf2 结合并介导 Nrf2 泛素化降解，从而抑制 Nrf2 活性。在特定因素的刺激下 Nrf2 与 Keap1 解离，Nrf2 入核与 *ARE* 基因原件结合，触发下游的抗氧化酶的表达。Nrf2 与 NF - κB 信号通路存在交互作用，Nrf2 下调可增加 NF - κB 活性；激活 NF - κB/p65 可干扰 Nrf2 及其下游基因表达，而抑制 NF - κB 可上调 Nrf2 表达。

AD 脑神经元 Nrf2 信号系统损害，导致抗氧化损伤能力减弱。Nrf2 激动剂，如姜黄素、虾青素等具有抗 AD 作用。已发现多种中药成分的药理作用涉及 Nrf2 通路。

（3）JAK/STAT 信号系统：JAK(Janus kinase)/信号转导及转录激活蛋白（signal transducer and activator of transcription，STAT）信号系统参与神经再生、胶质细胞反应和神经炎症反应、突触可塑性等多方面功能调节。AD 脑内有 IFN-γ 和 IL-6 表达增加，它们是 JAK/STAT 信号系统强激动因子，JAK 激活导致 STAT 磷酸化并形成二聚体，进入细胞核调节基因表达。姜黄素抑制神经炎症的机制，涉及调节 JAK/STAT/SOCS 信号系统。

（4）泛素-蛋白酶体系统(UPP)：具有维持细胞内蛋白平衡的作用，UPP 失调是 AD 脑神经元有害蛋白堆积的原因。远志散可改善 AD 模型动物记忆功能，增加树突棘，下调磷酸化 Tau 蛋白水平。这些效应与远志散上调泛素修饰相关酶 UbE1a/b、UbE2a、热休克同源蛋白 70 羧基端作用蛋白（carboxyl terminus of HSC70-interacting protein，CHIP）、泛素羧基末端水解酶（ubiquitin C-terminal hydrolase，UCH）L1 及蛋白酶体26S 等蛋白有关。

（5）自噬-溶酶体通路：该通路是降解异常折叠和聚集蛋白的重要通路，也参与调节神经元细胞死亡、维持细胞内稳态、能量平衡和细胞防御机制。自噬-溶酶体通路是清除病理性 Aβ 和 Tau 的重要方式。该通路在 AD 早期被激活起保护作用，随 AD 病理进展，该通路功能损害。

雷公藤素可通过活化转录因子 TFEB，促进自噬，减少聚集的磷酸化 Tau 蛋白，改善AD 动物的学习和认知功能。远志皂苷可通过调节 AMPK/mTOR 信号活性，诱导自噬，减少聚集的 Aβ。白藜芦醇除可抑制神经系统炎症、调节线粒体功能外，还可通过增加 SIRT1 表达促进自噬流，减轻 AD 病理。而肉桂酸可激活 PPARα，上调 TFEB，增加溶酶体生成，减少聚集的 Aβ，减轻记忆损害；激活 PPARα 还可活化 α-分泌酶的表达，减少 Aβ 的生成。

总之，中药抗痴呆机制呈现多靶点特性。抗痴呆中药的作用不同程度地涉及改善脑血供、提高抗 Aβ 毒性和抗氧化损伤，调节抗凋亡机制；调节 Aβ 代谢，降解病理性 Tau；增加脑功能蛋白表达，促进突触重塑，恢复神经递质代谢等。此外，中药对脑-肠轴的调节作用有其优势，如柴胡疏肝散可恢复 AD 转基因小鼠肠道菌群多样性，增加 pullicaecorum 产丁酸菌数量，发挥脑保护作用。

（二）针刺治疗老年期痴呆的机制研究

1. 针刺改善脑能量代谢 电针可减轻 AD 动物的海马神经元线粒体超微结构损伤，调节线粒体功能，促进 ATP 合成与分解利用，改善能量代谢。此外，针刺还可改善脑的血供。

2. 针刺抗自由基氧化损伤 针刺督脉的百会、大椎、命门，可明显降低亚急性衰老小鼠脑内一氧化氮含量，减轻神经元结构损伤和代谢障碍。针刺 SAM8 早衰小鼠的督脉也可提高 SOD 的活性，降低脂质过氧化代谢产物 MDA 水平。

3. 针刺对凋亡的抑制作用 电针百会、风府等穴位，观察到 SAM8 小鼠海马神经元中 caspase-3、caspase-9 表达减少，而凋亡抑制蛋白 XIAP 表达增加；其中部分原因是上调了神经营养因子的表达。

4. 针刺对突触的保护作用　电针百会、涌泉、太溪、血海等穴位，能使 AD 动物海马神经元突触形态得到一定程度修复。针刺还可上调 AD 转基因动物突触相关蛋白（如 synaptophysin 与 PSD95）表达，增加突触可塑性，调节神经递质受体在突触的分布。

5. 针刺调节脑内神经递质　电针百会、涌泉、太溪、血海等穴位，可上调 ChAT 活性，促进 ACh 合成。此外，针刺还能显著恢复脑内 5-羟色胺、去甲肾上腺素和多巴胺的含量。

6. 针刺对 AD 病理蛋白形成机制的影响　在 AD 转基因动物模型上观察到针刺可减轻淀粉样斑和 Tau 病理改变。督脉穴位的针刺可抑制 APP 和 BACE1 的表达，从而减少 $A\beta$ 生成。针刺还可以抑制 Tau 磷酸化，其中机制至少涉及下调 p38MAPK 活性和上调 $PPAR\alpha$ 活性。"益智三针"，即针刺督脉神庭穴和两侧足少阳胆经本神穴，能够改善脑中的自噬-溶酶体途径，降解 APP 和 $A\beta$，缓解神经毒性，阻止脑内炎症，增强 AD 模型鼠的认知功能。

7. 针刺对脑神经元新生的作用　"益气调血，扶本培元"针法施治 SAMP8 老化小鼠，可使海马和大脑皮质神经元数量增多。电针可诱导 AD 模型大鼠的脑内 bFGF 和 BDNF 表达增加，促进神经干细胞增殖。

8. 针刺对脑内炎症的影响　针刺肾俞、百会、人中等穴位可抑制 AD 模型动物胶质细胞反应，抑制炎症小体形成和 IL-1β、IL-6 和 TNF-α 等炎症因子分泌；并下调 MMP2 和 MMP9 等蛋白酶水平，进而保护血脑屏障。

近年来，针灸治疗老年期痴呆效应和机制的实验研究引入了现代科技手段，从整体到细胞、分子，从形态到功能等，各方面均取得了可喜新进展。

三、中西医结合和中药针刺结合治疗老年期痴呆的研究

中西医药物结合治疗能改善痴呆患者的临床症状。例如，银杏叶片或银杏内酯联合西药多奈哌齐与单独多奈哌齐治疗相比，可减少 AD 患者血浆 $A\beta$，加快神经元修复，改善认知功能障碍和提高日常生活活动能力；银杏内酯联合西药多奈哌齐在 VD 中也产生明显的疗效。在服用多奈哌齐基础上，采用秦氏"头八针"结合辨证取穴进行 8 周治疗，AD 患者的简易精神状态量表（MMSE）、AD 评定量表-认知量表（ADAS-Cog）得分均显著改善。针刺治疗痴呆临床资料荟萃分析，肯定了针刺与多奈哌齐联用的效果。

中药针刺联用亦显示有较好效应，如脑康胶囊加用针刺治疗痴呆。脑康胶囊由人参、灵芝、石菖蒲、川芎、淫羊藿等中药制成，诸药合用可补肾填精生髓、祛瘀化痰通络、益气养心开窍。针刺取穴百会、照海、三阴交、内关穴（甲组穴位），以及神庭、大钟、足三里、神门穴（乙组穴位）。百会穴调理督脉、醒脑开窍；神庭穴有清利头目、宁心安神开窍之功；照海、大钟穴助健脑开窍、宁神增智；神门穴能益心宁神、活血通络；三阴交、足三里、内关诸穴可滋肾生髓、健脾化痰、柔肝养血。两组穴位交替针刺并与脑康胶囊联用。此外，还有刺络疗法、针刺加灸、针刺加音乐疗法等。从总体上看，综合疗法疗效确切。

　　尽管老年期痴呆的病理机制目前仍然未完全解析,但近年来已积累大量研究资料,使痴呆病理机制的认识已达到一个新层面。中医药对老年期痴呆的防治研究方兴未艾,研究规模、研究深度、方法学等方面正在不断加强。中西医结合的发展必将为老年期痴呆的防治提供更为有效的措施。

(许玉霞　朱粹青)

参考文献

[1] 田金洲,时晶. 阿尔茨海默病的中医诊疗共识[J]. 中国中西医结合杂志,2018,38(5):523-529.

[2] 王永炎,张伯礼. 中医脑病学[M]. 北京:人民卫生出版社,2007.

[3] 董少龙,古联. 脑病中西医结合治疗学[M]. 上海:上海科学技术出版社,2018.

[4] BUSCHE M A, HYMAN B T. Synergy between amyloid-β and tau in Alzheimer's disease [J]. Nat Neurosci, 2020,23:1183-1193.

[5] YIN W, LV G, LI C, et al. Acupuncture therapy for Alzheimer's disease: the effectiveness and potential mechanisms [J]. Anat Rec (Hoboken), 2021,304(11):2397-2411.

第一节｜概　　述

一、定义及分类

多发性硬化症（multiple sclerosis，MS）是一种常见的中枢神经系统（central nervous system，CNS）慢性炎症性脱髓鞘疾病。该病具有高复发率和高致残率，是中青年人非创伤性致残的重要原因之一。MS 的主要病理特征包括 CNS 的炎症、脱髓鞘及轴突损伤，病程进展中会形成脱髓鞘斑块。该病的主要临床表现包括视觉异常、行走困难、疲劳、疼痛和记忆力下降等，症状的严重程度与 CNS 脱髓鞘病变的数量、炎症、轴突损伤、髓鞘再生修复的程度密切相关。MS 的病变具有时间多发和空间多发的特点。

该病可分为 4 种临床类型：① 复发缓解型 MS（relapsing remitting multiple sclerosis，RRMS），此型表现为明显的复发和缓解过程，每次发作后大多数患者都能基本恢复，大部分情况下不留或仅留下轻微后遗症。80％～85％的 MS 患者最初表现为此类型。② 继发进展型 MS（secondary progressive multiple sclerosis，SPMS），约 50％的 RRMS 患者在患病 10～15 年后转为无明显复发缓解的缓慢进行性加重。③ 原发进展型 MS（primary progressive multiple sclerosis，PPMS），此型病程大于 1 年，呈缓慢进行性加重，无缓解复发过程。约 10％的 MS 患者表现为此类型。④ 进展复发型（progressive-relapsing multiple sclerosis，PRMS），疾病不断进展，但进展过程中有明显的急性发作，属罕见类型。

二、流行病学

MS 通常发生在 20～40 岁的青壮年人群中，但也发生在少数儿童和 50 岁以上的人群，后者可能多年患病而未出现症状。与其他自身免疫性疾病类似，MS 在女性中更为常见，女性患病率是男性的 2～3 倍。该病的发病率和患病率随地理位置和种族差异而有所不同。在高发地区,如欧洲、北美、新西兰和澳大利亚东南部,发病率高达(60～300)/10 万;而赤道附近国家的发病率则低于 1/10 万。亚洲和非洲国家的发病率相对较低,约 5/10 万。中国的发病率更低,为 0.235/10 万,其中儿童的患病率为 0.055/10万,成人为 0.288/10 万。MS 的发病分布与纬度和海拔相关,居住在高纬度和高海拔地区的人群患病风险更高。

三、临床表现及危害

MS 是一种以病变空间多发和时间多发为特点的疾病,病变可以同时或相继出现在多个部位,如大脑、脑干、小脑和脊髓等。病程通常呈现缓解和复发交替的模式,病变部位广泛,反复发作后可能导致残疾,甚至死亡。临床表现包括视觉异常、肢体感觉障碍、运动障碍、乏力、认知和情感障碍以及疼痛等。此外,还可能出现自主神经功能障碍、眼球活动障碍、小脑症状和发作性症状等。

MS 的病程具有高度的变异性和不可预测性。对于大多数患者,尤其是以视神经炎为起始症状的患者,缓解期可以持续数月至 10 年以上。然而,一些患者,尤其是起病时MRI 显示广泛病变或出现运动、肠道和/或膀胱症状,或复发时恢复不完全者,存在早期致残风险。频繁发作的中年男性患者可能迅速发展到丧失自理能力。极端严重的情况下,患者的寿命可能会缩短。

第二节 | 中西医对多发性硬化的认识

一、中医对多发性硬化病因病机的认识

(一) 病名

多数医家遵循"主症辨病"的原则,根据 MS 的常见临床表现如肢体无力和视觉异常,使用"痿证""视瞻昏渺"和"青盲"等进行命名。根据多数 MS 患者临床出现肢体障碍、肌力下降、疲劳等症状,当代医家多以"痿证"作为 MS 的中医诊断。北京中医药大学东直门医院脑病科受国家中医药管理局委托组织编写的《多发性硬化症中医临床路径和中医诊疗方案》,采用"痿病"表述,具有较好的客观性和实用性。

(二) 病因病机

MS 的中医病因复杂,其发病机制尚未完全阐明。《证治准绳》记载:"五劳五志六淫尽得成五脏之热以为痿也。"因此,多种因素可能导致 MS 的发病,包括六淫(风、寒、暑、湿、燥、火)和七情(喜、怒、思、忧、悲、恐、惊)等外因、内因。外感温毒、湿热等邪气,以及情志内伤、饮食劳倦、先天不足、房事不节等因素均可能导致内脏精气受损而发病。针对MS 的发病特点、临床表现以及病程演变规律,目前中医学者普遍认为,该病是在先天禀

赋不足、肾气亏虚的基础上,由于脏腑功能失调、湿邪内蕴或湿热侵袭引发的。这进一步导致了浊毒生成、督络损伤,甚至危害脑髓,从而导致疾病的发生。该病变主要发生在脑和脊髓部位,并涉及肝、肾、肺和胃等多个脏器。

此病多发于气候寒冷的高纬度地区,初起时常伴随上呼吸道感染和受寒等。中医认为,这些因素会导致风寒邪气外袭,阻闭经脉,导致气血不畅,筋肉失养,最终表现为手足麻木、四肢痿软无力等症状。另一方面,MS 也多发于春夏湿热之季。中医理论认为,外感湿热邪气,闭阻清阳,导致脑神经失养而患病。张子和在《古今名医汇粹》提到:"大抵痿为病,皆客热而成。"另有医家认为,湿热内蕴导致"大筋软短,小筋弛长,软短为拘,弛长为痿"。湿热邪气进一步转化成毒,侵犯肝经,而肝开窍于目,从而引发视物模糊等症状。

1. 脏腑亏虚 《黄帝内经·素问·评热病论篇》有云"邪之所凑,其气必虚",MS 的反复发作与正气亏虚密切相关。在《黄帝内经·素问·通评虚实论篇》中提到"精气夺则虚",正气需要精气的滋养,而精气来源于先天和后天的充实。郑绍周认为,MS 的病机本质是本虚标实,肾精不足、髓海空虚是 MS 的基本病因。肾是先天之本,若肾脏受损,则肾精亏虚,不能濡养筋骨血脉,导致肌肉软弱无力。MS 病位在脑和髓,在《灵枢经·海论》中有"脑为髓之海""肾主骨生髓"之说。肾蕴藏精气,精气生成髓,并与脑相通。如果肾气充盈,则脑髓精气得以滋养,因此本病与脑、髓、肾之间的关系密切,而肾是关键脏腑。同时,精气也需要后天的滋养,脾胃是后天之本。如果脾胃功能不足,气血生化乏源,精气无法充足,正气也会不足,因此,MS 易于反复发作。

2. 湿浊浸淫 《黄帝内经·素问·生气通天论篇》有云:"因于湿,首如裹,湿热不攘,大筋软短,小筋弛长,软短为拘,弛长为痿。"如果长时间处于潮湿的环境中,或者外界的湿气、邪气进入体内,会导致湿气浸渍全身。过度摄取饮食也会伤害脾胃,导致内部湿气生成并停滞在经络中,使得体内的气血和营养无法畅通,筋脉和肌肉失去了营养,变得松弛而不收缩,从而引发痿病。临床上 MS 女性患者多于男性,这可能是由于女性素体阴血不足、内郁化热,易受湿热所袭,或是风寒湿邪侵袭而化生内热。患者初期常有反复的外感症状,如发热、项强、烦躁、口渴等感受到湿热邪气的症状。患者在感受外邪或长期劳累之后易发病,这说明患者发病之前体内的正气已经虚弱不堪,正所谓"邪气所凑,其气必虚"。因此 MS 既有正虚,又有邪实,基本病机本虚标实,肾虚为本,湿热毒邪为标。在 MS 急性发作期间,湿热邪气尤为突出,对后续的病情发展影响持续存在。湿热缠绵不休,如果湿气浊毒内蕴,就容易产生毒邪并加重病情。患者容易反复发作,病情迁延不愈。

3. 浊毒损络 《吕氏春秋》记载"六淫之邪无毒不犯人",在 MS 的发生、发展过程中,浊毒邪气占据较为重要地位。浊毒是指脏腑功能失常,导致体内的生理或病理产物不能及时排出,进而在体内蓄积过多并生成毒素。如果邪气过于旺盛,就会损害形体,转化为毒素。络脉是脑功能结构的载体,脏腑功能虚弱,湿热邪气反复侵袭,逐渐积聚并形成湿热浊毒。由于毒生、毒聚、毒留、毒滞依附络之通道,损害脑髓,渐成病络,终成络病。

4. 伏邪为患 MS 的反复发作与伏邪为患关系密切。伏邪是指在体内潜藏的、尚未引发疾病症状的病邪。伏邪通常是由外界的病原因素（如风、寒、暑、湿、燥、火六淫）侵入人体后，因各种原因（如人体正气较强或外界环境不利于邪气发作）而未能立即表现出病状，转而在体内潜藏，等待有利条件出现时再发作。湿邪留伏体内，或新感引动伏邪，或伏邪自发，可导致 MS 呈急性发病，而伏邪反复，正邪相争，则更耗正气，正气更虚，邪气愈盛，治疗困难。

二、西医对多发性硬化病因、发病机制及病理的认识

（一）病因

MS 的确切病因目前尚不明确，其本质是自身免疫性疾病，遗传因素、病毒感染、环境因素和自身免疫反应可能共同参与了本病的发病。此外，维生素 D 缺乏、日照不足和吸烟可能会诱发该病发生。目前尚未发现独立引发 MS 的因素。因此，MS 很可能是由多种因素先后或协同作用引起的复杂疾病。

1. **遗传因素**　流行病学研究显示，MS 患者的直系亲属患该病的风险显著增高，发病风险为 2%～4%，而普通人群的患病风险仅为 0.1%。同卵双胞胎患 MS 的风险比一般人群高出 5 倍，但是在同卵双胞胎中共同患病的比例只有 25%～30%，这反映了 MS 的遗传易感性。最新的全基因组关联研究已鉴定出 200 多个与 MS 易感性相关的基因变异。目前普遍认为主要组织相容性复合体（MHC Ⅱ）与 MS 的发生密切相关。人类白细胞抗原（human leukocyte antigen，HLA）的 DR 位于 MHC Ⅱ 区域。HLA 产物在自身免疫识别和调节免疫应答过程中起关键作用，而且 *HLA* 基因型与自身免疫性疾病的易感性息息相关。研究表明，大约 48% 的 MS 患者携带 *HLA - DRB1 ∗ 1501* 等位基因（DR2 血清型）。*HLA - DRB1 ∗ 1501* 被认为是 MS 最关键的遗传因素之一，携带该等位基因的个体患 MS 的风险比普通人群高出约 2 倍。除 *HLA - DRB1 ∗ 1501* 外，*HLA* 基因的其他等位基因，如 *DRB1 ∗ 0301* 和 *DRB1 ∗ 1303*，也增加了患 MS 的风险。迄今为止，多数风险等位基因均与免疫反应相关，这一事实凸显了免疫反应在 MS 发病中的重要性（图 9 - 1A）。

2. **病毒感染**　MS 的发病与病毒感染密切相关。在 MS 患者的血清或脑脊液中已检测到多种病毒抗体，包括 EB 病毒（Epstein-Barr virus，EBV）、人类疱疹病毒（human herpesvirus type，HHV）- 4、水痘-带状疱疹病毒（varicella-zoster virus，VZV）的 IgG 抗体。HHV - 6 与 MS 之间也存在显著的正相关，并可在 MS 患者的血清、脑脊液和脑组织病变区检测到 HHV - 6、13～15。除此之外，人类内源性反转录病毒、流感病毒 C 型、风疹病毒、小核糖核酸病毒等病毒感染也被报道与 MS 发病有关。然而，目前尚缺乏明确的证据来支持这些病毒与 MS 之间的关联，需要进一步研究来确定。感染可能通过影响免疫系统调节再进而影响 MS 的发生、发展。此外，幽门螺杆菌与 MS 之间也密切关联，幽门螺杆菌感染可诱导免疫细胞通过血脑屏障而损伤神经系统（图 9 - 1B）。

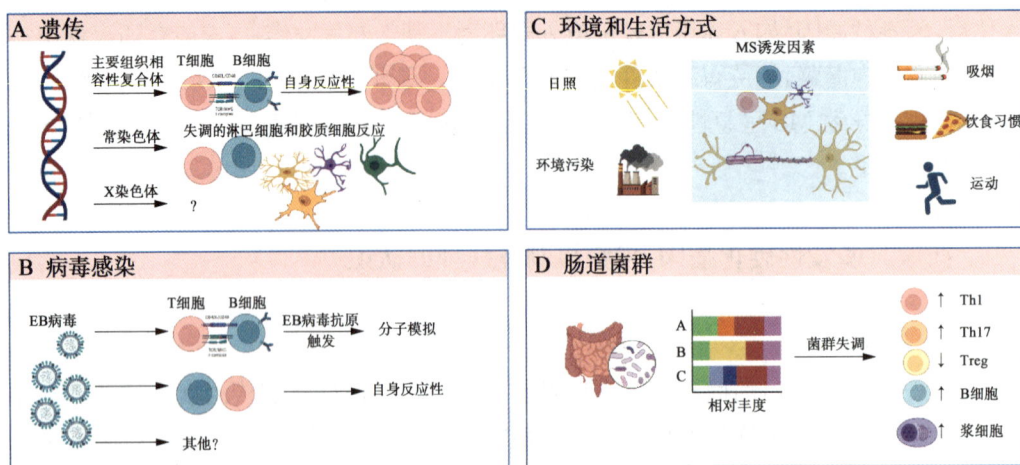

图 9-1 MS 的病因

3. 环境和生活方式

（1）维生素 D 缺乏：维生素 D（vitamin D，VitD）不足被认为是 MS 的一个风险因素。研究显示，VitD 的低摄入量或日照不足可增加 MS 的发作和复发风险。口服 VitD 具有抗炎和调节免疫的功能，可帮助缓解 MS 症状。然而，并非所有血清 VitD 含量低的人都会患上 MS，这说明 VitD 缺乏并不是 MS 的唯一成因。低 VitD 水平可能通过影响 T 细胞的分化，从而增加 MS 的风险。另外，皮肤在紫外线 B 波的照射下可以激发机体的免疫调节作用，促进调节性 T 细胞（regulatory T cell，Treg）的形成，进而减轻全身性的自身免疫反应。

（2）吸烟：许多流行病学研究表明，吸烟或被动吸烟会显著增加患上 MS 的风险，并使病情加重。研究表明，香烟烟雾中的有害成分会增加血脑屏障通透性，促使自身免疫细胞穿过血脑屏障进入 CNS 引发炎症。此外，吸烟还可能导致 $CD4^+/CD8^+$ T 细胞比值异常，CNS 功能异常，以及免疫反应异常。

（3）饮食习惯：目前尚未确定某种特定食物与 MS 的发病有必然关联，但根据流行病学研究，不良饮食习惯可能增加患病风险。高饱和脂肪酸饮食会增加患 MS 的风险（图 9-1C）。相反，富含不饱和脂肪酸，特别是亚油酸的食物，能显著减缓残疾进展，缩短复发持续时间，并减轻残疾的临床症状。另外，一份系统性回顾研究表明，补充 Omega-3 和鱼油可以降低 MS 患者的复发率，降低炎症标志物，并提高生活质量。据报道，高氯化钠（NaCl）环境促进小鼠和人类 Th17 细胞的诱导分化。Th17 细胞在自身免疫性疾病中扮演关键角色。而在高 NaCl 环境中，这些细胞促进炎症细胞因子如粒细胞-巨噬细胞集落刺激因子（GM-CSF）、TNF-α 和 IL-2 的表达。此外，研究显示，高盐饮食会加剧小鼠的神经功能损伤症状。

（4）其他：长期暴露于空气污染、重金属和化学物质等环境污染中可能引发免疫系统异常，增加 MS 的发病风险。同时，缺乏运动的生活方式与肥胖、代谢紊乱和慢性炎症相关,这些因素可能进一步加剧 MS 的发病风险。

4. 肠道菌群　在正常情况下,肠道菌群通过调节营养代谢、能量平衡,保护肠道屏障,抑制病原微生物定植,并参与黏膜和系统免疫反应,维持机体健康。然而,肠道菌群紊乱已被认为是多种肠外疾病的潜在因素,且可能诱发 MS 的发生。大量临床和实验研究表明,肠道菌群紊乱可能通过调节 T 淋巴细胞分化、增加血脑屏障的通透性和调节免疫因子等途径,参与 MS 的发病过程(图 9-1D)。

(二) 发病机制

MS 的确切发病机制目前仍不清楚。有专家提出,MS 可能并非单一疾病,而是多种发病机制在不同患者亚组中表现出来的综合征。目前,免疫机制被认为是 MS 最公认的发病机制。多种因素,包括遗传、感染、饮食习惯、维生素缺乏、吸烟、肠道微生物群失调等,可通过影响免疫系统或增加血脑屏障的通透性,影响 MS 的发生和发展。

1. 外周免疫细胞被激活　MS 是一种自身免疫性疾病,外周血白细胞(如 T/B 细胞、单核细胞)被激活并通过血脑屏障进入 CNS,导致炎性脱髓鞘反应。自身反应性 T 细胞的活化机制目前有两种假说。第一种假说认为,外周自身反应性 T 细胞在肠或支气管的淋巴组织中被外来抗原激活,然后进入 CNS,引起炎性脱髓鞘反应。第二种假说认为,CNS 内原发性少突胶质细胞缺陷或感染导致少突胶质细胞死亡,抗原从 CNS 漏入颈深淋巴结,引起外周免疫细胞激活。但第二种假说尚无直接证据,需要进一步研究。MS 患者外周自身反应性 T 细胞的激活可能与外来抗原的免疫交叉反应性有关,抗原特异性 T 细胞的活化及其辅助性 T 细胞亚型的分化可能在肠或支气管的淋巴组织中被触发。

2. 活化的免疫细胞向 CNS 浸润　已经发现 MS 患者的白质脱髓鞘病灶内有单核巨噬细胞、淋巴细胞、树突状细胞和浆细胞浸润,因为有血脑屏障存在,以往 CNS 被认为是相对的免疫豁免区,因此活化的免疫细胞如何通过血脑屏障进入 CNS 是 MS 发病的重要环节。

(1) 血管内皮细胞异常表达选择素:在正常情况下,内皮细胞不表达或仅少量表达选择素。但当内皮细胞受到促炎细胞因子的刺激时,内皮素表达异常增加,这有助于免疫细胞获得内皮细胞表面的化学趋化信号。例如,内皮细胞表面 E-选择素和 P-选择素的表达增加,从而促进内皮细胞与免疫细胞之间的相互作用。选择素异常表达导致单核细胞、淋巴细胞和中性粒细胞在血管内皮细胞表面发生滚动,为免疫细胞的下一步黏附提供了便利条件。

(2) 黏附分子及其配体表达或增多:免疫细胞需要从血管内游出才能实施免疫反应,而这一过程依赖黏附分子及其配体的介导。当促炎细胞因子 IFN-γ、TNF-α、IL-1β 等作用于内皮细胞时,黏附分子及其配体会异常表达,从而有利于免疫细胞和内皮细胞之间的黏附。例如,血管内皮细胞黏附分子(VCAM-1)、细胞间黏附分子(ICAM)及其配体 VLA-4、淋巴细胞功能相关抗原(LFA-1)表达增加,从而促进自身反应性 T 细胞与血管内皮细胞黏附并进入 CNS。目前的研究表明,VCAM/VLA-4 在淋巴细胞与血管内皮细胞之间的黏附、跨内皮细胞移行中发挥重要作用,而 ICAM/LFA-1 结合则只在跨内皮细胞移行中发挥一定的作用。单克隆抗体阻断 VLA-4 可抑制淋巴细胞向 CNS 浸润,从而迅速减轻 MS 患者 CNS 中的炎症。

（3）基质金属蛋白酶（MMP）降解血管壁的胶原成分：免疫细胞与内皮细胞黏附后，会向内皮细胞伸出伪足，并分泌 MMP 以降解血管基底膜，导致血脑屏障通透性增加，从而促进免疫细胞离开血管。研究表明，MMP‑9 与 MS 的发病密切相关。MMP‑9 可降解基底膜重要成分，使多种免疫细胞通过血脑屏障进入 CNS 并引起神经炎症。MMP‑9 降解的基底膜成分具有趋化作用，可以诱导更多的免疫细胞进入 CNS，从而导致脱髓鞘和轴突损伤。此外，崩解的髓鞘碎片也能吸引免疫细胞产生趋化作用。

3. 炎性脱髓鞘及轴索损伤　被激活的免疫细胞、促炎细胞因子、免疫球蛋白和补体进入 CNS，通过直接或间接方式引起脱髓鞘及轴突损伤，影响微环境。CNS 内的促炎细胞因子，如由 Th1 细胞分泌的 IFN‑γ，可以诱导小胶质细胞向 M1 型极化，导致 M1/M2 比例失衡。激活的 M1 型细胞通过释放促炎因子、趋化因子、氧化还原分子、NO 等参与炎症反应，同时在激活辅助 Th1 细胞介导的免疫性损伤时引起神经炎性损伤。此外，M1 型细胞分泌的神经毒性物质还可以抑制少突胶质细胞前体细胞的增殖和向成熟少突胶质细胞的分化，从而引发髓鞘脱失。除此之外，$CD8^+$ T 细胞的细胞毒作用和单核细胞来源的巨噬细胞的吞噬作用及活化的小胶质细胞在髓鞘脱失和轴突损伤中发挥非常重要的作用。实验证明，阻止这类细胞的活化或阻止活性氧或活性氮的释放可以抑制轴突损伤。虽然在 MS 病变内可观察到 B 细胞和浆细胞，但它们对轴突的作用尚不清楚。

综上所述，MS 是多种因素的复杂作用使免疫系统对 CNS 引发炎症反应而导致的脱髓鞘或轴突变性，从而引起与损伤对应的神经功能障碍（图 9‑2）。

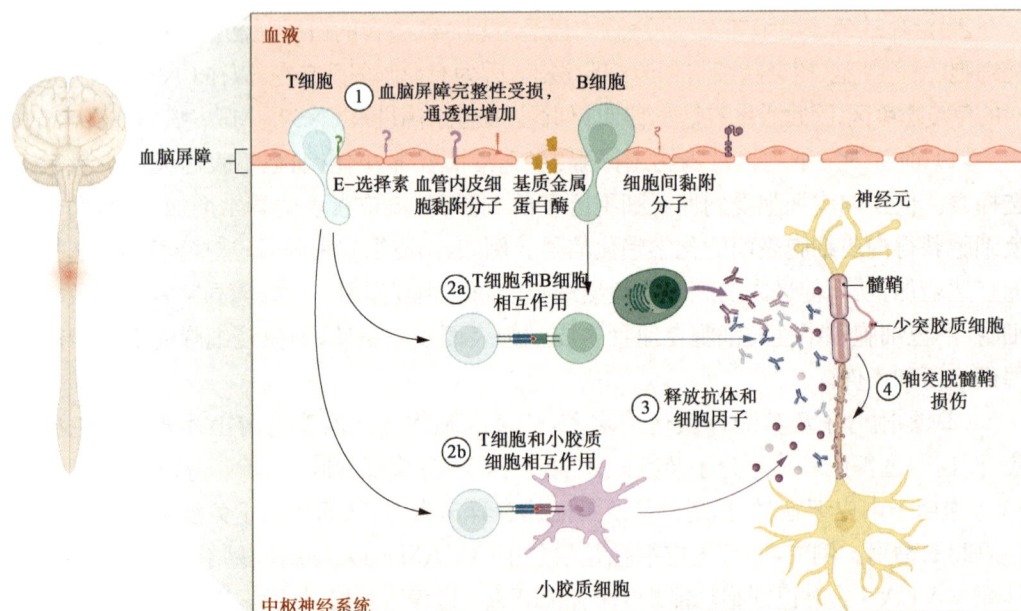

图 9‑2　MS 的免疫病理损伤机制

图 9‑2 显示了免疫细胞（如 T 细胞、B 细胞）与神经细胞（如神经元和胶质细胞）之间的复杂相互作用，并最终导致脱髓鞘损伤的过程。①血脑屏障的完整性受损，导致它

对免疫细胞的通透性增加。通透性与细胞间黏附分子(如 E-selectin、VCAM、ICAM)表达增加以及 MMP 的活性增强有关。②T 细胞穿过血脑屏障，与其他细胞如与 B 细胞相互作用，促进特定的抗体生成；与小胶质细胞相互作用，触发炎症细胞因子的释放。③炎症过程中，抗体与多种细胞因子被释放到周围环境中，这些因子进一步加剧了炎症反应。④髓鞘遭到破坏，影响了轴突的完整性和功能。

(三) 病理

MS 通常呈现为 CNS 多个部位分散的脱髓鞘斑块。这些斑块主要位于白质区，但也可能出现在灰质区。这种脱髓鞘现象导致神经信号传导受阻，从而引发各种症状。急性 MS 斑块通常在血脑屏障破坏后不久出现，镜下观察到血管周围水肿、髓鞘肿胀和破碎，伴轻微的小胶质细胞反应，但无明显的淋巴细胞或巨噬细胞浸润。早期 MS 斑块以明显的髓鞘崩解为特征，斑块内充满含有髓鞘降解产物和髓鞘蛋白的巨噬细胞，周围可见明显的淋巴细胞鞘，伴反应性星形细胞胶质化和轴突损伤。随着病情进入慢性期，斑块内出现更多含髓鞘碎片的巨噬细胞和周围高度活化的小胶质细胞，仅有少量炎症细胞浸润，并且通常表现为完全脱髓鞘和不同程度的轴突减少。在非活动期，斑块显示较少的炎症反应，小胶质细胞和巨噬细胞罕见，斑块逐渐向纤维性星形细胞胶质瘢痕演变，轴突大大减少。

第三节 | 多发性硬化的中西医诊断和治疗

一、中西医诊断标准和专家共识

(一) 西医诊断标准

由于 MS 临床表现复杂多样且缺乏特异性辅助检查指标，其早期诊断困难，影响早期治疗。MS 的诊断需以客观病史和临床体征为依据，在充分结合实验室(特别是 MRI 和脑脊液)检查并排除其他疾病后方可确诊。目前临床常采用 2017 年 McDonald 诊断标准(表 9-1、表 9-2)。

表 9-1　2017 年 McDonald 多发性硬化诊断标准(RRMS)

临床发作次数	有客观临床证据的病灶数目	诊断 MS 所需附件资料
≥2	≥2	无
≥2	1(且有历史证据证明既往发作提示有不同解剖部位的病灶)	无
≥2	1	等待下一次累积不同 CNS 部位的发作或 MRI 结果符合空间多发*
1	≥2	再次发作或 MRI 结果符合时间多发#或脑脊液寡克隆区带阳性

（续表）

临床发作次数	有客观临床证据的病灶数目	诊断 MS 所需附件资料
1	1	空间多发证据：等待下一次累积不同 CNS 部位的发作或 MRI 结果符合空间多发[*] 时间多发证据：再次发作或 MRI 结果符合时间多发[#]或脑脊液寡克隆区带阳性

如果患者满足 2017 年 McDonald 标准，并且临床表现没有更好的解释，则诊断为 MS；如果有因临床孤立综合征怀疑为 MS，但并不完全满足 2017 年 McDonald 标准，则诊断为可能的 MS；如果评估中出现了另一个可以更好解释临床表现的诊断，则诊断不是 MS。[*] MRI 空间多发证据：2 个或以上典型部位（侧脑室周围、皮质或近皮质、幕下和脊髓）有 1 个或以上 T_2 病灶。[#] MRI 时间多发证据：任何时间 MRI 上同时存在强化和不强化病灶或与基线 MRI 相比，出现新发 T2 或强化病灶。

表 9-2　2017 年 McDonald 多发性硬化诊断标准（PPMS）

标　　准	说　　明
颅内病变的空间多发证据	≥1 个典型部位（侧脑室旁、皮质或近皮质）有 ≥1 个 T_2 病灶
脊髓病变的空间多发证据	脊髓有 ≥2 个 T_2 病灶
脑脊液寡克隆区带	阳性

注：需满足疾病进展 1 年且同时具有上述 3 项标准中的 2 项。

（二）中医辨证分型

由于本病的病因病机及症状复杂多样，本病的辨证分型也具有多样性，无论选取哪种辨证分型标准，在临床实践中都必须仔细观察，多方询问，确保辨证正确，才能更好地指导治疗。根据北京中医药学会脑病专业委员会《多发性硬化/视神经脊髓炎中医临床诊疗规范》，本病分为肝肾阴虚、脾肾阳虚、气虚血瘀、痰湿热 4 型。

1. 肝肾阴虚　遇热症状加重，腰膝疼痛，足跟痛，酸重痛，手足心热，阵发烘热，视歧，视力减退，盗汗，骨蒸潮热，健忘，急躁易怒，颧红，舌红，少苔，脉细。

2. 脾肾阳虚　遇冷症状加重，肢体关节僵硬；肢体关节冷痛，四肢凉，下肢冷甚，面色苍白，经常畏寒，排便无力，便秘，小便失禁，遗尿阳痿，性欲减退，智力减退，失聪，脉沉。

3. 气虚血瘀　劳累后症状加重，肢体拘急及麻木，局部感觉发紧或束带感，关节刺痛，倦怠乏力，肢体困重，食少纳呆，面色少华，自汗，出虚汗或容易汗出，口淡，苔白腻，面色晦暗或舌黑，舌暗脉紧。

4. 痰湿热　足跟痛，酸重痛，视歧，视力减退，肢体困重，头蒙如裹，头晕目眩，呕吐，排尿无力，苔白腻或黄腻，脉滑或滑数。

二、治疗

（一）西医治疗

对于 MS 应该在遵循循证医学证据的基础上，结合患者的经济条件和意愿，进行早期、合理的治疗。MS 的治疗分为：①急性期治疗；②缓解期治疗，即疾病修正治疗（disease modifying therapy，DMT）；③对症治疗；④康复治疗。本文中研究证据及治疗推荐分级，均参考美国神经病学会针对 DMT 中的分级。

1. **急性期治疗**　MS 的急性期治疗以减轻症状、缩短病程、改善残疾程度和防治并发症为主要目标。并非所有复发均需处理。有客观神经缺损证据的功能残疾症状，如视力下降、运动障碍和小脑/脑干症状等方需治疗。轻微症状无需治疗，一般休息或对症处理后即可缓解。主要治疗方式包括：

（1）糖皮质激素类（一线治疗）：多采用大剂量、短疗程冲击治疗（代表药物有甲泼尼龙、醋酸泼尼松或泼尼松龙等）。激素治疗常见不良反应包括电解质紊乱，血糖、血压、血脂异常，上消化道出血，骨质疏松，股骨头坏死等。

（2）血浆置换（二线治疗）：具有清除自身抗体及调节免疫的作用，用于急性重症或对激素治疗无效者，血浆置换或免疫吸附治疗有效率＞50％。

（3）静脉注射人免疫球蛋白：缺乏有效证据，仅作为一种备选治疗手段，用于妊娠或哺乳期妇女以及不能应用糖皮质激素的成年患者或对激素治疗无效的患儿。

2. **缓解期治疗**　MS 为终身疾病，其缓解期治疗以控制疾病进展为主要目标，推荐使用 DMT 药物长期进行治疗。目前国际上已经批准上市的 DMT 药物共有 18 种（表 9-3）。国家药品监督管理局已经批准国内上市的 DMT 药物有 6 种，分别为重组人干扰素 β-1β（3 种）、富马酸二甲酯、特立氟胺和奥法妥木单抗。

表 9-3　国际上已批准上市的治疗 MS 的 DMT 药物

药物	作用机制	适应证	给药途径
一线注射疗法			
干扰素 β 1β	免疫调节	RRMS 和有 MRI 证据提示 MS 的 CIS	皮下注射
干扰素 β 1α		RRMS 和有 MRI 证据提示 MS 的 CIS	肌内注射
干扰素 β 1α		RRMS	皮下注射
聚乙二醇干扰素 β 1α	循环半衰期长，免疫调节	RRMS	皮下注射
醋酸格列默	免疫调节	RRMS	皮下注射
口服 DMT			
富马酸二甲酯	多效，NRF2 激活，NFkB 下调	RRMS	口服
特立氟胺	二氢乳酸脱氢酶抑制剂，抗增殖	RRMS 和有复发的 SPMS	口服
口服免疫抑制剂			
芬戈莫德	选择性鞘氨醇 1-磷酸（S1P）调节剂，防止淋巴细胞从淋巴结异常流出	RRMS	口服
西尼莫德	防止淋巴细胞从淋巴结异常流出	RRMS	口服
静脉注射免疫抑制剂			
那他珠单抗	抗 VLA4 抗体，选择性黏附分子抑制剂	RRMS	静脉注射

（续表）

药物	作用机制	适应证	给药途径
奥法妥木单抗	抗 CD20 抗体，B 细胞耗竭剂	RRMS、PPMS	静脉注射
诱导/免疫重建疗法			
阿伦单抗	抗 CD52，非选择性免疫耗竭剂	RRMS 和有复发的 SPMS	静脉注射
克拉屈滨	脱氧腺苷类似物腺苷脱氨酶抑制剂，选择性 T、B 细胞耗竭		
米托蒽醌	免疫消耗剂（拓扑异构酶抑制剂）	RRMS，恶化的 RRMS 和 SPMS	静脉注射

在对症治疗中，采用适当药物和心理辅导应对痛性痉挛、慢性疼痛、抑郁、焦虑、乏力、疲劳、震颤、膀胱直肠功能障碍和性功能障碍以及认知障碍。同时，康复治疗对肢体、语言和吞咽功能障碍的患者至关重要，应在专业医生的指导下进行。医务工作者需向患者及其家属提供病情教育和生活指导，强调早期干预的必要性，并提供关于遗传、婚姻、妊娠、饮食、心理和用药的综合建议。

（二）中医辨证治疗

1. 肝肾阴虚证 采用滋补肝肾法，推荐方药：二黄汤、左归丸、六味地黄丸或大补阴丸加减。中成药：补肾益髓胶囊、左归丸、六味地黄丸。

2. 脾肾阳虚证 采用温补脾肾法，推荐方药：右归丸、金匮肾气丸、地黄饮子加减。中成药：右归丸。

3. 气虚血瘀证 采用补气活血法，推荐方药：补阳还五汤加减。中成药：消栓颗粒。

4. 痰湿热证 采用清热化痰或清热化湿法，推荐方药：温胆汤或二妙散加减。中成药：四妙丸。

（三）针灸

1. 针刺

（1）取穴：①主穴选择，如肩髃、曲池、合谷、足三里、髀关、伏兔、阳陵泉、三阴交、夹脊穴等。上肢无力可选肩髃、曲池、合谷，下肢无力可选足三里、髀关、伏兔、阳陵泉、三阴交等，局部肢体麻木症状可加用血海、太冲。疲劳患者可取足三里、三阴交、百会。二便功能障碍可取中髎、次髎。背部僵痛者可选夹脊穴。②配穴选择，痰湿热证可加阴陵泉、大椎、内庭；气虚血瘀证可加太白、中脘、关元；肝肾亏虚证可加太溪、肾俞、肝俞。

（2）针刺方法：足三里、三阴交用补法，余穴用泻法或平补平泻法，夹脊穴用平补平泻法。配穴按虚补实泻法操作。每次留针 20～30 min，每天 1 次，10 次为 1 个疗程。肌张力高的患者慎用针灸治疗。

2. 灸法

（1）取穴：中脘、足三里、肝俞、肾俞、肩髃、曲池、手三里、合谷、阳溪、外关、髀关、伏兔、解溪、阳陵泉。

（2）操作：以艾条或艾炷施灸，每次可酌情选取 4～6 穴，穴位交替使用。每穴灸 3～

5 壮,每天 1 次,14 次为 1 个疗程。可选用多功能艾灸仪等。注意事项:多用于缓解期患者,艾灸以虚证为主,痰湿热证患者慎用针灸,肝肾阴虚、脾肾阳虚证患者可用。

(四) 中西医结合治疗

目前 MS 的病因及发病机制尚不明确。在西医治疗方面,常采用免疫治疗和激素冲击疗法。尽管这些方法能够在短期内有效控制症状,但长期使用不仅成本高昂,而且可能伴随着显著的副作用。而中医药结合治疗 MS 采取分期治疗、辨证论治和审因论治等策略,不仅可以有效控制病情,减少发作次数,还能缓解西药治疗可能产生的不良反应。中西医结合治疗 MS 的优势主要体现在以下几个方面:①中医药治疗 MS 遵循"辨证论治"的原则,强调对患者整体状况的调节。②中药治疗没有类似激素的副作用。③中医药治疗可以减少 MS 的复发次数,延长病情缓解期,从而稳定疗效并显著提升患者的生活质量。④通过中西医结合治疗,可以减少激素的使用量,甚至在一定程度上替代激素治疗。

第四节 | 多发性硬化的中西医结合基础研究

一、多发性硬化常用实验动物模型

MS 实验动物模型的作用在于帮助人们研究和预测疾病并探索相应的治疗方法。理想的 MS 实验动物模型能够模拟人类 MS 的发病机制,有类似的生化或者病理改变,并且与人类一样具有相似的药物反应性。目前,用于研究 MS 的动物模型主要分为实验性自身免疫性脑脊髓炎(experimental autoimmune encephalomyelitis,EAE)模型、毒素诱导的脱髓鞘模型和病毒诱导的脱髓鞘模型 3 种,以 EAE 模型应用最为广泛。3 种动物模型又因其诱导方式和动物种类的不同呈现不同的特点,并对应 MS 的不同临床分型。研究人员针对其特定的临床分型,采用合适的动物模型进行药物研发,将有助于开发出更具针对性和潜力的治疗药物,使 MS 治愈成为可能。

1. EAE 模型 EAE 模型是通过特定抗原来诱发 CNS 炎症性疾病,有两种诱导方法:一是使用中枢髓鞘相关蛋白肽段进行动物的主动免疫,二是通过髓鞘反应性 T 细胞的过继性转移实施被动免疫。主动免疫方法中,相关抗原或肽如髓鞘蛋白脂质蛋白(myelin proteolipid protein,PLP)、髓鞘碱性蛋白(myelin basic protein,MBP)和髓鞘少突胶质细胞糖蛋白(myelin oligodendrocyte glycoprotein,MOG)与完全弗氏佐剂(complete Freund's adjuvant,CFA)经乳化后皮下注射,使用百日咳毒素破坏血脑屏障以促进 T 细胞进入 CNS 和增殖。被动转移法是从接种抗原的小鼠中提取致敏 T 细胞转移到受体小鼠诱导 EAE。这些方法均导致特异性 T 细胞激活、增殖,破坏血脑屏障,进入 CNS,识别 APC,放大炎症效应,造成组织损伤和髓鞘破坏。过程中 Treg 细胞参与调节,表现为肢体上升性麻痹,甚至瘫痪。

在 MS 研究中，C57BL/6 小鼠是最常用的品系。这些小鼠经 $MOG_{35\sim55}$ 诱导可发生 EAE，表现为进展性病程，缺乏完全缓解。此模型中，抗原激活的 $CD4^+$ T 细胞是主要的致病细胞，且脊髓病变程度较大脑更为严重，对应临床表现为慢性进行性病程。SJL 小鼠经 $PLP_{139\sim151}$ 诱导可产生 EAE，有复发-缓解等神经功能损伤症状，适用于研究 RRMS 的发病机制或免疫调节。Biozzi ABH 小鼠经脊髓匀浆诱导可产生晚期慢性 EAE，该模型再现了 MS 病程中的复发-进展阶段，适合研究 DMT 和神经再生疗法。

2. 化学毒素诱发的脱髓鞘动物模型 主要用于 CNS 相关的髓鞘脱失和髓鞘再生机制的研究，促进髓鞘再生是 MS 防治策略中神经保护的关键和对抗进展型 MS 的主要方式。毒素诱导的脱髓鞘模型是 MS 研究中最重要的工具之一。化学毒素诱导的脱髓鞘模型与 EAE 模型、病毒模型相比，病程相对简单，无炎症反应现象，且病程可控。口服铜腙(cuprizone，CPZ)、局部注射溶血卵磷脂(lysophosphatidylcholine，LPC)以及溴化乙锭(ethidium bromide，EB)是最常用于诱导动物脱髓鞘的 3 种毒素及途径。

(1) CPZ 诱导的脱髓鞘模型：CPZ 是一种铜离子螯合剂，可通过线粒体氧化损伤机制引起少突胶质细胞凋亡，诱导脱髓鞘发生。使用含 0.2%～0.3% 的 CPZ 的饲料饲养 5～6 周可诱导 C57BL/6 小鼠灰质和白质内广泛脱髓鞘，尤其是胼胝体区域和小脑上脚，但其脊髓不受影响，血脑屏障仍保持完整。在 CPZ 诱导的组织损伤中，脱髓鞘和髓鞘再生与 MS 病变进展一致，并表现出类似的损伤和修复特征。目前，CPZ 模型已被作为研究脱髓鞘和髓鞘修复的常用模型。

(2) LPC 诱导的局部脱髓鞘模型：溶血卵磷脂是一种磷脂酶 A2 的激活剂，在猫、兔、大鼠和小鼠等动物的脊髓白质中局部注射可诱导局灶性脱髓鞘。LPC 对形成髓鞘的少突胶质细胞具有特异性毒性，可特异性地破坏髓磷脂，导致髓磷脂片层融合。髓磷脂片层转化为球状泡并逐渐缩小，最终被吞噬。因此，该模型并非由免疫系统介导，其病理特征包括巨噬细胞/小胶质细胞浸润，反应性星形胶质细胞增生，轴突损伤以及少突胶质细胞前体细胞(oligodendrocyte progenitor cell，OPC)增殖或迁移。其中，LPC 诱导动物脱髓鞘导致的轴突损伤较其他毒素更为明显。动物注射 LPC 后第 2～3 周会发生自发性髓鞘再生，再生的髓鞘主要由 OPC 产生的新生少突胶质细胞形成。由此可知，该模型可用于研究髓鞘再生的复杂机制。

(3) EB 诱导的局部脱髓鞘模型：在大脑白质束或脊髓后索局部注射 EB 可诱导动物的脱髓鞘和髓鞘再生。EB 是一种能插入双链 DNA 碱基对之间的平面分子，可抑制 DNA 的转录和复制，且对病变区域的所有细胞都具有毒性。局部注射 EB 后可导致病变区的少突胶质细胞、星形胶质细胞和 OPC 均发生退化，但细胞核远端的轴突不受影响。可能由于 OPC 和星形胶质细胞或小胶质细胞死亡，局部注射 EB 形成的病变面积往往更大，且髓鞘再生更慢。该模型的优点为可预测脱髓鞘的位置，并且可根据注射 EB 的浓度确定脱髓鞘病变的面积。

3. 病毒诱导的动物模型 病毒感染 CNS 可引发小鼠脱髓鞘，主要在脑炎消退后发生。Theiler 脑脊髓炎病毒(Theiler's murine encephalomyelitis virus，TMEV)模型是研究病毒在 MS 病理中作用的重要动物模型。TMEV 属单链 RNA 病毒，无包膜，其中

SJL 小鼠感染 BeAn 毒株的模型最常用。小鼠感染 TMEV 后 3～12 d 进入急性期,表现为大脑灰质严重炎症和神经元凋亡。慢性期约 30 d 后出现,以炎症性脱髓鞘和功能缺陷为特征。TMEV 模型的脱髓鞘主要由免疫激活而非病毒直接毒性引起,模拟 MS 慢性进展型病程。与 EAE 不同,TMEV 仅在小鼠中诱导炎症性脱髓鞘疾病而无法引起人类的病理变化,由此产生了使用非人类病原体来研究人类疾病(如 MS)是否合理的问题。

二、多发性硬化中西医结合治疗的基础研究

(一) 中药治疗多发性硬化的基础研究

MS 病位在脑与脊髓,病机根本在于肾精亏损、髓海不足及督脉空虚。补肾中药与补肾方等复方均能改善 EAE 动物的临床症状,降低其神经功能评分,减轻免疫炎症反应损害,有明显的神经保护作用。近年来,中医药治疗 MS 的实验研究及临床观察有了长足的发展,在减少复发、减轻激素不良反应等方面显示出一定的优势,但国内外关于中药复方或中药及其有效成分防治 MS 的机制研究仍在起步阶段。我们应充分利用中医药及中西医结合的优势,为中医药防治 MS 提供科学、可靠的理论依据,从而为解除患者的痛苦及医药领域发展做出贡献。

1. 中药复方防治 MS 的基础研究　中国传统医学治疗 MS 取得了一定的研究进展,治疗本病以补肾益髓为主,体现肾为先天之本。常用的中药复方有补肾益髓方(原称二黄方)、补阳还五汤、益肾达络饮、三黄泻心汤、温阳补肾方、补肾益气活血胶囊、补肾固髓片、补肾解毒通络方、补肾填精方、参芪养髓方等。

(1) 补肾益髓方:由天坛医院中医科樊永平教授在长期的临床实践中创立的治疗 MS 的经验方。基本组成为:熟地黄、生地黄、制首乌、水蛭、浙贝母、全蝎、连翘、天麻及益母草。方中生地黄、熟地黄、制首乌滋阴补肾,填精益髓;浙贝母、天麻化痰息风;酒大黄、连翘泄热解毒;益母草、水蛭、全蝎活血祛瘀,通络祛风,借虫类药搜剔络邪,使浊去凝开,邪去正复。全方具有补肾填精、化痰息风、解毒活血之功效。有较多研究证实补肾益髓方对 MS 模型动物的疗效及机制。①补肾益髓方对 EAE 动物的神经保护作用:降低 EAE 动物模型发病率、死亡率及神经功能评分,延长潜伏期,显著改善临床症状,减轻发病程度,缩短病程,促进其恢复,具有明显的神经保护作用。②补肾益髓方改善 EAE 动物的病理变化:EAE 动物在发病急性期及缓解期脑和脊髓内小血管周围有炎症细胞浸润,病灶为多发性,脑内出现斑状及小片状髓鞘脱失现象。经补肾益髓方治疗后,上述病理变化均有不同程度减轻,如病灶区域的炎症细胞数及"袖套状"改变明显少于 EAE 模型组,髓鞘脱失及轴突损伤的面积均有所缩小。损伤区出现胶质细胞增生,且恢复期较为多见。③补肾益髓方调节 EAE 免疫功能的作用:补肾益髓方对 EAE 动物不同时期外周血及脑和脊髓中淋巴细胞亚群 $CD4^+$、$CD8^+$、$CD4^+/CD8^+$ 比值及外周血 NK 细胞有一定的调节作用。补肾益髓方可上调 EAE 大鼠血浆 IL-4 水平,下调 Th1/Th2 比值及 TNF-α 水平。此外,补肾益髓方可上调 EAE 大鼠 CNSTGF-β;降低脑和脊髓 IFN-γ、MMP-9 表达;对 $CD3^+$ 及 IL-6 也有一定的调节作用。综上说明补肾益髓方可能通

过调节 CD4$^+$/CD8$^+$、Th1/Th2 及 NK 细胞等发挥免疫调节作用。④补肾益髓方减轻髓鞘和轴突损伤,促进其修复再生:研究发现,补肾益髓方可显著抑制 EAE 动物的脱髓鞘改变,调节脑和脊髓组织中神经胶质纤维酸性蛋白(glial fibriliary acidic protein, GFAP)、少突胶质细胞转录因子(oligodendrocyte lineage gene, Olig)-2 及血清 MBP 的含量。

(2) 补阳还五汤:出自清代医家王清任的《医林改错》,是补气活血、化瘀通络的经典方剂。组方包括黄芪、当归、赤芍、川芎、地龙、桃仁、红花 7 种中药。方中重用黄芪,以补益元气,气旺而血行,可增强气势,促进血液循环,消除 MS 患者的瘀滞。复方中的当归为臣药,活血通络而不伤血;赤芍、川芎、桃仁、红花帮助归尾发挥活血化瘀效应,地龙则通经活络,力专善走,并引诸药之力直达络中,属于佐药;合而用之,重在补气,佐以活血,气旺血行,补而不滞。最近的研究表明,补阳还五汤可以在 EAE 小鼠中提供抗炎和神经保护作用。它可以抑制 EAE 脊髓中的炎症细胞浸润和脱髓鞘。还可以调节外周 T 细胞亚群的比例,促进 M1 巨噬细胞在脊髓和脾脏中转化为 M2 表型,并抑制 ROCKII/TLR/NF-κB 信号通路。其中牡丹总糖苷(TGP)是从芍药根部提取的活性化合物,可以消除中药的瘀滞。TGP 已被用于治疗自身免疫性疾病,如类风湿关节炎和系统性红斑狼疮。此外,药理学研究表明这种草药具有抗过敏、抗炎、抗癌、抗氧化、免疫调节和神经保护特性。TGP 可以通过减少 IFN-γ 的分泌,上调 BDNF 和 2′,3′-环核苷酸 3′-磷酸二酯酶(2′,3′-Cyclic-Nucleotide 3′-Phosphodiesterase, CNP)的表达来有效改善 EAE。

(3) 三黄泻心汤:首载于张仲景所著《金匮要略》,为中医临床治疗火热壅盛、吐衄之经方,疗效显著。全方由大黄、黄连、黄芩 3 味药材组成。现代研究表明,该方具有抗菌、抗炎、保护胃黏膜、降血糖、免疫调节等多种药理作用,主要药效活性成分包括生物碱类、黄酮类、蒽醌类化合物及衍生物,如小檗碱、表小檗碱、巴马汀、黄芩苷、黄芩素、大黄酸、大黄素、芦荟大黄素-8-O-葡萄糖苷等。三黄泻心汤通过降低血脑屏障通透性、抑制 Th1 细胞募集、增加 Treg 细胞数量以及显著下调 EAE 小鼠脊髓中 p-IkB、NF-kB(p65)、p-ERK、p-JNK 和 p-P38 的表达,对 EAE 小鼠发挥保护作用。其中小檗碱可以降低血脑屏障的通透性,抑制 MMP-9 表达的增加,并通过抑制明胶酶活性和减少层粘连蛋白降解来提供神经保护作用。同时,也有报道小檗碱通过抑制 SphK1/S1P 信号通路来抑制脱髓鞘和神经生理功能丧失。

(4) 其他:温阳补肾方主要成分有淫羊藿、肉苁蓉、熟地、何首乌、知母、益母草、全当归、苍术、牛膝等,可减少 EAE 豚鼠模型髓鞘内 NF-κB p65 阳性细胞的表达,阻断中枢 NF-κB p65 炎症信号通路的活化,从而阻止 MS 的发生、发展。补肾益气活血胶囊可延缓 EAE 大鼠发病,抑制脑和脊髓的炎症反应和脱髓鞘改变。补肾固髓片(由淫羊藿、肉苁蓉、仙茅、生地、制首乌、郁金、丹参等药物组成)能明显抑制 EAE 豚鼠发病,抑制脑和脊髓的炎症反应及脱髓鞘改变,降低血清 IL-2、IL-6、TNF 和 MBP 的活性,疗效与醋酸泼尼松组相当。益肾达络饮(由熟地、鹿角胶、栀子、川萆薢、石菖蒲、郁金、生甘草等组成)是临床常用的治疗 MS 的中成药,给予 EAE 小鼠益肾达络饮治疗可缓解 EAE 小鼠临床神经功能评分,其对 EAE 小鼠的保护作用可能与下调 ICAM-1、抑制内皮细胞与白细胞的黏附、干扰自身反应性 T 细胞及活化巨噬细胞的迁移有关。此外,益肾达络饮还可通过抑制 EAE 小鼠小胶质细胞的激活,降低神经功能评分,从而推迟神经功能障碍出现的时间。

综上所述,补肾中药复方在改善 EAE 模型动物、临床患者症状上均有明显作用,提示补肾中药防治 MS 可能有较好疗效。

2. 单味中药防治多发性硬化的基础研究　治疗 MS 的高频单味中药以补虚药为主,其治疗关键在于补。补虚药中尤以补益肝肾、调理脾胃为重,高频补虚药物中以淫羊藿、熟地黄、黄芪、菟丝子、山萸肉等补肝肾药居多,从药物、归经看,味辛、甘、温,归肝、肾经的药物最多,有辛甘化阳、补肾壮阳之功效。此外,一些具有抗炎、抗氧化、调节免疫的中药如雷公藤、姜黄等在 MS 基础研究中也有较多涉足。相对于传统复方,单味中药有效成分的研究更简单易行,研究结果也更具有可比性,如姜黄素、雷公藤甲素、毛萼乙素、白芍总苷、白花丹素、石杉碱甲、山茱萸环烯醚萜苷、甘松新酮、小檗碱、腺花素、苦参素、贯叶连翘素等均在 MS 动物模型上均表现出一定的疗效。

(1)淫羊藿:是传统的补益类中药。淫羊藿隶属于小檗科淫羊藿属,性温,味辛、甘,归肝、肾经,具有补肾壮阳、祛风除湿的作用。淫羊藿的化学成分主要包括黄酮类化合物、木脂素、生物碱及多糖。淫羊藿总黄酮有很强的免疫抑制作用,此外,其还可通过直接增加免疫细胞的数量,促进免疫细胞分泌淋巴因子,从而提高机体免疫力。

(2)地黄:为玄参科地黄属植物,为我国四大怀药之一。地黄性凉,味甘苦,具有滋阴补肾、养血补血、凉血的功效。地黄中主要含有环烯醚萜类、紫罗兰酮类、苯乙醇苷类、糖类等化合物。地黄的生物活性广泛,对心脑血管系统、CNS、免疫系统、脏腑系统均有显著的作用,并且具有抗细胞毒活性、抗糖尿病及其并发症、抗骨质疏松、抗炎、抗电离辐射等药理作用。

(3)雷公藤:卫矛科雷公藤属植物雷公藤以根、叶、花及果入药。性凉,味苦、辛,用于祛风、解毒、杀虫。雷公藤内酯是雷公藤的提取物,具有神经保护作用,机制与抑制小胶质细胞活化及促炎细胞因子释放、抑制氧化应激、拮抗兴奋性氨基酸毒性、抑制钙超载以及促进神经营养因子合成有关。雷公藤内酯能抑制炎症细胞在 EAE 小鼠脊髓中的浸润,降低 EAE 的严重程度,减缓 EAE 的进展。雷公藤红素是雷公藤的提取物,具有很强的抗氧化作用。研究发现,雷公藤红素可以增加 MS 大鼠 IL-10 水平,降低 TNF-α 水平,使 Th1 向 Th2 转化,降低 NF-κB 表达,减少 CD3$^+$T 细胞数量,从而改善 MS 大鼠 H&E 评分并抑制 MS 复发。雷公藤片治疗后 MS 患者外周血中 CD4$^+$T 细胞明显降低,CD8$^+$T 细胞明显增加,CD4$^+$T 细胞/CD8$^+$T 细胞比值显著降低。表明雷公藤片对 MS 的治疗可能是通过抑制 CD4$^+$T 细胞实现的。

(4)姜黄:为姜科植物姜黄的干燥根茎。性温,味辛、苦。归脾、肝经。姜黄的主要生物活性成分是姜黄素,具有降血脂、抗凝、抗氧化和抗癌等多种作用。姜黄素、二甲氧基姜黄素和双脱甲氧基姜黄素都是姜黄中的多酚类物质,具有强效的抗氧化作用,可以保护大脑免受氧化应激的侵害。此外,姜黄素也是一种强大的超氧阴离子清除剂,表现出神经保护和延缓衰老的作用。姜黄素还能够调节多个与急性期和炎症期免疫反应相关的基因，抑制 NF-kB 的活化，下调特定的炎症基因。体外和体内研究发现，姜黄素在治疗 MS 方面具有潜在的作用。对 MS 患者的外周血单核细胞进行姜黄素预处理可以减少 IFN-β 诱导的 IL-12 产生并增强 IL-10 的产生。

（5）大麻：目前对内源性大麻素系统的研究，允许开发新的治疗靶点来治疗包括 MS 在内的多种疾病。一项双盲随机安慰剂对照研究指出，吸食含有 1.54% A9-四氢大麻酚的大麻香烟可改善痉挛、神经性疼痛、泌尿系统并发症和睡眠障碍。大麻素激活大脑中最丰富的 CB1R 发挥神经保护作用，而激活 CB2R 则发挥免疫调节作用。最近的一项系统评价报告显示，在 EAE 模型中大麻二酚是一种有效的免疫调节和疾病修饰药物。目前，几种大麻衍生药物已被测试并批准用于医疗用途，在一些国家，它们已被合法化用于 MS 相关痉挛和疼痛的治疗。

中药及其有效成分通过改善炎症反应、保护神经功能、抑制免疫反应等对 MS 发挥潜在疗效，这为 MS 治疗提供了新的研究方向。中药复方、单体及其有效成分在临床和实验中的选取需要重视其具有抗炎、调节免疫、抑制凋亡、促进髓鞘再生潜能的特点。对于这些中药成分的功效、作用机制和现代药理的研究需梳理其潜在的治疗靶点和路径，以期为后续的研究提供参考。由于 MS 的发病机制复杂，目前的研究还有不足之处：中药治疗 MS 的有效成分及分子作用靶点仍不明确；现有的关于中药治疗 MS 作用机制的研究主要集中于基础研究，尚缺乏高质量、高级别的临床随机研究；当前中药复方及其有效成分的研究多停留于药效阶段，忽略了其协同增效、多点微调的作用特点。因此，在今后中药治疗 MS 的研究中，应注重以下方面的研究：①结合网络药理学和分子对接技术，明确中药有效成分的化学结构、作用机制及靶点通路，评价其可能存在的不良反应。②利用现代科学技术（如代谢组学、转录组学、荧光探针、超高分辨荧光显微镜）明确药物作用机制及有效靶点，从基因-转录-蛋白-代谢不同视角，探索蛋白靶点和信号通路在分子水平上的相互作用，深入解析 MS 的发病及治疗机制。③开展高质量的临床研究，重视药物的临床转化及机制研究，客观评价中药治疗 MS 的临床效果，从而为临床治疗 MS 提供新的策略。总之，中药及其有效成分对于 MS 的治疗具有良好的开发前景，但需要进一步深入挖掘其作用机制，并加强临床转化。

（二）针刺防治多发性硬化的研究进展

《黄帝内经·素问·调经论篇》记载："血气不和，百病乃变化而生。"针灸正是通过调整气血运行而治疗疾病的。正如《黄帝内经·灵枢·根结》所记载："用针之要，在于知调阴与阳。"现代研究表明，针刺可减轻炎症反应，调节机体免疫功能，减轻神经损伤，促进机体功能的恢复。

1. 针刺治疗 MS 的临床疗效　在治疗 MS 时，针灸选择的穴位主要包括督脉穴位、夹脊穴等背俞穴和头部穴位。针刺背俞穴可以有效改善 MS 患者的神经功能障碍情况和生存质量，而电针治疗结合鼠神经生长因子穴位注射可以更好地减轻残障、改善生活质量。针刺头部百会、印堂、风池、率谷、头临泣等穴位，配合肢体局部取穴和中药治疗，可以改善 MS 患者的四肢麻木、身体刺痛、站立行走障碍及小便失禁等症状，并减少疾病的发作,减轻神经功能残障,提高日常运动、精神、精力、睡眠及工作状态,从而在整体上提高了 MS 患者的生存质量。针刺在 MS 治疗过程中的运用也引起了国外学者的关注。Quispe-Cabanillas 对 31 例复发-缓解型 MS 患者展开临床随机对照研究,在予以干扰素调节免疫的基础上,分别予以针刺及假针刺治疗。针刺组选取双侧足三里、三阴交、合谷、曲池等穴位,进针得气后加电;假针刺组则仅进针至穴位皮下处(<0.2 cm),连接电针仪但不加电。结果提示,针刺治疗能够减少肢体疼痛及伴随的抑郁症状,能够显著提高患者生活质量。伊朗学者 Foroughipour M 等着重观察 MS 患者典型的疲劳症状,发现针刺能够缓解金刚烷胺(一种在伊朗最广泛使用的缓解 MS 患者疲劳症状的药物)治疗无效或对金刚烷胺耐受的患者所出现的疲劳症状,提示针刺对 MS 患者药物治疗无效的疲劳症状有一定的改善作用,可以帮助增强患者体力、提高身体状态。

2. 针刺治疗 MS 的实验研究

(1) 针刺在 EAE 模型中的免疫调节和抗炎作用:利用 EAE 模型可以观察电针对 MS 这种炎性脱髓鞘疾病的免疫调节作用。针刺足三里穴位能够减轻 EAE 大鼠的临床症状,抑制髓鞘碱性蛋白肽段($MBP_{68\sim86}$)特异性的 T 细胞增殖,重建 $CD4^+$ 细胞亚群在体内的平衡。目前认为 MS 是 $CD4^+$ T 细胞介导为主的免疫疾病。$CD4^+$ T 细胞主要分为 Th1 细胞和 Th2 细胞两个亚型,正常体内的细胞 Th1/Th2 细胞维持着动态平衡。该平衡被打破即导致一系列相应的病理改变和临床症状。Th17 细胞在许多自身免疫性疾病中发挥促炎的关键作用,其在 MS 中主要通过分泌细胞因子 IL-17 发挥致炎作用。针刺治疗 MS 主要是通过对"神经-内分泌-免疫"调节网络的整体调节发挥治疗作用。

1) 针刺调节细胞因子:细胞因子可以分为多种类型,包括白介素、肿瘤坏死因子超家族、干扰素、生长因子以及趋化因子。根据 $CD4^+$ T 细胞的细胞因子表达模式,可以将其分为 Th1、Th2、Th17 和 Treg 等不同表型,包括具有促炎效应的 Th1 和 Th17,促进 B 细胞滤泡发育的 Th2 等,具有调节或抗炎活性的 Treg。Th1 细胞分泌的炎症因子如 TNF-α、IFN-γ、IL-12 和 IL-18 以及 Th17 细胞分泌的 IL-17 等促炎细胞因子,在 MS 免疫机制中发挥促炎作用。而 Th2 细胞分泌的细胞因子 IL-4 和 IL-10,则在 MS 免疫机制中起到抗炎作用。电针刺激可以通过刺激下丘脑促进 ACTH 的分泌,使 Th1、Th2、Th17 和 Treg 细胞亚群反应恢复平衡,从而减轻 EAE 的严重程度。电针在 EAE 模型中的抗炎作用与电针后 β-内啡肽的表达提高有关。β-内啡肽可以调节 Th1/Th2 和 Th17/Treg 的免疫应答。在电针治疗 EAE 以及 MS 中,β-内啡肽可能发挥了重要的作用。

针刺可以上调抑炎性细胞因子的含量,例如 IL-4、IL-10、TGF-β 以及 TGF-β1。同时,针刺可以下调促炎性细胞因子 IL-6、IL-12、IL-17、IL-18、IL-23、IL-1β、TNF-α 和 IFN-γ 等的含量。MCP-1 是一种常见的细胞免疫炎症因子,属于趋化因子 C-C 亚家族。MCP-1 可以促进淋巴细胞、单核/巨噬细胞产生促炎性细胞因子,在 EAE 免疫反应中发挥趋化和激活的重要作用。MCP-1 与相应受体结合后,可以发挥趋化和促进炎症的生物作用。电针可抑制 EAE 动物颈髓中趋化因子 MCP-1,以及 EAE 小鼠脑组织中 MIP-1 的表达。综上所述,针刺可通过平衡 EAE 模型中细胞因子含量,从而直接减轻炎症作用,最终达到治疗 MS 的目的。

2) 针刺调节细胞内信号转导:JAK 是 STAT 信号转导途径的上游激酶,当 JAK 被激活时,会导致胞质中的 STAT 单体分子被磷酸化形成 P - STAT,从而形成 STAT 二聚体。*STAT1* 和 *STAT3* 是 MS 症患者的易感基因。JAK/STAT 是一种涉及多种细胞因子和生长因子的细胞内信号传导通路,对于维持机体正常状态和改善神经退行性变具有重要作用。当该通路失调时,会导致自身免疫性疾病的发生。通过调节 JAK2/STAT3 炎症信号通路,针刺可以降低 EAE 小鼠的 JAK2、p - STAT3 和 IL - 17 表达,调节特异性免疫应答,减轻炎症反应,改善髓鞘脱失程度,发挥治疗作用。

p38 MAPK 是大多数细胞内的一类重要信号转导酶,它被活化后主要以 p - p38 MAPK 的形式存在。细胞内存在 MKK3、MKK6 等活化 p38 MAPK 的上游激酶,以及 T 细胞受体,可激活 p38MAPK,使其自身磷酸化。相关研究发现,电针干预可以减少 EAE 大/小鼠炎症细胞和炎症因子的表达,减少 p - p38MAPK 的表达,从而减少炎症因子的产生,抑制 EAE 的炎症反应。

COX - 2 是花生四烯酸转化为前列腺素的限速酶,通常在炎症反应时会明显增加。在 EAE 小鼠中,COX - 2 mRNA 表达明显升高。COX - 2 可通过 PI3K - Akt、JNK1/2 等炎症相关信号通路促进炎症反应,通过血脑屏障,激活小胶质细胞,促进炎症反应,攻击神经髓鞘,加重中枢神经损伤。研究发现,针刺可以降低 EAE 小鼠的炎症反应,减轻脊髓神经损伤,其机制可能与减少脊髓 COX - 2 表达有关。

(2) 针刺促髓鞘再生:目前对于针灸促进脱髓鞘动物模型的髓鞘再生及其机制的研究还不够充分,通常都是基于脊髓损伤模型进行的。研究者采用大鼠脊髓 T9/T10 节段注射溴化乙锭的方法制备局部脱髓鞘的脊髓损伤模型,进行督脉电针治疗,探讨了电针对少突胶质细胞前体细胞增殖、分化和髓鞘形成的影响,并观察电针对脱髓鞘脊髓损伤大鼠神经功能恢复的作用。在电针治疗 15 d 后,研究人员发现,电针组大鼠 NT - 3 和 NG2 阳性的少突胶质细胞前体细胞数量显著提高;在电针治疗 30 d 后,APC 阳性的少突胶质细胞和新生成的髓鞘都有所增加。此外,行为学测试和脊髓诱发电位(SCEP)结果也表明大鼠的神经功能得到了显著的恢复。因此,这项研究表明督脉电针可以增加脊髓中 NT - 3 的表达,提高 OPC 的数量并促进其分化,从而促进髓鞘再生和改善神经功能。有研究采用经典的大鼠压缩性脊髓损伤模型诱导脱髓鞘病理变化,然后在足三里、太溪穴处进行电针刺激。研究发现,电针能够增加少突胶质前体细胞的数量,通过提高 Olig2 的表达、抑制 DNA 结合抑制因子(inhibitor of DNA binding, Id)2 的表达促进细胞向成熟的少突胶质细胞分化。此外,电针还可以提高 MBP 的表达,抑制 caspase - 12 和细胞色素 C 的因子,减少少突胶质细胞凋亡。这些结果提示,电针可以通过促进细胞增殖和分化、抑制凋亡来保护髓鞘并促进髓鞘再生。

(3) 针刺防治 MS 研究的不足之处:从针灸治疗 MS 的临床应用及实验研究来看,针灸可以缓解 MS 相关的症状,促进神经功能的恢复,从而改善患者的生活质量。此外,针灸表现出各种生物活性,如抗炎、抗氧化和免疫调节作用。然而,目前关于针刺干预 MS/EAE 的研究仍然较少,而现有的研究也存在许多缺陷:①在临床研究方面,MS 缺乏统一的辨证体系,针刺取穴和刺法较为繁杂,科研设计不够严谨,得出的结论尚缺乏说服力;②在实验研究方面,主要集中在免疫调节和抑制炎症损伤方面,对于髓鞘修复和神经元功能恢复方面缺乏直接的研究。因此,今后的临床研究需要在严谨的科研设计基础上,加大样本量、延长观察时间、丰富观察指标,以期获得令人信服的结论,为针刺疗法在治疗 MS 方面的推广应用提供可靠依据。另外,实验研究要紧扣临床实际,着眼于临床疗效相关作用靶点,以揭示针刺治疗 MS 的作用机制,为临床实践提供理论依据。

近年来,中西医结合治疗 MS 的研究取得了长足的进展。在西医方面,已经开发出一些有效的药物治疗,如免疫抑制剂和免疫调节剂,可以抑制疾病的进展。在中医方面,一些中药药物和针刺疗法也已被用于治疗 MS,并取得了良好的疗效。随着中西医结合研究的不断推进,有望为 MS 患者提供更全面和有效的治疗方案。

(汪　军)

参考文献

[1] 中国免疫学会神经免疫分会,中华医学会神经病学分化神经免疫学组. 多发性硬化诊断和治疗中国专家共识(2018 版)[J]. 中国神经免疫学和神经病学杂志,2018,25(6):387 - 394.

[2] 樊永平,王少卿,北京中医药学会脑病专业委员会. 多发性硬化/视神经脊髓炎中医临床诊疗规范[J]. 首都医科大学学报,2018,39(6):833 - 835.

[3] CHARABATI M, WHEELER M A, WEINER H L, et al. Multiple sclerosis: neuroimmune crosstalk and therapeutic targeting [J]. Cell, 2023,186(7):1309 - 1327.

[4] COSTANTINI E, MASCIARELLI E, CASORRI L, et al. Medicinal herbs and multiple sclerosis: overview on the hard balance between new therapeutic strategy and occupational health risk [J]. Front Cell Neurosci, 2022,16:985943.

[5] 张梦颖,曾常茜. 中药对多发性硬化症的保护作用[J]. 中国合理用药探索,2019,16(7):173 - 175.

[6] 朴松兰,马长春,杨小存. 针刺干预多发性硬化研究现状[J]. 中国老年学杂志,2020,40(17):3784 - 3787.

[7] 高颖,谢瑶,刘佳. 多发性硬化的病机认识与分期辨治思路[J]. 北京中医药,2022,41(7):704 - 708.

第 十 章　抑　郁　症

第一节 | 概　述

一、定义及分类

抑郁症(depression)又称为抑郁障碍(depressive disorders),是一种常见且严重的心境障碍(mood disorders)。抑郁症不同于普通的情绪变化,它会影响患者的感觉、思维和行为,并可能引发学习和工作问题。

抑郁症包括两大主要的亚类:重性抑郁症(major depressive disorders,MDD)/抑郁发作(depressive episode)和心境恶劣(dysthymia)。心境恶劣是一种持续或慢性的轻度抑郁症。心境恶劣的症状与抑郁发作相似,但往往没有那么强烈,且持续的时间更长。

二、流行病学

世界卫生组织(WHO)于 2017 年发布《抑郁症和其他精神疾病的全球健康评估报告》。该报告显示:截至 2015 年,在全球范围内,已有超过 3 亿人(约占世界人口的 4.4%)患有抑郁症。抑郁症在女性中(5.1%)比男性(3.6%)更常见。2019 年发表在《柳叶刀·精神病学》上的"中国精神障碍患病率:横断面流行病学研究"显示,中国抑郁障碍(包括 MDD、心境恶劣和非特异性抑郁障碍)的终身患病率为 6.9%,12 个月患病率为 3.6%。

三、症状表现及危害

抑郁症的症状从轻微到严重不等,可能包括:悲伤或情绪低落、对曾经喜欢的活动丧失兴趣、食欲改变、体重减轻或增加、失眠或睡眠过多、疲劳或精力不足、精神运动激越或迟滞(无目的的肢体活动增加或动作/语言迟缓)、注意力难以集中或难以思考或难以做出决定、过度内疚或自我价值感低、有自杀的意念或行为等。抑郁发作时,患者几乎每天的大部分时间都会出现相关症状,并持续至少 2 周,才能被诊断为抑郁症。根据症状的数量和严重程度以及对个人功能的影响,抑郁发作可分为轻度、中度和重度。抑郁症可能长期存在或反复出现,严重损害个人在日常生活、工作或学习中的能力。在最严重的情况下,抑郁症可能导致自杀。

第二节 中西医对抑郁症的认识

一、中医

抑郁症是现代医学病名,是一种情感障碍。中医虽无"抑郁症"的病名,但中医对抑郁症的认识由来已久。根据抑郁症的主要表现,其可归属于中医的"郁证"范畴。何谓"郁"? 郁者,滞而不通之义。中医广义的"郁",指的是气血郁滞,几乎所有的病证都存在这一病机,因此,中医的郁证包括很大的范畴:情志、外邪、饮食都可能导致郁证的发生。而狭义的"郁",则单指由于情志不舒、气机郁滞所引起的七情病症,这种病症则更类似于西医的抑郁症。

中医的"郁"最早可追溯到先秦时期(公元前 21 世纪—前 221 年以前)的《黄帝内经》。《黄帝内经》中虽然没有郁证病名,但是已有五气之郁的论述,已经认识到情志内郁致病的病机。东汉张仲景所著《金匮要略》的第二十二篇《妇人杂病脉证并治》中所记载的脏躁和梅核气两种病证都多见于女性,脏躁常因精神刺激诱发,临床表现多种多样,发作时一般以精神恍惚,心神不宁,悲忧善哭,喜怒无常为主;而梅核气以精神抑郁,咽中如有物梗塞,吞之不下,咳之不出为特征。根据其证候来看,可以归属于西医所称的抑郁症。其中所记载的相应的治疗方剂甘麦大枣汤和半夏厚朴汤沿用至今。

隋朝巢元方所著《诸病源候论》的第十三卷《气病诸候·结气候》中写道"结气病者,忧思所生也。心有所存,神有所止,气留而不行,故结於内",指出忧思会导致气机郁结,从而导致疾病的发生。元代名医朱震亨的《丹溪心法》中的第三卷第五十二篇《六郁》中写道"气血冲和,百病不生;一有怫郁,诸病生焉。故人身诸病,多生于郁",并提出了气、血、火、食、湿、痰六郁之说,指出抑郁症的病因是气机不畅、血瘀、火旺、消化不良、湿滞、劳累。他创立了六郁汤、越鞠丸等相应的治疗方剂,这些方剂到现在依然用于临床抑郁症的治疗。明代虞抟所著的《医学正传》首次采用"郁证"病名,指出情志、外邪、饮食等因素都可导致郁证的发生。中国古代在没有"郁证"病名之前,医生们对抑郁症的描述多是从症状出发,并没有统一的标准和名称,如隋朝的巢元方将抑郁症命名为气病。张仲景的《金匮要略》中记载的百合病、脏躁和梅核气等诸多病证,都属于现代抑郁症的范围。

中医认为"郁证"主要是由于情志不舒、气机郁滞;思虑过度、饮食不节所致。以心情抑郁、情绪不宁、胸部满闷、胁肋胀痛,或易怒善哭,或咽中如有异物梗阻、失眠等症为主要临床表现的一类病证。中医在临床诊断郁证时,以情志病证——心情抑郁、情绪不宁为主要病证表现,而且该病证持续 2 周以上,患者以气郁为主,可出现血郁、火郁、食郁、湿郁和痰郁等,随着郁证日久,可出现心脾肝肾亏损的症状。

中医认为郁证的病因病机是愤懑郁怒、忧愁思虑、所愿不遂等情志过盛,导致肝失疏泄、气机不畅,病自肝经初起,以气血失和为表征,日久累及心脾。所以,郁证的病位主要在肝,但涉及心、脾、肾,病机重点在于气机郁滞,病理性质初起多实,日久转虚实夹杂。如果出现气郁、血郁、火郁则病变在肝,如果出现食郁、湿郁、痰郁则病变可能已累及脾,如果病证已由实转虚则已累及心、肾。如若病证以气郁、血瘀、化火、食积、湿滞、痰结为主,则为实证;若已出现气血两虚、阴精亏虚,则为虚证。

二、西医

西医对抑郁症的认识要追溯到西医鼻祖——希波克拉底。他提出的"体液学说"认为人体由 4 种体液组成。4 种体液在人体内的比例不同,形成了人的不同体质。而其中,以黑胆汁(black bile)为主的人的体质为性情脆弱、动作迟钝的抑郁质。而现代西医认为,抑郁症是一种综合征,包括多种症状和体征,涉及躯体和心理的多个方面。其以心境低落或悲伤、丧失兴趣或乐趣为诊断要点,伴睡眠障碍、食欲改变、疲劳感、注意力不集中、记忆力明显减退,常有焦虑、紧张,严重时有自杀意念或行为。

近年来,现代西医对抑郁症的发病机制展开了遗传学和神经生物学两方面的研究,期望阐明抑郁症的发病机制,但是迄今为止,并未彻底阐明,只是形成了多个假说。

(一) 遗传学

关于抑郁症的遗传学发病机制假说多来源于家系调查。目前,大多数的调查结果显示抑郁症患者的亲属中患抑郁症的概率远高于一般人,为 $10 \sim 30$ 倍,而且血缘关系越近,患病概率越高。另一方面,多项双胞胎遗传研究结果显示,双卵双生子的患病率为 $13\% \sim 38\%$,单卵双生子为 $33\% \sim 86\%$,最高可达 92.6%。此外,双生子的寄养研究也发现了类似情况。这些调查结果都提示抑郁症的发生与遗传因素有密切的关系,但抑郁症不属于遗传性疾病。

(二) 神经生物学

抑郁症的神经生物学的发病机制研究主要在神经递质、神经内分泌、神经可塑性、神经炎症等四个方面取得了一些较为突出的进展,并得到了一些较为确定的假说。

1. 单胺类递质功能低下　中枢神经系统(CNS)由数以亿计的神经细胞组成,其中各类神经元之间通过突触连接,进行信息传递,执行生物功能。而单胺能神经元是其中一大类,其通过突触末端释放单胺类递质将生物信息传递给下一级神经元。脑内的单胺类递质主要有 3 种:5 -羟色胺(5 - HT)、去甲肾上腺素(NE)和多巴胺(DA)。

20 世纪 50 年代,临床医生给予患者利血平用于治疗高血压时,发现在血压下降的同时,很多患者出现了抑郁症状;而给予可以提高单胺水平的药物时,可以缓解抑郁症状。科学家们根据利血平的作用原理(作为囊泡单胺转运体的抑制剂,它抑制了单胺类神经递质被神经末梢的囊泡摄取,导致这些递质被单胺氧化酶(MAO)降解,从而使得单胺类递质耗竭)推测,脑内单胺类递质水平的下降可能是抑郁症的发病机制。之后的诸多研究显示:①抑郁症患者脑脊液内 5 - HT 的主要代谢产物 5 -羟吲哚乙酸(5-hydroxyindole acetic acid,5 - HIAA)水平低下,提示脑内 5 - HT 的合成和释放减少,而这一水平和抑郁症以及自杀密切相关;②低色氨酸(5 - HT 的前体物质)饮食使得服用抗抑郁药且感觉良好的患者重新陷入抑郁状态,而恢复正常饮食后,抑郁症状缓解。这些研究为抑郁症的单胺功能低下假说补充了新的证据。

此外,进一步的研究提示除了 5 - HT 水平低下/功能不足外,NE 的水平低下/功能不足可能也参与抑郁症发病。脑内这两种生物胺的功能失调(NE 和/或 5 - HT 释放减少)可能是抑郁症的主要发病机制。后续研究显示,DA 可能也参与介导抑郁症的发病。

21 世纪初,临床抗抑郁药物中所出现的问题使得科学家们不得不重新审视抑郁症的单胺假说。临床上,让抑郁症患者服用抗抑郁药[如三环类抗抑郁药(tricyclic antidepressants,TCA)和单胺氧化酶抑制剂(monoamine oxidase inhibitor,MAOI)]后几个小时内,脑内的单胺类递质的水平会显著增加。但是,这些患者症状的缓解需要几周甚至更长的时间。科学家们开始思考人体在神经递质不足或过剩时,发生了哪些代偿反应,从而导致抗抑郁药起效延迟。

进一步的研究提示,肾上腺素 α_2 受体(突触前受体)及 5 - HT$_{1A}$ 受体(突触前受体)上调可能是抗抑郁药起效延迟的重要原因之一。以 NE 递质系统为例,科学家认为抑郁症患者 NE 功能长期降低,机体发生代偿反应:突触后 β 受体产生代偿性增高、敏感性增强,突触前 α_2 受体超敏。所以,即使抗抑郁药提高突触间隙的单胺类递质 NE 后,NE 通过超敏的突触前 α_2 受体,进一步抑制 NE 的生成和释放,突触间隙 NE 含量并未有效提升,使得抑郁症状依然没有缓解。

后续的研究提示,除突触前受体超敏外,5 - HT、DA 等递质所作用的突触后受体敏感性降低,可能也是抗抑郁药起效延迟的原因之一。5 - HT 受体有 14 种亚型。已知与抑郁症密切相关的 5 - HT 受体有:5 - HT$_{1A}$、5 - HT$_{1B}$、5 - HT$_{1D}$、5 - HT$_{2A}$、5 - HT$_{2C}$、5 - HT$_3$、5 - HT$_4$、5 - HT$_6$ 和 5 - HT$_7$ 受体。其中,5 - HT$_{1A}$ 受体是 Gi/Go 蛋白偶联受体,可分布在突触前膜和突触后膜。分布于突触前膜的 5 - HT$_{1A}$ 受体属于自身受体,主要位于脑干中缝背核 5 - HT 能神经元的胞体和树突上,其激活能抑制 5 - HT 神经元电活动,使前额叶皮质等脑区 5 - HT 神经递质释放减少。有假说认为,抑郁症的发生与突触前膜 5 - HT$_{1A}$ 受体超敏有关。选择性 5 - HT 再摄取抑制剂(selective 5 - HT reuptake inhibitors,SSRI)迅速增加突触间隙的 5 - HT 的水平,但由于 5 - HT$_{1A}$ 介导的自抑制作用,进一步抑制 5 - HT 释放。而长期使用 SSRI 后,5 - HT$_{1A}$ 受体脱敏,最终增加了 5 - HT 能的神经传递,从一个方面解释了 SSRI 起效延迟的问题。5 - HT$_{1A}$ 受体脱敏的时间和 SSRI 起效延迟的时间相当。因此,临床上,SSRI 合用 5 - HT$_{1A}$ 受体拮抗剂吲哚洛尔可加速并提高 SSRI 的抗抑郁效应。

关于 5 - HT$_{1A}$ 受体的另一个假说认为,突触后膜 5 - HT$_{1A}$ 受体敏感性降低是导致抑郁症的原因之一。突触后膜 5 - HT$_{1A}$ 受体主要位于海马、杏仁核、额叶皮质等脑区,

5-HT_{1A}受体的胞内信号转导机制主要是偶联 Gi，抑制 AC，开放胞膜 K^+ 通道；也可与其他 G 蛋白偶联，关闭 Ca^{2+} 通道。5-HT_{1A} 受体基因敲除的啮齿动物之所以表现出更高水平的焦虑和抑郁症状，可能与边缘区域的突触后 5-HT_{1A} 受体缺失有关。临床研究发现，5-HT_{1A} 受体部分激动剂的疗效与传统的 SSRI 抗抑郁药类似。

而针对 5-HT_{2A} 和 5-HT_{2C} 的研究使得临床上难治性抑郁症的治疗有了新策略。有研究提示，SSRI 上调胞外 5-HT 水平后，5-HT 通过 GABA 能神经元的 5-HT_{2A} 受体和 5-HT_{2C} 受体介导，激活 GABA 能神经元，从而增强 GABA 对 NE 能神经元和 DA 能神经元活性的抑制。因此，5-$HT_{2A/2C}$ 受体拮抗剂（奥氮平和利培酮）通过拮抗 5-$HT_{2A/2C}$ 受体作用，消除 SSRI 对 NE 能神经元和 DA 能神经元的抑制作用。其和 SSRI 的联合用药可发挥协同作用，增强 SSRI 的抗抑郁作用，用于难治性抑郁症的治疗。逆转大鼠 NE 能神经元被抑制的作用，有利于难治性抑郁症的治疗。

2. **下丘脑-垂体-肾上腺轴**（hypothalamic-pituitary-adrenal axis，HPA 轴）功能亢进 在临床研究中发现，约 50% 重性抑郁症患者会出现 HPA 轴亢进。表现为血浆及尿皮质醇昼夜节律正常，但浓度普遍升高；地塞米松抑制试验（dexamethasone suppression test，DST）呈阳性。此外，抑郁症患者的下丘脑室旁核的 CRH 神经元会分泌过多的 CRH（CRH 神经元活性增加）。这些发现都提示，部分抑郁症患者可能存在 HPA 轴的亢进（图 10-1）。

科学家们把 HPA 轴进一步扩展为边缘系统-HPA 轴（limbic-HPA axis，LHPA 轴）来进行整体研究。LHPA 轴的功能紊乱是抑郁症的一个显著特征。部分抑郁症患者体内，不仅产生过多的应激激素皮质醇，而且多个研究显示具有抑郁症病史的自杀者中，海马和前额皮质的盐皮质激素受体（MR）和糖皮质激素受体（GR）的水平降低，提示应激激素对这两个脑区的负反馈调节作用降低。前额皮质和海马都是与高级思维和执行功能相关的大脑区域。尽管科学家不确定这些变化是否是自杀或抑郁症遗传或易感性的"标志"，但长期暴露于压力也会导致类似的病理改变。

科学界普遍认为，糖皮质激素（HPA 轴的终产物）对情绪和行为有着深远的影响。例如，库欣综合征（Cushing's syndrome，CS）的患者同时患抑郁症的概率非常高。这种疾病会导致皮质醇水平过高。有趣的是，当治疗后皮质醇水平恢复正常时，患者的抑郁症状也会随之消失。尽管糖皮质激素对情绪产生影响的确切机制尚不清楚，但科学家推测其可能与单胺类神经递质的相互作用有关。

3. **情绪调控脑区代谢和结构改变** 针对抑郁症患者的神经影像学研究也发现了部分情绪调控脑区出现脑代谢或结构异常。杏仁核是边缘系统的一部分，位于大脑深处，与多种情绪相关，例如愤怒、愉悦、悲伤和恐惧。杏仁核在恐惧记忆的形成中扮演重要角色，其也被认为是情绪障碍的关键因素之一。杏仁核神经元的过度活跃是慢性压力诱发焦虑症和抑郁症的根本原因。功能磁共振成像（functional magnetic resonance imaging，fMRI）研究显示，杏仁核的过度活跃常见于抑郁症患者以及抑郁症患者的非抑郁亲属。而且在抑郁症患者中，杏仁核在静息状态下的活动性和杏仁核对情绪刺激的反应性都会增加，而且与抑郁症状的严重程度相关。

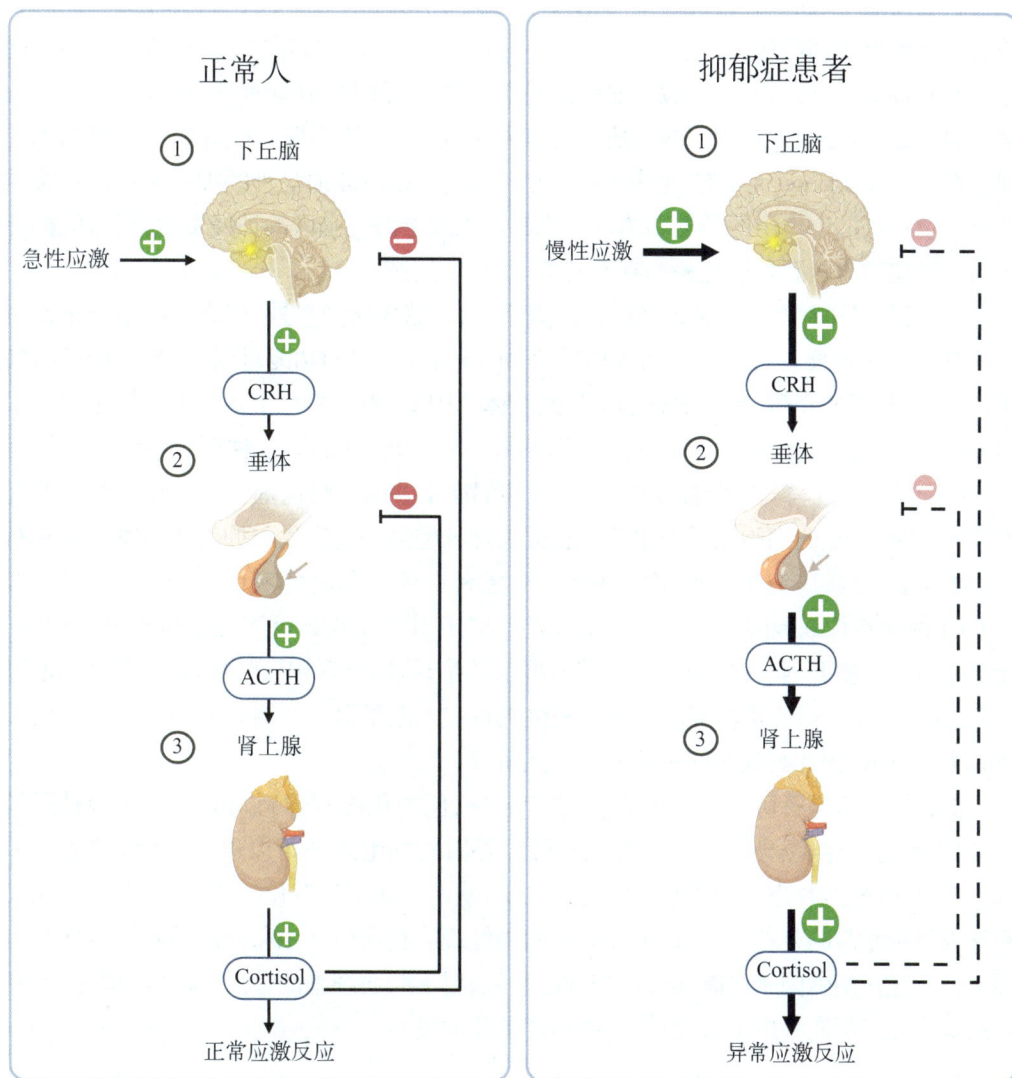

图 10‐1　正常人与抑郁症患者的 HPA 轴

前额叶皮质(prefrontal cortex,PFC)在情绪的产生和调节中发挥关键作用。抑郁症患者的这一区域往往会出现代谢降低和体积缩小。更深入的研究显示,作为 PFC 的重要亚区之一,眶额叶皮质(orbitofrontal cortex,OFC)在抑郁症患者中却被激活。科学家们推测这种激活可能是一种代偿机制,患者试图控制未受控制的、不愉快的想法和情绪。另一方面,内侧前额叶皮质(medial prefrontal cortex,mPFC)在调节情绪和情感记忆时发挥抑制作用。因此,在抑郁症患者中,mPFC 的活动性通常较低。而在双相情感障碍患者躁狂期间,其活动性会增加;在抑郁期间,其活动性会减少。

在 20 世纪末,关于成年哺乳动物脑内仍然存在神经干细胞以及新神经元仍在生成的新发现引起了广泛关注。海马作为成年后仍存在神经干细胞的两个脑区之一,同时也与情绪调节密切相关,受到越来越多科学家的重视。针对抑郁症患者的 fMRI 研究显示,海马、前额叶、丘脑等与情绪调节相关的脑区体积缩小。研究表明,女性抑郁症患者的海马体积比非抑郁症女性小 9%～13%,而且患抑郁症次数越多,海马体积减小越明显。此外,抑郁症患者死后尸检也显示海马脑区的神经细胞数量减少,神经细胞出现萎缩。另一方面,应激在抑郁症的发病中扮演着重要角色,其不仅可以抑制成年海马内的神经发生(neurogenesis),减少新神经元的产生,还可以减缓海马神经细胞和神经纤维的发育。具有抗抑郁作用的药物和体育锻炼都可以改善海马脑区的神经发生,而有促抑郁作用的糖皮质激素则可以显著抑制海马脑区的神经发生。

4. 细胞因子假说　　越来越多的证据表明,除了糖皮质激素外,促炎性细胞因子也有助于抑郁症的发展。虽然免疫系统和 CNS 执行完全不同的功能,但越来越多的证据表明,两者有共同的介质,包括细胞因子及其受体。因此,由其中一个系统引发的这些分子的表达改变,可能会以相互影响的方式影响另一个系统。因此,这种两个系统之间的互作(crosstalk)紊乱与一些精神疾病,特别是抑郁症相关的神经病理学特征具有明显的因果关系。"抑郁症的细胞因子理论"提出,促炎性细胞因子的产生与抑郁症的发病机制有关。事实上,各种研究都报道了重度抑郁症患者外周血和脑脊液(cerebrospinal fluid, CSF)中的促炎性细胞因子,如 $IL-1\beta$、$IL-6$ 和 $TNF-\alpha$ 及其可溶性受体水平的增加。而基于 $IL-2$ 和 $IFN-\alpha$ 的免疫疗法伴发抑郁情绪、认知障碍和疲劳症状,科学家们推测 $IL-2$ 和 $INF-\alpha$ 可能也与抑郁症的发病机制有关。但是 $IL-2$ 诱导抑郁症发生的相关研究十分有限,因此其确切的机制尚需深入研究。

促炎性细胞因子可能作为环境(如童年创伤、压力和睡眠障碍)和遗传(功能基因多态性)因素的介体,诱导抑郁症的发生发展。外周的细胞因子可以进入 CNS,诱发局部炎症介质的产生,并进一步影响神经递质系统,从而引起行为变化。不可否认的是,在长期暴露于应激源的条件下,中枢神经系统的神经细胞也可以产生和分泌某种促炎性细胞因子。而这些细胞因子可能通过调控神经发生、星形胶质细胞的存活、神经可塑性、神经元兴奋性等来影响相应脑区的功能,参与抑郁症的发生。

第三节 | 抑郁症的中西医诊断和治疗

一、中西医诊断标准和专家共识

1. 西医诊断标准　　参见由 WHO 和人民卫生出版社出版的《ICD-10 精神与行为障碍分类》中 F32 抑郁发作、F33 复发性抑郁障碍和 F34 持续性心境障碍的诊断标准。

2. 中医辨证分型　　参见吴勉华石岩主编《中医内科学·郁证》。郁证的症状纷杂,临床应根据病史及主证特点,辨明其受病脏腑侧重之差异。根据其临床表现可分为肝气郁结证、气郁化火证、痰气郁结证、心神失养证、心脾两虚证和心神失养证等六种证型。

3. 中西医结合采用辨病与辨证相结合的诊断方式　　首先根据西医诊断标准确定抑

郁症的辨病诊断,在此基础上运用中医审证求机、辨证分型方法,进行辨证诊断。

二、治疗

抑郁症常用治疗方法包括西药(抗抑郁药)、中药、中成药、针灸、天然药物、膳食补充剂、心理疗法、非药物疗法(电休克、经颅电刺激、经颅磁刺激和迷走神经刺激等)等。

1. 西药 目前常用的抗抑郁药主要有选择性5-羟色胺再摄取抑制剂(selective serotonin reuptake inhibitor,SSRI)、5-羟色胺-去甲肾上腺素再摄取抑制剂(serotonin-noradrenaline reuptake inhibitor,SNRI)、非典型抗抑郁药 TCA 和 MAOI。

(1) SSRI:是临床最广泛使用的抗抑郁药类型。它主要通过抑制突触前膜5-HT转运体对5-HT的再摄取,增加突触间隙内5-HT的浓度,提高5-HT能神经的传导,从而发挥抗抑郁作用(图10-2)。它们引起的副作用较小,因此是目前使用最为广泛的抗抑郁药物。SSRI的代表药物主要有氟西汀、舍曲林、帕罗西汀、氟伏沙明、西酞普兰和艾司西酞普兰。

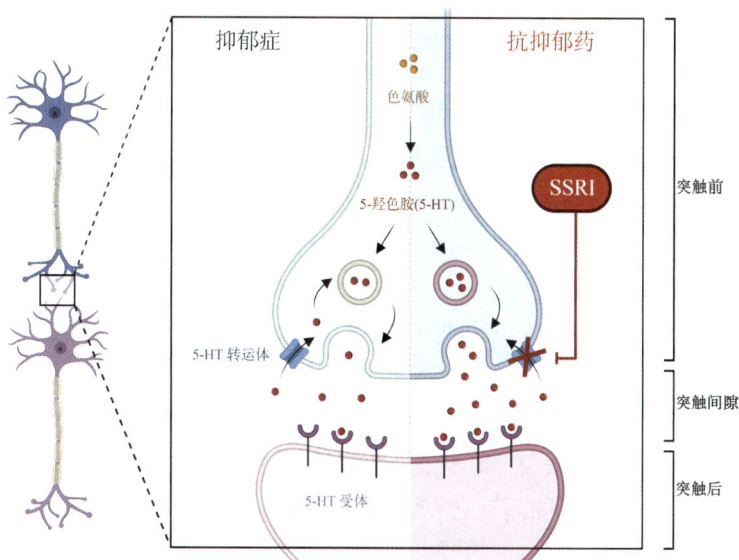

图 10-2 抑郁症的单胺假说及 SSRI 作用原理

(2) SNRI:SNRI 是突触前膜的5-HT转运体和NE转运体的阻断剂,设计者认为其作用效果应该优于SSRI。因此,在抑郁症患者伴有疼痛、心慌、胸闷、气短等躯体症状时,优先选择SNRI。SNRI的代表药物主要有度洛西汀、文拉法辛和米那普仑。SNRI类药物的共同副作用为血压升高,因此患者伴有高血压时慎用,如果使用,需同时监测血压。此外,SNRI与SSRI类似,还具有胃肠道副作用(口干、便秘、消化不良等)和性功能障碍等副作用。

(3) 非典型抗抑郁药:非典型抗抑郁药主要指作用方式与经典的抗抑郁药例如

SSRI 等作用机制不同的抗抑郁药物。非典型抗抑郁药包括阿戈美拉汀、安非他酮、米氮平和曲唑酮等。

米氮平又被认为属于 NE 和特异性 5 - HT 能抗抑郁药(noradrenaline and specific serotonergic antidepressant，NaSSA)。米氮平是突触前 α_2 受体拮抗剂，可增强 NE 能神经传递，同时还具有阻断 5 - HT$_2$ 和 5 - HT$_3$ 受体的作用，从这两方面共同发挥抗抑郁作用。对一些无法服用 SSRI 的患者可以服用 NaSSA。NaSSA 的副作用与 SSRI 的副作用类似，常见的副作用包括嗜睡、头晕、食欲增加和体重增加。性功能障碍的发生率较小。

曲唑酮又被认为是 5 -羟色胺拮抗剂和再摄取抑制剂(serotonin antagonists and reuptake inhibitor，SARI)的代表药物。它可以抑制 5 - HT 重摄取，并且可以拮抗 5 - HT$_{2A}$ 受体的作用。SARI 通常不是抗抑郁药的首选，但如果其他抗抑郁药不起作用或引起严重副作用导致患者不愿服用，则可以给予 SARI。但是曲唑酮的副作用——易引起直立性低血压，限制了其在老年人中的应用。

(4) TCA：在 SSRI 出现以前，TCA 是最常用的抗抑郁药，其作用机制是抑制突触间隙中 5 - HT 和 NE 的再摄取，以增加突触间隙中单胺递质的浓度。TCA 代表药物主要有阿米替林、氯米帕明、丙咪嗪和多塞平等。由于 TCA 的副作用较多，并且过量服用会带来严重后果，现在已不再是一线抗抑郁药物。

(5) MAOI：MAOI 是 20 世纪 50 年代初期最早发明的抗抑郁药，其作用机制为抑制单胺氧化酶(MAO)，从而阻断单胺类神经递质(5 - HT 和 NE 等)的降解。单胺氧化酶抑制剂(MAOI)的代表药物主要有异烟肼、异丙肼、苯异丙肼、苯乙肼、异卡波肼和吗氯贝胺等。它们可能会引起严重副作用或和其他药物相互作用，因此，现在已不再是一线抗抑郁药。

2. 中药 常用治法方药详见吴勉华、石岩主编的《中医内科学·郁证》。中医治疗郁证多辨证论治，针对不同证型给予不同的方剂治疗。中医治疗郁证的基本原则为理气开郁、调畅气机。实证首先理气解郁，根据不同证型，即是否兼有血瘀、火郁、痰结、湿滞、食积等而分别采用活血、降火、祛痰、化湿、消食等治法；虚证重在养心安神，并根据损及的脏腑及气血阴精亏虚的不同而补之；或养心安神，或补益心脾，或滋养肝肾。虚实夹杂者视虚实偏重而兼顾。

(1) 肝气郁结证：治法为疏肝解郁，理气和中。代表方：柴胡疏肝散。常用药：柴胡、香附、枳壳、陈皮疏肝解郁，理气畅中；郁金、青皮、苏梗、合欢皮调气解郁；川芎理气活血；芍药、甘草柔肝缓急。

(2) 气郁化火证：治法为疏肝解郁，清肝泻火。代表方：丹栀逍遥散。常用药：柴胡、薄荷、郁金、香附疏肝解郁；当归、白芍养血柔肝；白术、茯苓、甘草健脾和中；丹皮、栀子清肝泻火。

(3) 痰气郁结证：治法为行气开郁，化痰散结。代表方：半夏厚朴汤。常用药：厚朴、枳壳、紫苏理气宽胸，开郁畅中；半夏、茯苓、生姜化痰散结，和胃降逆。

(4) 心神失养证：治法为甘润缓急，养心安神。代表方：甘麦大枣汤。常用药：甘草甘润缓急;小麦补益心气;大枣益脾养血;郁金、合欢花解郁安神。

（5）心脾两虚证:治法为健脾养心,益气补血。代表方:归脾汤。常用药:党参、茯苓、白术、甘草益气健脾;黄芪、当归补气养血;酸枣仁、远志、茯神、龙眼肉养心安神;木香、神曲理气醒脾,并使诸药补而不滞。

（6）心肾阴虚证:治法为滋养心肾。代表方:天王补心丹合六味地黄丸加减。前方滋阴降火、养心安神,后方滋补肾阴。常用药:熟地黄、山药、山茱萸滋补心肾;人参、茯苓、五味子、当归益气养血;柏子仁、酸枣仁、远志、丹参养心安神;天冬、麦冬、玄参、牡丹皮滋阴降火。

中医讲究辨证论治,要根据"证"来调方,因时、因地、因人制宜,处方中的药物也要根据病情的变化不断加减。

常见中成药使用建议参见中国中西医结合学会神经科专业委员会编撰的《抑郁症中西医结合诊疗专家共识》。根据中医学辨证论治原则,结合现有中成药治疗抑郁症研究结果,建议辨证应用中成药治疗抑郁症。肝气郁结证选用逍遥丸、解郁丸、舒肝颗粒、舒肝解郁胶囊,兼有血虚阳亢者选用养血清脑颗粒;肝郁化火证选用龙胆泻肝丸;心脾两虚证选用归脾丸;肾阳虚证选用巴戟天寡糖胶囊;心胆气虚证选用安神定志丸、振源胶囊;心肾阴虚证选用天王补心丹、乌灵胶囊。

3. 天然药物、替代品、膳食补充剂 虽然目前已有超过 40 种 FDA 批准的抗抑郁药物上市,但是多达 50% 的抑郁症患者接受这些抗抑郁药物治疗后无效,治疗有效的患者中许多人也会复发。另一方面,药物相关的不良反应会导致患者依从性差和自主停药。因此,目前在西方国家,越来越多的抑郁症患者开始寻求天然药物、替代品和膳食补充剂的帮助。

（1）具有抗抑郁特性的天然药物或者植物药主要代表:贯叶连翘,属藤黄科,全草或带根全草有药用价值。在中国,它有很多名称,如千层楼、上天梯、赶山草鞭,小过路黄等。在西方国家,它被称为圣约翰草(St. John'swort)。它是世界各地广受欢迎的治疗抑郁症的天然药物之一,相关的临床研究报道已超过百篇。系统性 Meta 分析报告显示,贯叶连翘的效果强于安慰剂,与低剂量的 TCA 和治疗剂量的 SSRI 疗效相当,并且具有良好的耐受性和较低的停药率。其有效成分主要有金丝桃素(hypericin)、伪金丝桃素(pseudohypericin)和贯叶金丝桃素(hyperforin)等。目前的相关基础研究显示,其可以调节 HPA 轴活性、抑制炎症、具有 5 - HT 类似活性和轻度抑制 MAO 活性的作用。但是它也有药物配伍禁忌:不宜与 SSRI 联合服用,易导致 5 - HT 综合征;具有诱导细胞色素 P(CYP)- 3A4 的作用,使多种药物临床疗效降低,因此,不能与抑制移植排斥的药物和抗 HIV 的药物合用,会导致移植排斥反应发生以及抗性 HIV 毒株的形成。贯叶连翘还会导致患者光敏感性增加,服用后不宜暴晒,会导致光敏性皮炎的发生。除此以外,耐受性良好,不良反应少,仅有少数患者发生口干、头晕和便秘的不良反应。中医应用此草药已有 2400 余年的历史,中医认为其能清心明目、调经活血、止血生肌、解毒消炎。现代研究发现,其对革兰氏阳性菌、肺炎球菌、溶血性链球菌、结核分枝杆菌都有抑制作用,同时,它还可以激活单核巨噬细胞、抑制炎症。

(2) 具有抗抑郁特性的补充剂主要代表：S－腺苷－L－蛋氨酸（s-adenosyl-L-methionine，SAMe），其在许多重要的生理反应（尤其是神经递质合成）中起到甲基供体的作用。目前关于其是否具有抗抑郁作用的临床研究报道已超过千篇。相关的 Meta 分析报告显示，SAMe 比安慰剂有效，与 TCA 疗效相当。它与其他药物的相互作用少，可以与抗抑郁药联合使用，提高抗抑郁药的疗效。此外，其耐受性、安全性都较好，不良反应少，主要有肠胃不适、失眠、厌食、口干、出汗、头晕、焦虑等。

(3) 具有抗抑郁特性的膳食补充剂主要代表：ω_3－脂肪酸，其是一种长链不饱和脂肪酸，主要富含于鱼油及其他海洋资源中。主要包括二十碳五烯酸（eicosapentaenoic acid，EPA）和二十二碳六烯酸（docosahexenoic acid，DHA）两种。目前针对 ω_3－脂肪酸的临床研究总体支持其具有抗抑郁作用，但也有分歧。多数研究是将其作为抗抑郁药的辅助治疗观察其疗效。研究多采用 EPA 或 EPA－DHA 合用给予抑郁症患者。研究显示至少含有 60% 的 EPA 的制剂有效，而 DHA 疗效不确定。由于其是膳食补充剂，无明显的不良反应，因此，特别适合用于产后抑郁症的治疗，目前也被推荐用于双相情感障碍抑郁期的治疗。科学家推测其可能作为 G 蛋白信号抑制剂、神经细胞膜稳定剂或抑制炎症而发挥抗抑郁作用。

(4) 具有抗抑郁作用的天然药物和补充剂：红景天、维生素补充剂（叶酸、维生素复合制剂）、5－羟色胺酸（5-hydroxytryptophan，5－HTP）、肌醇、铬、线粒体调节剂（乙酰左旋肉碱、N－乙酰半胱氨酸、α－硫辛酸）、咖啡和含咖啡因的饮料等。

4. 针灸　参照中国针灸学会制定的《循证针灸临床实践指南·抑郁症（修订版）》和全国中医药行业高等教育规划教材《针灸学》。

(1) 治疗原则：采用调神疏肝法，以辨病取穴为主，辅以辨证取穴和对症取穴，根据病情轻重程度确定治疗方案。

(2) 干预时机：针灸治疗抑郁症主要在急性期，旨在改善症状，减轻抗抑郁药不良反应；巩固期和维持期针灸治疗，旨在防止复发。

(3) 选穴处方：主穴（印堂、百会），配穴（神门、内关、风池、合谷、太冲）。肝气郁结，配肝俞、三阴交、膻中；痰热扰神，配丰隆、大陵、行间；心脾两虚，配三阴交、足三里、脾俞；心胆气虚，配心俞、胆俞、足三里；心肾阴虚，配心俞、肾俞、三阴交。

(4) 针刺方法：采用毫针刺法。针百会，针与头皮呈 30°夹角，进针 0.5 寸；针印堂，提捏局部皮肤，平刺 0.5 寸，其余各穴直刺 0.5～1.0 寸。每周治疗 3～5 次，4～6 周为 1 个疗程。

5. 中西药结合治疗　新型抗抑郁药作用机制明确，针对性强，起效快，疗效较为确切，不良反应相对较少，但存在治疗周期长、停药易复发，治愈率较低，部分患者无效等弊端；同时，对疲劳乏力、食欲不振、便秘、口干、性功能障碍等躯体症状的效果亦不理想；部分患者亦存在不良反应难以忍受的问题。有研究表明，抗抑郁药的不良反应发生率达 30%～60%，80% 以上的患者至少出现 1 种不良反应。中医药通过辨证论治，整体调节，能够降低患者对环境应激的敏感性，同时调治抑郁症患者的躯体症状，从而发挥积极的防治作用。然而对重度抑郁难以快速缓解，且存在证型分散、诊疗标准不统一等问题。

可见,中西医治疗抑郁症各有优势和不足。

中西医治疗抑郁症的理论基础及模式虽然不尽相同,但中西医结合治疗抑郁症可实现优势互补,互为增益。多项随机、对照研究显示,中西医结合治疗发挥中西医不同的治疗作用,能协同增效,缩短抗抑郁药起效时间,提高用药依从性,减少不良反应,改善生活质量,减少复发复燃风险,降低复发率、致残率和病死率,提高临床治愈率及安全性。另一方面,中药可以从改善西药疗效不理想的躯体症状入手,提高患者的生活质量,提高患者依从性。

第四节 | 抑郁症的中西医结合基础研究

一、抑郁症的动物模型和抑郁样行为评价

开展抑郁症的中西医结合基础研究的关键之一在于选择合适的抑郁症动物模型。目前,大多数抑郁症的动物模型都是建立在抑郁症被归类于应激性疾病的前提下,通过将啮齿类动物(在发育期或成年期)暴露于应激环境中,从而诱发抑郁症症状。此外,还有少部分动物模型是基于已知的抑郁症的神经生物学基础,通过给予动物特定药物来诱导抑郁样行为和神经生物学改变等,这些模型可以模拟 MDD 的不同症状和病理生理、生化改变。

动物模型的有效性通常通过几个标准进行评估。经典观点提出了 3 个标准:①预测效度(predictive validity)是指对治疗的特异性和选择性反应。这意味着,如果一种药物在某些条件下对 MDD 患者有效,它应该在动物模型中以相同的方式起作用。②表面效度(face validity)对应于动物模型和人类状况之间的现象学相似性,比较抑郁症患者症状和抑郁症动物模型的特定行为改变,应该能够评估这方面的问题。例如,许多 MDD 患者表现出快感缺乏,因此,在对抑郁症模型动物进行的行为测试中必须包括快感缺乏相关检测,如糖水偏好实验。另一方面,该模型还应该再现在临床上发现的生物学改变,如一些生物标志物的类似变化:人类的皮质醇对应啮齿动物的皮质酮水平。③构建效度(construct validity)意味着该模型具有合理的理论原理,如疾病的致病或触发因素(即易感基因和环境因素)的等效性。例如,抑郁症被归类于应激性疾病,而抑郁症动物模型多为应激诱导的抑郁模型。

(一) 抑郁和焦虑样行为监测

MDD 的症状包括核心症状(快感缺失和情绪低落)以及附加症状(睡眠障碍、体重/食欲变化和精神运动改变)和其他相关躯体和情绪症状,如焦虑和社会退缩。这些症状都可以在动物身上进行评估。目前科学家们已经设计了各种测试来检测啮齿类动物表现出的与抑郁症状类似的行为。然而,必须意识到,患者的一些症状,如无价值感或过度内疚或反复出现的死亡念头、自杀念头或自杀企图,在啮齿动物等动物中无法观察到,由

于这个原因,行为表现只部分地再现了临床状况。

1. **快感缺乏** 一般来说,最常使用的快感缺乏的检测手段是利用可口的溶液或食物来评估快感缺乏。常用的是蔗糖偏好实验(啮齿类动物可以选择自来水或含有蔗糖的水)和饼干实验(向动物提供巧克力饼干与普通食物颗粒),正常动物表现出对可口食物/溶液的偏好,而抑郁症模型动物这一偏好显著降低。此外,性行为也可用于评估啮齿类动物的快感缺乏情况,但并不普遍。主要是因为虽然慢性压力会导致雄性啮齿类动物的性行为减弱,但许多抗抑郁药也进一步降低性能力。而且,雄性啮齿类动物的性行为往往还取决于测试时雌性啮齿类动物的接受程度。此外,为了避免受孕问题,测量雄性啮齿类动物的性行为时,还需使用经过卵巢消融手术和激素治疗的雌性动物。最后,也可以使用颅内自我刺激,但这需要手术将刺激电极植入大脑内的享乐中心(通常包含来自VTA 的多巴胺能投射的内侧前脑束)。

2. **行为绝望和无助** 评估绝望样行为的常见测试包括强迫游泳实验(forced swimming test,FST)和悬尾实验(tail suspension test,TST)。这两项测试都包括将啮齿动物置于不舒服的位置(水箱或动物被尾巴悬挂的位置),动物在这种情况下无法逃脱。一开始,动物表现出积极的行为(游泳或挣扎)。然而,由于这种状态是无法逃避的,在某些时候,动物开始出现静止不动,放弃挣扎的状态,然后这种状态的持续时间逐渐增加。它们已成为早期筛选具有假定抗抑郁药样效应的新分子的"金标准"。与此同时,静止不动开始被普遍定性为"绝望",并被认为反映了类似抑郁的状态。

但是,越来越多的科学家认为这些测试并没有捕捉到动物的绝望行为。他们认为静止不动是一种适应性行为,认为动物通过学习,用静止不动这种状态保存能量,保持体温,而减少无用的方式(挣扎和游泳)消耗能量。静止不动时间减少可能反映的是动物的功能性适应行为反应的故障。因此,筛选潜在的新治疗策略或用这种测试评估动物模型的抑郁样状态还远远不够,需要包括抑郁综合征的其他症状维度。

观察绝望和无助的另一种方法是利用习得性无助(learned helplessness)范式。在这个过程中,啮齿动物首先在一个封闭的房间里接受几次无可逃避的电击。然后,受试动物被放置在另一个带有网格地板的房间中,在这种环境它们会遭受轻度电击,并有可能逃脱。以前没有经历过不可避免的足底电击的啮齿类动物通常能够迅速逃避足底电击,而之前暴露于无可逃避的足底电击的动物往往表现出逃避缺失。足底电击的两个特征对于无助的发展很重要:应激源的不可预测性和不可控性。已有研究表明,可控性或可预测性足以减轻无助的发展。

3. **焦虑** 抑郁症患者多数伴有焦虑症状,因此,在基础研究中,也需同时评估抑郁模型动物的焦虑相关行为。目前已有多种设备被设计用于评估啮齿类动物的焦虑相关行为。目前主要使用两种类型的方法来测试焦虑样行为。其一是利用啮齿动物与新环境的冲突,观察动物的行为表现,包括旷场实验、高架十字迷宫、明/暗箱实验或自由探索测试等。另一种是将动物置于动机冲突的情境中,例如新奇抑制摄食实验(novelty suppressed feeding test,NSF),观察动物面临摄取食物颗粒的动力与避免新奇开放空间之间的冲突的行为表现。

4. **其他** 冷漠被定义为目标导向行为的缺失。科学家们已经提出了 5 种不同的测量方法来评估啮齿类动物的冷漠,包括筑巢行为受损、自我梳理受干扰、母性关怀减少、社会兴趣减少和对新事物的兴趣减少。此外,大多数抑郁症患者表现出食物消耗和体重的变化,包括食欲缺乏或增加。为分析啮齿动物的这种异常可以采取许多措施:定期称量动物以观察潜在的损失/增加,或者测量与非应激动物相比体重增加的相对缺乏/增加。与抑郁症患者一样,啮齿动物在慢性应激后可能会表现出睡眠模式的中断,这可以利用脑电图(electroencephalogram,EEG)观察睡眠期间的慢波节律或快速眼动(REM)睡眠进行评估。另一方面,对昼夜动态行为的评估也可以反映受睡眠节律变化影响的总体活动水平。此外,还有一些实验可以测试抑郁模型动物的精神运动性激越或迟缓(psychomotor agitation or retardation)、易激惹(irritability)和认知障碍(cognitive impairment)等。

(二) 抑郁症的动物模型

大量证据表明,重度抑郁症的初始发作往往是由应激等逆境因素诱发的。因此,无论动物是在发育期间还是在成年期,许多抑郁症动物模型都是利用应激所诱导的。此外,还有一些动物模型是模拟了重度抑郁症的其他可能病因,或者是直接针对 MDD 的潜在生物学机制而模拟的,例如直接模拟 MDD 患者 HPA 轴和免疫系统的改变。

基于应激源制备的抑郁症模型包括在发育期或成年期暴露于应激源,分别模拟临床患者早期生活的逆境和成年后的不良生活事件。主要包括母鼠分离(maternal separation,MS)、习得性无助(learned helplessness,LH)、社交挫败(social defeat stress,SDS)和慢性不可预测的温和应激(chronic unpredictable mild stress,CUMS)。LH、SDS 和 CUMS 是给予成年期啮齿动物施加不可控制和/或不可预测的应激源。这些应激源通常在几个小时内(LH)、几天(SDS)或数周(CUMS)内重复,它们可以是轻微的(CUMS)或更强烈的(LH 或 SDS)应激源。

1. **母鼠分离(MS)模型** 大鼠或小鼠等啮齿动物出生时发育非常不成熟,它们非常依赖母体的护理。因此,早期母体分离对于幼鼠是一个应激事件,可能会影响成年后后代的行为和生物学表型。最常用的分离程序是从产后第 2~12 天每天分离 3 h。待子代成年后,评估其行为学和生物学改变。在行为水平上,这种实验操作会导致学习和记忆缺陷、抑郁样行为和焦虑样行为。然而,值得注意的是,很少有研究发现遭受母体分离的啮齿动物出现快感缺乏行为。在生物学水平上,母体分离可以导致脑源性神经营养因子(BDNF)减少、皮质酮水平的增加和促肾上腺皮质激素释放因子(corticotropin-releasing factor,CRF)信号通路的激活;参与应激处理的一些大脑区域的活动增加,例如,杏仁核中的 c-fos 增加、室旁核(PVN)和杏仁核中的 ΔFosB 增加以及神经传递的变化(如去甲肾上腺素能受体的改变)。在母体护理出现自发缺陷的啮齿动物中也有了类似的发现。总之,这些研究支持并扩展了人类研究的发现,表明母亲的忽视或童年虐待史具有破坏性的长期后果,特别是与结构、表观遗传和转录组变化相关的重度抑郁症的增加。

2. **习得性无助(LH)** 1967 年,宾夕法尼亚大学的马丁·塞利格曼(Martin Seligman)首次描述了习得性无助。他观察到,当狗受到不可避免的足底电击后,再面对可以逃避的足底电击时,它们表现出逃避缺失。他后来将这种行为称为习得性无助。此外,这些动物还会表现出快感缺乏和绝望行为。后来,这些发现扩展到其他物种,包括啮齿类动物。然而,需要注意的是,并非所有啮齿动物都表现出无助:有些是有抗性的,而另一些则很脆弱。总之,不可避免的足底电击诱导中缝背核(DRN)5-HT 神经元的强烈激活,导致:①5-HT 在其投射的结构中急性释放,如杏仁核、背侧导水管周围灰质(dPAG)和伏隔核(NAc);②DRN 中 5-HT_{1A} 自身受体的长期脱敏。DRN 的这种激活不会在可以逃避的电击后发生。此外,LH 也会引起神经营养因子的变化和皮质酮水平升高。

3. 社交挫败(SDS) 在这种范式中,将实验小鼠放置在攻击性常驻小鼠(aggressive resident mice)的笼中 10 min。因此,实验小鼠受到常驻动物的攻击,在某些情况下受伤。此外,实验小鼠在一天的剩余时间里被迫生活在攻击小鼠的视觉、嗅觉和听觉刺激中,但不与攻击小鼠进行身体接触。这个程序将被重复 10 d,每天实验小鼠暴露于一只新的攻击性常驻小鼠的攻击和视觉、嗅觉和听觉刺激下。10 d 后,实验小鼠表现出社交退缩(social avoidance)和快感缺乏为特征的行为。SDS 会产生一些与重度抑郁症相关的神经生物学变化,例如 PFC 功能失调,杏仁核活性增加,促炎性细胞因子的释放,高皮质醇血症和神经营养因子的变化。有趣的是,在社会失败模型中,可以识别出两个小鼠群体:一个显示社交回避,称为易感小鼠,另一个没有显示这种特征,称为抗性小鼠。抗性的神经基础涉及广泛的大脑区域,包括 VTA、PFC、NAc、中央杏仁核、终纹床核、蓝斑和海马。最后,慢性社会失败模型对慢性 SSRI 和急性氯胺酮治疗很敏感。

4. 慢性不可预测的温和应激(CUMS) CUMS 包括使啮齿动物受到具有以下特征的各种社会环境应激源:①它们的强度是温和的(即它们从不引起身体疼痛或食物/水剥夺,并且没有一个应激源可以单独对小鼠表型本身产生持久的影响);②它们是慢性的,因为它们重复数周,而假设急性使用这种轻度应激源是无效的;③它们以不可预测的方式发生在时间表上(即在几天/几周内不同,每个应激源的持续时间,一天中给予它的时刻等)。CUMS 几周后会导致动物被毛状态恶化,飞溅测试中的理毛行为减少,饼干测试或蔗糖偏好测试中的快感缺乏。这些变化在慢性抗抑郁药处理后被逆转。该模型诱导了无数的神经生物学效应,模拟了重度抑郁症中观察到的变化,包括 HPA 轴调节功能的缺陷,海马神经发生减少,小胶质细胞激活增加,前脑 5-HT 神经传递减少,额叶区域 AC-cAMP-PKA 信号传导减少,海马中的脑源性神经营养因子(BDNF)降低,海马体和一些额叶区域的树突分支的减少,以及海马-伏隔核通路的长时程增强作用(long-term potentiation,LTP)受损。

另一大类的抑郁症的动物模型是依据已发现的抑郁症相关的生物因果关系而建立的。如前所述,在重度抑郁症中,已经观察到几种神经生物学改变,例如大脑网络,包括前扣带皮质(ACC)和 PFC 的其他部分、杏仁核、海马、NAc 和缰核的活动增加,神经炎症,高皮质醇血症的 HPA 轴失调,某些神经递质(如 5-HT)水平的变化或某些特定基因的多态性。然而,目前尚不清楚这些变化是否与重度抑郁症相关,或者它们是否会导致重度抑郁症。这些生物模型基于"这些变化能导致重度抑郁症"的原理,通过在动物模型中诱导这些变化可以模拟重度抑郁症的病因。

5. **药物诱导模型** 目前常用的为脂多糖(lipopolysaccharide,LPS)诱导模型和皮质酮诱导模型。

LPS诱导模型通过单次注射 0.5~0.83 mg/kg 的细菌内毒素 LPS 来创建与炎症相关的重度抑郁症模型。该模型动物常常出现蔗糖偏好降低和绝望行为增加等抑郁样行为,这些行为和病理表现可以被抗抑郁药逆转。有趣的是,该模型的神经生物学的变化超出了神经炎症的范围,因为科学家已经观察到该模型动物的 PFC 和海马中的 BDNF 水平降低以及 NAc 中 BDNF 的增加,以及皮质酮增加和皮质边缘脑区中单胺递质的变化。

在生理情况下,应激诱导的 HPA 轴激活后释放皮质类固醇,这一应激反应参与维持了躯体面对逆境时的内稳态。然而,在糖皮质激素浓度持续较高水平的病理情况下,可能会发生脑损伤,如海马神经发生减少,海马 CA3 区和 PFC 中的树突分支减少。应激是抑郁症发展的关键触发因素,部分重度抑郁症患者表现出高皮质醇血症。因此,皮质酮诱导模型包括给予动物含高浓度糖皮质激素的饮用水或注射皮质酮来模拟慢性应激。有趣的是,慢性 CORT 治疗可以引起类似于重度抑郁症患者观察到的 HPA 轴失调和行为变化,如强迫游泳实验中静止不动时间延长、飞溅测试中的理毛行为减少、被毛状态恶化、旷场、明暗箱实验和新奇抑制摄食实验中的焦虑样行为,以及蔗糖偏好降低。此外,动物对应激表现出迟钝的激素反应,应激敏感大脑区域的激活增加,例如 PFC 和海马体、神经炎症、某些种属动物中海马 BDNF 的减少和血清素能神经传递的变化。

6. **遗传模型** 抑郁症具有很强的遗传成分,因此,许多研究试图修改与易感性相关的基因表达,来发展抑郁症的遗传模型。目前科学家们已经创建了许多靶向血清素能和去甲肾上腺素能系统以及 HPA 轴调控相关基因的转基因小鼠。例如,敲除 5 - HT 递质系统相关基因:*Slc6a4*(5 - HT 转运体)、*Htr1a*(5 - HT$_{1A}$ 受体)、*Htr1b*(5 - HT$_{1B}$ 受体)、*Htr2b*(5 - HT$_{2B}$ 受体)或 *S100a10*(P11);敲除 HPA 轴相关基因:*Crhr1*(CRF1 受体);敲除其他系统相关基因:Cnr1(1 型大麻素受体,CB1)、*Slc22a2*(有机阳离子转运体 2,OCT2)、*Dbh*(多巴胺 β-羟化酶,DBH)、*Slc17a7*(囊泡谷氨酸转运蛋白 1,VGLUT1)或 *Mif*(巨噬细胞迁移抑制因子,MIF)。这些动物都表现出对抗抑郁药治疗的抵抗性以及对应激的敏感性增加。然而,值得一提的是,抑郁症是一种涉及多基因的疾病,其中基因与环境因素相互作用对疾病的发生、发展影响更为强烈。因此,在特定基因上携带单个突变的遗传模型不能概括重度抑郁症的遗传因果关系。此外,这种遗传操作应与暴露于应激环境相关联,可以概括应激易感性在触发临床发作中的作用。

此外,遗传模型还包括根据其对应激的敏感性选择的品系,如 Wistar Kyoto 大鼠表现出对应激更强烈的情绪反应;根据小鼠在束缚应激中敏感性(皮质酮释放情况),选择性繁殖的高反应性小鼠。事实上,在一些行为测试中,与中反应性(intermediate reactive,IR)和低反应性(low reactive,LR)同种小鼠相比,表现出较高反应性(high reactive,HR)的过度活跃小鼠,模仿了在一些抑郁症患者中观察到的运动性躁动(psychomotor agitation)。此外,先天性习得性无助大鼠即使事先没有暴露于电击等应激也表现出逃避缺失,并显现出与重度抑郁症相似的神经元变化:ACC 和缰核的神经元活动增加,以及抑郁样行为。

二、抑郁症的中西医结合基础研究

1. 针刺的抗抑郁机制研究　除了临床研究数据的支持外,临床前研究也为针灸作为一种潜在的抗抑郁策略提供了进一步的证据。虽然研究人员利用了不同类型的针灸、不同的穴位和不同的抑郁症动物模型,但他们的结果一致证明了针灸具有潜在抗抑郁作用。同时,这些研究显示针灸可能对抑郁症有多靶点作用,可能间接或直接影响神经可塑性、神经炎症及神经递质系统等(图 10 - 3)。

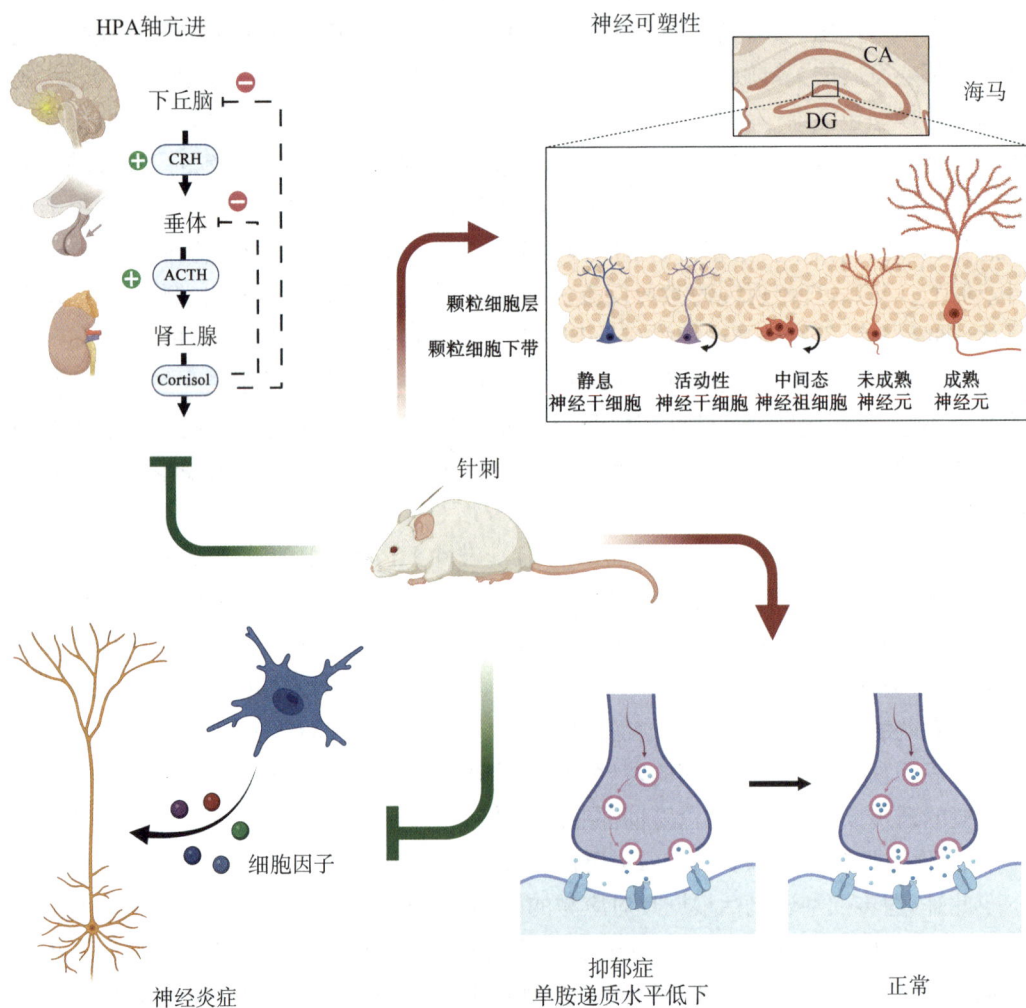

图 10 - 3　针刺抗抑郁机制示意图

(1) 神经影像学和神经可塑性:在临床研究中,通常采用神经影像学和尸检分析来获取有关抑郁症涉及的脑结构和脑回路的信息。然而,学界仍不清楚抑郁症的解剖学和生理学基础。但已有研究表明,涉及情绪调节的几个脑区,如海马和前扣带皮质(mPFC)存在萎缩和功能下降,可能与抑郁症的发展相关。而成年后海马的神经发生减少与海马脑区的萎缩和功能下降密切相关。近年来,中西医结合基础研究提示,针刺可能通过调控神经可塑性来发挥抗抑郁作用。早在2007年,中西医结合基础研究的学者们已经证明,电针百会穴和阳陵泉穴可以显著改善慢性不可预知应激(chronic unpredictable stress, CUS)诱导的抑郁模型大鼠的海马脑区神经发生和抑郁样表型。电针的促成年神经发生作用可能通过促进增殖型神经祖细胞(ANP)的增殖,减少静息型神经祖细胞(QNP)的凋亡来实现。此外,电针促进ANP的增殖可能是通过改善神经干细胞周围微环境来实现的,因为利用针刺CUS动物的海马微透析液培养的神经干细胞显示出明显的生长促进。后续研究进一步显示,电针百会穴和阳陵泉穴还可以减轻CUMS模型大鼠的海马脑区星形胶质细胞的萎缩和GDNF水平的下降。这些研究共同提示,电针百会穴和阳陵泉穴可以通过改善海马脑区的神经可塑性来发挥抗抑郁作用。

墨西哥的科学家们探究了穴位埋线(acu-catgut embedding)这一现代针灸方法在抗抑郁方面的潜在效果以及其对神经可塑性的可能影响。他们的研究结果表明,在百会、印堂、肾俞、脾俞、肝俞和心俞等穴位埋线相较于SSRI类抗抑郁药氟西汀,对改善社会隔离(social isolation, SI)诱导的抑郁样行为更为有效。此外,这些穴位埋线也减轻了SI引起的海马CA1区锥体神经元的树突长度和棘突密度的减少。这些研究结果表明,特定穴位的埋线能够逆转SI引起的抑郁样表型,可能是通过调控海马的树突重塑来实现的。

虽然不同实验室采用不同的抑郁症动物模型,验证了不同类型针灸疗法的抗抑郁作用,但是,这些研究都共同提示了针灸疗法的抗抑郁作用与改善海马脑区的神经可塑性密切相关。

(2) 神经炎症:慢性炎症反应被普遍认为是抑郁症的一个重要因素。一些临床前研究结果提示,抑郁症可能受到神经炎症的调控,包括小胶质细胞的激活以及某些脑区中高水平的促炎性细胞因子的参与。同时,神经炎症也在MDD的3种神经生物学假说中扮演关键角色:大脑5-HT水平下降、HPA轴功能紊乱和成年海马齿状回中神经发生减少。例如,促炎性细胞因子激活吲哚胺-2,3-二氧酶(indoleamine-2,3-dioxygenase, IDO)的表达,导致更多的色氨酸被转化为犬尿氨酸,相应减少了5-HTP的生成,降低了大脑突触中的5-HT含量,从而引发了抑郁症样行为。

研究显示,CUMS大鼠海马脑区存在显著的神经炎症,包括NLRP3炎症小体各组分的表达增加、IL-1β的mRNA和IL-1β成熟体(p17)的蛋白水平都显著上调,以及小胶质细胞的激活。而电针百会穴和阳陵泉穴的抗抑郁作用伴随着NLRP3炎症小体组分(ASC、caspase-1和caspase-1剪切体)以及成熟的IL-1β水平而显著下降。此外,电针治疗还能显著逆转CUMS引起的P2X7受体、Iba-1、IL-6、TNFα和IL-18水平的增加,以及GFAP水平的下降。这些研究结果更深入地揭示了海马神经炎症在电针抗抑郁中的作用。

另一研究同样是利用 CUMS 大鼠抑郁症模型探究了针刺另一穴位组合：百会和内关的抗抑郁作用。研究结果显示，CUMS 导致了海马和 PFC 中 NO、PGE_2、iNOS 和 COX－2 水平的升高，而针刺能够显著降低这些分子的蛋白水平。同时，针刺还明显抑制了 CUMS 大鼠 NF－κB 的激活，而 NNF－κB 信号通路的激活与炎症因子的表达密切相关。因此，针刺可能通过调节海马和前额叶皮质脑区的 NF－κB 信号通路，抑制炎症介质的表达和这一脑区的神经炎症，从而发挥抗抑郁样作用。

韩国在针刺改善抑郁方面也进行了大量研究。他们利用母鼠分离（MS）诱导的抑郁症动物模型，对比了针刺不同穴位：神门穴和承山穴的抗抑郁效果。结果显示，在经历 MS 的幼鼠中，针刺神门穴的抗抑郁效果明显优于承山穴。同时，针刺神门穴能显著减少血浆中 IL－1β 和 IL－6 水平，这表明针刺神门穴的抗抑郁效应伴随着对母鼠分离模型动物血浆中促炎性细胞因子的抑制。

这些研究共同提示，即使是不同的抑郁症动物模型，不同的针刺穴位配伍，但都具有良好的抗抑郁效果，而且这些抗抑郁效果与抑制海马脑区的神经炎症或抑制外周炎症有关。

（3）神经递质：抑郁症的生物胺假说指出，CNS 中 5－HT、NE 和/或 DA 递质的耗竭/功能失衡构成了抑郁症的病理生理学基础，尤其是 5－HT 系统的功能障碍已被证实是抑郁症的一个关键因素。虽然这一假说仍然存在一些未解之谜，但多年来，它一直是抗抑郁治疗的核心理论，因此许多研究团队专注于探究针刺对单胺递质系统，如 5－HT 系统的影响。

有研究利用 Wistar Kyoto 大鼠（一种抑郁症的遗传模型大鼠）证实了电针百会穴和印堂穴的抗抑郁效果，同时还观察了电针对海马 CA1 区 5－HT 投射和神经元突触可塑性的影响。研究结果显示，电针百会穴和印堂穴具有显著的抗抑郁效果。此外，电针明显减少了海马 CA1 区中 5－HT 转运体（5－HTT）和 $5-HT_{1A}$ 受体的水平，增加了海马脑片中 Schaffer collateral-CA1 突触的场兴奋性突触后电位（fEPSP）斜率，而这一指标是海马 CA1 区产生 LTP 的重要标志之一。这些结果表明，电针可能通过恢复海马 CA1 区受损的突触可塑性以及调节海马 CA1 区的 5－HT 神经递质系统，发挥潜在的抗抑郁作用。

韩国的中西医结合研究学者们利用慢性束缚应激（chronic restraint stress，CRS）诱导的小鼠抑郁模型证实了针刺阴谷（KI－10）、曲泉（LR－8）、经渠（LU－8）、中封（LR－4）等穴位的抗抑郁作用。同时，他们观察到针刺这一穴位组合可以影响海马、扣带皮质、运动皮质、岛叶皮质、丘脑和下丘脑的神经活动（c－Fos 表达变化），同时增加皮质、海马、丘脑和下丘脑中 $5-HT_{1A}$ 受体的表达，以及皮质和丘脑中 $5-HT_{1B}$ 受体的表达。这些结果提示针刺的抗抑郁作用可能与大脑中枢神经活动和 5－HT 受体的调节有关。

另一研究则是在观察了针刺神门穴对缓解 MS 诱发的抑郁样行为的积极作用的基础上，同时也观察了针刺神门穴对前额叶皮质的 5－HIAA/5－HT 比例、5－HTT 和 BDNF 的调节作用，这提示 PFC 中的 5－HT 信号可能也是针刺改善 MS 模型动物抑郁表型的重要机制之一。

此外,还有研究利用炎症介质(即卡介苗)诱导的炎症相关抑郁症模型,分别探讨了针刺三阴交和神门的潜在抗抑郁作用。结果显示,针刺三阴交能产生明显的抗抑郁作用,同时降低血清中犬尿氨酸/色氨酸的比例,提高犬尿氨酸/3-羟基犬尿氨酸的比例,增加海马中 DA 的含量。而针刺神门却没有这一作用,这说明针刺 SP-6 的抗抑郁作用可能是由于其对脑内色氨酸-犬尿氨酸代谢和 DA 代谢的调节作用。

中韩多个课题组的多项研究利用了多种抑郁症的动物模型,观察到针刺不同抗抑郁相关穴位配伍对单胺递质系统的递质、受体以及递质代谢水平都有调节作用,提示针刺疗法可能对单胺递质系统也有调节作用。

(4) 神经内分泌系统:HPA 轴功能亢进/功能失调被认为与抑郁症的发病机制有关。研究表明,电针足三里和关元除了对 CUMS 模型大鼠海马 5-HT 递质系统具有调节作用外,还可下调丘脑促肾上腺皮质激素释放激素(CRH)mRNA、血浆促肾上腺皮质激素(adrenal cortical hormone, ACTH)和皮质酮(cortisone, CORT)的水平,提示电针这一穴位组合对 HPA 轴活动的调节作用。这一调节作用可能与 EA 的抗抑郁样作用有关。

还有研究利用 MS 大鼠抑郁模型探究了针刺神门穴对 HPA 轴的调控作用。研究结果显示,针刺神门穴能降低 MS 大鼠血浆中的 CORT 和 ACTH 水平,以及 MS 大鼠下丘脑室旁核的精氨酸加压素(arginine vasopressin, AVP)的水平,提示针刺神门穴对 HPA 轴的调控作用可能是其抗抑郁作用的生理学基础。

(5) 细胞内信号传递和细胞应激反应:近年来,细胞应激反应引起了很多的关注,特别是那些专注于研究与应激相关疾病的科学家。细胞内应激反应的权威研究者提到,细胞内对应激的反应通常支持系统的稳态,但也可能导致适应不良和疾病。在探索针灸抗抑郁作用的内在机制时,有研究利用卵巢切除术(ovariectomy, OVX)诱导的更年期抑郁模型大鼠探究针刺三阴交对细胞内应激反应的调节作用。结果显示,针刺三阴交改变了杏仁核中的内质网应激和氧化应激的标志蛋白,如 8-OHDG、BiP、p-JNK、PDI、Ero-1α 和 Calnexin。同时,减少了 OVX 诱导的雌性大鼠的抑郁样行为,提示针刺三阴交可能通过减轻杏仁核中的内质网应激和氧化应激,从而改善 OVX 抑郁模型大鼠的抑郁样行为。

2. 中药的抗抑郁机制研究

(1) 中药复方

1) 逍遥散:由 8 味中药组成,最早记载于北宋(960—1127 年)的《太平惠民和剂局方》中,是一种经典的中药复方。本方中,柴胡疏肝解郁,使肝气得以调达,为君药;当归甘辛苦温,养血和血,白芍酸苦微寒,养血敛阴,柔肝缓急,二者共为臣药;白术、茯苓健脾祛湿,使运化有权,气血有源,炙甘草益气补中,缓肝之急,三者共为佐药;烧生姜温胃和中,薄荷少许,疏散郁遏之气,透达肝经郁热,二者共为使药。诸药合用,可收肝脾并治、气血兼顾之效。凡属肝郁血虚,脾胃不和者,皆可化裁应用。

近 20 年来,中西医结合学者针对该方改善抑郁的现代医学机制开展了多项研究。其中,多项研究显示其可以显著提高抑郁模型动物脑内单胺类递质系统功能,例如:提高

5-HT 递质水平；促进 5-HT$_{1A}$ 受体激活，进一步上调 DA 递质释放；其可能是通过抑制色氨酸的旁路代谢途径相关酶类——吲哚胺 2,3-双加氧酶（indoleameriz-dioxygenase IDO）的表达，从而抑制色氨酸向犬尿氨酸的代谢转化，同时促进色氨酸羟化酶（tryptophan hydroxylase, TPH）的活性，来上调 5-HT 递质的水平。此外，其可能还影响伏隔核内 DA 和其代谢产物及其受体的水平，但是具体机制尚不清楚。

除此以外，多项研究还提示逍遥散在多个靶点和层面上对抑郁模型动物的 HPA 轴发挥调节作用，纠正 HPA 功能紊乱这一病理生理学改变。例如：上调抑郁模型大鼠中枢糖皮质激素受体（glucocorticoid receptor GR）的表达，恢复 HPA 轴的负反馈调节；抑制 HPA 轴的过度活跃；同时，其也可能通过抑制 CRH 的 2 型受体（CRHR2）的表达发挥抗抑郁作用。但是，逍遥散调控 HPA 的具体靶点和确切机制仍然需要更多的研究阐明。

还有一些研究关注了逍遥散对于神经可塑性的影响。多个研究提示，应激可以影响海马和杏仁核内 AMPA 受体各个亚基（GluR1、GluR2、GluR3）的表达和磷酸化，而逍遥散可以纠正这些表达异常；同时，逍遥散或可通过调节 PSD95 和突触素的水平，影响 NMDA 受体信号通路，从而改善突触可塑性和学习记忆障碍。另一研究观察到逍遥散可以促进新突触和突触连接的形成，并改善学习和记忆障碍。此外，还有一些研究关注了逍遥散对谷氨酸/谷氨酰胺循环、谷氨酸介导的神经毒性的调节作用，但是具体的作用靶点和调节机制并未阐明。

另一方面，BDNF 水平下降被认为与抑郁症发病密切相关。多个研究都证明逍遥散可以上调海马、中脑腹侧被盖区等多个脑区的 BDNF 及其受体 TrkB 的水平，而这一作用的后续效应是促进海马内成年神经发生（adult neurogenesis），而成年脑内神经发生受损被认为是抑郁症发生的重要细胞机制之一。

最近的研究提示，神经炎症与抑郁症发生密切相关：小胶质细胞、星形胶质细胞牵涉其中，而 NLRP3 炎症小体激活和炎症因子释放可能是神经炎症的核心分子机制。多个研究提示逍遥散对神经炎症也有抑制作用，例如：可以抑制抑郁模型动物大脑皮质、海马等脑区的 NLRP3 炎症小体激活，下调细胞因子水平，从而改善 LPS 或慢性固定应激（chronic immobilization stress, CIS）诱导的大脑皮质、海马等脑区的神经炎症，发挥抗抑郁作用。

另外，还有一些研究关注逍遥散对脑肠轴的调节作用，研究结果提示逍遥散对脑肠轴相关信号分子（食欲素、神经肽 Y 和前阿黑皮素）、肠道结构以及肠道菌群都具有调节作用。但是，逍遥散对脑肠轴的调控作用可能与改善胃肠道症状有关，但是这一调节作用是否与其改善抑郁情绪症状有关，以及相关改善机制等，科学家们都还未给出明确的答案。

2）柴胡疏肝散：由 7 味中药组成，最早出自明代张介宾所著的《景岳全书》第五十六卷，是一个经典的中药复方。方中，柴胡疏肝解郁，是为君药；香附理气疏肝而止痛，川芎活血行气以止痛，二药相合，助柴胡以解肝经之郁滞，并增行气活血止痛之效，共为臣药；陈皮、枳壳理气行滞，芍药、甘草养血柔肝，缓急止痛，均为佐药；甘草调和诸药，为使药。

诸药相合,共奏疏肝行气、活血止痛之功。功效:疏肝解郁,行气止痛。主治:肝气郁滞证,症见胁肋疼痛,胸闷善太息,情志抑郁,易怒,脘腹胀满,脉弦。

目前针对柴胡疏肝散的抗抑郁作用机制的基础研究并不多,但是研究结果较为集中。多个实验室在抑郁症、卒中后抑郁、围绝经期抑郁症以及冠心病合并抑郁症的动物模型中观察到柴胡疏肝散的抗抑郁作用。并且,这些研究都共同提示柴胡疏肝散对BDNF-TrB 和/或 VEGF 等神经营养因子及其相关信号通路的调控作用。而另一部分研究则聚焦于柴胡疏肝散对肠道菌群的调控作用。但是,具体调控菌群在不同实验室的研究报告中却并不相同,包括双拟杆菌、乳酸杆菌科、脱硫弧菌科、γ-变形杆菌门或厚壁菌门的菌群及其代谢产物。因此,柴胡疏肝散对肠道菌群的调控作用需要进一步的研究确认。

3) 越鞠丸:出自《丹溪心法》。本方为治六郁证的代表方,以胸膈痞闷、胁腹胀痛、饮食不消为辨证要点。该方由 5 味中药组成,方中香附行气疏肝解郁,以治气郁,为君药;川芎辛香,为血中之气药,既可活血祛瘀,以治血郁,又助君药行气解郁,为臣药;苍术燥湿健脾,以治湿郁;神曲消食和胃,以治食郁;栀子清热泻火,以治火郁,三药共为佐药。本方五药,理气为先,统治六郁证。使用注意:本方所治诸郁均属实证,凡郁证属虚者,不宜单独使用。此方虽无治痰郁之品,然痰郁多由脾湿引起,并与气、火、食郁有关,所以方中不另设治痰药,亦合治病求本之意。

最近的基础研究显示,越鞠丸可以产生与氯胺酮相当的快速和持续的抗抑郁药样反应。越鞠丸与氯胺酮类似,可以通过抑制真核翻译延伸因子(eukaryotic elongation factor,eEF)2 或激活哺乳动物/雷帕霉素激酶(mammalian target of rapamycin,mTOR)信号的方式刺激蛋白质合成,从而迅速促进海马或前额叶皮质的神经可塑性。最新的一项研究提示,越鞠丸可显著上调海马中垂体腺苷酸环化酶激活多肽(Pituitary adenylate cyclase-activating polypevtide,PACAP)的表达。京尼平苷(geniposide)和山栀苷甲酯(shanzhiside methyl ester)是越鞠丸发挥抗抑郁和上调海马 PACAP 作用的主要成分,可以迅速抑制 CaMK Ⅱ 的磷酸化并增强 mTOR/4EBP1/P70S6k/BDNF 信号通路,发挥抗抑郁作用。

4) 半夏厚朴汤:是一种著名的经典中医方剂,为理气剂,出自《金匮要略》,具有行气散结、降逆化痰之功效,是主治梅核气(咽喉部有异物感)的专方。方中半夏辛温润肺胃,化痰散结,降逆和胃,为君药;厚朴苦辛性温,下气除满,助半夏散结降逆,为臣药;茯苓甘淡渗湿健脾,以助半夏化痰;生姜辛温散结,和胃止呕,且制半夏之毒;苏叶芳香行气,理肺疏肝,助厚朴行气宽胸、宣通郁结之气,共为佐药。全方辛苦合用,辛以行气散结,苦以燥湿降逆,使郁气得疏,痰涎得化,则痰气郁结之梅核气自除。

关于半夏厚朴汤的中西医结合基础研究并不多,多为初步的疗效观察。最近的一项研究利用 CUMS 这一经典的抑郁症大鼠模型,观察了半夏厚朴汤的抗抑郁作用:显著增加大鼠的蔗糖偏好和降低大鼠血清中皮质酮和 CRF 的水平。同时还观察到给予抑郁模型动物该方处理后,可以显著抑制 CUMS 大鼠肝脏、下丘脑、海马和前额叶皮质 NLRP3 炎症小体活化,提示该方可能具有抑制神经炎症的作用。

5) 四逆散:是一种著名的经典中医方剂,出自《伤寒论》。四逆散是中医临床上广泛使用的抗抑郁药方剂的核心,在中医临床中用于治疗抑郁症已逾千年。该方具有透邪解郁,疏肝理气之功效。方中柴胡既可以透邪外出,又可行气解郁,为君药;枳实破气开结,与柴胡相配一升一降,使气机降运则阳气可达四末,为臣药;白芍益阴和里,既可防郁热伤阴,又与柴胡相配调理肝脾;甘草为使,调和诸药,白芍与甘草配伍,并能缓急止痛。

国内多家单位开展了四逆散的抗抑郁机制的基础研究。在相关研究中,分别用到 MS、CUMS 以及外源性给予皮质酮或利血平诱导的抑郁模型。多项研究显示,四逆散可以显著降低早期生活压力诱发抑郁症的风险,而这一效应可能与四逆散对线粒体功能和突触可塑性的调节作用有关,并且可能与钙敏感受体(calcium-sensing receptor, CaSR)- PKC - ERK 和 BDNF/PKA/CREB 信号通路的激活有关。同时,也有研究提示,四逆散可能通过激活 PI3K/AKT/mTOR 途径防止过度自噬,从而保护原代海马神经元免受皮质酮诱导的神经毒性;此外,可能通过抑制炎症水平、上调 BDNF 等发挥抗抑郁和神经保护作用。

6) 开心散:中医方剂名,出自《备急千金要方》,具有安神、补气、利湿化浊的功效,主治好忘。方中人参补益元气,益心气安心神,开心益智是为君药;茯苓(茯神)归心、脾、肾等诸经,健脾,宁心安神,是为臣药;远志安神益智,安神益智,交通心肾,行气散郁,宁心化痰,是为佐药;石菖蒲开窍启闭宁神,具有益智醒神和引药入经功效,是为使药。该方益肾健脑聪智,开窍启闭宁神之力增强。

中国的多个中医药大学开展了多项研究探究中药方剂开心散可能的抗抑郁机制。这些研究中多数采用 CUMS 诱导的抑郁症动物模型。其中部分研究结果提示,开心散可能通过抑制 TLR2/IKK/NF - κB 信号通路或是抑制 NLRP3 炎症小体激活,从而抑制模型动物海马内小胶质细胞激活和 IL - 1β、IL - 2 和 TNF - α 等细胞因子的表达,改善海马脑区的氧化应激指标。另外,部分研究观察到开心散对神经可塑性的调节,例如:诱导海马脑区突触蛋白表达促进突触发生;上调大脑皮质中 GDNF 及其受体 TrkB 和 TrkC 的水平;上调海马体中 NGF、BDNF 和 Trk 受体的表达等。还有部分研究注意到开心散对单胺类递质系统的调控作用:显著恢复了大脑皮质和纹状体脑区内单胺类递质(NE、5 - HT 和 DA)的水平;通过上调 5 - HT 合成和抑制 5 - HT 再摄取,从而改善了抑郁大鼠海马、前额叶皮质中的 5 - HT 水平。此外,还有研究观察到开心散调节肠脑轴:影响肠道微生物群组成,从而抑制脑神经元炎症和抑制 CUMS 诱导的抑郁样小鼠的 HPA 轴活化。这些研究共同提示:开心散对脑肠轴、单胺递质系统,神经可塑性和神经炎症多方面的调节作用是介导其抗抑郁作用的物质基础,开心散可以作为抑郁症患者的替代药物或补充剂。

7) 其他:甘麦大枣汤、归脾汤等虽被列在郁证的治疗建议方剂中,但是关于这些复方的中西医结合基础研究较少,其现代医学基础不明,尚需更多的中西医研究来阐明其可能的现代医学基础。

(2) 单味药及有效成分:柴胡、白芍、茯苓、当归和半夏为中医药治疗郁证的核心高频配伍药物。近年来,科学家们针对这些单味药材的有效成分及可能作用机制开展了深入研究。

1) 柴胡:柴胡为伞形科植物柴胡或狭叶柴胡的干燥根,具有疏散退热、疏肝解郁、升举阳气等功效,是多种抗抑郁中药复方(如柴胡疏肝散和逍遥散)的主要配方药味之一。其含有多种活性成分,主要为柴胡皂苷类、挥发油类、黄酮类和多糖类等。柴胡皂苷中含量最高的是柴胡皂苷-A(saikosaponin A,SSA)和柴胡皂苷-D(saikosaponin D,SSD)。黄酮类主要包括槲皮素(quercetin)、山柰酚和异鼠李素,其中柴胡皂苷和黄酮类得到了大量的研究。多项研究提示这些成分都具有显著的抗抑郁剂样活性。

针对柴胡皂苷,科学家们开展了多层次研究。其中针对柴胡总皂苷(total saikosaponin,TSS)的研究提示其具有抗抑郁作用,而其抗抑郁作用可能与其神经保护功能密切相关。有研究提示 TSS 通过调节 AMPAR-mTOR 信号通路,增加突触蛋白的表达,从而改善了慢性皮质酮诱导的抑郁模型小鼠的抑郁样和焦虑行为。

进一步深入细致的研究主要是针对两种含量最高的柴胡皂苷:①SSA 相关研究提示,SSA 可能是通过一系列的机制产生抗抑郁样作用:包括恢复神经内分泌和神经营养系统的活力,抑制神经炎症;②SSD 在临床前研究中也表现出与 SSA 类似的抗抑郁作用:增加动物摄食量和体重,改善抑郁模型动物的焦虑样和抑郁样行为。而 SSD 具体的抗抑郁机制可能涉及多个方面,例如:调节 HPA 轴,促进海马脑区神经发生,改善海马脑区的突触可塑性,抑制神经元凋亡,调节谷氨酸循环,抑制小胶质细胞激活和神经炎症,以及改善肠道菌群失调等。

另一方面,柴胡内黄酮类化合物含量也不低。而针对黄酮类化合物抗抑郁作用和神经保护作用,科学家们已经开展了多年的研究。其中,槲皮素是研究较为透彻的一类黄酮类化合物。除存在于柴胡内,槲皮素也存在于多种水果和蔬菜中。科学家们已在抑郁症相关的几种动物模型中观察到槲皮素的神经保护作用。研究表明,槲皮素通过上调 BDNF 信号,增强 SIRT1 功能,从而抑制氧化应激、减轻炎症反应和恢复线粒体功能障碍,最终减轻炎症诱导的不良情绪行为。

另一备受关注的天然类黄酮是山柰酚。除柴胡外,白芍、山柰等多种中草药和多种水果、蔬菜、茶叶等植物中也都富含该活性成分。其具有广泛的药理学特性,包括抗炎、抗氧化和神经保护活性。最近的研究显示,山柰酚对 CSDS 小鼠抑郁模型、VCD 诱导的更年期抑郁模型以及 CUMS 诱导的老年鼠抑郁模型中的抑郁样行为都具有有益作用。山柰酚的抗抑郁和神经保护作用与其抑制氧化应激,上调 SIRT3 表达,促进 SOD2 的抗氧化应激能力和抑制炎症相关。

2) 白芍:白芍为毛茛科多年生草本植物芍药的干燥根,味苦、酸,性微寒,归肝、脾经,具有养血调经、敛阴止汗、柔肝止痛和平抑肝阳的作用。白芍是柴胡疏肝散、逍遥散、四逆散等多个疏肝解郁方的重要组成药物。其在抗抑郁组方使用频次和使用剂量上,都占有重要位置。现代药理研究表明,白芍具有神经保护、抗炎、抗氧化、免疫调节等多种活性。虽然白芍的抗抑郁药效物质尚无定论,但到目前为止,白芍抗抑郁作用的研究主要集中在白芍中的单萜类及苷类化合物这些主要活性成分上。其中对白芍总苷(total glucoside of paeonia)中的芍药苷(paeoniflorin)和芍药内酯苷(albiflorin)的研究最为集中。

　　研究表明白芍总苷可以提高单胺氧化酶(MAO)的活性,抑制氧化应激,并恢复CUMS 小鼠和 CUMS 大鼠大脑中 HPA 轴的正常功能。此外,研究发现其还可以增加海马神经生长因子的水平,包括 BDNF 的水平,并减少额叶皮质的 CORT 含量。

　　芍药苷在多个小鼠抑郁模型中显示出良好的治疗效果,并且可以增加脑内单胺类神经递质的水平,抑制 HPA 轴,促进神经保护,增强海马神经发生,提高 BDNF 的水平,具体的分子机制包括:对 ERK - CREB 信号通路的调节,对 HMGB1/TLR4/NF - κB 信号通路的抑制,上调海马树突棘数量和海马中 BDNF 和 PSD95 的含量,抑制 HPA 轴功能亢进,促进 GR 核转位,降低海马的谷氨酸水平,抑制海马小胶质细胞的活性,触发神经元 FGF - 2/FGFR1 信号传导,抑制 CASP - 11 依赖的焦亡信号传导。

　　此外,科学家们也在 CUMS 小鼠观察到芍药内酯苷的快速抗抑郁剂作用。在该研究中,芍药内酯苷处理显著抑制了海马细胞膜 PLA2 的过度表达,一方面恢复了正常的磷脂代谢,另一方面调节了 cPLA2 - Akt1 - IDO1 调节环路,从而促进了 5 - HT 的生物合成。这些结果提示,对神经代谢途径的调节作用很可能是芍药内酯苷的一个重要抗抑郁机制。此外,血清素能、多巴胺能递质系统、BDNF、NO 信号通路、神经炎症和神经细胞的物质代谢和肠道微生物组等可能都参与介导芍药内酯苷的抗抑郁作用。

　　3) 黄芩:黄芩是双子叶唇形科植物黄芩的干燥根。黄芩有清热燥湿、泻火解毒、止血安胎等功效。黄芩是抗抑郁中药方剂中配伍运用最多的清热药。在抗抑郁方剂小柴胡汤、柴胡加龙骨牡蛎汤和柴胡桂枝汤等中都含有黄芩。黄芩的主要成分为多种类黄酮和类黄酮糖苷,包括黄芩苷、黄芩素、汉黄芩素、黄连碱、黄连素、β-谷甾醇等。其中对黄芩苷抗抑郁作用的机制研究最为集中。

　　黄芩苷是一种从黄芩干根中分离出的黄酮葡糖苷,具有多种药理活性,包括抗炎、抗氧化和神经保护作用。它的抗抑郁作用得到较多基础研究的反复验证。而且诸多研究发现,其可以通过抑制促炎性细胞因子、氧化应激和调节 NMDA 受体途径来减轻 CMS 小鼠的抑郁表型;还可以通过 PI3K/AKT/FoxO1 途径抑制 TLR1 的表达,从而抑制神经炎症诱导的抑郁样行为;以及通过抑制 GSK3β/NF - κB/NLRP3 信号传导的活化来发挥神经保护作用,减轻 CUMS 模型动物的抑郁样行为。

　　4) 茯苓:茯苓为多孔菌科真菌茯苓的干燥菌核,具有健脾益胃、利水渗湿、养心安神的作用,是治疗抑郁症的经典复方逍遥散和半夏厚朴汤中不可或缺的一味中药。茯苓的主要化学成分有茯苓多糖类、三萜类化合物等,还包括一些微量成分,如甾醇类及钙、铁、锌、硒、钾、钠、磷等,其中,三萜类和多糖类(水溶性多糖和碱溶性多糖)可能是茯苓发挥抗抑郁作用的潜在活性成分。药理学研究表明,茯苓多糖可通过调节单胺类神经递质和抑制神经炎症,从而起到抗抑郁作用。

　　5) 半夏:半夏为天南星科植物半夏的干燥块茎,是抗抑郁药经典方剂半夏厚朴汤的君药,具有燥湿化痰、降逆止呕、消痞散结等功效。半夏的化学成分非常复杂,包括生物碱、有机酸、挥发油、蛋白质、黄酮、甾醇、氨基酸,以及多种微量元素和多糖等。在这些成分中,黄酮类(如槲皮素、芦丁、木樨草素、异鼠李素、山奈酚等)和多糖被认为是半夏中的重要活性成分,可能是其发挥抗抑郁功效的物质基础之一。

3. 抗抑郁的中西医结合疗法的基础研究

虽然针刺疗法合用抗抑郁药的临床研究已经开始，但是，总体上针对抗抑郁的中西医结合疗法的基础研究开展较少，包括针刺合用抗抑郁药和中西药合用抗抑郁的相关基础研究都较少。少量的临床研究在观察了针刺疗法合用抗抑郁药的增效效果的同时，观察了该中西医结合疗法对抑郁症患者的脑网络、外周细胞因子等的调节作用。目前尚需更多的基础研究阐明临床常用的中西医结合疗法的优越性和作用机制。

（俞　瑾　申时雨　吴根诚）

参考文献

［1］ LUO L. Principles of neurobiology ［M］. 2nd ed. Boca Raton: CRC Press, 2020: 523 - 25.

［2］ AAN HET ROT M, MATHEW S J, CHARNEY D S. Neurobiological mechanisms in major depressive disorder ［J］. CMAJ, 2009, 180(3): 305 - 413.

［3］ SHAPERO B G, MISCHOULON D, CUSIN C. The massachusetts general hospital guide to depression: new treatment insights and options ［M］. Cham, Switzerland: Humana Press, 2019: 195 - 209.

［4］ PLANCHEZ B, SURGET A, BELZUNG C. Animal models of major depression: drawbacks and challenges ［J］. J Neural Transm (Vienna), 2019, 126 (11): 1383 - 1408.

［5］ XIA, Y. Advanced acupuncture research: from bench to bedside ［M］. New York: Springer, 2022: 619 - 634.

［6］ WANG Y T, WANG X L, WANG Z Z, et al. Antidepressant effects of the traditional Chinese herbal formula Xiao-Yao-San and its bioactive ingredients ［J］. Phytomedicine, 2023, 109: 154558.

［7］ GUO W, YAO X, CUI R, et al. Potential antidepressant effects of Traditional Chinese botanical drug formula Chaihu-Shugan-San and its active ingredients ［J］. Front Pharmacol, 2024 15: 1337876.

［8］ KO Y H, KIM S K, LEE S Y, et al. Flavonoids as therapeutic candidates for emotional disorders such as anxiety and depression ［J］. Arch Pharm Res, 2020, 43(11): 1128 - 1143.

［9］ GUO W, YAO X, CUI R, et al. Mechanisms of paeoniaceae action as an antidepressant ［J］. Front Pharmacol, 2023, 13: 934199.

第十一章 药物成瘾

第一节 | 概 述

一、定义

药物成瘾(drug addition)又称药物依赖(drug dependence),是反复使用药品所导致的慢性功能性脑病,表现为以戒断症状为特征的生理依赖(躯体依赖)和对药品渴求为特征的心理依赖(精神依赖)。生理依赖是由反复用药造成的一种生理适应状态,主要表现为耐受性和戒断症状。心理依赖则是由反复用药造成的强烈渴求感,需不断滥用以重复体验心理快感,这也是导致复吸的重要原因。根据中国精神障碍分类与诊断标准(CCMD-3)及国际疾病分类(international classification of diseases,ICD)-11 的精神与行为障碍类别目录以及美国精神科医师协会出版的《精神疾病诊断与统计手册》(diagnostic and statistical manual of mental disorders,DSM)第五版(DSM-V),药物成瘾被定义为物质使用障碍(substance use disorder)。

根据《国际禁毒公约》,成瘾性药物主要包括麻醉药品(包括阿片类、可卡因类和大麻类等)和精神药品(包括镇静催眠药、中枢兴奋剂和致幻剂等)。根据国务院颁布的《麻醉药品管理办法》和原卫生部公布的《麻醉药品品种目录》,我国麻醉药品管制范围包括阿片类、可卡因类、可待因类、大麻类和合成麻醉药类及原卫生部指定的其他易成瘾的药品、药用原植物及其制剂等,共 7 类 118 种。药物成瘾机制复杂且不同药物成瘾的机制有所不同,为了能更清晰阐释,本章将重点关注阿片类药物成瘾,其他类型的药物成瘾不做展开。

阿片类药物主要是指从阿片中提取的生物碱吗啡及其人工半合成或合成衍生物,包括吗啡、海洛因、美沙酮、丁丙诺啡、哌替啶和芬太尼等。人类使用阿片类药物已有上千年的历史,早在 5000 年前,苏美尔人就有了使用"快乐植物"的记录。阿片类药物具有镇痛、镇静、心境改变(如欣快)、呼吸抑制、镇咳等药理作用。作为临床上最强效的镇痛药,阿片类药物对急性疼痛和肿瘤相关疼痛疗效显著,对部分慢性非癌性疼痛的镇痛治疗也有裨益。然而,反复使用该类药物会使机体对药物产生适应。当体内有足量药物存在时,机体可保持正常生理和心理平衡,一旦中断或骤减用药,机体会出现戒断症状,表现出药物成瘾。此外,持续滥用阿片类药物会导致药效下降或药物作用维持时间缩短的现象,必须增加使用剂量才能获得原来的效果,若立即停药多数会出现急性戒断症状。

二、流行病学

《2022 年中国毒情形势报告》显示,2021 年中国登记在册的阿片类物质滥用人数为55.6 万人,阿片类物质脱瘾治疗年费用人均约 1.3 万元。美国更是面临着严重的"阿片危机"。据美国疾病预防控制中心(CDC)统计,过去 20 年美国阿片类药物处方的使用增加了约 5 倍,与阿片类药物相关的死亡也正在迅速增加。2021 年,美国有 10.7 万人死于药物过量,其中 75% 是由阿片类药物造成的。数据还表明,2020 年美国因阿片类药物滥用损失高达 1.47 万亿美元。阿片类药物成瘾给患者自身和社会带来了严重危害,已成为重大的医学和社会学问题。

三、临床表现

根据卫生部 2009 年修订的《阿片类药物依赖诊断治疗指导原则》,阿片类药物成瘾的临床表现主要包括戒断症状、急性中毒症状和其他症状。典型的戒断症状分为两大类:①客观体征,如血压升高、脉搏加快、体温升高、立毛肌收缩、瞳孔扩大、流涕、震颤、腹泻、呕吐、失眠等。②主观症状,如肌肉骨骼疼痛、腹痛、食欲差、无力、疲乏、不安、打喷嚏、发冷、发热、渴求药物等。需要注意的是,滥用阿片类药物的种类、剂量、时间、途径、停药速度不同,戒断症状的严重程度也不一致。短效药物如吗啡、海洛因一般在停药后8~12 h 开始出现戒断症状,48~72 h 达到高峰,持续 7~10 d。长效药物如美沙酮一般在停药后 1~3 d 出现戒断症状,可持续 2 周左右。

急性中毒症状在大剂量滥用阿片类药物后出现,表现为精神运动性抑制,言语不清、昏睡甚至昏迷。体征包括针尖样瞳孔(深昏迷时也可能由于缺氧瞳孔扩大)、呼吸抑制、肺水肿、心率减慢和心律失常等。阿片类药物成瘾的其他症状还包括精神障碍如人格障碍、情绪障碍和精神病性症状等。患者还存在不同程度的社会功能损害,表现为工作学习困难、逃学、不负责任和不履行家庭责任等。

第二节 中西医对阿片类药物成瘾的认识

一、中医对阿片类药物成瘾病因病机的认识

中医对药物成瘾的认识源自对阿片成瘾的理解。早在宋朝的《开宝本草》中,罂粟就

作为药物被记载,其药用部位为罂粟壳,具有降逆和胃、止泻止痢和镇静止咳的作用。到了清代,鸦片滥用成为毒品,给中华民族带来浩劫。晚清至民国期间,诸多医家通过传统中医理论结合临床实践,积极应对阿片成瘾这一严重的社会问题,创造了独特的理论体系,涌现出一批戒烟经典著作,如《救迷良方》《王氏医存》《扶瘾刍言》《戒烟全法》《鸦片瘾戒除法》《戒必读》和《戒烟调验及治疗》等。这些著作对成瘾病机、危害和治疗等方面进行了深入阐释,为后世提供了宝贵的医学经验和理论依据。

阿片成瘾的中医病机学说主要有以下几种:

(一) 气血津液受损说

中医学认为,阿片味辛、苦、涩,性温燥,气香,入十二经,但其辛香走窜,苦温性燥,最能伤阴耗气。初吸时辛香燥烈,易开泄气道,能振奋精神;长期吸食则损津耗液、耗伤气血;日久成瘾,可导致元气耗竭,阴阳失调,脏腑俱损。清代曹炳章《鸦片瘾戒除法》认为,"鸦片成瘾之人,皆面黄肌瘦,四肢无力,大便闭结,行步不利,其久吸瘾深者,体力俱衰,精血全耗,易致夭折也"。因此阿片成瘾者主要表现出烟毒内蕴、气血津液受损的症状,正如清代王燕昌《王氏医存》所述:"尿赤热,小肠膀胱燥也;粪结,大肠燥也;口干苦,胃燥也;目干、爪枯,肝燥也;不眠、胸烦,血与膻中燥也;睡熟猛惊,胆燥也;唇干、舌干、肌肤瘦,脾燥也。"

(二) 脏腑受瘾说

清代杜钟骏《抉瘾刍言·论五脏六腑皆能受瘾》中指出,"故初瘾浅,肺受影响,久瘾深,则五脏六腑皆能受之,非独肺也"。清代陈恭敏《戒烟全法》论述"阿片味苦而辛,热如砒霜信土,其气香而窜,速如麝子蟾酥,性少降而多升。……遂致五脏六腑皆衰惫不自主,是谓瘾也"。从中可以看出,阿片进入体内,损伤脏腑的功能,主要包括肺瘾证、心瘾证、脾胃瘾证、肝胆瘾证和肾瘾证五种证型。需要注意的是,脏腑受瘾有一个从轻到重的过程,肺先受瘾,肺瘾最为轻浅,肾瘾则为最重,但临床上往往见到患者数瘾齐发。

(三) 三焦受瘾说

王燕昌的《王氏医存》认为,"凡吸烟成瘾之人,上焦多痰饮,中焦多积滞,下焦多寒湿"。痰饮、积滞与寒湿,既是成瘾的病理产物,又是致病因素。一方面,肺主气司呼吸,阿片经鼻先入于肺,久之烟毒滞留于肺,成为实邪,加之阿片苦涩,可涩滞肺气,使肺气不宣,影响肺的宣发肃降功能,导致津液的输布和排泄失常,水湿停聚,成痰成饮。痰饮停留于上焦,可见咳嗽痰多、胸闷气喘、痞满不舒。另一方面,阿片味苦性温,易燥热伤津,故吸食阿片者喜食生冷,所食生冷之物停留在中焦,损伤脾胃阳气,影响脾胃运化功能,进而导致饮食积聚或水湿停留,出现脘腹胀痛、大便溏薄或泄泻、恶心呕吐、嗳气反酸、畏寒肢冷、身体困重、倦怠乏力、少气懒言等表现。再者,阿片成瘾者,常因房事无度,伤及肾阳,出现下元虚寒之症,表现为畏寒肢冷,腰腹冷痛,大便泄泻,小便清长,男性阳痿不举、遗精滑泄;女性则月经不调、色淡清稀量少,甚至闭经或宫冷不孕等。

阿片成瘾者的临床辨证多为虚实夹杂,既有明显的实证特点,也有虚证的表现。据研究,阿片成瘾实证的辨证要素频数分布依次为痰湿、气滞热、寒、血瘀,其中以痰、湿与气滞为多见。而虚证的证素频数分布依次为阴虚、气虚、阳虚、血虚,其中以阴虚为多见。

总体而言,痰湿气滞是阿片成瘾邪实的主要病理因素,而肝阴亏虚是阿片成瘾的重要内因,虚实夹杂是阿片成瘾的证候学特点。阿片成瘾是阿片所导致的脏腑功能紊乱、气血阴阳失调而呈现虚实兼见、寒热错杂的多系统复杂病证。

二、西医对药物成瘾病理机制的认识

药物成瘾的病理生理学机制极其复杂,涉及多种神经机制、转录机制、信号传导机制,并受到遗传、社会心理及环境因素的共同影响。"成瘾的生物学基础是什么"被列入《科学》杂志公布的 21 世纪最具挑战的 125 个科学前沿问题。目前认为,阿片类药物进入机体后,与特异性阿片受体结合,激活相应的信号通路,调控相关基因表达,并引发一系列的级联反应。这一过程涉及多个脑区,并伴随着复杂的分子变化。

成瘾物质的奖赏效应或强化效应是机体发展为强迫性用药和觅药行为的始动因素。脑内奖赏系统以腹侧被盖区(VTA)的多巴胺(DA)能神经元及其至伏隔核(NAc)的投射环路为核心,中脑边缘多巴胺系统不仅是奖赏系统的关键结构,也是药物成瘾的共同通路。长期给予成瘾性药物不仅引起调控急性奖赏效应的环路改变,还影响学习和记忆相关神经环路,后者参与成瘾性药物奖赏信息的处理和贮存,也对药物成瘾形成发挥重要作用。此外,其他边缘系统组分,如前额叶皮质、杏仁核、缰核、下丘脑室旁核和海马腹侧 CA1 区等脑区和神经环路也参与成瘾过程。

(一) 阿片受体系统

脑内存在多种类型的内源性阿片肽,包括内啡肽(endorphin,EP)、脑啡肽(enkephalin,ENK)和强啡肽(dynorphin,Dyn)等,它们作用于不同的受体,包括 μ 阿片受体(mu opioid receptor,MOR)、δ 阿片受体(delta opioid receptor,DOR)和 κ 阿片受体(kappa opioid receptor,KOR)等,产生相应的效应。阿片受体在脑内广泛表达,在边缘系统等特定脑区高表达。正常情况下,机体的内源性阿片系统保持稳态,而当外源性阿片物质进入体内后,竞争性地与阿片受体结合,机体本身的动态平衡被打破。随着药物的长期使用,可导致下游各个调控系统的功能紊乱,从而出现各种症状。

研究表明,吗啡等 μ 阿片受体激动剂及 5 -脑啡肽等 δ 阿片受体激动剂可使动物产生条件性位置偏好(conditioned place preference,CPP)、行为敏化或自身给药行为,而阻断这两种阿片受体则可减弱相关行为,提示 μ 受体和 δ 受体参与阿片类药物成瘾过程。

(二) 神经递质系统

研究表明,从蓝斑核(LC)发出的去甲肾上腺素(NE)能投射在阿片类药物的躯体依赖中发挥着主要作用,而从中脑 VTA 投射到 NAc 的多巴胺能通路的功能紊乱则是阿片类药物精神依赖的重要物质基础。此外,机体内许多其他神经递质如 γ-氨基丁酸(GABA)、谷氨酸、5 -羟色胺(5 - HT)和内源性大麻素等,也参与了阿片类药物的成瘾过程。

1. 去甲肾上腺素能系统 LC 是大脑中合成 NE 的主要核团,LC 内的 NE 能神经元上分布着大量的 μ 阿片受体。阿片类物质作用初期,药物直接兴奋 NE 能神经元,促进

NE 的释放,产生镇痛效应,提高情绪引发快感;而长期作用时反而会使 NE 神经元活性减弱,进而抑制内源性阿片肽的合成和释放。当撤药时,NE 上行投射系统脱抑制,神经元被戒断性激活,造成 NE 大量释放,从而产生戒断症状。

2. 多巴胺能系统　中脑-边缘多巴胺奖赏系统是启动阿片类药物正性强化作用的重要脑区。VTA 中存在 DA 能神经元和 GABA 能神经元,正常情况下,DA 神经元受 GABA 神经元抑制;而吗啡等阿片类药物可激动 GABA 神经元上的 μ 受体,抑制 GABA 神经元,从而解除其对于 DA 神经元的紧张性抑制,促进 VTA 到 NAc 脑区的 DA 释放,作用于 DA 受体引起奖赏效应。

DA 受体在阿片成瘾中发挥重要作用。DA 受体包括 D1(包括 D1 和 D5 受体)和 D2(包括 D2、D3 和 D4 受体)两大类。研究证实,D2 受体敲除可显著抑制吗啡诱发的条件性位置偏好,提示 D2 受体在阿片类药物成瘾中具有重要作用。也有研究表明,向 NAc 脑区注射 D1 受体拮抗剂可抑制 μ 受体激动剂 DAMGO 所引起的 CPP 形成,而阻断 D2 受体则无显著作用。因此,D1 和 D2 受体介导阿片成瘾的作用还需要进一步的研究。

3. 其他神经递质　除 NE 和 DA 外,谷氨酸、GABA、甘氨酸、乙酰胆碱(ACh)和 5 - HT 等神经递质也参与阿片成瘾。

前文已提到,抑制性神经递质 GABA 可作用于 DA 神经元抑制 DA 释放进而参与阿片成瘾过程。而 VTA 中的 DA 神经元除受 GABA 调节外,还接受来自前额叶皮质、丘脑底核等脑区的兴奋性谷氨酸投射的调节。谷氨酸可通过促进 DA 释放,强化成瘾类药物的奖赏作用,促进药物成瘾。研究表明,抑制突触前谷氨酸释放可抑制吗啡诱导的 CPP 的形成。谷氨酸的两种受体 NMDA、AMPA 均参与阿片类药物的耐受、依赖和戒断症状。

研究还表明,吗啡急性用药时不同脑区 ACh 释放量均减少,细胞外 ACh 含量明显降低,而刺激伏隔核(NAc)中胆碱能神经元释放 ACh,可抑制吗啡成瘾。反复的吗啡用药可增强 NAc 内多巴胺能和 ACh 能的神经传递,提示 ACh 可能通过影响 GABA 能神经经突触参与调节吗啡引起的 DA 释放过程。此外,减弱 5 - HT 活性可阻断吗啡 CPP 形成,5 - HT3 受体拮抗剂可减少吗啡依赖大鼠的自身给药行为。

(三) 阿片成瘾的分子机制

1. 环磷酸腺苷信号通路(cAMP)的上调　cAMP 是细胞内一类重要的第二信使。细胞外信号与相应受体结合后,激活腺苷酸环化酶(adenosine cyclase, AC),后者催化三磷酸腺苷生成 cAMP 并进一步活化下游效应分子,进而调控靶基因的表达。反复给予阿片类药物可诱导中枢神经系统 cAMP 上调,导致 AC 和下游的蛋白激酶 A(PKA)的含量上调,进而活化下游效应分子调控靶基因表达,这是导致阿片类药物成瘾的关键分子机制。

2. cAMP 反应元件结合蛋白 (cAMP-response element binding protein, CREB)　当阿片类药物导致细胞 cAMP 水平升高时,CREB 被磷酸化,使得 CREB 与 CREB 结合蛋白结合,进而调控多个基因的表达。研究表明,CREB 基因敲除小鼠无法形成吗啡诱导的 CPP,其在吗啡成瘾后给予阿片受体拮抗剂纳洛酮所诱导的戒断症状也有所减轻。研究发现,阿片类药物对 CREB 的调控还具有时间特异性和组织特异性,长期使用吗啡可降低 NAc 脑区的 CREB 活性,但对额叶皮质的 CREB 活性没有影响,同时急性吗啡给药也不影响 NAc 脑区的 CREB 活性。

3. ΔFosB　FosB 由 *FOSB* 基因编码,属于 *Fos* 转录因子家族,但与 Fos 家族其他成员相比,ΔFosB 更加稳定,且在调控谷氨酸突触功能和突触可塑性相关蛋白包括 AMPA 受体亚基、CaMKⅡ等过程中发挥重要作用。研究表明,长期摄入成瘾性药物可诱导 NAc 和背侧纹状体内 ΔFosB 的表达。小鼠 NAc 脑区过表达 ΔFosB 显著增强小鼠奖赏效应的敏化程度,且躯体依赖症状更为明显。ΔFosB 被认为是突触可塑性改变和戒药长时间后仍可复吸的主要影响因子。

4. 表观遗传学调控　近年来的研究表明,表观遗传学调控在阿片类药物成瘾中也发挥重要作用。离体研究表明,吗啡可诱导 DNA 甲基化。长期使用阿片类药物或阿片成瘾患者体内,编码 μ 受体的 *OPRM1* 基因甲基化程度相比健康人有所升高。此外,组蛋白修饰以及非编码 RNA 也在阿片类药物成瘾中扮演了重要角色。

5. 遗传易感性　除环境因素外,遗传因素也在阿片类药物成瘾的发生中发挥重要作用。遗传因素与药物成瘾相互影响,药物成瘾可引起机体遗传信息的突变,并将其传递给子代,而多种遗传因素又可反向影响药物成瘾。据估计,40%～60%的药物成瘾易感性可归因于遗传因素。部分遗传关联研究证明,阿片成瘾与多个阿片受体基因和神经递质基因的多态性有关,包括 *OPRM1*、*OPRK1*、*GAD1*、*HTR1B*、*GRIN2A* 等。

第三节　阿片类药物成瘾的中西医诊断和治疗

一、中西医诊断标准

目前,对阿片类药物成瘾的中医辨证分型尚缺乏确切、统一的认识,存在着脏腑虚损、气血耗伤等不同看法。因此这里不做阐释,仅介绍西医的诊断标准。

药物成瘾可通过全面评估,根据患者物质使用史及相关临床表现,结合体格检查与精神科检查,以及实验室辅助检查等结果进行分析,最后参照 ICD‐10、DSM‐V 或 CCMD‐3 分类等标准判断。

(一) ICD‐10 中的阿片类药物依赖诊断标准

(1) 对阿片类药物有强烈的渴求及强迫性觅药行为。

(2) 对阿片类药物滥用行为的开始、结束及剂量难以控制。

(3) 减少或停止滥用阿片类药物时出现生理戒断症状。

(4) 耐受性增加,必须使用较高剂量药物才能获得原来较低剂量的感受。

(5) 因滥用阿片类药物而逐渐丧失原有的兴趣爱好,并影响到家庭和社会关系。

(6) 不顾身体损害及社会危害,固执地滥用阿片类药物。

患者在以往 12 个月内发生或存在 3 项以上情况即可诊断为阿片类药物依赖。

除参照以上诊断标准外,诊断时还应注意以下几点:

(1)末次使用阿片类药物 72 h 内的尿毒品检测结果。

(2)病史、滥用药物史及有无与之相关的躯体并发症如病毒性肝炎、结核等,还应注意有无精神障碍、人格障碍等心理社会功能的损害。

(3)患者的一般情况、生命体征、意识状况、注射痕迹、皮肤瘢痕和感染等。

(4)性病、艾滋病和病毒性肝炎等传染病的检测结果。

(二)《阿片类物质使用相关障碍诊断治疗指导原则》中的诊断标准

1. 阿片类药物依赖综合征诊断

(1)使用时间:反复的、强制性、非医疗目的使用阿片类物质至少 12 个月。

(2)临床表现:①对使用阿片类物质的渴望;②耐受性增加;③试图减量或停用时出现戒断反应;④对阿片物质使用行为失控,难以控制使用成瘾物质的数量、速度、频率及使用时间;⑤花费大量时间来获得或者使用阿片物质,不能成功地减少使用或停止使用,难以控制使用阿片物质的心理渴求等。可继发或伴有身体损害如传染病和感染性疾病、精神障碍等。患者的家庭和社会功能受损,并常出现违法犯罪行为。

(3)体格检查:多有营养不良,浅表静脉有注射痕迹甚至呈现条索状改变,有皮肤感染体征,以及合并其他躯体疾病的相应体征。减量或者停用后可出现阿片戒断症状体征。

(4)精神检查:意识清楚,接触一般较差,态度多冷漠,情绪敌对或不稳定,一般无幻觉妄想等精神病性症状。日常作息时间昼夜颠倒,常常合并睡眠障碍。渴求发作时索药行为明显,甚至夸大或伪装某种躯体不适。

(5)辅助检查:吗啡检测阳性。实验室检查可见贫血、白细胞计数升高或下降,肝功能异常,病毒性肝炎、梅毒、艾滋病等传染病检测阳性。心电图检查可见异常,胸部影像学检查可发现肺部感染征象。通过抑郁或者焦虑量表测评可发现抑郁或焦虑症状(综合征)。

2. 阿片类药物戒断状态诊断

(1)病史:反复、长期和/或大剂量使用阿片物质,停止或减少用量时出现急性戒断症状。戒断状态常常是依赖综合征的指征之一。

(2)临床表现:出现与所使用阿片类物质的种类和剂量有关的戒断症状。

(3)体格检查:意识清楚,一般呈卷曲姿势。可有血压升高、脉搏加快、体温升高、立毛肌收缩、瞳孔扩大、流泪、流涕、震颤、腹泻、呕吐、失眠等。男性可有自发遗精,女性出现性兴奋等。

(4)精神检查:烦躁不安,态度不合作,甚至敌对。焦虑明显,一般无幻觉妄想等精神病性症状,严重时行为冲动激越,索药行为突出。

(5)辅助检查:吗啡生物学检测阳性。焦虑和抑郁量表评分较高,渴求指数较高。实验室检查可见贫血、电解质紊乱等。

二、治疗

根据国家卫生和计划生育委员会 2017 年修订的《阿片类物质使用相关障碍诊断治疗指导原则》，阿片类物质使用相关障碍是一种可以治疗，但是难以治愈的慢性、复杂性的大脑疾病，其治疗是一个长期的过程。目前，对阿片类药物依赖的治疗推荐采用医学、心理、社会等综合措施，包括停止滥用药物、针对戒断症状给予脱毒治疗、针对心理依赖及其他躯体、心理、社会功能损害进行康复和防复吸治疗，最终实现吸毒人员的康复和回归社会。

在治疗过程中，应根据滥用药物的种类、剂量、时间、途径、既往戒毒治疗情况等首先确定药物依赖的严重程度，并结合吸毒人员的个体情况选择戒毒药物和治疗方法。症状轻者可不使用戒毒药物，仅需对症处理。需要注意的是，阿片类药物依赖常伴有多药滥用现象，危害严重。

(一)脱毒治疗

脱毒治疗是指通过治疗减轻突然停药导致的躯体戒断症状。鉴于吸毒人员的特殊性，阿片类药物依赖的脱毒治疗应在管理严格的封闭环境中进行。脱毒治疗可分为替代治疗与非替代治疗，两者可以结合使用。对于戒断症状较轻、合作较好的吸毒人员，可单独使用非替代治疗。

1. 替代治疗 替代治疗是指利用与阿片类药物有相似药理作用的其他药物替代原使用药物，在一定的时间内逐渐减少并停止使用替代药物，以减轻戒断症状的严重程度。替代治疗主要包括美沙酮替代治疗和盐酸丁丙诺啡舌下含片替代治疗。需要注意的是替代治疗药物本身也能产生依赖性，因此应在严格管理的戒毒医疗机构中进行，而且治疗原则是逐日递减、先快后慢、只减不加、停药坚决。在用药中和停药后对症处理各种症状，一旦发现过量中毒应立即停药，密切观察吸毒人员的意识、瞳孔和呼吸状况。若出现阿片类中毒三联征(呼吸抑制、昏迷和针尖样瞳孔)应立即抢救。

2. 非替代治疗 非替代治疗可应用中枢 α_2 受体激动剂，如可乐定和洛非西定，来减轻阿片类药物依赖的戒断症状，其控制戒断症状的作用比美沙酮和盐酸丁丙诺啡弱。非替代治疗适用于轻中度阿片类药物依赖的吸毒人员，也可在替代治疗结束后使用，用于控制稽延性戒断症状。具体用法和剂量根据吸毒人员年龄、体重、健康状况、药物滥用史、戒断症状的程度来调整。需要注意，这些药物长期使用后突然停药可出现反跳性血压升高、头痛、恶心、唾液增多、手指颤动等症状，故药物使用时间不应超过 2 周。

(二)纳曲酮防复吸治疗

该疗法适用于已解除阿片类药物依赖的康复期辅助治疗，以防止或减少复吸。阿片类药物依赖者应停止使用阿片类药物 7～10 d 以上，如使用美沙酮则停药时间应延长至 2 周以上开始治疗，且从小剂量开始治疗，服药时间一般为 3～6 个月。注意少数吸毒人员服药后也会出现不良反应，纳曲酮的不良反应与脱毒后稽延性戒断症状相似，应加以鉴别。

（三）心理行为治疗

心理行为治疗主要针对患者的心理依赖及其他心理行为问题，主要目的是预防复吸。心理行为治疗包括动机强化治疗、认知疗法、预防复吸治疗、行为治疗、集体治疗和家庭治疗。

（四）手术治疗

对于反复保守治疗无效（病史 3 年以上，接受至少 3 次系统的非手术治疗无效而多次复吸）的患者，可以采用手术治疗。手术治疗是在多次反复保守治疗无效的前提下采用的综合防复吸模式中的一种重要方法，应用立体定向技术直接干预脑内参与药物成瘾机制的关键核团，调节成瘾相关环路的功能状态，削弱患者对毒品的精神依赖，防止戒断后复吸，从而戒除毒瘾。

（五）中药脱毒治疗

目前经国家食品药品监督管理总局批准的戒毒中药有近 10 种，包括福康片、济泰片、益安回生口服液、灵益胶囊等，适用于轻、中度药物依赖的吸毒人员，对重度依赖的吸毒人员单纯使用中药疗效尚不够理想，需要与其他药物联合使用。值得注意的是，部分已经获得批准文号的产品可能已经停产，而市场上仍在应用的产品包括济泰片等。

（六）针灸治疗

参照全国中医药行业高等教育规划教材《针灸学》。针灸戒毒治疗要根据全身兼症进行辨证。主症包括：神疲呵欠，流泪流涕，汗出寒战，打喷嚏，恶心、呕吐，厌食、腹痛、腹泻，肌肉抽搐，软弱无力，失眠心悸，烦躁易怒或精神抑郁，甚至打人毁物。辨兼症包括：兼性情暴躁、烦扰不安、舌红、苔黄、脉弦数者，为肝风扰动；兼精神恍惚、头晕、心悸、舌红、苔白、脉弦细者，为心肾不交；兼精神疲乏、肢体困倦、萎靡不振、肌肉震颤、舌淡、苔白、脉沉细弱者，为脾肾两虚。

治疗包括：

1. 基本治疗　治法为安神定志、调理气血。取督脉、手厥阴、手少阴经穴为主。主穴选用百会、水沟、内关、劳宫、神门、合谷。百会、水沟均为督脉穴，内通于脑，可清利头目、醒脑开窍；内关、劳宫分别为手厥阴经的络穴、荥穴，神门为心经之原穴，三穴同用可宁心安神、清心除烦；合谷为手阳明大肠经原穴，可调气行血、镇静止痛。

另可配兼穴，如有肝风扰动，配太冲、侠溪；心肾不交，配心俞、肾俞；脾肾两虚，配脾俞、肾俞；腹痛腹泻、便秘，配天枢、上巨虚；烦躁惊厥，配中冲、涌泉；毒瘾发作初期，配太冲；肌肉抽搐，配阳陵泉；失眠，配照海、申脉；呕吐，配足三里。操作手法主要采用毫针泻法或平补平泻法。水沟刺向鼻中隔，强刺激。

2. 其他治疗

（1）耳针法：取肺、肾、内分泌、神门、皮质下、肾上腺，每次选 3～5 穴，毫针刺，强刺激，或用压丸法，两耳交替应用。

（2）电针法：参考基本治疗的取穴，用疏密波强刺激 40～60 min。

（3）拔罐法：取督脉、夹脊穴及膀胱经背俞穴，用皮肤针重叩出血后加拔罐，也可行走罐法。

第四节 | 阿片类药物成瘾的中西医结合基础研究

一、阿片类药物成瘾的实验动物模型

选择合适的动物模型,不仅对药物成瘾的机制研究意义重大,也为干预药物筛选和治疗方法探寻奠定了基础。目前,大鼠、小鼠等啮齿类动物以及恒河猴等非人灵长类动物均被用于药物成瘾基础研究。需要注意的是,药物成瘾动物模型制作并无统一标准,动物成瘾的状态受动物种类、药物剂量、给药途径、给药时程及用药时间等多种因素影响。

药物成瘾动物模型建立的方法包括主动摄取药物和被动给予药物两种。主动摄取药物主要是实验动物通过特定的自主行为操作(压杆或鼻触)获取药物以实现自身给药,此方法更模拟临床,涵盖了药物成瘾形成(包括偶然用药、规律用药和强迫用药)、戒断和消退及复吸的全过程,但是模型的稳定性较差。根据获取药物途径的不同可将自身给药模型分为静脉、口服等模型,根据给药位置不同还存在脑区自身给药模型,其中以静脉自身给药模型最为常用。

被动给药的方法包括片剂皮下植入法、腹腔注射法、静脉导管法、饮食掺食法和灌流法等。其中静脉导管法和饮食掺食法由于操作复杂性、给药剂量精确性不足等原因,目前使用较少。被动给药方法建立的药物成瘾动物模型周期短、模型稳定、重复性好,因而应用更为广泛。药物成瘾模型的构建方法可分为剂量恒定法和剂量递增法两类。剂量恒定法是指按一定时间点给予动物恒定剂量的药物,给予的药物剂量一般较低。如有研究采用每次给药 10 mg/kg,每天 2 次,给药 7 d 以上建立大鼠吗啡成瘾模型;又如,有研究采用每次给药 5 mg/kg,每天 2 次,连续 7 d 建立吗啡成瘾小鼠模型。也有研究采用逐次递增式给药方法,在短时间内诱导出较强的依赖状态。如有研究从 10 mg/kg 的剂量起始,每天 2 次,每 2 d 剂量递增一次,共给药 6 d(即第 3、4 天给药 20 mg/kg,第 5、6 天给药 40 mg/kg),从而建立小鼠吗啡依赖模型。

二、阿片类药物成瘾的行为评价

目前评价躯体依赖的常用方法有自然戒断实验(spontaneous withdrawal test)、催促戒断实验(precipitation withdrawal test)和替代实验(substitution test),评价精神依赖性的常用方法有 CPP、行为敏化、自身给药和药物辨别(drug discrimination)实验。

(一)躯体依赖评价方法

自然戒断实验是指以恒量或剂量递增的方式连续给药一段时间,动物成瘾后突然中断给药,使其产生一系列戒断症状,观察并记录动物出现的戒断症状,如动物行为的变

化、体重减轻、攻击行为等，根据其严重程度和持续时间对戒断症状进行综合评分。

催促戒断实验是指短时间内多次增加给药剂量，动物成瘾后给予拮抗剂催促戒断，以加快戒断症状的产生。催促实验戒断症状发作快、症状重且典型，持续时间短。

替代实验是给予动物一定量的标准药（如吗啡）使之产生生理依赖性后，停用标准药，替之以受试药物，观察动物是否出现戒断症状及其发作程度，用以判断受试药是否有类似标准药的依赖性潜力。如果受试药物替用后动物不出现戒断症状，表明这两类药物产生类似的生理依赖性。这种实验亦称交叉生理依赖性实验（cross physical dependence test）。

（二）精神依赖评价方法

1. 条件性位置偏好（CPP）实验　　CPP 实验是评价药物精神依赖的经典动物模型之一。其基本原理为巴甫洛夫的条件反射学说，通过将具有奖赏效应的药物与特定环境建立联系，使特定环境本身具有奖赏效应。经过反复练习后，非奖赏性的条件刺激能够获得奖赏效应。通过观察动物在不给药的情况下对相应环境的偏好程度，可以测定药物是否具有奖赏效应。CPP 实验操作简单、动物无需手术，而且是在无药状态下测试，从而可以排除药物自身药理作用的影响，可有效地反映动物对成瘾药物的渴求程度，因此广泛应用于药物精神依赖性的预测评价及成瘾机制研究。

常用的 CPP 实验设备可为两箱或三箱（图 11-1A），每个箱体设置的环境（如箱体颜色、底板材质等）有着显著差异，使动物对不同的环境线索与给予的实验处理即非条件刺激进行匹配。实验一般分为前测（实验动物在各箱自由活动 10~15 min，记录在各箱的停留时间）、训练（将实验动物注射药物后放置在伴药箱 20~40 min，同天间隔 4~8 h 或者第 2 天的同一时间进行对照实验）。经过如此多天训练后进行测试，实验动物在各箱自由活动 10~15 min，记录在各箱的停留时间。如果测试阶段实验动物在给药箱内停留的时间较长，表示它对该箱有偏好，说明受试药物有奖赏作用，动物对其有精神依赖性，反之则认为受试药物有厌恶性。

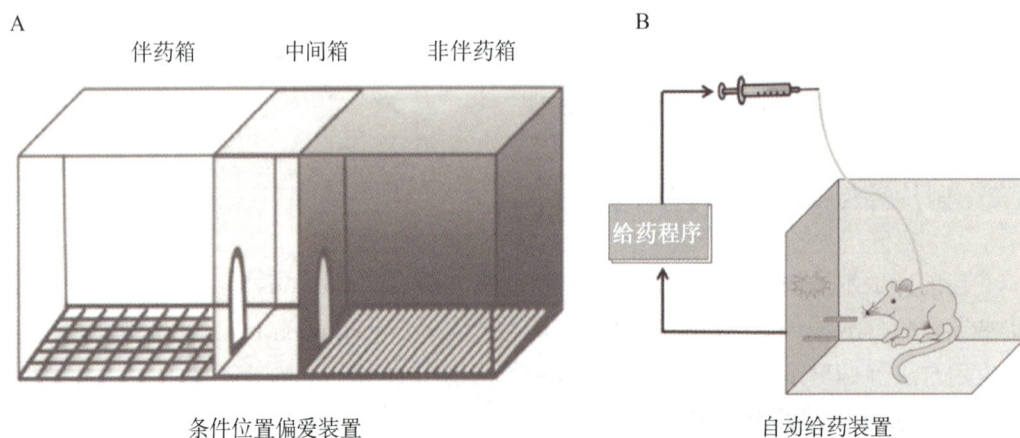

图 11-1　条件性位置偏好装置和自身给药实验装置示意图

2. 行为敏化实验 行为敏化是指反复、间断地给予实验动物成瘾性物质后,其自主活动性和刻板行为进行性增强的行为,与成瘾的复吸和渴求紧密相关,可用来评价药物致行为敏化的潜力和干预作用,并对其神经生物学机制进行研究。行为敏化实验记录指标一般为自发活动距离,同时可观察其刻板行为、行动轨迹等。

3. 自身给药实验 自身给药实验是动物模拟人的受药行为,通过压杆的操作式运动方式来获得药物,反映药物的强化效应,是评价药物精神依赖性的经典方法。自身给药实验的原理基于斯金纳的操作式条件反射,动物完成一定操作后,可通过设定的给药程序获得药物奖赏。具体来说,在实验动物自身给药实验中,通常在信号灯亮时,训练动物踏板(压杆),接着给予药物注射,动物就会把本无强化作用的灯光和踏板与得到药物强化联系起来,一旦形成稳定的条件反射,动物就会在信号灯亮时主动踏板,以求得到药物(图 11 - 1B)。

三、阿片类药物成瘾中西医结合治疗的基础研究

清代鸦片战争时期,鸦片烟毒成为当时社会的严重问题,中医药学就开始了戒毒斗争。中医在近两百多年的医疗实践中积累了丰富的戒除阿片成瘾的临床治疗经验,形成了一套独特的指导理论、治疗原则和行之有效的众多方药。1973 年,针刺疗法被偶然发现可以缓解阿片成瘾者的戒断症状,并引起国际关注,随后出现了不同的针刺治疗药物成瘾方案。药物成瘾也成为世界卫生组织(WHO)列出的适用于针刺治疗的 62 种医学问题之一。针灸等非传统药物疗法运用于成瘾治疗也日趋广泛,其重视整体观和脱毒后全身气血的调补,可对患者进行全面的调理,帮助其功能恢复。除了临床明确疗效,相关领域学者也开展了基础研究,并初步阐释了这些治疗方法的现代科学依据。

(一) 针刺治疗阿片类药物成瘾的机制研究

针刺治疗药物成瘾从 1993 年的偶然发现到国内外研究者的认可和参与,大致可以分为 3 个主要阶段(图 11 - 2)。有研究系统分析了 1970—2011 年间以中英文发表的随机临床试验数据,并得出结论,大多数研究认为针灸是治疗阿片类药物成瘾的一种有效策略。动物实验也证实,针刺可显著缓解药物成瘾动物的戒断症状、抑制 CPP 形成和点燃、抗焦虑,并具有改善学习记忆等作用。

目前,不同刺激位点(躯体穴位或耳穴)、不同刺激方式(单纯插针、插针加捻转、电针、经皮穴位电刺激)、不同电刺激参数(频率、波宽及强度)对于阿片成瘾的作用和机制均有探讨。在穴位选择上,针刺缓解阿片类药物成瘾以神门和三阴交最多,其次为内关、足三里、肾俞、大椎、百会和四神聪。在刺激方式上,有单纯手法行针刺激、电针刺激或电针结合手法行针刺激。电针刺激常以低频(2 Hz)和高频(100 Hz)为主,或用疏密波(2/100 Hz),电流多为 1~3 mA 递增施加,也有研究采用 0.5 mA。此外,研究表明,不同频率的电针刺激,也存在不同的特异性:对于阿片类药物成瘾的身体依赖的效果高频电针优于低频;对于缓解精神依赖,低频电针则优于高频;而应用高频与低频交替的疏密波,对于身体依赖和精神依赖均有治疗作用。

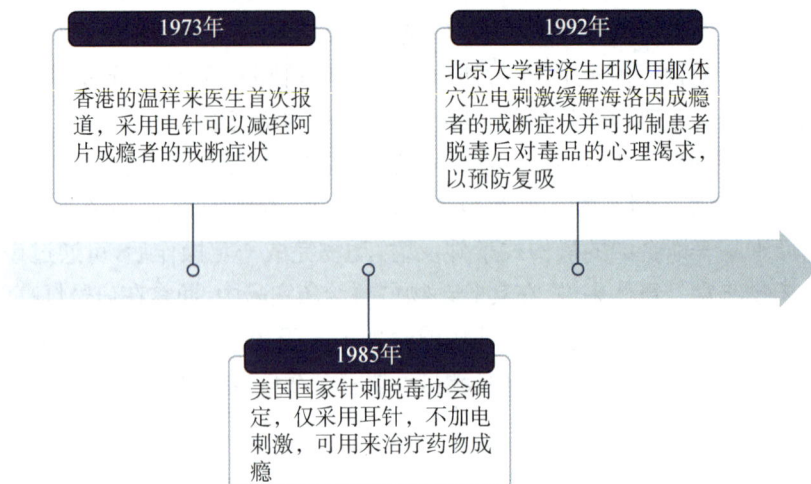

1973年
香港的温祥来医生首次报道，采用电针可以减轻阿片成瘾者的戒断症状

1992年
北京大学韩济生团队用躯体穴位电刺激缓解海洛因成瘾者的戒断症状并可抑制患者脱毒后对毒品的心理渴求，以预防复吸

1985年
美国国家针刺脱毒协会确定，仅采用耳针，不加电刺激，可用来治疗药物成瘾

图 11-2　针刺治疗药物成瘾的 3 个发展阶段

目前针刺治疗药物成瘾的具体机制主要包括以下几个方面(图 11-3)。

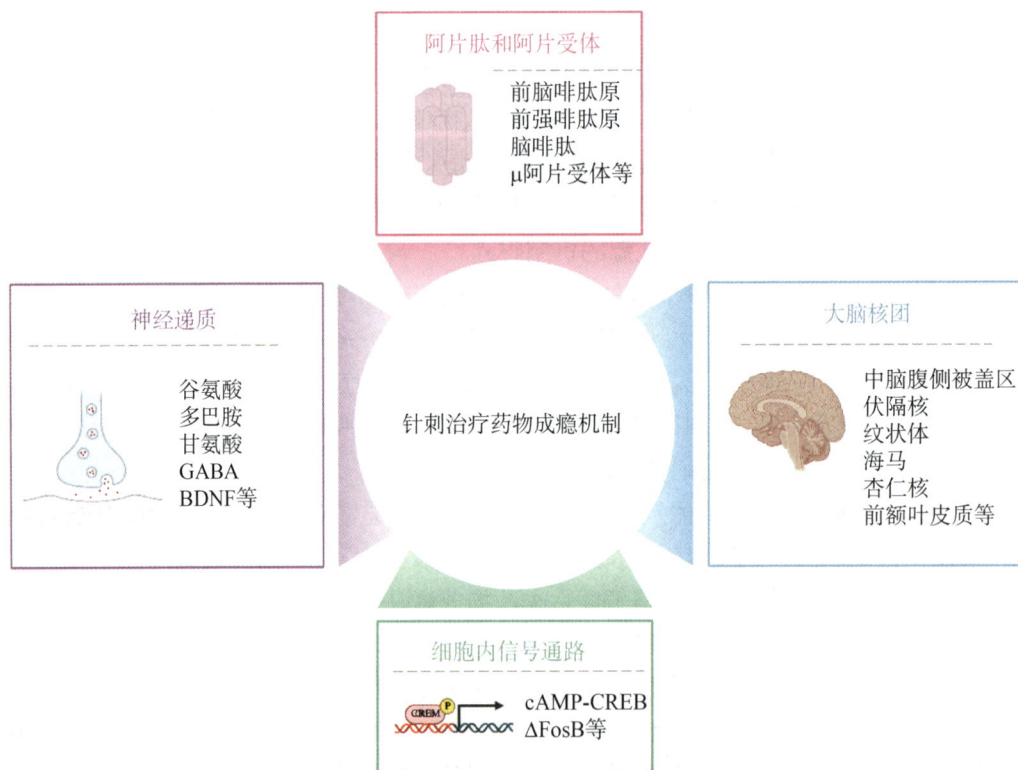

阿片肽和阿片受体
前脑啡肽原
前强啡肽原
脑啡肽
μ阿片受体等

神经递质
谷氨酸
多巴胺
甘氨酸
GABA
BDNF等

针刺治疗药物成瘾机制

大脑核团
中脑腹侧被盖区
伏隔核
纹状体
海马
杏仁核
前额叶皮质等

细胞内信号通路
cAMP-CREB
ΔFosB等

图 11-3　针刺治疗阿片类药物成瘾的机制

1. **调节阿片肽释放和阿片受体的表达**　研究报道,长期服用阿片类药物可以导致机体的内源性阿片肽水平降低,而针刺可以调节内源性阿片肽的释放,并上调阿片受体的水平。实验表明,2 Hz 和 100 Hz 电针可分别引起吗啡成瘾大鼠 NAc 内前脑啡肽原 (PPE)和前强啡肽原(PPD)mRNA 表达水平升高。电针足三里可以明显增加吗啡戒断大鼠海马和下丘脑 μ 受体 mRNA 的表达,这可能是电针改善大鼠吗啡戒断症状的作用机制之一。此外,低频电针可以通过促进脊髓以上中枢内源性阿片肽的释放,作用于相应的阿片受体,尤其是 μ 受体,显著阻断小剂量吗啡或足底电击诱发的大鼠 CPP 的重建。此外,戒断大鼠蓝斑核甲硫氨酸脑啡肽(methionine-enkephalin, M - EnK)表达显著减低,而针刺神门穴可以显著减轻吗啡戒断症状,并提高大鼠脑内 M - Enk 的表达,提示针刺可以促进 M - Enk 表达来改善吗啡戒断症状。

研究还表明,2 Hz 电针可以抑制大鼠吗啡 CPP 表达,而 100 Hz 并无效果。而多次给予 2 Hz 与 100 Hz 电针处理,均能显著抑制吗啡 CPP 的表达,但其受体机制不同,2 Hz 电针主要通过 δ/κ 阿片受体抑制吗啡 CPP 的表达。而 100 Hz 电针抑制吗啡戒断症状的效应可被 κ 受体拮抗剂或强啡肽抗体翻转,提示 100 Hz 电针通过强啡肽及 κ 阿片系统抑制大鼠吗啡戒断症状。

2. **调节神经递质的释放**　针刺可通过调节神经递质与相应受体的结合来调控脑内奖赏系统,进而治疗药物成瘾。针刺双侧神门穴可显著抑制吗啡所致的行为敏化和自身给药行为,同时减少 NAc 内 DA 的异常释放。这一抑制作用能被 $GABA_A$ 和 $GABA_B$ 受体拮抗剂所阻滞,提示针刺可能通过激活 GABA 受体发挥抑制成瘾的作用。研究还发现,吗啡戒断大鼠蓝斑核的甘氨酸和 GABA 含量降低,谷氨酸含量增高,而针刺治疗可以恢复其表达水平,且这一调节与针刺对吗啡戒断大鼠的抗焦虑效应有关。此外,NE、内啡肽等神经递质也参与针刺治疗药物成瘾的作用。

还有研究表明,吗啡成瘾后 DA 投射通路中的 DA 受体发生了一定程度的适应性改变,电针治疗则可以双向调节 VTA 和 NAc 脑区 DA 受体的异常表达,使之趋于正常。此外,100 Hz 电针在抑制吗啡戒断症状的同时,可促进慢性吗啡处理引起的 VTA 脑区 DA 能神经元损伤的恢复,并上调脑源性神经营养因子(BDNF)的水平。

3. **调节细胞内信号通路**　研究表明,电针可以调节吗啡戒断大鼠 cAMP、环磷酸鸟苷(cGMP)趋向正常水平,还可下调戒断大鼠中央杏仁核中 CREB 的 mRNA 表达、下调 VTA 和 NAc 神经元 CREB 核转录因子蛋白表达,并抑制 CREB 磷酸化和钙调蛋白依赖性激酶(calmodulin-dependent protein kinase II, CAMK II)亚基 mRNA 表达。连续针刺吗啡成瘾模型大鼠双侧神门穴,可减弱吗啡介导的行为敏化,并抑制 NAc 和纹状体内 ΔFosB 表达。

4. **影响神经元超微结构**　有研究运用透射电子显微镜比较了电针治疗组和非治疗组 VTA 神经细胞超微结构的不同变化,结果发现,2 Hz 和 100 Hz 电针均能对吗啡处理大鼠的 VTA 神经元细胞起到保护作用。慢性吗啡处理可使 VTA 神经元细胞发生形态上的改变,如粗面内质网断裂、多核糖体脱核;线粒体的片状嵴断裂,原本连续的线粒体膜解体;细胞核核膜缺损,核内染色质分布不均;髓鞘出现空腔,嵴层断裂。经电针治疗后,粗面内质网保存了更高的完整性,多核糖体脱核现象减少、线粒体膜连续、细胞核保持正常形态,髓鞘则恢复了紧密排列状态。

5. 调节脑区神经元活动 研究表明,针刺可以调节多脑区活动进而对抗阿片类药物依赖。电针可抑制大鼠戒断症状,并降低导水管周围灰质区、下丘脑室旁核、海马CA1 区和 CA3 区、齿状回和下丘脑外侧区的 c - Fos 表达,而增加杏仁基底外侧核、杏仁中央核和 NAc 的 c - Fos 表达。有研究者使用多通道神经元放电同步记录系统观察针刺作用于吗啡戒断大鼠 mPFC 神经元放电活动,结果发现电针可以显著缓解吗啡戒断大鼠 mPFC 神经元放电频率的增加,提示针刺改善大鼠吗啡戒断后奖赏改变可能涉及mPFC 神经元放电活动。进一步的研究显示,电针显著抑制吗啡成瘾大鼠腹内侧前额叶皮质 Fos 阳性细胞数、VGLUT2 阳性细胞数、Fos/VGLUT2 双标记阳性细胞增多,提示电针抑制吗啡 CPP 可能与抑制腹内侧前额叶皮质谷氨酸能神经元的激活有关。

(二) 中药治疗阿片类药物成瘾的基础研究

中药治疗阿片成瘾虽疗效较为明确,但是由于临床阿片类成瘾的证型分型较多,而中药成分又较为复杂,机制研究比较困难。目前中药复方和单体的机制研究均有探讨,简单介绍如下。

1. 中药复方的作用机制研究 临床上可用于阿片成瘾治疗的中药复方和剂型种类繁多,以下仅以两种常见方剂的研究为例,进行简要介绍。

济泰片是清代名医杨际泰在道光、同治年间独创的戒断鸦片毒瘾秘方,由延胡索(制)、丹参、当归、川芎、桃仁(炒)、红花、珍珠粉、附子(制)、肉桂、人参、干姜、木香、豆蔻、沉香、洋金花组成。其中,延胡索(制)、丹参、当归、桃仁(炒)、川芎、红花可活血行气、止痛祛瘀,附子(制)、肉桂、豆蔻、干姜、人参可健脾补气、温阳散寒,辅以木香和沉香行气,珍珠粉清心安神。济泰片于 1999 年获得国家食品药品监督管理总局批准上市,并被列入公安部戒毒药品目录,可用于吸食或注射海洛因、鸦片、吗啡、哌替啶、盐酸二氢埃托啡、美沙酮等阿片类毒品成瘾者的临床脱毒治疗,对大麻、冰毒、可卡因、精神药品依赖者的临床脱瘾也有一定疗效。济泰片入血后,其代谢产物人参皂苷、生物碱、酚酸等均有抑制戒断症状的活性。研究发现,济泰片可显著控制吗啡依赖动物(包括吗啡依赖催促戒断、自然戒断大鼠模型和吗啡依赖性自然戒断猴子模型)的戒断症状,而且没有生理依赖性。还有研究发现,济泰片连续灌胃给药可以抑制吗啡诱导的小鼠 CPP 重建,表明其可抑制吗啡诱导小鼠 CPP 复吸行为。机制研究表明,济泰片可以抑制吗啡依赖所导致的小鼠胸腺、脾脏质量下降,以及小鼠单核巨噬细胞吞噬功能的下降,显著增强慢性吗啡所诱发的小鼠体液免疫和细胞免疫功能抑制。

复方冬元膏由中药黄芪、冬虫夏草、黄连、元胡、钩藤等组成。根据中医辨证原则,复方冬元膏集扶正固本、镇痉止痛、解毒祛瘾于一体。黄芪益气升提,冬虫夏草补虚益精,可以固摄气血以支持机体并对抗突然撤毒的依赖性;黄连清热泻火解毒,清心除烦,可以缓解因毒热熏蒸导致的津液亏耗;元胡、钩藤等可解痉止痛,从而对抗全身疼痛、紧张、焦虑等。动物实验研究发现,复方冬元膏能剂量依赖性抑制阿片成瘾大鼠的戒断症状及成瘾小鼠的跳跃反应,并能促进动物体重的恢复,其作用可能与对神经系统递质紊乱的调节和恢复有关。

2. 单味药及中药单体的作用机制研究 单味药是组成中药复方的基本组成单位，中药单体是单味中药中的活性成分，具有多种药用特性。单味药活性成分复杂，作用靶点较多，而中药单体的化学成分单一，成分明确，靶点相对单一。人参、钩藤、灵芝、洋金花、延胡索、黄芪、生姜等的有效组分是治疗阿片类成瘾的常用药物。现简要介绍一些常见的抗阿片成瘾的中药及单体的研究情况。

(1) 延胡索：延胡索是罂粟科紫堇属多年生草本植物，又称元胡、玄胡、玄胡索等，具有辛散温通、活血化瘀、行气止痛的功效。延胡索的主要有效成分是延胡索乙素，以四氢帕马汀(dl-tetrahydropalmatine, dl-THP)量最高，具有镇痛、镇静和安神的作用。延胡索在戒毒方面也应用广泛，疗效显著。实验研究表明，延胡索及其主要有效成分 dl-THP 本身不产生 CPP 效应，但可抑制阿片类等成瘾药物所致 CPP 效应的建立，且可抑制复吸、加速 CPP 效应的消退，不仅改善躯体依赖，还显著改善精神依赖。就机制而言，dl-THP 是 DA 受体 D2 阻滞剂，可通过作用于 DA 受体，促进脑内 DA 能系统功能与异常的神经元、突触恢复正常，进而影响 β-内啡肽释放或者影响 μ 受体。此外，研究显示，延胡索和 dl-THP 可以逆转 VTA-NAc-PFC 奖赏环路各脑区以及纹状体中升高的谷氨酸、DA 等神经递质的量，下调 DA 转运体、D2 受体和 NR2B 受体的表达，进而加速吗啡 CPP 效应消退，缓解吗啡所致精神依赖。dl-THP 还被报道可以抑制阿片类药物长期给予所导致的星形胶质细胞标志物胶质纤维酸性蛋白(glial fibrillary, acidic protein, GFAP)的表达增加。

(2) 人参皂苷：人参皂苷是抗阿片类药物依赖的主要活性成分，不仅能缓解吗啡导致的身体依赖，还可减弱其精神依赖。人参皂苷本身并不引起 CPP，但是 Rd、Rb2、Rg1 和拟人参皂苷 RT5、F11 对吗啡引起的 CPP 的形成有明显抑制作用。机制研究发现，人参皂苷可抑制吗啡与阿片受体结合、调控 G 蛋白的激活及 cAMP 含量的变化。此外，人参皂苷还可以调控 cAMP 通路，进而调节谷氨酸系统来拮抗吗啡诱发的精神依赖。

(3) 青风藤：青风藤是防己科植物青藤或毛青藤的干燥藤茎，具有祛风通络、镇痛镇静等功效。青风藤也常被用于中药戒毒复方中，并取得了较好的临床和实验效果，其作用的物质基础是青藤碱。研究报道，青风藤醇提液和青藤碱均能明显抑制吗啡依赖小鼠的纳洛酮催促戒断症状，并降低吗啡依赖大鼠戒断后骤增的单胺类神经递质，抑制纳洛酮催促戒断引起的吗啡依赖神经细胞内 Ca^{2+} 浓度降低。青风藤还可显著改善吗啡成瘾小鼠分辨学习与记忆保持能力，显著提高海马 CA1 区神经元细胞数，改善吗啡戒断所致的小鼠海马 CA1 区神经元的损伤。

(4) 其他：绞股蓝、防风、黄芪、洋金花、灵芝、生姜、白屈菜、甘草、黄芩、酸枣仁等中药，也被用于阿片类药物成瘾的临床治疗，但是机制研究相对较少，这里不再展开。如何在中医辨证的基础上深入研究中药组分抗阿片类药物成瘾的作用机制需要进一步探讨。

此外，还有学者从组分角度进行研究，结果发现中药的生物碱组分、皂苷类组分、多糖类组分、黄酮类组分、挥发油类组分及其他活性成分在改善阿片类戒断症状和精神依赖方面均发挥重要作用。其中，延胡索、洋金花、青风藤等的生物碱类组分能改善阿片类戒断综合征;人参、黄芪、绞股蓝等的皂苷类组分具有"扶正固本"的作用,可通过调控一氧化氮通路发挥作用;杜仲、灵芝、玉郎伞中的多糖组分主要通过抑制促炎性细胞因子、增强免疫力和调节单胺类神经递质等方面发挥作用;丹参、酸枣仁、黄芩等中的黄酮类组分可在抗炎、镇静镇痛、抗氧化、免疫调节等方面起到治疗阿片成瘾的作用;苦艾蒿、麝香草、生姜中的精油组分也具有抗阿片类成瘾作用。总的来说,不同的中药组分可通过相同信号通路的不同作用靶点发挥作用,也可通过不同通路发挥作用。

(三) 中西医结合治疗阿片药物成瘾的基础研究

目前采用中西医结合治疗阿片类药物成瘾的临床研究相对较少,但已有一些研究初见成效。例如,在阿片等药物成瘾监护治疗期采用东莨菪碱和山莨菪碱进行治疗,在康复治疗阶段采用中药戒毒方进行治疗,取得了满意的治疗效果。另有研究提示,中西医结合治疗阿片类物质依赖稽延性戒断综合征的效果优于美沙酮单纯治疗。基础研究中,有研究者利用吗啡成瘾大鼠模型,比较了针刺、中药(洋金花∶甘草＝1∶5)和针药结合脱毒的效应,发现与自然戒断组相比,三种疗法均有一定的脱毒作用,但是针刺与解痉镇痛中药结合后没有产生明显的增效作用。

尽管目前中西医结合治疗阿片类药物成瘾的相关临床和基础研究还相对较少,中医和西医对于阿片类药物成瘾机制的认识以及治疗方法各有不同,但是将二者有机结合、优势互补,必将在阿片类药物成瘾治疗过程中发挥更佳作用。

（米文丽）

参考文献

［1］宋小鸽. 针灸治疗药物成瘾研究与临床应用［M］. 北京:北京科学技术出版社,2015.

［2］阿片类物质使用相关障碍诊断治疗原则［J］. 全科医学临床与教育,2018,16(1):3-8.

［3］王晖,王倩,何伟明,等. 中药戒除阿片成瘾的历史和对中医辨证用药的认识［J］. 中国药物依赖性杂志,2020,29(4):252-256.

［4］曹海杰,唐照琦,匡海学,等. 中药不同组分在治疗阿片成瘾的研究现状［J］. 中国临床药理学杂志,2022,30(10):1137-1140.

［5］李佩云,景漫毅,吴宁,等. 成瘾的行为学动物模型研究［J］. 中国药物滥用防治杂志,2021,29(4):118-124.

一、定义与分类

脑性瘫痪(cerebral palsy)简称脑瘫,是一组持续存在的中枢性运动和姿势发育障碍、活动受限综合征,由发育中的胎儿或婴幼儿脑部非进行性脑损伤所致。脑瘫运动障碍常伴有感觉、知觉、认知、交流和行为障碍以及癫痫和继发性肌肉、骨骼等问题。目前,根据临床表现,脑瘫主要分为以下 6 种类型。

(1)痉挛型(spastic):占全部病例的 $50\% \sim 60\%$,病变部位主要在锥体系,可累及全身或身体不同部位,肌张力增高以屈肌为主,牵张反射亢进为特点。痉挛型又可分为四肢瘫、双瘫和偏瘫。

(2)不随意运动型(dyskinetic):病变部位主要在锥体外系,可表现为舞蹈样动作(choreic)、手足徐动(athetoid)、肌张力障碍(dystonic)和震颤(tremor),以基底节损伤为主,一般累及全身。其特征表现为非对称性姿势,头部和四肢出现不随意运动,难以自我控制。该型肌张力可高可低,呈不稳定状态。

(3)强直型(rigid):病变部位主要在小脑,一般累及全身。肌张力增高以伸肌为主,特点为"齿轮状"或"铅管状"改变。

(4)共济失调型(ataxia):病变部位主要在锥体外系,一般累及全身。表现为因运动感觉和平衡感觉障碍造成不协调运动、步态蹒跚,伴有意向性震颤及眼球震颤、平衡障碍等。肌张力多偏低、头部活动少、分离动作差。

(5)肌张力低下型(hypotonic):病变部位不确定,可能因锥体系和锥体外系同时受累,导致瘫痪肢体松软,但腱反射存在。多为不随意运动型的早期表现。

(6)混合型(mixed):可存在多个病变部位,一般累及全身。临床多以一个类型的特点为主,同时伴有一个或多个其他类型的特征。

近年来临床上把 Worster-Drought 综合征也归入脑瘫中,是一种以先天性假性延髓

(球上)轻瘫为特征的脑瘫,表现为嘴唇、舌头和软腭的选择性肌力减低,吞咽困难、发音困难、流涎和下颌抽搐。

二、流行病学

目前脑瘫的患病率为 1.4‰～3.2‰,在我国 1～6 岁儿童中脑瘫患病率为 2.46‰。脑瘫患儿中男女比例为(1.13～1.57)∶1。由于产科技术、围产医学、新生儿医学的发展,新生儿死亡率、死胎发生率均有所下降,但脑瘫的发生率并无下降,甚至由于抢救危重新生儿技术的提高、新生儿监护病房(neonatal intensive care unit,NICU)的应用,使得过去很难生存的极低体重儿得以存活,而早产儿患脑瘫的概率显著高于足月儿。

三、临床表现

脑瘫患儿以出生后非进行性运动发育异常为特征,一般均会呈现以下四种临床症状:运动发育落后和瘫痪侧肢体主动运动减少,患儿不能完成同一年龄正常儿童应有的运动发育进程;肌张力异常,脑瘫患儿因不同的临床类型表现出肌张力增高或降低;姿势异常,受异常肌张力和原始反射延迟消失等因素影响患儿呈现出多种肢体姿势异常,影响正常的运动功能;反射异常,多种原始反射消失延迟。此外,脑瘫患儿还常出现一些伴随症状,如癫痫、智力低下、语言功能障碍、视力障碍及听力障碍等。

第二节 | 中西医对脑瘫的认识

一、中医对脑瘫病因病机的认识

中医学认为脑瘫属于"五迟""五软"范畴。五迟是指立迟、行迟、发迟、齿迟、语迟。五软,是指头项软、口软、手软、足软、肌肉软。五迟以发育迟缓为特征,五软以痿软无力为主症,两者既可以单独出现,也可同时出现。

五迟早在《诸病源候论·小儿杂病诸候》中就记载有"齿不生候""数岁不能行候""头发不生候""四五岁不能语候"。宋代《小儿药证直诀·杂病证》云:"长大不行,行则脚细;齿久不生,生则不固;发久不生,生则不黑。"记载了五迟的某些典型症状。明代《保婴撮要·语迟》认为小儿语迟与妊母受惊有关,云:"心之声为言,小儿四五岁不能言者,由妊母卒有惊动,邪乘儿心,致心气不足,故不能言也"。至清代《张氏医通·婴儿门》将古代分述的各类迟候归纳为"五迟",曰"五迟者,立迟、行迟、发迟、齿迟、语迟是也。"并指出其病因是"皆胎弱也,良由父母精血不足,肾气虚弱,不能荣养而然"。明代徐春甫的《医宗金鉴·幼科心法要诀·五迟》提出"小儿五迟之证,多因父母气血虚弱,先天有亏,致儿生下筋骨软弱,行步艰难,齿不速长,坐不能稳,皆肾气不足之故。先用加味地黄丸滋养其血,再以补中益气汤调养其气。又足少阴为肾之经,其华在发,若少阴之血气不足,即不能上荣于发,苣胜丹(当归、生地黄、白芍、菟丝子、胡粉)主之。又有惊邪乘人心气,至四五岁尚不能言者。菖蒲丸主之。"在此提出的苣胜丹和菖蒲丸用于发迟和语迟,迄今对指导临床实践仍具有一定意义。

在宋代以前多将五迟、五软并论,至明代鲁伯嗣才将迟、软明确分论。其在《婴童百问·二十六问》中提出了五软的概念:"五软者,头软、项软、手软、脚软、肌肉软是也。"明朝薛铠撰写的《保婴撮要·五软》中对五软的内容和产生的机制提出了看法,云:"五软者,头项、手、足、肉、口是也。夫头软者,脏腑骨脉皆虚,诸阴之气不足也,乃天柱骨弱,肾主骨,足少阴太阳经虚也。手、足软者,脾主四肢,乃中州之气不足,不能营养四肢,故肉少皮宽,饮食不为肌肤也。口软者,口为脾之窍,上下龈属手足阳明,阳明主胃,脾胃气虚,舌不能藏,而常舒出也。夫心主血,肝主筋,脾主肉,肺主气,肾主骨,此五者皆因禀五脏之气不足,不能滋养充达,故骨脉不强,肢体痿弱,源其要,总归于胃。盖胃水谷之海,为五脏之本,六腑之大源也。治法必先以脾胃为主,俱用补中益气汤,以滋化源。头项、手、足三软,兼服地黄丸。凡此症必须多用二药,仍令壮年乳母饮之,兼慎风寒,调饮食,多能全形。"

(一) 中医对脑瘫病因的认识

先天禀赋不足:父母精血虚损,或孕期调摄失宜。由于孕母精神、起居、饮食、用药不慎等致病因素损伤胎元之气,或高龄产妇,或堕胎不成而成胎,或早产儿其先天精气未充,髓脑未满,脏气虚弱,筋骨肌肉失养而成五迟五软。

后天调养失宜:分娩时难产、产伤、颅内出血;或胎盘早期剥离、脐带绕颈、生后护理不当,发生窒息、缺氧、中毒;或分娩期间因难产窒息,气血运行受阻,元气阴血不能充养全身脏腑、濡润经络;或温热病后因高热惊厥、昏迷造成脑髓受损;或乳食不足喂养失调,使脾胃亏损,气血虚弱,精髓不充,皆可导致生长发育障碍。

(二) 中医脑瘫病机

五迟、五软的病机,可概括为正虚和邪实两个方面。正虚是五脏不足,气血虚弱精髓不充;邪实为痰瘀阻滞心经脑络,心脑神明失主所致。

肾主骨,肝主筋,脾主四肢肌肉,人能站立行走,需要筋骨肌肉协调运动。若肝肾脾不足,则筋骨肌肉失养,可现立迟、行迟;头项软而无力,不能抬举;手软无力而下垂,不能握举;足软无力,难于行走。齿为骨之余,若肾精不足,可见牙齿迟出:发为血之余、肾之苗,若肾气不充,血虚失养,可见发迟或发稀而枯。心主血脉,开窍于舌,言为心声,脑为髓海,语言是智慧的一种表现,若心气不足,肾精不充,脑髓不足,则语言迟缓、智力不聪。脾开窍于口,又主肌肉,若脾气不足,则可见口软乏力吮乳,咀嚼困难,肌肉软弱,松弛无力。五迟、五软若因产伤、外伤因素损伤脑髓,瘀阻脑络,或热病后痰火上扰,痰浊阻滞,蒙蔽清窍,使窍道不通,心脑神明失主,肢体活动失灵。若痰浊瘀血阻滞心经脑络,也可使元神无主,心窍昏塞,神明失聪,表现为智力低下、脑瘫(图 12-1)。

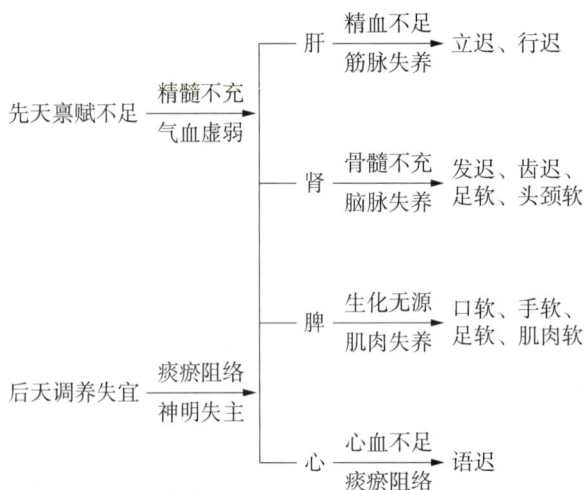

图 12-1 脑瘫中医病因病机示意图

二、西医对脑瘫病理机制的认识

(一) 病因学

脑瘫的危险因素可以分为:胎儿期(产前)因素、出生时(产时)因素、新生儿期因素和未知因素四类。

胎儿期因素包括胎儿期前的遗传因素和胎儿期的胎盘因素、母亲因素和胎儿因素等。多数脑瘫病例为非遗传因素所致,但是某些类型的脑瘫有遗传倾向。非痉挛性脑瘫约占脑瘫的 15% 且具有遗传倾向的可能性比较大。1/3 的共济失调型脑瘫可能是常染色体隐性遗传,尤其是对伴有智力障碍者。痉挛性双瘫和四肢瘫患儿的家族成员有 10% 的再发危险,症状对称者危险性更大并且大多数是常染色体隐性遗传。宫内感染是引发脑瘫的高危因素之一,各种病原体包括细菌、病毒、原虫、支原体及真菌均可通过不同途径感染宫内胎儿。风疹病毒、巨细胞病毒和弓形虫等感染能够导致中枢神经系统损伤引起脑瘫。此外,高龄孕妇、孕妇患有慢性疾病、妊娠高血压综合征、孕妇暴露于有害环境等因素均是导致胎儿罹患脑瘫的危险因素。还有一部分脑瘫病例的危险因素归因于胎儿胎盘因素如胎儿脑畸形、多胎妊娠、胎儿宫内发育迟缓等。

出生时危险因素主要包括窒息缺氧和机械损伤两大类。胎儿窘迫、胎儿心率缓慢、产程延长、难产、脐带绕颈、羊水胎粪污染、颅内出血或酸中毒,均可导致胎儿或新生儿血氧浓度降低进而引发窒息,重度窒息或缺氧时间较长可引发多脏器损害,尤以脑、肾、心、肺为多见。对于未成熟儿,痉挛性脑瘫与导致脑室旁白质软化的缺氧缺血有非常密切的关联。新生儿在出生时由于不恰当的助产可引起不同程度的机械损伤。这些机械损伤包括软组织损伤、出血、神经损伤、脊髓损伤、内脏损伤等。新生儿颅内出血可使脑瘫发生的危险性增加 60 倍。

新生儿时期的因素主要包括早产儿和低出生体重儿合并症、新生儿脑病、中枢神经系统感染、脑外伤等因素。

(二) 发病机制

导致脑瘫的因素涉及产前至出生后多个环节，不同的致病因素导致脑瘫的机制也有所不同。目前对于围生期的缺氧缺血、新生儿黄疸、早产等因素导致脑瘫的机制有了较深入的认识。

宫内窒息和新生儿窒息是围生期脑损伤的主要原因，均可导致脑缺氧缺血并引发脑水肿、脑组织的坏死和颅内出血等病变。妊娠后期至出生后 6 个月是神经系统发育最活跃的阶段，此时期脑组织的代谢最旺盛，其耗氧量可占全身耗氧量的一半，并依赖葡萄糖维持脑内的代谢发育，脑内缺血缺氧使得脑的能量供应严重障碍，此时脑内的能量来源依赖糖酵解，相比较于葡萄糖的有氧代谢，糖酵解产生 ATP 效率低，ATP 生成不足和缺乏导致细胞膜上的离子泵功能障碍，细胞内外的离子浓度紊乱，同时大量的丙酮酸被还原成乳酸会影响细胞的 pH，导致酸中毒，最终引起脑细胞的水肿甚至坏死。另一方面当缺氧缺血时，脑血管的自动调节功能会丧失，脑小动脉对灌注压和 CO_2 浓度反应能力下降，可使脑血流灌注过多，脑水肿加重，颅压升高甚至导致脑实质出血。其次，在脑缺氧缺血损伤后恢复血流供应或侧支循环建立后还会发生再灌注损伤，使得兴奋性氨基酸的堆积产生兴奋毒性，并产生大量的氧自由基和钙离子平衡的紊乱。在缺氧缺血和再灌注损伤过程中还会产生大量的体液因子和炎症因子如 β-内啡肽、血管升压素、血小板活化因子、IL-1β、IL-2、IL-6、IL-8、TNF-α 等，加重脑细胞的损伤。

早产、感染、缺氧、酸中毒等因素引发新生儿高胆红素血症甚至胆红素脑病使得患儿神经细胞发生中毒性病变。患儿的整个神经系统均会有胆红素的浸润，但不同的部位轻重不一。最明显处是基底核，其次是海马沟、视丘、苍白核、壳核、顶核、尾状核、小脑小叶和脊髓前角。病变部位的选择可能与神经细胞的成熟程度有关。代谢活动最旺盛的神经细胞受累最严重，胆红素进入细胞后主要影响线粒体的功能活动，导致能量产生受影响。

(三) 脑瘫的病理改变

脑瘫是由多种病因导致的，其病理改变与病因密切相关，并且随着病程的不同病理改变也有所变化。各种先天性原因所导致的脑部发育障碍多见脑内弥漫性病变，有不同程度的脑萎缩、脑室扩大、神经细胞减少、胶质细胞增生等改变。早产儿脑缺血缺氧时可引起室管膜下出血、脑室白质软化，甚至液化形成多个小软化灶，严重者软化区扩大可形成空洞成为脑穿通畸形(或者孔脑症)。足月儿脑缺血缺氧可引起栓塞样改变，脑坏死多见于皮质深层或白质内，逐渐形成瘢痕性脑回也可以软化形成囊性变。脑瘫的病理改变还可以观察到髓鞘发育不良、内囊部的神经纤维受累等病变。临床通过磁共振检查(MRI)可以观察到脑瘫患儿脑部的病理变化情况(图 12-2)。

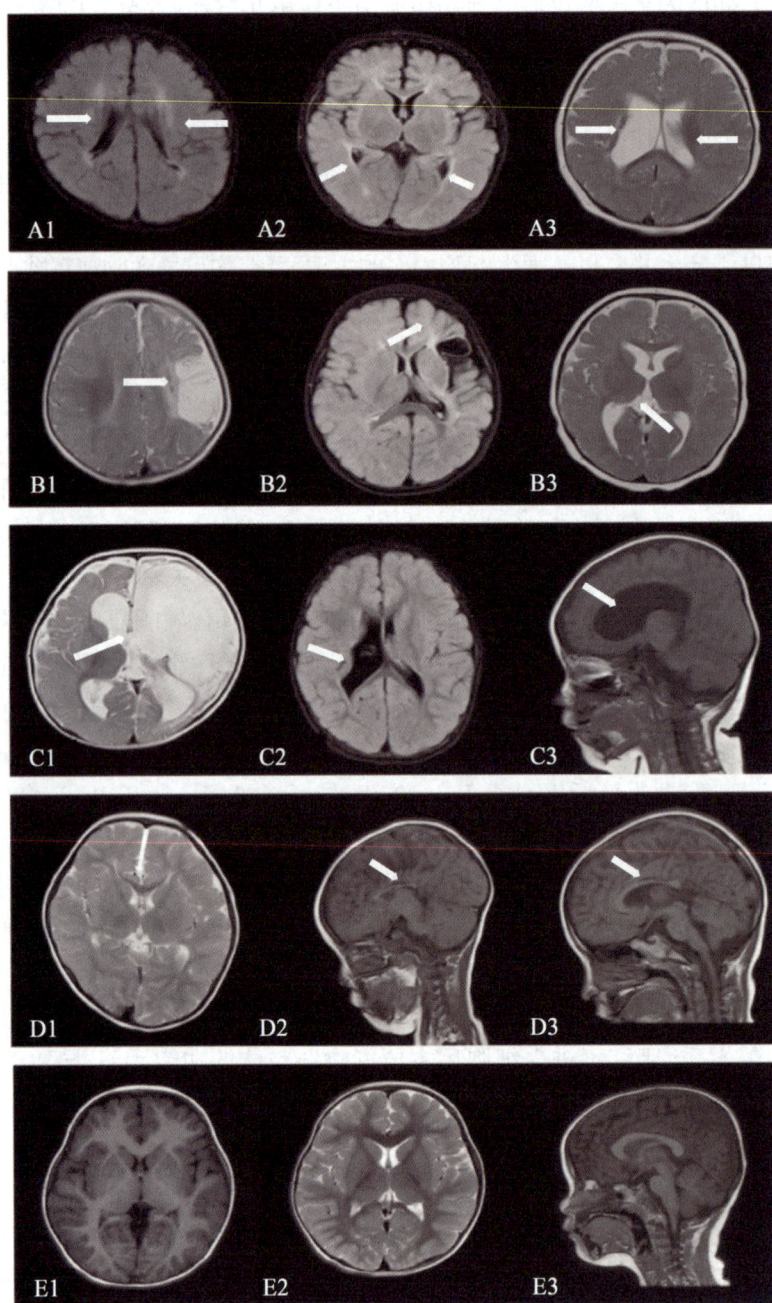

图 12‑2 脑瘫患儿的 MRI 表现

A1～A2(横断位):双侧脑室略形态欠规则,双侧脑室旁可见不规则片状 T_1、T_2 高信号;A3(横断位):双侧脑室扩大,双侧脑室旁可见斑片状 T2 信号;B1(横断位):左侧额颞顶叶萎缩伴皮质下软化灶形成;B2(横断位):左侧基底节体积减小;B3(横断位):左侧丘脑体积减小;C1(横断位):左侧局部脑穿通畸形伴幕上脑积水;C2(横断位):右侧脑室体部旁脑穿通畸形并周围少许胶质增生;C3(矢状位):幕上脑积水;D1(横断位):胼胝体变薄;D2(矢状位):胼胝体明显变薄变短;D3(矢状位):胼胝体明显变短;E1～E3(T_1/T_2 横断面、矢状面):正常儿童颅脑 MRI 图像。(图片引自汪萧坤、李炳等)

第三节 | 脑瘫的中西医诊断和治疗

一、脑瘫的中西医诊断标准

(一) 西医的诊断标准

根据《中国脑性瘫痪康复指南(2022)》,脑瘫的诊断应综合神经系统体格检查、运动功能评估、参考临床病史、神经影像学、生物学指标等进行判断,还需排除进展性疾病。在脑瘫诊断中包括诊断必备条件、参考条件和鉴别诊断。

诊断脑瘫的必备条件:①中枢性运动障碍持续存在。在婴幼儿脑发育早期(不成熟期)出现抬头、翻身、坐、爬、站和走等粗大运动功能障碍和精细运动功能障碍,或显著发育落后。功能障碍是持久性、非进行性,但并非一成不变,轻症可逐渐缓解,重症可逐渐加重,甚至可致肌肉、关节的继发性损伤。②运动和姿势发育异常。包括动态和静态以及俯卧位、仰卧位、坐位和立位等不同体位时的姿势异常,应根据不同年龄段的姿势发育特点而判断。此外,运动时出现运动模式的异常。③肌张力及肌力异常。大多数脑瘫儿童的肌力是降低的。痉挛型脑瘫肌张力增高,不随意运动型脑瘫肌张力波动(在兴奋或运动时增高,安静时减低)。诊断中可通过检查腱反射、静止性肌张力、姿势性肌张力和运动性肌张力进行判断。主要通过检查肌肉硬度、手掌屈角、双下肢股角和腘窝角、肢体运动幅度、关节伸展度、足背屈角、围巾征和跟耳试验等确定。④反射发育异常。主要表现有原始反射延缓消失和立直反射(如保护性伸展反射)及平衡反应的延迟出现或不出现,同时可有病理反射阳性。

诊断脑瘫的参考条件:①有引起脑瘫的病因学依据(早产、低出生体质量、缺氧缺血性脑病、胆红素脑病和宫内感染等);②颅脑 MRI 佐证。

脑瘫的诊断中需要注意与一些疾病和功能障碍进行鉴别:①运动发育落后和神经发育障碍性疾病。发育指标/里程碑延迟(developmental delay/delayed milestone, DD),DD 是指婴幼儿运动、语言或认知中有 1 项标志性的发育指标/里程碑(如坐、站、走和语言等)没有达到相应年龄段应有的水平,还包括睡眠模式的变化和落后。DD 是婴幼儿期暂时性、过渡性、症状描述性诊断。暂时性智力发育障碍:发育商＜70 分的婴儿或 4 岁以下儿童,或由于感觉或躯体障碍(如失明、学语前聋)、运动障碍、严重的问题行为或并发精神行为障碍,无法进行智力功能和社会适应性行为者。发育性协调障碍(developmental coordination disorder, DCD):患儿运动协调性的获得和执行低于正常同龄儿童,动作笨拙、缓慢、不精确,但其运动技能的缺失不能用智力发育障碍或视觉障碍解释,也不是由脑瘫、肌营养不良和退行性疾病引起。孤独症谱系障碍(autism spectrum disorder, ASD)患儿主要体现为在社会性和交流能力、语言能力、仪式化的刻板行为三个方面同时都具有本质的缺损。②骨骼疾病。例如发育性先天性髋关节脱臼、先天性韧带松弛症等。③需要排除脊髓灰质炎和脊髓炎遗留的下肢瘫痪、脊髓空洞症、脊髓压迫症和脊髓性肌萎缩等脊髓疾病。④需要排除先天性甲状腺功能减退症、多发性硬化和一些遗传性疾病。

（二）中医辨证分型

目前中医学普遍认为，小儿脑瘫的病因为先天禀赋不足，后天调养失宜；病机为五脏不足，气血虚弱不能充养脑窍肌肉筋骨；或痰瘀阻滞心经脑络，心脑神明失主；其病位在脑，与肾、脾、肝、心有关，以肾虚为病机之本。

脑为元神之府，主司生命、精神活动和感觉运动。脑为髓海，《医易一理》记载："脑气筋入五官脏腑，以司视听言动"，"人身能知觉运动，及能记忆古今，应对万物者，无非脑之权也"。《素问·脉要精微论》记载"头为精明之府""元神之府"，脑为元神之府的功能以髓海为基础。《灵枢·邪气脏腑病形》记载："十二经脉，三百六十五络，其血气皆上于面而走空窍。"人体正常的生命活动离不开脑生理功能的正常发挥，而脑生理功能的正常发挥离不开先天、后天之本。骨髓的充盈与肾精的充分性有很大关系。同时，后天脾胃运来的水谷精华，可补充气血，输送骨髓。如果先天充足，则其后天旺盛，髓海就会得到滋养，大脑就会健康发展，正常的生理功能就能正常发挥。否则，髓海就会空无一物，大脑就会失去作用，元神就会失去控制，导致人体正常运动功能失灵，四肢就不能使用。此外，手和脚的三阳经都在头上，手和脚的三阴经也通过"六合"与大脑相连。五脏之气可以通过人体的经络系统与大脑相连，大脑可以通过人体的经络系统控制脏腑的功能和四肢的运动。《灵枢·海论》曰"脑为髓之海"，若髓海不足，不能荣养脑窍；或脑络受损，瘀阻脑窍，均可导致脑神失主，脑主司生命、精神活动和感觉运动的功能受损，从而出现脑瘫症状。

肾藏精，主生长发育，为"先天之本""五脏阴阳之本"；肾主骨生髓。《素问》曰："夫精者，身之本也"，"肾者，主蛰，封藏之本，精之处也"。肾精可化生肾气，主生长发育。《素问·上古天真论》曰："女子七岁，肾气盛，齿更，发长；丈夫八岁，肾气实，齿更，发长。"所以肾中精气之盛衰，直接影响脑髓、骨髓的发育以及人体生长、发育。若先天肾精不足，不能滋养人体脏腑、四肢百骸，可出现发育迟缓等表现。脑髓由先天肾精化生，《灵枢·经脉》曰："人始生，先成精，精成而脑髓生。"肾精充足，则髓海充实，人才能进行正常的生命活动。肾在体合骨，《素问·脉要精微论》曰："骨者髓之府。"肾生髓藏于骨，肾虚精髓不足，则骨软不能立。如果肾中精气不足，小儿会出现动作、牙齿、头发、语言等发育迟缓症状；若髓海失养则导致大脑智力障碍、发育不全等症状。小儿脑瘫病位在脑，脑为髓海，而肾能生髓，髓海充足依靠肾精充养；脾的运化功能有赖肾气助运；肝肾同源，肾精化气生心神，肝血、心神均由肾精而生。若肾精不足，则脑、肝、心、脾均受到影响，可见，肾虚为脑瘫发病的根本。

脾主运化，为"后天之本"，在体合肌肉，主四肢。肾所藏先天之精通过脾运化水谷精微充养。《素问·五脏生成篇》曰："脾主运化水谷之精，以生养肌肉。"所以脾气健运，四肢肌肉正常才能健康，才可维持正常的人体生理功能活动。清程杏轩《杏轩医案》写道："非精生于肾也……须补脾胃化源"，直接指出了肾精由脾胃化生而得。《素问·玉机真藏论》曰:"脾为孤脏,中央土以灌四傍。"如果脾失健运,布散无力、清阳不升,则肌肉瘦削,以至四肢软弱无力,甚则萎弱不用,必然无法进行生理活动。正如《素问·太阳阳明论》说:"四肢皆禀气于胃,而不得至经,必因于脾而乃得禀也。今脾病不能为胃行其津液,四肢不能禀水谷气,气日以衰,脉道不利,筋骨肌肉皆无气以生,故不用焉。"《素问·经脉别论》曰:"饮入于胃,游溢精气,上输于脾,脾气散精,上归于肺,通调水道,下输膀胱,水精四布,五经并行……"脾通过运化水谷,将水谷精微上输于肺而布散全身,充养五脏六腑、四肢百骸。若脾失健运,水谷精微运转迟缓,或脾运化水液功能减弱,易生痰湿,痰湿阻滞经络,致水谷精气不得布散至脏腑脑窍筋骨肌肉,可见五迟、五软表现。而经络、经筋不得滋养,可出现四肢挛缩、拘急,表现为五硬。脾为后天之本,可培补先天,先天之精有赖于脾运化的水谷精微不断充养。

肝主藏血,在体合筋主疏泄;肝肾同源。肝主筋,筋主司关节运动。肝的藏血功能若正常,则气血调和,经络通利,筋脉和脏腑的活动才会正常。《素问·五脏生成篇》曰:"肝受血而能视,足受血而能步,掌受血而能握,指受血而能摄。"《素问·五藏生成》曰:"诸筋者,皆属于节。"肝血不足,不能滋养筋脉,则筋脉、关节废弛不用;肝藏血,若血虚风动,则出现肌肉痉挛肢体拘急等表现。《素问·六节藏象论》也提及:"肝者,罢极之本,魂之居也;其华在爪,其充在筋,以生血气"。肝主筋,主司关节运动,肝血充足则筋骨得养。中医认为肝肾同源,肝藏血,肾主精,精血互化,由于肾精不足,可引起肝阴血不足,肝肾不足则筋骨痿弱。阴不制阳,则会表现出项强肢颤、手足徐动、步态不稳等症状。肝作为风木之脏,若机体脾气虚弱则导致肝气的相对亢盛,不能抑制肝木。肝木旺则反克脾土,造成气血生化乏源,进一步加重肝藏血的功能异常。脾虚肝旺引发肝风内动,导致肢体痉挛收缩,风痰阻络,风邪、寒邪等实邪侵扰虚弱机体,进一步耗伤人体经脉气血,形成虚中夹实之症。肝主疏泄,《血证论》曰:"肝属木,木气冲和调达,不致郁遏,则血脉得畅。"若肝疏泄失职,气血运行不畅,可生瘀阻络。而《辨证奇闻》曰:"脑气不足,则肝之气应之,肝气太虚,不能应脑。"论述了"脑气不足治在肝"的观点,认为脑髓不足,可以通过激发肝气来救应,指出了肝与脑有直接关系。肝肾同源,五行生克理论中肾水生肝木;《素问·阴阳应象大论》曰:"肾生骨髓,髓生肝"指出肝由肾生;李中梓认为:"东方之木,无虚不可补,补肾即所以补肝;北方之水,无实不可泻,泻肝即所以泻肾……故曰:肾肝同治";张介宾《类经·藏象类》指出:"肝肾为子母,其气相通也",以上说法及理论均指出肝肾同源,肝由肾生。《素问·痿论》曰:"肝主身之筋膜。"若肝血衰少,则机体血液濡养不足,导致筋失所养,表现为小儿的筋骨不坚、关节、肢体运动障碍、关节屈伸不利、手足震颤等。五硬可因木旺乘土,《保婴撮要》认为五硬"此证从肝脾二脏受病,当补脾平肝。"陈复正也认为"五硬者,……此阳气不荣四末也。……乃木乘土位。"二者均认为五硬是由于脾土虚弱,肝木旺盛,木旺乘土所致。

心主神明,乃智慧之源。《素问·灵兰秘典论》道:"心者,君主之官,神明出焉。"心神若得养则神志清晰、精神振奋、思维敏捷。如果心气不足,心血亏虚,即神失所养,则出现神志不宁、语言发育迟缓、易惊恐、智力低下、精神萎钝、反应迟钝等症状。心主神志,主司全身生理和精神活动,是"五脏六腑之大主"(《灵枢·邪客》)。而心神由肾精化生,肾藏精,心藏神。《类证治裁》曰:"精化气,气化神。"肾精能化气生神,若肾精亏虚,则心气亦不足,心神难全,不能主持生命活动、精神活动,可出现智力低下、手不能握、步态不稳等脑瘫症状。心主血脉,在窍为舌,心气充足,则舌体可灵活运动,吐字清晰;若心气不足,舌体不能活动自如,可出现语迟或吐字不清等症状。另外,心神由肾精所化,若肾精不足,亦影响心主神的功能,影响患儿智力发育,表现出痴傻、神情呆滞、反应迟钝之象。心开窍于舌,言为心声,心气不足,影响舌体的功能活动,出现言语謇涩、吐字不清、语言发育迟缓等现象。综上可知,中医古籍虽没有"脑瘫"这一病名,但中医对脑瘫具有深刻的认识,对脑瘫发生的病因病机有着丰富的理论基础。

但是目前脑瘫的中医辨证分型仍缺乏统一性。有研究通过对大样本脑瘫儿童病历资料的数据挖掘,将脑瘫分为脾肾亏虚型、肝肾亏虚型、肝强脾弱型、心脾两虚型及混合型五型论治,其中最常见的为混合型,其次为肝强脾弱型,最少见的为心脾两虚型。有研究将脑瘫分为脾虚肝亢证、脾肾两亏证、肾精亏虚证、心脾两虚证、肝肾亏虚证、脾肾痰瘀证 6 个中医证型,其中最常见的证型为脾虚肝亢证。也有研究将脑瘫分为肝肾不足证、脾肾亏虚证、阴虚风动证、心脾两虚证、痰瘀阻滞证 5 型,认为痉挛型脑瘫大多归属于中医肝肾不足证、阴虚风动证及痰瘀阻滞证;肌张力低下型大多归属于脾肾亏虚证、心脾两虚证;不随意运动型及混合型脑瘫大多归属于中医阴虚风动证及脾虚肝亢证。《中医儿科常见病诊疗指南》将脑瘫中医辨证分型分为肝肾亏损证、心脾两虚证、痰瘀阻滞证、脾虚肝亢证、脾肾虚弱证 5 个证型,2012 年由中华中医药学会以行业标准发布。

肝肾亏损证表现为:发育迟缓,四肢萎软,咀嚼无力,智力低下,或伴精神呆滞,口角流涎,或伴神疲体倦,面色不华,食少纳差,舌淡胖、苔少,脉细缓或细弱,指纹淡红。

痰瘀阻滞证表现为:发育迟缓,肢体不遂,筋脉拘挛,屈伸不利,或伴吞咽困难,喉间痰鸣,或伴癫痫发作,舌胖,有瘀斑、瘀点,苔厚腻,脉沉涩或沉滑,指纹暗滞。

脾虚肝亢证表现为:发育迟缓,伴手足震颤,肢体扭转,或四肢抽动,时作时止,或伴吞咽困难,口角流涎,神疲乏力,大便稀溏,舌淡、苔白,脉沉弱或弦细,指纹淡红。

脾肾虚弱证表现为:发育迟缓,出牙延迟,囟门迟闭,神疲倦怠,面色不华,小便清长,舌淡红、苔薄白,脉沉细无力,指纹色淡。

二、脑瘫的治疗

(一) 脑瘫的西医治疗

现代医学对于脑瘫治疗的原则是:早期发现和早期干预,综合性康复治疗,以目标为导向的康复治疗和家庭干预。目前临床应用于脑瘫的治疗方法主要有:

1. 功能训练　包括体能运动训练(physical therapy)、技能训练(occupational therapy)和语言训练。

(1) 体能运动训练:是针对各种运动障碍和异常姿势进行的物理学治疗手段,常用的体能运动训练有 Vojta 和 Bobath 方法等。

(2) 技能训练:重点是训练上肢和手的精细运动,可提高患儿的独立生活技能。

（3）语言训练：包括听力、发音、语言和咀嚼吞咽功能的协同矫正。其次，脑瘫的功能训练中还需要配合使用一些支具或辅助器械，有帮助矫正异常姿势、抑制异常反射的功效。

2. 药物治疗 为了缓解脑瘫患儿的痉挛，常用神经肌肉阻滞剂（A 型肉毒毒素）和化学去神经支配药物（苯酚、乙醇），或者口服药物（苯二氮䓬类、丹曲林、巴氯芬、替扎尼定等）和巴氯芬鞘内注射。

对于脑瘫的肌张力障碍治疗，常用 A 型肉毒毒素、盐酸苯海索、加巴喷丁等药物。

为了改善患儿的低骨密度和骨质疏松问题，可使用维生素 D、钙补充剂和双磷酸盐等药物。

为了改善脑瘫高危患儿的粗大运动功能，可使用神经营养药物，如鼠源性神经生长因子。

3. 其他治疗 为了矫正畸形、恢复或改善肌力与肌张力的平衡，对于痉挛型脑瘫患儿还可以使用手术治疗。此外，还可以通过高压氧、水疗、蜡疗、泥疗、经颅直流电刺激、深部脑刺激、生物反馈疗法治疗脑瘫。

（二）脑瘫的中医治疗

1. 脑瘫的辨证论治及推荐方药

（1）肝肾亏损

1）证候：坐、立、行的发育明显迟于正常同龄儿，甚至四五岁仍不能行走，或者伴有发和齿的异常。头项痿软，天柱骨塌陷，头颅方大，目无神采，反应迟钝，囟门宽大，夜卧不安，平素活动甚少，容易疲倦，肢体无力，睡眠不实，面色不华，形体瘦弱，舌淡苔少，脉沉细无力，指纹色淡。

2）辨证：立迟、行迟、齿迟——肝肾精血不足，不能营养筋骨。头项软弱倾斜，不能抬举，囟门宽大——头为诸阳之会，骨为肾所主，肾中元阳精气不能营注，则天柱软弱、囟门迟闭。神倦乏力，疲惫多卧，目无神采，反应迟钝——肾精不足。面色不华，形体瘦弱——肝肾亏虚，不能荣于头面、筋骨。舌淡苔少，脉沉细无力，指纹色淡——为气血俱虚之象。

3）治法：补肾填髓，养肝强筋。本证由于肝肾精血不足，不能营养筋骨而成，因而采用补肾填髓，养肝强筋之法，使筋骨强健而能立能行。方药：加味六味地黄丸加减。方解：熟地黄、山茱萸滋养肝肾；鹿茸温肾益精；五加皮强筋壮骨；山药健脾益气；茯苓、泽泻健脾渗湿；牡丹皮凉血活血；麝香活血开窍。加减：齿迟者，加紫河车、何首乌、龙骨、牡蛎补肾生齿；立迟、行迟者，加牛膝、杜仲、桑寄生补肾强筋壮骨；头项软者，加锁阳、枸杞子、菟丝子、巴戟天补养肝肾；易惊、夜卧不安者，加丹参、远志养心安神；头颅方大、下肢弯曲者，加珍珠母、龙骨壮骨强筋。

（2）心脾两虚

1）证候：语言发育迟缓，精神呆滞，智力低下，常伴有立、行、发等迟缓症状，四肢痿软，肌肉松弛，疲乏无力；口角流涎，吮吸、咀嚼无力，或见弄舌；食欲不振，大便多秘结，舌淡胖，苔薄少，脉细缓无力，指纹色淡。

2) 辨证:智力低下,精神呆滞——心主神明,心气虚弱,脑髓未充,则神气不足。语迟——心之声为言,心气不足,神窍不利,故不能言语,或虽语言而不清晰。食欲不振,四肢痿软,肌肉松弛——脾气虚弱,气血生化不足。口角流涎,吮吸、咀嚼无力——唇口属脾,脾开窍于口,脾虚则口唇软薄,吮吸、咀嚼无力。发迟——发为血之余,血不足则不能充养,故发稀疏而萎黄。舌淡苔少,指纹色淡,脉细无力——亦为心之血虚气弱,不能鼓动之象。

3) 治法:健脾养心,补益气血。本证由于心脾两虚,脑髓未充而成,因而采用健脾养心,补益气血之法,使脑髓渐充而有语智。方药:调元散加减。方解:人参、黄芪、白术、山药、茯苓、甘草益气健脾;当归、熟地黄、白芍、川芎补血养心;石菖蒲开窍益智。加减:语迟失聪者加远志、郁金化痰解郁开窍;发迟难长者加何首乌、肉苁蓉养血益肾生发;四肢痿软加桂枝温通经络;口角流涎加益智仁温脾益肾固摄;气虚阳衰加肉桂、附子温壮元阳;脉弱无力加五味子、麦冬养阴生脉。

(3) 痰瘀阻滞

1) 证候:失聪失语,反应迟钝,意识不清,动作不由自主,或口流痰涎,喉间痰鸣,或关节强硬,肌肉软弱,或有癫痫发作,舌体胖有瘀斑、瘀点。苔腻,脉沉涩或滑,指纹滞。

2) 辨证:失聪失语,反应迟钝,意识不清——痰湿内盛,蒙蔽清窍。口流痰涎,喉间痰鸣——痰涎壅盛,滞于口咽。关节强硬,肌肉软弱——痰瘀交阻脑腑,气血运行不畅,脑失所养。癫痫发作——痰瘀阻滞心肝脑络,肝风妄动。舌体有瘀斑、瘀点,苔腻,脉沉涩或滑,指纹滞——皆为痰瘀阻滞之象。

3) 治法:涤痰开窍,活血通络。本证由于痰瘀交阻,脑失所养而成,因而采用涤痰开窍,活血通络之法,使脑髓渐充而复聪。方药:通窍活血汤合二陈汤加减。方解:半夏、陈皮、茯苓、远志、石菖蒲涤痰开窍;桃仁、红花、郁金、丹参、川芎、赤芍、麝香活血通络。加减:心肝火旺有惊叫、抽搐者,加黄连、龙胆草、羚羊角粉清心平肝;躁动者加龟板、天麻、生牡蛎潜阳息风;大便干结者加生大黄通腑涤痰。

(4) 脾虚肝亢

1) 证候:发育迟缓,伴手足震颤,肢体扭转,表情怪异,或四肢抽动,时作时止,或伴吞咽困难,言语不利,口角流涎,或伴面色萎黄,神疲乏力,不思饮食,大便稀溏,舌淡,苔白,脉沉弱或弦细,指纹淡红。

2) 治法:健脾益气,柔肝息风。方药:主方为异功散加味。常用药有人参、白术、茯苓、甘草、陈皮、白芍、钩藤、天麻、鸡血藤。手足震颤、四肢抽动者,加全蝎、地龙、僵蚕;肢体扭转者,加伸筋草、木瓜、当归;面色不华、纳呆食少者,加焦神曲、焦山楂、砂仁;言语不清者,加菖蒲、远志。

(5) 脾肾虚弱

1) 证候:发育迟缓,运动落后,出牙延迟,囟门迟闭,肢体萎软,肌肉松弛,头项低垂,头颅方大,甚者鸡胸龟背,肋骨串珠,多卧少动,言语低微,神疲倦怠,面色不华,纳呆食少,便溏,小便清长,舌淡红,苔薄白,脉沉细无力,指纹色淡。

2) 治法:健脾益气,补肾填精。方药:主方为补天大造丸加减。常用药有黄芪、人参、白术、茯苓、紫河车、鹿角、枸杞子、当归、熟地黄、龟板等。肢体萎软者,加杜仲、牛膝、桑寄生;便溏者加肉豆蔻、补骨脂。

2. 脑瘫治疗的常用中成药　包括:杞菊地黄丸,用于肝肾亏损证;河车大造丸,用于精血不足,髓海空虚者;孔圣枕中丹,用于阴虚火旺,痰浊蒙窍者;十全大补丸,用于心脾两虚、气血不足者。

3. 脑瘫的针灸治疗　头针是在头部穴位及特定的刺激区进行针刺,刺激头皮部的穴、点、线,具有疏通头部经络,调节阴阳气血、濡养脑窍的作用,是治疗脑瘫的一种常用方法。头针可以改善脑瘫儿童的瘫痪、共济失调、肌张力降低或增高、失用症、构音障碍、语言障碍和智力障碍等症状。多取百会、四神聪、智三针、神庭、脑户等穴位,此外参照神经生理学原理,选择性刺激头部相对应的运动区、平衡区、足运感区、语言区、晕听区、视区等。

体针治疗能够有效改善脑瘫儿童认知及言语功能,提高运动能力,改善痉挛状态。小儿体针的特点是取穴较少,针刺轻浅。基本原则是循经辨证取穴,小儿针刺不可过深,针刺时多取仰卧位,对难以合作的脑瘫儿童不留针,能配合的儿童可留针 15～30 分钟,体针选用 1～2 寸毫针,每日 1 次,每周治疗 6 次。针刺风市穴可改善脑瘫儿童剪刀步;针刺太冲、解溪穴可改善脑瘫儿童尖足异常姿态;针刺廉泉、哑门等穴可改善脑瘫儿童的语言障碍。针刺核心肌群可有效改善痉挛型脑瘫儿童的步态,提高运动功能和平衡能力;针刺夹脊穴,通过刺激末梢神经从而调节牵张反射,可降低脑瘫儿童的肌张力、缓解肌痉挛;针刺丘墟透照海穴可改善脑瘫儿童肌张力,提高粗大运动功能;针刺内关穴可增强脑瘫儿童抓握能力,改善手功能;针刺股二头肌、半腱肌、半膜肌触发点,可明显缓解脑瘫儿童腘绳肌痉挛,改善其步态及站立、步行功能。

腕踝针治疗小儿脑瘫的特点是选穴少、操作易、见效快、痛苦小、应用方便。运用腕踝针联合康复治疗能缓解痉挛型脑瘫儿童肌张力,促进上肢及下肢的功能恢复,改善掌屈及双手精细运动功能,对上肢精细运动发育有促进意义。

俞募穴速刺法能调理脏腑功能,调节体质,可促进脑瘫儿童运动功能及体格发育,能显著提高脑瘫儿童免疫功能和肺功能,增强体质,预防和治疗脑瘫儿童反复呼吸道感染。俞募穴速刺法常用的穴位有肾俞、脾俞、心俞、肺俞、肝俞、巨阙、膻中、胃俞、中脘、章门、天枢、关元等。

揿针具有刺激穴位、调畅气机、活血通经的功效。揿针不需脑瘫儿童保持固定的留针姿势,操作方便,刺激的疼痛性更小,可减轻脑瘫儿童对于针刺治疗的恐惧。揿针联合中药治疗能有效提高脑瘫儿童的睡眠质量,减轻睡眠障碍,延长有效睡眠时间。头针、揿针配合耳穴贴压可以提高脑瘫儿童的智力及语言能力。

灸法能够温通气血,扶正祛邪,调整人体生理功能的平衡,是一种安全有效、经济适用,适合医院、社区、家庭共同参与的康复治疗方法,具体方法有艾灸(温和灸、回旋灸、雀啄灸)和天灸。研究发现灸法可以缓解脑瘫儿童的痉挛、促进保护性反射的建立、改善脑瘫儿童的运动功能、生活自理能力与营养状况。针刺配合艾灸对提高脑瘫儿童粗大运动功能、语言功能、生活自理能力及学习认知水平效果更佳。

4. 脑瘫的推拿治疗　推拿具有调理气血、通经活络的功效,通过理筋整复、疏通经络、滑利关节、行气活血,达到改善脑瘫儿童运动功能障碍的目的。推拿可有效改善脑瘫儿童的粗大运动功能、降低肌张力;推拿还可以提高肌力,改善脑瘫儿童日常精细运动功能;推拿还能促进不随意运动型脑瘫儿童侧弯反射的消失,减轻肌张力的波动,提高不随意运动型脑瘫儿童的粗大运动功能。脑瘫治疗的推拿手法众多,有醒脑通络推拿法、循经推拿法、抑强扶弱推拿法、引带导气推拿法、平衡推拿法、疏经通督推拿法、疏通矫正推拿法等。常用的基本手法包括循经推按、穴位点压、异常部位肌肉按摩、姿势矫正。推拿治疗的基本原则为掌不离皮肉,指不离经穴,轻重有度,先后有序,以柔克刚,以刚制柔。在推拿过程中做到轻快、柔和、平稳、扎实。推拿时应根据脑瘫儿童不同病情、体质、年龄、功能障碍等情况选择不同的手法,放松性手法和刺激性手法配合应用,肌张力高时宜用放松性手法,肌力低时宜用刺激性手法。对脑瘫患儿的共患病进行对症推拿,包括循经点穴按摩、健脾益气按摩、调腹通络按摩及捏脊等,能够有效地增强脑瘫儿童体质,提高免疫力,减少并发症及继发性损伤,改善脑瘫儿童的生活质量。推拿与针灸、康复训练、中药等配合应用对脑瘫儿童运动功能障碍及共患病的治疗具有明确的疗效,推拿联合针灸可以改善脑瘫儿童的肌张力、肌肉失用、运动发育落后等临床症状。

(三) 脑瘫的中西医结合治疗

脑瘫患儿以运动功能障碍为主要临床表现,因此运动干预是脑瘫康复治疗的重点。单纯应用药物治疗不符合其治疗原则,临床通常是在中西医综合康复治疗基础上配合中药治疗。对于肝肾阴虚型脑瘫,头针联合六味地黄汤加减可有效提升脑瘫儿童的运动功能;脾肾两虚型脑瘫,采用补中益气汤药浴联合六味地黄丸口服及运动疗法,可促进痉挛型脑瘫儿童粗大运动功能和精细运动功能,降低其肌张力;对于痰瘀阻窍型,在常规康复治疗的基础上加用蒲金颗粒口服,可有效改善脑瘫儿童粗大运动功能、肌张力、智力发育水平、言语功能,同时提高中医证候评分。临床还采用黄芪桂枝五物汤加减联合康复训练可提高痉挛型脑瘫儿童精细运动功能和粗大运动功能,减轻痉挛程度。临床将头针与语言疗法、运动疗法等配合应用对脑瘫儿童的语言障碍、智力障碍、运动障碍恢复都有积极作用。头针联合捏脊推拿对改善脑瘫儿童的运动功能、姿势控制、认知障碍等作用显著。电针结合体针、运动训练、言语训练等对脑瘫儿童的肌张力异常、粗大运动功能障碍、智力发育障碍、膝过伸等问题具有明显改善作用,且整体疗效优于采用单一方法。揿针联合口部运动疗法可改善脑瘫儿童的流涎症状和吞咽功能。在康复训练基础上,揿针按压疗法可更好地改善脑瘫儿童核心肌群的稳定性,提高脑瘫儿童平衡及运动能力。采用推拿联合功能训练,可松缓脑瘫儿童的痉挛肢体,改善肌肉挛缩,提高下肢功能,增强下肢负重。推拿与中药药浴配合应用可改善脑瘫儿童粗大运动功能。

中药除了对于脑损伤引起的五迟、五软、五硬各证候有治疗作用外,更多的是用于改善脑瘫儿童的体质,增强免疫功能和消化吸收能力,提高智力水平。在综合康复治疗的基础上,配合应用健脾益气、益智开窍等中药,可以改善脑瘫儿童的体质,增强免疫功能,减少反复感染,改善消化吸收能力。

第四节 | 脑瘫的中西医结合基础研究

一、脑瘫的常用动物模型

脑瘫是一种常见的儿童神经发育障碍，其发病机制至今仍不完全清楚。为了更好地理解脑瘫的病理过程和潜在机制，研究人员通过建立动物模型来模拟脑瘫的发展过程。这些动物模型能够提供一种可控的实验环境，帮助深入研究脑瘫的神经学基础。

（一）新生儿缺血缺氧性脑病模型

新生儿缺血缺氧性脑病模型是最常用作研究脑瘫的动物模型之一。这种模型通过模拟新生儿期发生的缺氧缺血情况，来引发对大脑神经元的损伤，从而模拟脑瘫的发病过程。最为经典的是 Rice-Vannucci 模型，选用出生后 7 d 的 SD 大鼠麻醉后进行左侧颈总动脉结扎，术后将幼鼠置于 37℃、8％氧气、92％氮气的环境中 3.5 h。基于 Rice 法改良，还可以采用双侧颈总动脉闭塞法、右颈总动脉结扎＋低氧暴露法、环境温度控制的低氧暴露法，构建出不同严重程度的脑瘫啮齿动物模型。缺血缺氧模型操作简单、稳定性好，能复刻出新生儿缺血缺氧脑损伤类似的脑室周围白质软化的病变，但无法模拟产前因素导致的缺血缺氧性脑损伤。

（二）感染诱导模型

感染诱导模型是另一种常见的脑瘫动物模型。该模型通过给动物注射病原体或模拟感染过程来模拟脑瘫发病时的感染反应，造成类似围生期脑损伤的动物模型。研究人员通过给孕龄 15～17 d 的 SD 大鼠宫腔内注射脂多糖可以模拟细菌感染诱发的早产现象，表现出宫内感染诱导的脑白质损伤。给孕 28～31 d 的白兔宫腔内注射细菌脂多糖，出生后幼兔神经行为学和脑组织病理学检测结果显示脂多糖可导致模型幼兔脑白质损伤和运动功能障碍。另外，还有腹腔内感染模型，通过给孕 16～17 d 的大鼠腹腔注射细菌脂多糖致早产，幼鼠出生后同样可出现类似的脑白质损伤和运动功能障碍。

（三）化学诱导模型

该模型的特点是通过给予动物外源性的神经毒性物质，引发炎症反应和氧化应激来诱导中枢神经系统损伤，模拟脑瘫的发病过程。胆红素脑病是脑瘫的重要原因之一，给出生 24 h 内的仔兔腹腔注射胆红素，通过神经行为学检查和病理学检查，发现可造成仔兔核黄疸类似的脑损伤和脑瘫样的肢体障碍。通过皮质内立体定向注射兴奋性毒素 N-甲基天冬氨酸受体激动剂可诱导与早产所致类似的脑室周围白质软化。甲基汞是一种危险的环境污染物，具有很强的神经毒性，产前甲基汞暴露可导致儿童出现包括脑瘫在内的多种神经功能障碍，通过给孕鼠脑室内注射甲基汞可以制备脑瘫模型。三硝基丙酸是不可逆的琥珀酸脱氢酶抑制剂，这种毒素会损害机体的能量代谢，可诱导癫痫发作和不可逆的肌张力障碍。给大鼠脑内注射三硝基丙酸可诱导广泛的脑组织病变，包括脑白质病变、大脑皮质破坏、胼胝体变薄、脑室扩张等病理损伤,同时未成熟少突胶质细胞数量也明显减少。

(四) 其他脑瘫动物模型

以上几种脑瘫动物模型主要关注脑瘫发生的危险因素,但很少能再现脑瘫的临床症状。针对痉挛型脑瘫,用电毁损锥体束方法可以建立稳定性较高的痉挛性脑瘫模型。脑皮质及部分大脑髓质切除法也可以制备痉挛型脑瘫模型,诱发典型的痉挛体征,脑损伤在神经解剖学上与痉挛型脑瘫的病理解剖改变比较接近,出现的痉挛型脑瘫体征维持时间亦较长。此外,也有研究将两种以上的造模方法联合应用,从多角度更全面地体现了脑瘫多因素致病的特点。有学者通过脑室内注射脂多糖联合颈内动脉结扎和低氧环境制作脑瘫模型,可明显加重缺血缺氧所致的幼鼠脑组织损伤。此外,在孕鼠体内注射LPS致宫内感染联合出生后缺血缺氧的造模方法复制脑瘫模型,结果大鼠运动功能明显异常(包括自主性和强迫性运动),并且造成双侧大脑半球的皮质、皮质下及其附近白质、豆状核、黑质损伤。

目前尚没有公认的、理想的动物模型能够模拟各种类型脑瘫。众多模型制作方法中,单侧颈总动脉结扎结合低氧环境的动物模型制作方法是最为成熟的,其实验结果相对稳定可靠,且运用最为广泛。此方法操作相对简单,能确保缺血效果,其局限性在于不能模拟由于产前因素造成的胎儿宫内缺氧。感染诱导模型可以真实模拟感染引发脑瘫的过程,从而对于研究感染对脑发育的影响具有重要意义。但脑损伤程度与内毒素局部浓度密切相关,不易控制,且难以复制出脑瘫类似的运动功能损害。化学诱导模型制备相对简单,操作便捷,可以通过注射神经毒素或药物来引发脑瘫,但模型受到毒性物质选择、注射方法、剂量等因素的影响,有一定的局限性。电毁损锥体束法、局部脑组织切除法能复制出典型的痉挛型脑瘫,但技术要求相对较高。总体来说,每种脑瘫动物模型都有其独特的优点和局限性,研究人员在选择模型时需要根据具体的研究目的、实验条件和技术水平进行综合考量,以确保模型的适用性和可靠性。未来的研究工作可进一步完善和创新这些模型,除了关注脑瘫的危险因素,更要聚焦于脑瘫的发病机制,为脑瘫研究提供更好的研究工具,以促进脑瘫领域的科学发展和临床治疗进步。

二、脑瘫中西医结合治疗的基础研究

(一) 中药治疗脑瘫的基础研究

1. 方剂治疗脑瘫的基础研究　　中药方剂治疗脑瘫主要分为内服方剂和外用方剂,其用途、疗效及机制各不相同。在内服方剂应用方面,众多医家多从补肾入手,是因为肾所藏之精包括脑髓之精,精可生髓,而脑又是髓海,所以脑瘫与肾精不足有关,治疗时常以"补肾生精"法指导用方。

六味地黄丸作为滋阴补肾的代表方剂,在内服治疗脑瘫中应用广泛。大量的临床研究证明,六味地黄丸对脑瘫患者有很好的治疗效果,对肝肾亏损型脑瘫患儿疗效更显著。六味地黄丸应用于脑瘫治疗,可以激活外周胆碱能神经元系统、影响脑内乙酰胆碱酯酶和单胺类神经递质的含量,还可以抑制脑瘫大鼠体内的炎症、清除自由基、调节鞘脂代谢途径、促进髓磷脂的形成。

补肾祛痰开窍方对脑瘫患儿智力和语言水平有良好的改善作用;三界方对脑瘫患儿运动能力恢复有良好的促进作用;补肾健脾汤可以提高脑瘫患儿大脑细胞兴奋度,促进四肢活动能力;舒筋健脑方可以保护海马神经细胞,减轻细胞的凋亡,可治疗痉挛型脑瘫患者;三甲痉瘫康颗粒能够增大肢体活动幅度,降低脑性瘫痪大鼠的肌张力;左归丸可以促进神经干细胞的转化,改善脑瘫大鼠的运动功能;化瘀解毒中药可以抑制脑瘫大鼠脑组织中 TNF-α 的表达,上调 GFAP 的表达,降低宫内感染导致的早产脑损伤。

中药外用方剂是另一种治疗方式,相对于内服法,其更加容易被患儿接受,且临床疗效同样显著。中药方剂外用治疗脑瘫主要包括中药熏洗、中药蜡疗、中药敷贴法 3 个治疗方式。中药熏洗法在中药方剂外用治疗脑瘫中最为多见,中药熏洗可以有效改善患儿的粗大运动功能、降低肌张力等。中药蜡疗是一种传统的中医外治疗法,是利用中药和石蜡的温热效应、机械效应、塑性效应和中药的药效,同时作用于局部皮肤、经络、穴位,促进气血循环和药物吸收,以达到防病治病的目的。使用中药蜡疗后能提高脑瘫患者下肢关节活动度,有效缓解痉挛、肌张力异常等问题。中药敷贴就是利用天然的药物或者泥、蜡等材料,贴敷在患者的患病部位或者穴位上,通过皮肤直接吸收药物,或者借助对于穴位的刺激达到治病目的的一种方法。使用活血化瘀的中药进行药敷可改善脑瘫患者尖足症状,提高踝关节活动度和粗大运动功能。

2. 中药单体治疗脑瘫的基础研究 目前主要针对酚类、黄酮类、醌类、生物素类中药单体治疗脑瘫开展了一些基础研究。

(1)大麻素(cannabinoids):大麻素是酚类化合物,在许多神经系统疾病的治疗中受到关注。有研究认为大麻素最重要的潜力之一就是它可以用于治疗脑瘫。研究表明大麻素的抗痉挛、抗炎和抗癫痫作用可能对脑瘫患者有益。围生期窒息性脑损伤在新生儿期可表现为缺氧缺血性脑病,长期可表现为脑瘫等。在脑缺血、缺氧和再灌注损伤后应用大麻素进行干预,大麻素可以通过多条分子通路,作用于多种脑细胞产生保护作用。激活I型大麻素受体(cannabinoid receptor 1,CB1)可以减少神经元的兴奋性氨基酸毒性,产生抗细胞凋亡、抗氧化应激作用;激活受体大麻素 II 型(CB2)可以减轻小胶质细胞介导的神经炎症;作用于星形胶质细胞的 CB1 和 CB2 受体可为神经元存活提供营养和新陈代谢支持。大麻素激动剂 HU-210 还可以诱导大脑中动脉栓塞大鼠出现低温脑保护作用。

(2)天麻素(gastrodin):天麻素也是酚类化合物。临床注射中药天麻素对于脑瘫患者的症状改善有良好促进作用,可以提高粗大运动功能和精细运动功能。脑瘫的发生过程中,天麻素可以刺激巨噬细胞由 M1 型向抗炎促修复为主的 M2 型分化,促进组织修复。

(3)芹菜素(apigenin):芹菜素是黄酮类化合物,大量存在于芹菜和洋甘菊茶中,具有多种生物功能,如抗炎、抗凋亡、抗氧化和抗癌作用。研究表明芹菜素减轻新生儿脑瘫的脑梗死体积,改善脑水肿,降低炎症反应,抑制细胞凋亡,促进组织结构恢复。芹菜素可显著上调脑缺血缺氧后核因子 E2 相关因子 2(nuclear factor erythroid 2-related factor 2，Nrf2）和血红素氧合酶-1（Heme Oxygenase-1，HO-1）表达水平，芹菜素还可以增加 myeloid cell leukemia 1（Mcl-1）和 B-cell lymphoma 2（Bcl-2）的水平，降低 Bcl-2-associated X protein（Bax）和 cleaved caspase-3 的水平，并激活 PI$_3$K/Akt/Nrf2 通路发挥神经保护作用。

（4）丹参酮（tanshinone）ⅡA：丹参酮ⅡA 是中药丹参的主要活性成分之一，属于醌类化合物。有研究表明丹参酮ⅡA 治疗可有效抑制痉挛性脑瘫，抑制脑瘫大鼠脑内 IL-1β、IL-6、TNF-α、单核细胞趋化蛋白 1（monocyte chemoattractant protein 1，MCP-1）、环氧化酶-2（cyclooxygenase-2，COX-2）和前列腺素 E$_2$（PGE$_2$）的活性。丹参酮ⅡA 还可以下调诱导型一氧化氮合酶（nitric oxide synthase，NOS）、核因子-κB（nuclear factor-kappa B，NF-κb）、p-p38 和血管内皮生长因子（VEGF）的表达。此外，丹参酮ⅡA 还可以调节脑瘫大鼠脑血管的舒缩功能，改善脑中的血流量提升，并减少氧化应激对神经细胞的损害，促进神经组织功能的恢复。

（5）咖啡因（caffeine）：咖啡因属于生物碱类化合物。在咖啡因与脑瘫随机对照研究中显示咖啡因可能是预防脑瘫的有效干预措施，在胎儿或婴儿时期，大约每公斤体重 20 毫克的咖啡因柠檬酸盐对脑瘫患儿有积极改善作用。咖啡因作为腺苷受体拮抗剂，可以通过阻断腺苷对少突胶质细胞的作用减少血脑屏障处的毛细血管渗漏，或在脑室内出血的情况下减少脑血流量产生相应的保护作用。另外，白质损伤（white matter damage，WMD）是导致早产儿脑瘫和认知障碍的主要原因。咖啡因可以阻止缺血缺氧诱导的 SIRT2 下调以及髓鞘碱性蛋白、突触素和突触后密度蛋白 95 蛋白的表达下调，进而减轻缺氧缺血性白质损伤，这些作用可被 SIRT2 抑制剂 AK-7 削弱。

（6）白藜芦醇（resveratrol）：白藜芦醇是一种具有重要抗氧化和抗炎特性的天然多酚，存在于葡萄藤、花生和石榴中。研究发现白藜芦醇治疗可改善脑瘫大鼠的姿势异常和肌张力，减少神经炎症和海马区小胶质细胞激活，缩小梗死体积，保留髓鞘结构，并最大限度地减少星形胶质细胞反应。

（二）针灸治疗脑瘫的基础研究

针对脑瘫患者的不同症状和病情，医生通常会选择不同的穴位、不同的方法进行针灸治疗，主要有头针、体针、腕踝针等。目前我国头针分为不同的学派，其中焦氏头针、靳三针、管氏头针等应用较为广泛。临床应用体针治疗痉挛型脑瘫应用频率较高的穴位有足三里、三阴交、合谷、曲池、阳陵泉、肩髃、百会、解溪、四神聪、外关、悬钟、伏兔、梁丘、环跳、肾俞，其中足三里穴使用频次最高，百会穴在治疗小儿脑瘫中几乎必不可少。体针治疗脑瘫涉及经脉主要为足阳明胃经、足少阳胆经、足太阴脾经、手阳明大肠经、足太阳膀胱经及督脉，由于督脉与脑的联系十分紧密，临床中选用督脉穴治疗脑瘫已是十分普遍。

针灸治疗脑瘫的机制研究多以神经功能和组织修复为主，而对血管生成和运动认知障碍研究相对较少。有些研究认为针灸可以通过抑制谷氨酸兴奋毒性改善脑瘫的神经损伤。由于谷氨酸（glutamic acid，Glu）是中枢神经系统中的兴奋性氨基酸，其兴奋毒性参与缺血性神经元损伤，包括突触前释放、突触后受体以及转运代谢各个环节，引发一系列的病理生理过程。通过针刺内关穴、曲池穴、涌泉穴和百会穴，会使脑瘫幼鼠脑组织中

5-HT，NE 及 GABA 水平升高，同时降低 Glu 水平，维持兴奋性和抑制性神经递质的动态平衡，在一定程度上达到治疗脑瘫的目的。另一些研究认为针灸可以改善脑瘫后脑内氧化损伤，提高细胞氧化损伤修复能力。正常状态下机体内存在少量自由基，缺血缺氧或者宫内感染等脑瘫致病因素使得脑内自由基增多，产生氧化应激反应。给予穴位针刺可以促使脑瘫幼鼠氧化应激指标超氧化物歧化酶（superoxide dismutase，SOD）、α-肌动蛋白（alpha-actin，ACTA）水平明显升高，丙二醛（Malondialdehyde，MDA）水平明显降低，还可以降低脑瘫幼鼠脑组织 p-JAK2、p-STAT3 表达水平，改善脑瘫幼鼠的脑损伤。还有一些研究发现针灸可以抑制脑瘫后的脑内炎症反应。免疫炎症反应与脑瘫的发病密切相关，针刺疗法可以提高脑瘫患儿的 T 细胞亚群中 CD3$^+$ 和 CD4$^+$ T 细胞的水平，还能提高 CD4$^+$/CD8$^+$ T 细胞的比值和免疫球蛋白 IgA、IgG 和 IgM 的水平，减少感染发生率，改善脑瘫症状。醒脑开窍针刺法（主穴内关、人中、三阴交，配穴极泉、尺泽、委中）可以降低脑瘫幼鼠血清 TNF-α 和 IL-6 等细胞因子水平。此外，针灸治疗还可以通过抑制脑瘫后神经元的凋亡，调节神经元自噬，促进神经元再生等改善脑瘫症状。

（三）推拿治疗脑瘫的基础研究

小儿推拿历史源远流长，在最早的古典医籍《五十二病方》中，有"以比周抿婴儿广契所"的记载，说的是用勺边刮擦婴儿患处，这是小儿推拿迄今见到的最早的原始资料。推拿作为一种中医特色疗法，以经络学说为理论基础，采用推、拿、提、捏、揉等手法对相关穴位和经络进行刺激，以达到治疗疾病的目的。现代医学研究表明，对于脑瘫患儿，推拿可加速营养代谢、缓解肌肉痉挛、修复受损组织、改善传导通路、加速神经细胞再生，从而促进其脑损伤恢复。

临床上推拿手法种类繁多，主要包括以中医循经辨证为主的传统推拿和结合现代康复理念及神经解剖为主的现代推拿。小儿推拿在发展过程中由于地域文化、学术渊源、传承关系等不同，形成了众多独具特色的流派，影响较大的传统中医小儿推拿主要分为六大流派，分别为孙重三小儿推拿流派、山东地区的三字经小儿推拿流派、张汉臣小儿推拿流派、海派儿科推拿、湘西刘氏小儿推拿和冯氏捏积派。

应用推拿治疗脑瘫首先可以促进生长发育。临床研究发现，推拿可改善脑瘫患儿的生长发育指标。推拿引起的迷走神经张力增加被认为是接受推拿治疗的儿童体重增加的潜在机制。胃蠕动的增加与体重增加和迷走神经张力增加显著相关，通过刺激通向胃肠道的迷走神经分支，可促进胃蠕动增加，使患儿体重增加。临床研究发现，通过对口面部穴位按摩刺激，还可有效改善脑瘫患儿流涎和吞咽功能障碍的程度及症状，并提高患儿自主进食能力。

另外，推拿可以改善脑瘫患儿的微量元素和骨代谢指标。临床研究发现推拿治疗在一定范围内能提高脑瘫患儿体内必需的微量元素 Fe、Zn、Cu 的含量，降低非必需元素 Cd 的含量，利于核酸和蛋白质的合成代谢，利于脑、神经系统、运动系统的发育，对脑瘫患儿的临床康复有促进作用。推拿疗法联合体力活动对早产儿骨代谢也有积极影响，可以增加骨形成标志物血清 I 型胶原 C 末端前肽（procollagen type I C-terminal propeptide，PICP）和血清甲状旁腺激素（parathyroid hormone，PTH）水平，从而改善脑瘫患儿生长发育。

推拿还可以拮抗脑瘫后的脑内炎症。脑白质损伤是脑瘫后的一个重要病理改变。炎症反应与脑瘫后白质损伤密切相关,缺血缺氧发生后,脑内 IL - 6 和 TNF - α 显著升高,经过推拿治疗后可以有效降低幼鼠脑内促炎因子 IL - 6 和 TNF - α 的表达,上调抗炎因子 IL - 10 的表达,促进脑损伤的修复。

推拿还可以改善脑瘫的认知功能。临床研究表明按摩配合功能训练,可提高脑内脑源性神经生长因子(brain-derived neurotrophic factor,BDNF)水平,降低神经元特异性烯醇化酶(neuron-specific enolase,NSE)和脑型肌酸激酶同工酶(brain creatine kinase isoenzyme,CK - BB)水平,促进脑细胞功能重建。动物实验显示推拿组可以上调脑瘫幼鼠脑内去甲肾上腺素和 5 - HT 的水平,提高脑瘫幼鼠的学习记忆能力。

推拿通过刺激外周组织,改善脊髓前角和骨骼肌功能活动,促进脑干等中枢神经功能的恢复,从而改善脑瘫患儿的运动能力。由于脑瘫患儿普遍存在肌张力的异常,借助不同的推拿手法作用于肌肉,缓解肌肉紧张,促使肌群间运动协调,进而改善随意运动,改变肢体痉挛状态,纠正异常姿势,增加关节活动度,提高粗大运动和精细运动功能。

(李　炳)

参考文献

[1] MICHELLE J, LEANNE S, CATHERINE M, et al. Interventions to improve physical function for children and young people with cerebral palsy: international clinical practice guideline [J]. Dev Med Child Neurol, 2022, 64:536 - 549.

[2] 李晓捷,唐久来,马丙祥,等. 中国脑性瘫痪康复指南(2022)[J]. 中华实用儿科临床杂志,2022,37(12 - 18):885 - 886.

[3] 周莹莹,王春南,张欢. 中医外治法治疗小儿脑瘫概况[J]. 实用中医内科杂志,2018,32(11):68 - 70.

[4] 王柏清,吴运畴,路军锋. 小儿脑性瘫痪的中医治疗近况[J]. 中医临床研究,2015,7(25):141 - 143.

[5] 单娥仙,余恒希,闵彦清,等. 推拿治疗小儿脑瘫研究进展[J]. 陕西中医,2022,43(01):130 - 133.

[6] 卢静,张宇飞. 循经推拿联合针刺对脑性瘫痪患儿脑神经功能及脑血流动力学的影响[J]. 中国中西医结合儿科学,2023,15(03):258 - 261.

[7] NIEMIA K. Review of randomized controlled trials of massage in preterm infants [J]. Children, 2017, 4(4):21.

[8] 王静,张新栋,臧瑞,等. 推拿治疗脑性瘫痪的作用机制研究[J]. 中国民族民间医药,2019,28(18):62 - 64.

[9] 中华中医药学会. 中医儿科常见病诊疗指南[M]. 北京:中国中医药出版社,2012.

第十三章　性　早　熟

第一节｜概　述

一、流行病学

性早熟(precocious puberty)是一种生长发育异常性疾病。目前我国将女童 7.5 岁前、男童 9 岁前出现第二性征的发育定义为性早熟。其主要表现为青春期特征提前出现,女童提前出现乳房、外生殖器发育,月经来潮,子宫及卵巢增大等现象;男童提前出现阴茎、睾丸发育,出现喉结等现象,同时伴有骨龄提前及身高增长加速等表现。近年来本病的发病率显著增高,已成为除肥胖外儿科内分泌门诊最常见的小儿内分泌疾病。

二、性早熟的诱因

引起儿童性早熟的因素众多,除少部分患儿因丘脑错构瘤、视神经胶质瘤、畸形等器质性病变所致外,大部分与遗传、饮食及生活习惯、家庭环境、社会经济、环境污染等因素密切相关。近年来,随着人们生活水平的提高、饮食结构的变化、环境改变、营养滋补品滥用以及语言文化环境的刺激等,性早熟的发病率在全球范围内逐渐上升。

三、性早熟的分类

临床上根据有无下丘脑 - 垂体 - 性腺轴(hypothalamus-pituitary-gonadal axis, HPGA)启动,将性早熟分为中枢性性早熟[真性性早熟或促性腺激素释放激素(gonadotropin-releasing hormone,GnRH)依赖性性早熟、外周性性早熟(假性性早熟或非 GnRH 依赖性性早熟)]及不完全性性早熟。

1. 中枢性性早熟(central precocious puberty,CPP)　CPP 是由于 HPGA 功能提前启动,GnRH 提前释放增加,性腺发育并分泌性激素,使内、外生殖器发育和第二性征出现,可导致患儿生长潜能受损及心理健康受影响。患儿 HPGA 提前激活,功能亢进,由促性腺激素介导使性腺增大和活性增强进而出现性征,在男性可排精,女性可排卵,故可导致生殖能力的提前出现,发育顺序与正常青春期发育一致。CPP 除少数是因病毒性脑炎、脑膜炎或下丘脑、垂体、松果体部位的肿瘤等中枢神经系统的器质性病变所致外,多数真性性早熟一般查无特殊原因,无病理变化,这一类也称为特发性性早熟(idiopathic precocious puberty,ICPP)。ICPP 女孩多见,约占女孩 CPP 的 80% 以上。

2. **外周性性早熟(peripheral precocious puberty,PPP)** PPP 无 HPGA 的激活,患儿并不具备生殖能力。常见原因有性腺肿瘤、肾上腺皮质增生或产生性激素肿瘤等。另一种较常见的原因是因摄入含有性激素的药物或食物所致。因误服避孕药或服用含蜂王浆、花粉、鸡胚、蚕蛹、动物初乳等制剂后发生性早熟的患儿近年来日益增多。McCune-Albright 综合征及家族性高睾酮血症也属于典型的假性性早熟。PPP 因性激素刺激性征发育,性征的出现可以是同性的或异性的,不同原因可以导致性征出现的先后不同。

3. **不完全性性早熟** 也称为部分性性早熟,是 CPP 的特殊类型,为孤立的性发育的表现,但不伴有其他性征的发育。包括单纯性乳房早发育、单纯性阴毛早现和单纯性早初潮。最常见的类型为女孩单纯性乳房早发育。

表 13–1 性早熟分类

中枢性性早熟	外周性性早熟	不完全性性早熟
1. 特发性(体质性)	1. 性腺肿瘤	1. 单纯性乳房早发育
2. 中枢神经系统病变	卵巢囊肿	2. 单纯性阴毛早现
下丘脑错构瘤	颗粒细胞-卵泡膜细胞瘤	
蛛网膜囊肿	睾丸间质细胞瘤	
颅内肿瘤	2. 肾上腺疾病	
病毒性脑炎	先天性肾上腺皮质增生症	
结核性脑膜炎	后天性肾上腺皮质增生症	
脑外伤	肾上腺皮质肿瘤	
3. 原发性甲状腺功能减退	3. 异位产生促性腺激素的肿瘤	
	4. 摄入外源性激素	
	5. McCune-Albright 综合征	
	6. 家族性高睾酮血症	

性早熟还可按患儿出现的性征与染色体性别是否一致,将性早熟分为同性性早熟和异性性早熟两类。

由于除 ICPP 外其他类型的性早熟大多病因明确,且 ICPP 占性早熟发病的大多数,因此人们关注和研究的重点也是这一类。

四、性早熟的危害

性早熟患儿在青春期发育提前的同时,常伴有骨骼生长加速,骨骺提前融合,进而导致成年后身材矮小。另外性早熟女患儿过早出现乳房发育,甚至月经来潮,导致患儿心理压力增加,严重影响孩子的身心发育,患儿易发生自闭、抑郁等心理问题;而且大量雌激素过早地刺激患儿的乳腺组织,使患儿成年后乳腺癌的发病率有所增加。患儿的智力和性心理尚未成熟,发生早恋、早婚、早孕、早育的风险增加,易导致家庭和社会的不稳定,因此及时防治儿童性早熟已成为社会普遍关心的问题。

第二节 | 中西医对性早熟的认识

一、中医学对性早熟病因病机的认识

中医学认为"肾藏精,主骨生髓,上通于脑,下连冲任二脉而系胞宫","肾"与人的生长发育、衰老以及生殖功能的调节密切相关。《素问·上古天真论》中记载:"七岁肾气盛,齿更发长;二七而天癸至,任脉通,太冲脉盛,月事以时下,故有子。""丈夫八岁肾气实,发长齿更;二八肾气盛,天癸至,精气溢泻,阴阳和,故能有子。"这说明人体生长、发育及生殖与"肾"密切相关。中西医结合研究发现,中医的"肾"与现代医学的机体神经-内分泌调节密切相关,与下丘脑-垂体-性腺轴、下丘脑-垂体-生长轴、下丘脑-垂体-肾上腺轴、下丘脑-垂体-甲状腺轴的功能活动有密切关系。经络学说认为,乳房、阴部皆为足厥阴肝经所络。故人体正常的发育与性腺的成熟,与肾、肝二脏功能及天癸的期至有关。

性早熟的病变主要在肾、肝两脏,其发病原因主要是由于小儿肾的阴阳不平衡,肾阴不足、相火亢盛所致;也可因疾病或精神因素使肝失疏泄,肝郁化火,肝火上炎,导致天癸早至,第二性征提前出现。

20世纪80年代,上海医科大学附属儿科医院顾文华教授等对女童性早熟进行辨证发现,大部分患儿阴虚火旺征象显著,并且每个患儿都有不同程度的阴虚火旺征象。顾教授认为小儿"稚阴"之体,肾气未充,肾阴未长,阴血无以制火而易妄动,虚火内扰,相火偏亢,肾阴虚而相火旺盛,导致阴阳失衡,肾对生长发育及生殖功能的调节出现障碍,肾精溢泄,从而发生天癸早至,表现出性早熟征象。肾阴不足证见女孩乳房发育及月经提前来潮;男孩生殖器增大,有阴茎勃起。常伴颧红潮热、盗汗、五心烦热、舌红少苔或无苔、形体消瘦、咽干口燥、盗汗、小便短黄、大便干结、脉细数等表现。

有学者对性早熟及青春期早发育女童证候分析发现,大多数患儿同时具有阴虚火旺及肝郁化火的表现,认为女童性早熟与肝的关系密切。女子以肝为先天,肝藏血,主疏泄,具有调畅气机及通达血运的作用。小儿初生,如木方萌,如日初升,渐而壮,故肝有余,肝肾互根互用,肝体阴、藏血、主疏泄,赖于肾的主蛰闭藏功能,若肾水不足,木失所养,则肝火偏亢,疏泄失职,肝火郁积日久,煎灼肾阴,则闭藏失司,而致天癸早至,引发性早熟。患儿早期多以乳房隆起伴乳核胀痛不舒、脾气急躁、心烦易怒、面赤,或带下分泌物增多等肝郁化火型的表现为主。肝郁化火证见女患儿乳房及内、外生殖器发育,月经来潮;男患儿阴茎及睾丸增大,声音变低沉,面部痤疮,有阴茎勃起和射精。伴胸闷不舒,

心烦易怒,嗳气叹息,舌红苔黄,脉弦细数。

国内也有学者认为,性早熟患儿存在脾虚痰湿、痰热相结,而成乳核胃热炽盛,胃强脾虚,湿热内生,任带之脉不固而湿浊下注,带下量多等。脾统血,主运化,水谷入胃,必赖脾气运化精微,以灌四傍,濡养全身。小儿脾常不足,饮食失于节制,久则伤及脾胃,脾胃运化失司,水谷不化,津液不布,水饮停聚,凝结为痰;小儿"稚阳"之体,更易化热,导致痰热互结,躯脂满盈,聚于乳房,则出现乳房增大或乳核增生,下注阴器,则带下增多。汤瑶瑶等研究发现,大部分性早熟女童形体肥胖,表现为身体困重、脘腹胀满、口中黏腻、大便溏薄、舌质红、苔黄腻、脉濡数等湿热内蕴征象。

临床对性早熟的辨证分型大致分为以上 3 类,其中阴虚火旺型所占比例最高,其次为肝郁化火型,但临床上很少见单一证型的性早熟患儿。

二、现代医学对性早熟的认识

(一) 下丘脑-垂体-性腺轴

青春期是人体生长发育的关键时期,也是 HPGA 功能迅速发育成熟的时期。下丘脑分泌的酰胺化十肽-GnRH 是 HPGA 行使功能的始动因素和核心物质。GnRH 神经元是机体整合了各种内、外环境刺激后,生殖内分泌体系的最终共同通路。

青春期发育时,GnRH 神经元的功能活动增强,GnRH 脉冲性释放的频率和幅度增加。GnRH 作用于垂体前叶,促进垂体卵泡刺激素(follicle-stimulate hormone,FSH)和黄体生成素(luteinizing hormone,LH)的分泌,LH 和 FSH 进入血液作用于性腺,刺激睾丸分泌睾酮(testosterone,T)、卵巢分泌雌二醇(estradiol,E_2),促进生殖器官及性征的发育。

下丘脑的神经内分泌功能失调,下丘脑视前内侧区及弓状核提前产生过多的 GnRH,导致 HPGA 的功能提前启动,引起青春期特征和生殖能力的提前出现,即导致儿童性早熟。此类患儿大部分无中枢神经系统、甲状腺等器官的器质性病变,仅以下丘脑 GnRH 提前释放为主要病理特征,称为 ICPP。

(二) kisspeptin/GPR54

GnRH 的合成和分泌受到多种神经递质、调质和细胞因子的调控。长期以来,科学家们一直在寻找"唤醒"GnRH 神经元的关键分子,试图揭开青春期发育的神秘面纱。2003 年,美国、法国和沙特阿拉伯的 3 个研究小组几乎同时向全世界宣布,发现了调控青春期发育的关键分子——G 蛋白偶联受体(G protein coupled receptor,GPR)54。GPR54 是视黄酸家族的 G 蛋白偶联受体。临床流行病学和动物基因敲除实验研究都发现,GPR54 基因的功能性缺失突变或敲除,可导致人或小鼠的促性腺激素依赖性性腺功能减退症,表现为 GnRH 释放减少,GnRH 兴奋实验曲线左移,血促性腺激素水平显著降低,性器官发育明显缺陷,生殖能力丧失。

kisspeptin 为 GPR54 的内源性配体,kisspeptin 和 GPR54 的特异性结合是青春期启动和维持的决定性因素:给予青春期前雌性动物侧脑室注射 kisspeptin,下丘脑 GnRH

释放增加,血 LH 水平急剧上升,出现诱发排卵的分泌峰;而给予 $GPR54^{-/-}$ 基因敲除小鼠侧脑室注射 kisspeptin 则无类似效应;给予正常青春期大鼠内侧视前区注射 kisspeptin 抗体阻断其功能,动物排卵前血 LH 峰及正常性周期消失。青春期前侧脑室注射 kisspeptin 多肽可以诱导大鼠、恒河猴发生性早熟,直接激活 kisspeptin 神经元,产生脉冲性 LH 的分泌。而 kisspeptin 蛋白的功能失常或者表达量超出正常范围都会造成生殖功能紊乱,都说明了 kisspeptin 直接调节 HPGA 的作用。

(三) 神经激肽 B(Neurokinin B,NKB)和神经激肽 3 受体(neurokinin 3 receptor,NK3R)

研究发现,人类 TAC3(编码 NKB)或者 TACR3(NK3R 的基因)功能缺陷会导致促性腺激素分泌不足,进而导致青春期发育障碍。中枢给予绵羊 NK3R 的拮抗剂可以抑制脉冲性 LH 的分泌,静脉给予 NK3R 受体激动剂可以诱发 GnRH 的脉冲节律,并能导致 LH 的分泌。

研究发现,在大鼠/羊的弓状核神经元中 kisspeptin 与 DYN 和 NKB 共表达,这类神经肽细胞亚群被定义为 KNDy 神经元。KNDy 神经元可以控制 GnRH 的脉冲节律。雌激素可以减少弓状核部位 KNDy 神经元并减少 KNDy 神经元的树突密度。雌激素还可以通过负反馈作用下调 kiss1 和 TAC3 基因的表达,导致 KNDy 神经元的兴奋性受到抑制,同时雌激素可以抑制血清 LH 的水平,因此弓状核部位的 KNDy 神经元可能介导雌激素负反馈调节 HPGA 的作用。

(四) 兴奋性氨基酸及其受体

兴奋性氨基酸递质(门冬氨酸、谷氨酸)可促进 GnRH 的释放,引起垂体 LH 分泌的增加,并参与雌性动物排卵前 LH 峰的形成。

NMDA 受体属于离子型谷氨酸受体,由 NR1 和 NR2 等不同亚基组成异四聚体。NR1 是 NMDA 受体实现通道功能的必需亚基;NR2 是 NMDA 受体功能的强化亚基,修饰 NMDA 受体功能特性,增强 NR1 作用发挥。NMDA 受体于下丘脑中广泛分布,直接或间接通过其他神经元作用于 GnRH 神经元,发挥调控 HPGA 的作用。雌性大鼠下丘脑内侧视前区(mPOA)中的 NR1 在青春期前期表达显著增加;青春期前给予雌性恒河猴连续静脉滴注 NMDA,可诱导青春期提前启动;而给予 NMDA 受体拮抗剂或阻断剂则可使雌性大鼠青春期启动推迟,生长缓慢。

(五) 抑制性氨基酸及其受体

γ-氨基丁酸(GABA)是中枢神经系统中主要的抑制性递质之一。GABA 可抑制 GnRH 的释放,GnRH 神经元受到 GABA 的紧张性抑制作用,在青春发动前及垂体 LH 分泌峰值出现前均出现 GABA 水平的下降。GABA 受体有 3 种类型:$GABA_A$、$GABA_B$ 和 $GABA_C$。$GABA_A$ 和 $GABA_C$ 受体属于配体门控离子通道型受体,激活后 Cl^- 和 HCO_3^- 通道开放;$GABA_B$ 属于代谢型受体,调节腺苷酸环化酶活性并抑制递质释放。$GABA_A$ 受体是中枢神经系统中分布最为广泛的 GABA 受体,每个受体都由 5 个亚基组成,通常包括 2 个 α 亚基、2 个 β 亚基和 1 个亚基。在 α 亚基家族中,$α_1$、$α_2$ 和 $α_3$ 的含量较高,且每个 $GABA_A$ 受体组成中都至少含 1 个 α 亚基。

GABA$_A$ 受体亚基在人的一生中一直在变化,各亚基在不同部位的组成不同,不同时期的组成也有差异,不同组成的 GABA$_A$ 受体表现为配体感受性等功能上的差异。雌性大鼠性成熟前,下丘脑等区域 GABA$_A$ 受体 α_1 亚基 mRNA 水平逐渐上升,α_2 水平逐渐下降。与成年大鼠的 GABA$_A$ 受体相比,青春期 GnRH 神经元上的 GABA$_A$ 受体表现更加多样化:青春期前 α_5、β_1、γ_2 是最常见的共表达亚基,而且除了 α_4 和 γ_1 其他的亚基都可以检测到;到青春期之后 α_1、α_3、α_5、β_1、β_3 和 γ_2 成为最常见的亚基,这些亚基的组合成为最常见的受体组合;成年之后表达 GABA$_A$ 受体亚基的 GnRH 神经元有增多趋势;而且 δ 亚基在青春期后呈现出与动情周期相关的增长趋势。在成年雌性大鼠某些 GnRH 神经元会发现 β_3 亚基的表达,但是没有 α_1 和 β_2 的表达;而在围青春期的雌性大鼠一些 GnRH 神经元则会有 α_1、α_2、β_3 和 δ_2 亚基表达,却没有 δ_1 亚基。在雌性恒河猴脑内的正中隆起分别给予 GABA$_A$ 和 GABA$_B$ 受体抑制剂时,只有 GABA$_A$ 受体抑制剂可以在青春期前引起明显的 GnRH 水平上升,并且进入青春期之后这种刺激作用显著减弱。

(六) Makorin 环指蛋白 3

遗传因素在性早熟发病原因中占据了很高的比例,其中 Makorin 环指蛋白 3 (Makorin ring fingerprotein 3,MKRN3) 基因变异是家族性 CPP 最常见的原因。MKRN3 在胚胎早期以及幼年时期的神经系统中高度表达,但在青春期前急剧下降,在成年阶段维持极低水平,与下丘脑中 GnRH 激素的分泌负相关。MKRN3 是 GnRH 分泌的关键抑制因素之一,在青春期发育中具有极重要的调控作用。MKRN3 在下丘脑弓状核 (ARC) 高度表达,可选择性抑制 Kiss1 和 Tac3 的启动子活性。另外,作为 E3 泛素连接酶,MKRN3 还可以精确地表观遗传调控 HPGA 的激活和青春期启动。迄今为止,临床上在 CPP 患者中共发现了 51 种 MKRN3 突变。

(七) 微小核糖核酸

微小核糖核酸 (microRNA,miRNA) 在调控生物机体发育中至关重要,下丘脑和垂体 miRNA 突变会导致生长发育疾病和缺陷。miRNA 参与了 HPGA 的功能调控,下丘脑 miR-200 可以直接调控 GnRH,也可以通过间接调控 GnRH 转录启动子 Zeb1 来实现对 GnRH 表达的调控。同时,miR-155 可以介导 Cebpb 抑制 GnRH,也可以通过兴奋 Zeb1 调控 GnRH 的功能。另外,下丘脑 miR-155 和 miR-200 通过调节 Kisspeptin 的表达在 GnRH 的合成释放过程中发挥关键性作用,血清 *Kiss1* 相关 miR-137 是性早熟临床辅助诊断的潜在生物学标志物。嗅球部的 miR-9 和 miR-200 可通过调控 Dlx5 和 Foxg1,进而影响嗅球部 GnRH 神经元的发育。下丘脑 Lin28/let-7 参与青春期启动过程的机制,新生儿下丘脑 Lin28b 和 c-Myc mRNA 表达非常高,在婴儿期到青春期转变过程中明显减少,在青春期前后表达水平最低;相反,let-7a、let-7b、miR-132 和 miR-145 的表达水平则与之相反。青春期启动时,下丘脑和垂体中 Lin28/let-7 表达比率达到最高水平。在小鼠青春期发育延迟的模型中,c-Myc/Lin28/let-7 通路出现异常变化。此外,miR-361-3p 在垂体前叶细胞中调节 FSH 的释放。

(八) 下丘脑-垂体-生长轴

下丘脑分泌的促生长激素释放激素 (growth hormone releasing hormone,GHRH)

和生长抑素(somatostatin，SS)共同调节生长激素(growth hormone，GH)的分泌；GH的合成和释放受到下丘脑GHRH神经元及SS神经元的调控。GHRH神经元位于下丘脑的弓状核及腹内侧核，分泌的GHRH通过垂体门脉系统，作用于垂体生长激素细胞，促进GH的合成、分泌。SS神经元在下丘脑分布广泛，对骨骼生长起调节作用的SS神经元主要位于下丘脑室周核，分泌的SS经垂体门脉系统，作用于垂体生长激素细胞，抑制GH的释放。此外，室周核SS神经元的突起伸入到弓状核，抑制GHRH神经元的作用，从而抑制垂体GH的合成。GH与肝脏中GHR结合后促进肝脏、骨骼等组织分泌胰岛素样生长因子(insulin-like growth factors，IGF)-1。血液循环中的GH以及IGF-1可反馈调节垂体GH的分泌或通过下丘脑GHRH、SS来调控GH的分泌。青春期垂体GH合成及分泌显著增加，GH通过血夜循环到达长骨干骺端的软骨生长板，刺激该部位的成骨细胞及软骨细胞增殖，胶原及硫酸黏多糖增多，同时伴有骨矿物质沉积，加速骨形成，从而促进骨线性生长。IGF-1在肝脏中合成，其浓度在整个儿童期随年龄增长而上升，青春期后快速上升达高峰。IGF-1是促进长骨干髓端生长板的成骨细胞及软骨细胞分裂、增殖的直接刺激因子。IGF-1还可通过自分泌及旁分泌作用，使局部的IGF-1进一步增多，局部产生的IGF-1对促进长骨的生长发育及成熟具有直接作用。GH和IGF-1对骨的生长调控需要雌激素的协同。雌激素能刺激骨GH受体、IGF-1及其受体的合成。IGF-1水平升高是性早熟儿童骨龄提前、骨骺过早闭合从而影响成年身高的重要因素。

第三节　性早熟的中西医诊断和治疗

一、性早熟的诊断

性早熟一般指性发育启动年龄较正常儿童平均年龄提高2个标准差。劳森·威尔金斯(Lawson Wilkins)儿科内分泌协会提出，女孩7岁、男孩8岁以前出现性发育征象，临床判断为性早熟。

中华医学会儿科学分会内分泌遗传代谢学组和《中华儿科杂志》编辑委员会组织专家在参考国内外最新研究成果和诊疗指南的基础上，结合国内的临床经验，发布了《中枢性性早熟诊断与治疗专家共识(2022)》。具体如下：

1) 性征提前出现，即女童7.5岁前出现乳房发育或10岁前出现月经初潮，男童9岁前出现睾丸增大。

2) 性腺增大，即盆腔B超示女童子宫、卵巢容积增大且卵巢内可见多个直径≥4 mm的卵泡，男童睾丸容积≥4 mL。

3) 血清促性腺激素及性激素达青春期水平。

4) 多有骨龄提前，骨龄超过实际年龄1岁。

5）有线性生长加速，年生长速率高于同龄健康儿童。

6）CPP 应注意与不完全性性早熟（如单纯乳房早发育）及外周性性早熟（如先天性肾上腺皮质增生症）相鉴别。同时，应进行 CPP 的病因诊断，区分 ICPP 和继发性 CPP（继发于中枢神经系统异常、继发于外周性性早熟）。

对于性早熟的诊断应遵循"二定"的原则。首先判断性早熟是真性还是假性，即是否为中枢性或外周性；其次对确诊为性早熟者，必须进一步进行病因诊断。

二、性早熟的治疗

（一）性早熟的治疗目标

ICPP 治疗主要目的是控制和减缓性成熟程度和速度，延缓女孩月经初潮；减缓骨龄进展，逐渐使其与实际年龄相一致，改善最终成年后身高；以及预防与性发育有关的精神心理问题。

（二）性早熟的治疗原则

早期诊断，早期联合治疗，定期随访，针对不同的病程和病情，采用相应的治疗方案。

1. 生活方式干预 患儿体格的发育加速，第二性征提前出现，但其心理状态落后于其性发育年龄。父母应给予孩子各方面的关心和爱护，使孩子了解自己疾病的真实情况，避免早恋及过早的性行为发生。提倡平衡膳食，不应以蛋白质为主要成分，不应盲目服用滋补品。

2. 西医治疗

（1）促性腺激素释放激素激动剂（gonadotrophin-releasing hormone agonist，GnRHa）：GnRHa 是目前国际公认治疗性早熟最有效的药物之一。目前治疗 ICPP 多采用 GnRHa 的缓释型制剂，如曲普瑞林、亮丙瑞林和戈舍瑞林等多种药物，药效是天然 GnRH 的 15～200 倍。GnRHa 治疗过程中，需监测促性腺激素和性激素水平等性发育情况，以评估 HPGA 抑制情况；同时监测生长速率、骨龄等。治疗有效的指标包括：生长速率正常或下降、女童乳腺组织回缩或未继续增大、男童睾丸容积减小或未继续增大、骨龄进展延缓、HPGA 处于受抑制状态。

由于 GnRHa 与 GnRH 受体结合后有类 GnRH 作用，会引起短暂的垂体 LH 和 FSH 释放增加，使病情一过性加重。初次注射 GnRHa 几天后，25.8% 的女孩可发生撤退性阴道流血，但 GnRHa 的长期治疗安全性良好。近年国外也有报道长期使用该药物可显著增加患儿多囊卵巢综合征的发病率。

（2）GnRH 拮抗剂：到目前为止的临床应用显示 GnRH 拮抗药是安全的，且具有很好的耐受性。但 GnRH 拮抗剂能显著减少骨皮质的厚度，削弱骨的强度。此外，已上市的拮抗药是短效的，主要通过皮下注射给药，作用仅能维持 1～3 d，因此目前该药还未能广泛应用于临床。

（3）GnRHa 与 GH 等其他药物联用：鉴于 GnRHa 不利于改善成年后身高的缺点，国外在 20 世纪 90 年代中期就开始采用 GnRHa 与 GH 联合用药。研究显示，联合治疗比单用 GnRHa 更能有效改善成年后身高,而联用 GH 治疗对 HPGA 功能的抑制效应与单用 GnRHa 治疗并没有差异,也不影响 GnRHa 治疗真性性早熟患儿的骨龄进展,对糖代谢及甲状腺功能亦无改变。

然而,GnRHa 联合 GH 治疗也有局限性,只有在患儿正处于快速增长期、长骨干骺端软骨板尚有一定的宽度,即存在足够的生长潜力时,才能起到比较明显的促进作用。

3. 中医治疗

(1)滋阴降火:阴虚火旺患儿治宜滋阴降火,方用知柏地黄丸加减治疗特发性中枢性性早熟。常用药:知母、黄柏、生地、龙胆草、泽泻、牡丹皮、玄参、鳖甲、夏枯草等。阴道分泌物多者加椿根皮、薏苡仁;阴道出血者加旱莲草、茜草。有专家采用早熟合剂对 90 例真性性早熟患儿进行治疗,疗程 1~4 年,平均 1.79 年,总有效率达 86.7%。

(2)疏肝泻火:肝郁化火患儿治宜疏肝解郁、清心泻火,从肝郁化火入手,应用丹栀逍遥散加减治疗性早熟女童,临床疗效颇佳。常用药:丹皮、栀子、白芍、柴胡、龙胆草、夏枯草、枳壳等。乳房胀痛者加香附、郁金。有专家用龙胆泻肝汤加减治疗性早熟女童总有效率为 97.3%。也有专家用柴胡橘叶汤(柴胡、橘叶、郁金、芍药、夏枯草)治疗 ICPP 女童,病情缓解后改服逍遥丸。治疗后大部分提前发育性征消退,伴随症状消失,激素水平显著下降。有专家治疗本病时注重调理冲任和肝肾,以疏肝理气为主,用药以入肝经药为先,如柴胡、郁金、青皮、潼蒺藜、刺蒺藜等,取得较好疗效。

(3)化痰消结:脾虚痰湿患儿宜健脾益气,清热燥湿,化痰散结。代表方:完带汤加减。主要药物:白术、山药、白芍、苍术、车前子、甘草、陈皮、柴胡、荆芥穗等。临床上,这种治疗方法明显改善患儿症状与体征,使增大的乳房缩小,并且治疗后子宫、卵巢容积缩小程度及减缓骨龄增长速度均优于对照组,E_2 水平明显降低。此外,有研究使用加味二陈二仙汤治疗因长期进食肥甘、补品而致的形体偏胖、乳房异常发育和肿胀有硬结的患儿,连续服用 2~4 周后,症状消退。

除辨证治疗外,孕妇及幼儿均应慎用补品,特别是对于幼儿家长,要告诫他们千万不要给孩子服用含有性激素类的滋补品,以预防假性性早熟的发生。

4. 中西医结合治疗

中西医结合治疗疗效明确,不仅可使性征消退,还能显著减缓患儿的骨骼生长速度,延缓骨龄成熟,从而改善患儿成年后身高。中西医结合治疗还能减轻患儿家庭的经济负担,预后良好。临床研究也表明,联合治疗的疗效优于单独治疗。

第四节 | 性早熟的中西医结合基础研究

一、常用性早熟动物模型

1. 达那唑诱导的性早熟大鼠模型制备　5 日龄雌性 SD 大鼠,子鼠和母鼠共同饲养在12 h光照和12 h黑暗的环境中,自由摄食和饮水,子鼠出生23 d后断奶。达那唑300 μg溶解于25 μL乙二醇/乙醇(1∶1,V/V)混合液中。模型大鼠于5日龄时每只臀部皮下注射300 μg达那唑,大鼠出生后25 d开始每天检查阴门开口情况,如动物在第1次检查时阴门已经开口,则阴门开口时间记为25 d。从大鼠阴门开口日起,每天上午定时做阴道涂片,直至大鼠建立正常的性周期。

2. 环境污染物诱导性早熟大鼠模型 环境内分泌干扰物是一类具有干扰人体生殖、神经和免疫系统等功能的外源性化学物质,主要是由人类生产和生活中排放到环境中的有机污染物组成,如双酚A(bisphenol A,BPA)、玉米赤霉烯酮(zearalenone,ZEA)、5-羟甲基糠醛(5-hydroxymethyl furfural,HMF)、邻苯二甲酸酯(phthalic acid ester,PAEs)、阻燃剂等。大量研究发现,儿童长期接触环境内分泌干扰物会导致性早熟。运用此类方法制作性早熟模型操作较为简单,造模时间偏长,但部分染毒物研究较少,造模剂量、时间等方面仍需深入研究。此外,诱导的性早熟模型是否为真性性早熟模型也有待进一步研究。

常见的用BPA造模方法如下:21日龄SD雌性大鼠体重(51.2 ± 1.9)g。饲养条件为室温20~26℃,每日固定光照时间为14 h(5:00~19:00),自由摄食和饮水。自21日龄起至阴道口开放之日,每日14:00双酚A灌胃400 mg/kg,1次。自给药之日(21日龄)起,每日观察大鼠阴道口开放情况。对阴道口开放的大鼠,每日进行阴道细胞涂片观察其性周期的变化和第一个发情间期的出现。

3. NMA诱导大鼠性早熟模型 选取26日龄雌性大鼠,饲养条件为室温20~26℃,每日固定光照时间14 h(5:00~19:00)。自26日龄起至阴道口开放之日,大鼠皮下注射NMA 40 mg/kg,1次。自给药之日(26日龄)起,每日观察对照组和实验组大鼠阴道口开放情况。对阴道口开放的大鼠,每日进行阴道细胞涂片观察其性周期的变化和第一个发情间期的出现。NMA是一种兴奋性氨基酸受体激动剂,通过诱导下丘脑促进GnRH分泌,从而促进LH分泌,使HPGA功能提前激活。该造模方法简便、有效,性发育特征与正常青春启动组的变化相同。

4. 光照及褪黑素诱导法 选取21日龄的雌性大鼠暴露于24 h持续光照下,持续7 d制作光照诱导性早熟模型。选取PND10小鼠每日早上腹腔注射15 mg/kg褪黑激素成功制备性早熟模型。光照是啮齿类动物内源性节律的触发器,在自然环境下松果体按昼低夜高的节律分泌褪黑素调节生殖轴。夜间褪黑素分泌下降可导致性成熟,外源性褪黑素摄入及长期光照均可导致人体夜间褪黑素分泌减少,导致青春期提前。此类模型操作简单,多用于光环境及褪黑素与性早熟的相关性研究。

此外,性早熟的模型制备方法还有E_2诱导法、锰暴露染毒法、颅脑辐射诱导法、脑室注射kisspeptin诱导法以及使用正常青春期启动期大鼠做模型等方法。

二、中西医结合治疗性早熟的基础研究

目前临床治疗性早熟主要以药物治疗为主,应用针灸治疗性早熟较少。因此本文也

以中药治疗性早熟的研究进展为主进行介绍。

（一）滋阴泻火中药对性早熟大鼠下丘脑-垂体-性腺轴的影响

1. **性器官发育** 动物的阴门开启是雌激素依赖性的,是青春期启动的标志,规律性性周期的建立是动物青春期发育完成的标志。滋阴泻火中药可显著延迟性早熟大鼠阴门开启和出现第一个性周期的时间。性早熟大鼠子宫壁厚度增加、成熟卵泡数量增多,性器官的发育显著提前;给予滋阴泻火中药后,动物子宫壁厚度明显降低,成熟卵泡的数量也明显减少,滋阴泻火中药可显著延缓大鼠性器官的发育。

2. **性早熟的外周机制** 青春期性器官的发育是 HPGA 及下丘脑-垂体-生长轴功能活跃并协同调控的结果,血液循环中的 E_2 可促进靶器官生长。性早熟大鼠血清 E_2、LH 和 FSH 水平显著升高,滋阴泻火中药合剂可显著降低大鼠外周血清的 E_2、LH 和 FSH 水平。雌激素主要在卵巢颗粒细胞合成,雄激素是雌激素合成的前体,血睾酮水平在影响雌激素浓度的诸多因素中起决定性作用。滋阴泻火中药能够通过下调 AR 在靶细胞上的表达,减少靶细胞的雌激素合成,还能够通过下调 ER 在靶细胞上的表达而起到治疗作用。

调控青春期子宫、卵巢发育的另一个重要的生长因子是 IGF-1,滋阴泻火中药通过下调 IGF-1 在靶细胞的表达,减轻其对子宫、卵巢的刺激作用,从而抑制子宫、卵巢的生长。

3. **下丘脑 GnRH 表达和释放** 性早熟的病理生理过程的终端环节是下丘脑 GnRH 神经元功能提前激活,大量的 GnRH 过早分泌,从而提前启动整个下丘脑-垂体-性腺轴 HPG 轴的功能。性早熟大鼠下丘脑 GnRH mRNA 的表达明显上调;滋阴泻火中药可显著降低大鼠下丘脑 GnRH mRNA 的表达。滋阴泻火中药还可下调垂体 GnRH 受体 mRNA 的表达,从而抑制提前启动的下丘脑-垂体-卵巢轴(hypothalamus-pituitary-ovary axis,HPO 轴)。

大鼠脑内 GnRH 神经元多散在分布,不形成独立的核团。阳性细胞主要分布于内侧隔核、Broca 斜角带以及内侧视前区,约占细胞总数的 90% 以上。性早熟大鼠上述 3 个区域 GnRH 免疫阳性细胞数比正常组显著减少,中药组大鼠 GnRH 免疫阳性细胞总数显著增加。模型组 GnRH 阳性数的减少可能与 GnRH 的释放增加有关,这导致细胞内 GnRH 的含量降低。滋阴泻火中药组阳性细胞数增加可能是通过减少 GnRH 向垂体门脉的释放,从而增加细胞内 GnRH 的含量。

下丘脑的弓状核及腹内侧核是 GnRH 的紧张性分泌中心,其功能活动与维持 GnRH 的基础分泌水平有关。而下丘脑的视前内侧核是 GnRH 的脉冲性分泌中心,其功能活动则与 GnRH 的周期性脉冲式的分泌有关。青春发动的显著标志不仅是下丘脑 GnRH 基础分泌的增加,更重要的是 GnRH 脉冲分泌的频率和幅度的显著提高。女性在青春期的后期,当血中 E_2 浓度升高到一个临界水平并持续一定时间后,即引起下丘脑 GnRH 脉冲分泌突然剧增,导致腺垂体 LH 分泌剧增,达到峰值,从而诱发卵巢排卵。滋阴泻火中药对下丘脑 GnRH 的紧张性分泌中心及脉冲性分泌中心均有显著的抑制作用,不仅可明显抑制其 GnRH 的合成,还能显著减少 GnRH 的脉冲释放。

（二）kisspeptin/GPR54 信号通路参与滋阴泻火中药治疗性早熟的机制

1. 青春期发育进程中下丘脑 kisspeptin 表达　下丘脑 kisspeptin 随大鼠青春期发育不同阶段呈现不同的表达规律。青春期启动前各组大鼠弓状核、室周核和视前区均未观察到 kisspeptin 阳性细胞；青春期启动时，正常组大鼠弓状核、视前区和室周核仅观察到零星或少量的 kisspeptin 免疫阳性细胞，性早熟大鼠 kisspeptin 免疫阳性细胞在上述区域的数量显著增多，滋阴泻火中药能显著降低上述区域 kisspeptin 免疫阳性细胞的数量。青春期启动后，正常组大鼠弓状核、室周核和视前区的 kisspeptin 免疫阳性细胞数增加，中药组大鼠弓状核、室周核和视前区的 kisspeptin 免疫阳性细胞的表达显著下降。

青春期启动前 3 组大鼠 kiss‐1 mRNA 的水平无明显差异，青春期启动时性早熟大鼠 kiss‐1 mRNA 明显升高，滋阴泻火中药显著下调大鼠 kiss‐1 mRNA 表达。表明性早熟大鼠 kiss‐1 mRNA 的基因转录水平青春期启动时明显上调，滋阴泻火中药合剂能显著下调 kiss‐1 mRNA 的表达。

2. 青春期发育进程中下丘脑 GPR54 表达　不仅下丘脑 kisspeptin 在青春期不同发育阶段的表达规律不同，其受体 GPR54 也表现出不一样的变化规律。性早熟大鼠青春期启动时弓状核、室周核、视前区 3 个区域的 GPR54 阳性细胞明显增多，滋阴泻火中药可显著减少大鼠上述区域的 GPR54 阳性细胞数。

青春期启动后，正常大鼠上述核团 GPR54 免疫阳性细胞的表达增高，性早熟大鼠弓状核、室周核的 GPR54 免疫阳性细胞数量进一步增多，但视前区的 GPR54 阳性细胞数减少。性早熟大鼠喂饲滋阴泻火中药后弓状核和室周核的 GPR54 免疫阳性细胞数明显减少，视前区区的 GPR54 明显增加。

青春期启动前各组大鼠 GPR54 mRNA 的水平无明显差异，性早熟大鼠 GPR54 mRNA 的水平明显升高，中药可显著降低 GPR54 mRNA 水平。表明青春期启动时性早熟大鼠 GPR54 mRNA 的基因转录明显上调，滋阴泻火中药合剂能显著下调 GPR54 mRNA 的表达。

（三）NKB/NK3R 信号通路参与滋阴泻火中药治疗性早熟的机制

1. 下丘脑 NKB 表达　下丘脑 NKB 在大鼠青春期发育的不同阶段有不同的表达规律。青春期启动前，各组动物下丘脑弓状核和视前内侧核部位的 NKB 阳性细胞的数量均较少，且无差异。青春期启动时，各组大鼠下丘脑 NKB 阳性细胞的表达较青春期启动前均明显增多；性早熟大鼠弓状核和视前内侧核的 NKB 阳性细胞数显著升高，滋阴泻火中药显著减少性早熟大鼠弓状核和视前内侧核的 NKB 阳性细胞数。青春期启动后，性早熟大鼠弓状核的 NKB 阳性细胞数显著高于正常组，滋阴泻火中药组 NKB 阳性细胞数比性早熟组显著减少；性早熟组视前内侧核的 NKB 阳性细胞数显著低于正常组，而滋阴泻火中药组 NKB 阳性细胞数显著增多。

青春期启动时，性早熟大鼠下丘脑的 NKB mRNA 表达显著上调；滋阴泻火中药可显著降低性早熟大鼠下丘脑 NKB mRNA 的表达。

2. 下丘脑 NK3R 表达　在青春期启动前，各组动物下丘脑弓状核和视前内侧核

NK3R 阳性细胞数均较少,且无差异。随着青春期的启动,各组大鼠下丘脑 NK3R 阳性细胞数较青春期启动前显著增多;性早熟大鼠弓状核与视前内侧核的 NK3R 阳性细胞数明显升高,使用滋阴泻火中药治疗后大鼠弓状核与视前内侧核的 NK3R 阳性细胞数明显减少。青春期启动后,性早熟大鼠弓状核部位的 NK3R 阳性细胞数明显升高,滋阴泻火中药的使用显著下调 NK3R 阳性细胞数。

青春期启动时,性早熟大鼠下丘脑 NK3R 的蛋白和 mRNA 表达明显上调;滋阴泻火中药组可显著下调性早熟大鼠下丘脑 NK3R 蛋白和 mRNA 的表达。

(四) 滋阴泻火中药合剂对性早熟大鼠下丘脑 ERα 表达的影响

下丘脑的雌激素 α 受体,参与了雌激素对 HPGA 的负反馈调节。一旦 HPGA 异常兴奋以致激素释放水平过高,则下丘脑雌激素受体会通过负反馈调节抑制过高的 GnRH 释放,来恢复正常的 HPGA 功能。性早熟大鼠下丘脑 ERα 水平显著升高,滋阴泻火中药可显著下调性早熟大鼠下丘脑异常升高的 ERα 水平。

(五) 滋阴泻火中药对下丘脑 GABA 受体表达的影响

1. 内侧视前区氨基酸递质释放　给予滋阴泻火中药后,雌性和雄性大鼠内侧视前区推挽灌流液中兴奋性氨基酸谷氨酸和门冬氨酸的浓度均显著下降;抑制性氨基酸 GABA 的浓度显著升高;β-内啡肽的释放也显著增加。

2. 下丘脑 $GABA_A$ 受体 α 亚基表达　GABA 受体尤其是 $GABA_A$ 受体在青春期启动中起到关键作用;而 α 亚基又是 $GABA_A$ 受体的主要亚基,在 $GABA_A$ 受体 6 个 α 亚基中,只有 $α_1$ 和 $α_3$ 两个亚基在性早熟和给予中药后大鼠下丘脑的表达有显著的变化。性早熟大鼠下丘脑 $GABA_A$ 受体 $α_1$ 和 $α_3$ 亚基的水平显著下降;滋阴泻火中药显著上调性早熟大鼠下丘脑 $GABA_A$ 受体 $α_1$ 和 $α_3$ 亚基表达。而 $GABA_A$ 受体 $α_2$、$α_4$、$α_5$ 和 $α_6$ 4 种亚基的表达无变化。

3. 下丘脑 $GABA_B$R 表达　青春期启动前,性早熟模型组大鼠下丘脑 $GABA_B$R1 的表达水平就已经显著下调,滋阴泻火中药可显著上调性早熟大鼠下丘脑 $GABA_B$R1 的水平。但 $GABA_B$R2 的表达没有变化。

青春期启动时,性早熟大鼠下丘脑 $GABA_B$R1 和 $GABA_B$R2 的表达水平显著下调,滋阴泻火中药可显著上调大鼠下丘脑 $GABA_B$R1 和 $GABA_B$R2 表达。

(六) NMDA 受体参与滋阴泻火中药对治疗性早熟大鼠的机制

1. 下丘脑 NMDA 受体表达规律　青春期启动时,性早熟雌性大鼠的下丘脑 NMDAR1 mRNA、蛋白和 p-NMDAR1 表达水平明显高于正常大鼠;滋阴泻火中药下调性早熟雌性大鼠的下丘脑 NMDAR1 mRNA、蛋白和 p-NMDAR1 表达水平。

2. 下丘脑 NMDAR1 与 GnRH 和 ERα 共表达　青春期启动时,滋阴泻火中药显著增加性早熟大鼠下丘脑 ERα 和 GnRH 阳性神经元数量,减少 NMDAR1 阳性神经元数量,显著减少 ERα 和 NMDAR1 以及 GnRH 和 NMDAR1 共同表达的神经元数量。

3. 下丘脑 miR-664-2　青春期启动前,各组大鼠下丘脑 miR-664-2mRNA 表达水平无显著差异;青春期启动时,性早熟大鼠下丘脑 miR-664-2mRNA 表达水平显著减低,滋阴泻火中药显著升高大鼠下丘脑 miR-664-2mRNA 表达水平;青春期启动后,各组大鼠下丘脑 miR-664-2mRNA 表达水平无差异。

miR-664-2 可通过调控 NMDAR 的表达而参与调控 HPGA 的功能。沉默大鼠下丘脑 ARC miR-664-2 的表达,性早熟大鼠阴门开启的时间显著提前,而同时给予滋阴泻火中药,则可显著延迟性早熟大鼠的青春期发育进程。与此同时,沉默大鼠下丘脑弓状核 miR-664-2 的表达,下丘脑 NMDAR1 表达水平明显升高,下丘脑 GnRH mRNA 升高,ERα mRNA 表达水平降低,外周血血清 GnRH、LH、FSH 和 E_2 水平也明显升高,而滋阴泻火中药则能翻转上述变化。

(七) 滋阴泻火中药对下丘脑-垂体-生长轴的影响

滋阴泻火中药可显著上调下丘脑室周核生长抑素基因和蛋白表达水平,显著下调腺垂体 GH 的表达,从而调控骨骼的生长。滋阴泻火中药能明显降低血清 IGF-1 的浓度,使 IGF-1 的浓度恢复到青春期前的水平。

雌激素可与成骨细胞膜上的 ERα 结合,使成骨细胞活跃,产生足量的钙结合蛋白,促进骨基质钙化。IGF-1R 能够和 ER 一起在骨骼的生长发育过程中共同发挥重要作用。滋阴泻火中药能够下调 ERα 和 IGF-1R 在干骺端生长板的基因表达及蛋白合成,降低靶器官对雌激素的敏感性,从而明显延缓下丘脑-垂体-生长轴提前启动所引起的生长突增(图 13-1)。

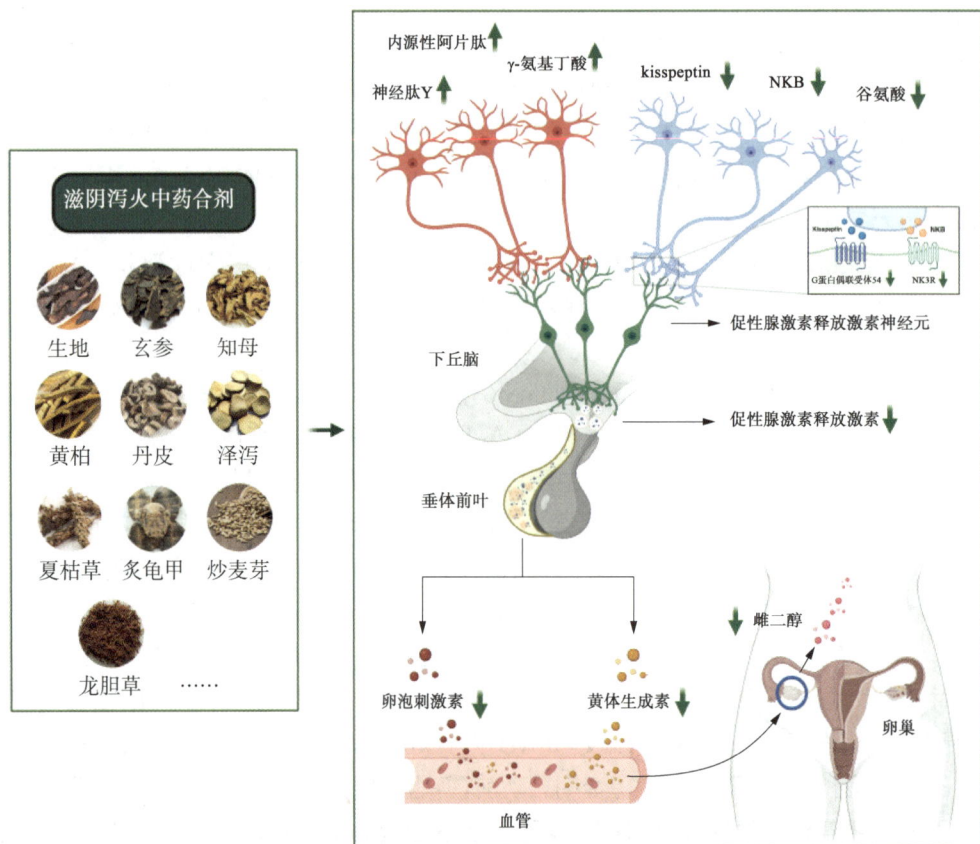

图 13-1 滋阴泻火中药治疗性早熟的机制示意图

（八）曲普瑞林对性早熟大鼠青春期发育的影响

曲普瑞林是人工合成的 GnRH 拟似物。其结构是将天然 GnRH 分子结构中的第 6 个左旋氨基酸(甘氨酸),以右旋色氨酸取代。曲普瑞林的作用与 GnRH 相同,但其血浆半衰期延长且对 GnRH 受体的亲和力更强,因此曲普瑞林是 GnRH 受体的强力激动剂。曲普瑞林经皮下注射给药后,开始会促进垂体分泌 LH 和 FSH。当垂体经过长期的刺激进入不应期后,促性腺激素的释放会减少,因而使性类固醇(雌激素或睾酮)降低至去势水平,从而缓解儿童性早熟的进程。

1. **性早熟大鼠青春期发育** 给予曲普瑞林后,性早熟大鼠阴门开启和建立规律性周期的时间明显延迟,子宫、卵巢的脏器系数明显减小,接近正常发育大鼠水平。

2. **性早熟大鼠下丘脑 kiss‑1/GPR54 mRNA 表达** 曲普瑞林能显著下调性早熟大鼠下丘脑 kiss‑1/GPR54 mRNA 的表达,从而减少 kisspeptin 的释放,阻止大鼠的性早熟进程。

三、问题和展望

GnRHa 已成为治疗 ICPP 的首选,但其有价格昂贵、对生育能力有潜在危害等缺点。我国学者经过多年的临床和实验研究发现,中医药治疗儿童性早熟有较好的疗效,且价格低廉、副作用小,可调整患儿和性早熟动物的青春发育进程,延缓骨龄的增速,有利于改善成年后身高。因此中医药或中西医结合的方法不失为我国治疗 ICPP 经济、实惠、可行的发展方向,值得研究运用。但目前尚存在一些问题需要解决:①基础研究工作多以现象观察为主,缺乏系统深入的机制研究;②缺乏规范化的中医诊断分型标准与量化观察指标,影响了疗效的可信度;③应筛选有效方药并研制出易为儿童接受且给药方便的剂型。

此外,针灸、推拿作为中医独特的治疗方法,其通过对穴位的刺激,可以达到通经脉、调阴阳、和脏腑的作用,同时可免去儿童服药困难等不便。虽然这些方法在治疗儿童性早熟方面的应用尚不多见,但不失为一个较有意义的研究方向。

(田占庄)

参考文献

[1] 中华医学会儿科学分会内分泌遗传代谢学组,中华儿科杂志编辑委员会. 中枢性性早熟诊断与治疗专家共识(2022)[J]. 中华儿科杂志,2023,61(1):16‑22.

[2] 时毓民. 儿童性早熟中西医结合论治[M]. 北京:人民卫生出版社,2002.

[3] 陈伯英,庄振杰,蔡德培. 滋阴泻火中药合剂治疗儿童真性性早熟作用的神经生物学机制的研究[J]. 中国中西医结合杂志,2002,22:68‑71.

[4] 田占庄,赵宏,陈伯英. 滋阴泻火中药对性早熟模型大鼠促性腺激素释放激素及其

受体 mRNA 表达的影响[J].中国中西医结合杂志,2003,23:700－704.

［5］ 蔡德培,陈伯英,张炜,等.中药调整性早熟儿童青春期发育进程的机制研究[J].中西医结合学报,2006,4(2):166－174.

［6］ 蔡德培,陈伯英,庄振杰.滋阴泻火中药对下丘脑 GnRH 的合成、分泌及其调节机制的影响[J].中国中西医结合杂志,2001,21:595－598.

［7］ YAN SUN, JIAN YU, BOYING CHEN, et al. Effect of nourishing "Yin"-removing "Fire" Chinese herb mixture on the hypothalamic kisspeptin expression in precocious rats [J]. J Ethnopharmacol, 2010,127:274－279.

［8］ 李嫔,向正华,蔡德培.中药对大鼠下丘脑生长抑素及垂体生长激素基因表达与蛋白表达的调节作用[J].中国中西医结合杂志,2003,23(3):207－210.

［9］ MINDA JU, LIU YANG, JING ZHU, et al. MiR－664－2 impacts pubertal development in a precocious-puberty rat model through targeting the NMDA receptor-1 [J]. Biol Reproduct, 2019,100(6):1536－1548.

［10］ CHEN Z J, MENG Z H, WANG S R, et al. Effects of nourishing "Yin"-removing "Fire" Chinese herb mixture on the expression of GABAB receptors in hypothalamus of precocious puberty female rats [J]. Chinese Med, 2016,7:55－66.

第十四章　多囊卵巢综合征

第一节｜概　　述

一、定义与分类

多囊卵巢综合征（polycystic ovary syndrome，PCOS）是育龄期妇女最常见的一种内分泌和代谢紊乱疾病，以高雄激素血症、持续无排卵、胰岛素抵抗为主要特征。1935年由斯坦因（Stein）和莱文塔尔（Leventhal）两位学者首先报道，故又称 Stein-Leventhal 综合征。其发病率在育龄期妇女高达 5%～20%，占无排卵性不孕症的 70%左右。

PCOS 常见的分类：①根据患者的年龄，青春期 PCOS、育龄期 PCOS 和老年期PCOS。②根据患者的体重指数（body mass index，BMI），肥胖型 PCOS 和消瘦型PCOS。③根据临床表现，经典型以高雄激素血症和卵巢多囊样改变为主；排卵障碍型以稀发排卵或无排卵为主，不一定伴有高雄激素血症；代谢型以胰岛素抵抗和/或糖耐量异常为主，伴或不伴有高雄激素血症。

二、流行病学

由于 PCOS 临床表现的异质性，对 PCOS 的诊断标准一直存在争议。1990 年，美国国立卫生研究院（National Institutes of Health，NIH）首次提出 PCOS 临床诊断标准（NIH 标准）：①稀发排卵或无排卵；②高雄激素临床征象和/或高雄激素血症；③排除已知的可引起高雄激素或排卵障碍的其他疾病。2003 年欧洲人类生殖及胚胎学会（European Society of Human Reproduction and Embryology，ESHRE）与美国生殖医学会（American Society for Reproductive Medicine，ASRM）提出的鹿特丹诊断标准则是在排除其他引起高雄激素的疾病之后，以下 3 点中满足 2 点即可诊断：①稀发排卵或无排卵；②临床高雄激素和/或高雄激素血症；③多囊卵巢表现[一侧或双侧卵巢直径 2～9 mm 的卵泡数≥12 个和/或卵巢体积≥10 mL]。2006 年美国雄激素学会（American

Androgen Excess Society，AES)的标准中高雄激素是必备指标，在排除其他导致雄激素过多的相关疾病后，稀发排卵或无排卵与卵巢多囊表现中具备 1 项即可诊断。

我国针对 PCOS 患病率、区域差异性等流行病学调查普遍使用的是 2003 年鹿特丹标准。在大量相关调查大数据支持下，我国在 2011 年、2018 年相继颁布和修订了中国 PCOS 诊疗指南：①月经稀发、闭经或不规则子宫出血是诊断的必要条件；②符合临床高雄激素表现或高雄激素血症、超声卵巢多囊表现中的 1 项，并排除其他引起高雄激素和排卵异常的疾病即可诊断为 PCOS。青春期 PCOS 诊断须同时符合以下 3 个指标：初潮后月经稀发至少持续 2 年或闭经；存在高雄激素临床表现或高雄激素血症；超声下卵巢多囊改变。同时排除其他疾病。

基于 1990 年 NIH 诊断标准及 2003 年的鹿特丹标准，多国报道的育龄期女性 PCOS 的患病率为 5%～10%。其中对美国东南部一所大学 227 名妇女的一项调查显示：参检女性的 PCOS 患病率为 4%。该研究中黑种人和白种人的患病率差异无统计学意义。希腊 PCOS 患病率为 6.8%；西班牙 PCOS 患病率为 6.5%；斯里兰卡 PCOS 患病率为 6.3%；泰国 PCOS 患病率约为 5%。有文献总结，按 1990 年 NIH 标准，非选择的育龄妇女 PCOS 的患病率为 6%～8%。由此推断，如按 2003 年鹿特丹标准，以上各项研究中 PCOS 的患病率可能高于 6%～8%。2007—2011 年根据我国 10 个省份的流行病学调查，年龄在 19～45 岁的 PCOS 患者具有以下特征：汉族女性 PCOS 的患病率为 5% 左右，其中 85% 具有高雄激素血症特征；随着年龄增长，代谢紊乱的发病率增加，20%～30% 合并有代谢综合征；肥胖型 PCOS 患者代谢相关的高血压、高血脂和 2 型糖尿病发病率显著增加。此外，约有 6% 的 PCOS 患者存在不孕问题，9% 的患者意识到自己患有内分泌和妇产科相关疾病，但仅有 5.9% 的患者就医。长期居高不下的患病率与较低就诊率之间的矛盾，使得 PCOS 相关诊疗知识的宣传推广显得尤为重要。

三、多囊卵巢综合征典型临床表现及危险因素

PCOS 临床表现呈异质性多样化，典型的表现为卵巢多囊性改变，通过超声检查可见卵巢内有多个窦状卵泡，而这些卵泡无法发育成熟并排卵，进而导致不孕；此外，血清学检查往往提示患者存在高雄激素血症、LH 比值增高，以及不同程度的月经异常（月经稀发、量少、闭经或功能失调性子宫出血）、不孕、多毛、痤疮和肥胖（尤其腹部脂肪显著增加）等，并常伴有胰岛素抵抗或高胰岛素血症、高脂血症、2 型糖尿病和心血管疾病，远期还可并发代谢综合征及子宫内膜癌、乳腺癌等妇科肿瘤。同时多毛、肥胖及不孕等原因导致 1/3 的 PCOS 患者伴有焦虑和抑郁等精神问题。

PCOS 作为一种复杂的生殖内分泌系统疾病，其病因目前尚未完全明确。PCOS 可持续一生，对女性的身心健康和生活质量都会产生极大的影响。PCOS 是遗传和环境因素共同作用的结果，该病具有较强的遗传倾向，如果家族中母亲或姐妹罹患 PCOS，那么家族中其他女性患该病的风险会明显增加；代谢功能紊乱，如异常升高的胰岛素水平可以促使卵巢产生过多的雄激素，这将进一步抑制排卵；机体长期处于应激和炎症状态，可

能诱发下丘脑-垂体-肾上腺轴（HPA 轴）和下丘脑-垂体-卵巢轴（HPO 轴）功能异常，导致卵泡发育和排卵障碍。不良的饮食习惯，诸如高糖、高碳水化合物的饮食及缺乏运动，可加剧胰岛素抵抗，同时肥胖本身也与 PCOS 的发展有关。此外，暴露于某些环境化学物质被认为可能会影响内分泌系统的正常运作，从而增加 PCOS 的患病风险。

第二节 中西医对多囊卵巢综合征的认识

一、中医对多囊卵巢综合征病因病机的认识

PCOS 在中医学典籍中并无记载，对该病较为系统的研究报道始于 20 世纪 80 年代初。根据其症状，PCOS 属于中医学"月经后期""闭经""不孕症"等范畴。《丹溪心法》记载："若是肥盛妇人，禀受甚厚，恣于酒食之人，经血不调，不能成胎，谓之躯脂满溢，闭塞子宫。"这一描述与本病有相同之处。

现代中医学认为，PCOS 的发病是先天禀赋与后天因素共同作用的结果，与肾、脾、肝功能失常关系密切。肾为先天之本，脾为后天之本，天癸来源于肾精，受后天水谷精微滋养。脾、肾同为天癸提供物质基础，若脾、肾功能失常，则天癸失养，导致月经失调、不孕的发生。肾主生殖，凡月经失调、子嗣之病多与肾的功能失调有关。同时，肾者主水，脏腑功能失调，肾不能化气行水，反聚为湿，阻遏气机，肝失疏泄，气滞血瘀，凝血瘀滞胞脉，产生月经失调，经水稀发或闭经等症。

二、西医对多囊卵巢综合征病理机制的认识

目前 PCOS 的病因尚不明确，西医学认为其可能与遗传因素和环境因素干扰生殖内环境稳态有关，从而诱导卵巢功能障碍。

1. 雄激素增多 60%～80% 的 PCOS 患者外周血睾酮水平会明显增加，25% 患者存在脱氢表雄酮硫酸盐增加。因此，甾体激素合成异常可能是 PCOS 发病的首要原因。卵巢间质、卵泡膜细胞产生过量雄激素，卵巢内高雄激素抑制卵泡成熟，引起发育中的卵泡闭锁，不能形成优势卵泡，以致雄激素的正常分泌模式中断；但由于很多小卵泡仍然分泌雌激素，因而部分 PCOS 患者兼有高雄激素和高雌激素表现，但以雄激素过多为主。持续分泌的雌酮和卵巢小卵泡分泌的一定水平的 E_2 作用于下丘脑和垂体，对 LH 的分泌呈正反馈，对 FSH 的分泌呈负反馈，使 LH 分泌幅度及频率增加，又促进卵巢分泌更多雄激素，进一步形成雄激素过多、持续无排卵的恶性循环。

2. 卵泡发育异常 与正常卵巢相比，PCOS 患者的卵巢有 2～6 倍增加的初级卵泡、二级卵泡和窦卵泡。卵泡数量增多的机制尚不清楚，有报道认为其可能与雄激素水平成正比。但卵泡生长缓慢、无法生成成熟的优势卵泡，可能是由于卵母细胞中缺少一

种生长信号或者是过量抗苗勒激素(anti-Müllerian hormone，AMH)的抑制作用。

3. 高胰岛素血症和胰岛素抵抗 PCOS患者中约有一半表现为肥胖。而肥胖的PCOS患者中有30%~45%存在高胰岛素血症和胰岛素抵抗。过量的胰岛素作用于卵巢内相应受体，加之局部过量分泌的雄激素，导致卵泡进入发育进程，但存在成熟障碍，无优势卵泡形成。高胰岛素血症可抑制肝脏性激素结合球蛋白的合成，使体内雄激素增加，雄激素亦可通过垂体的胰岛素受体使LH分泌增加。严重的胰岛素抵抗患者可发生雄激素过多、胰岛素抵抗和黑棘皮病综合征，表现为高雄激素和高胰岛素状态。

4. 下丘脑-垂体-卵巢轴(HPO轴)的功能异常 PCOS患者表现出异常的GnRH波动，LH释放脉冲增大、振幅和频率的周期性调控失常、LH/FSH的比值增加，都是典型的HPO轴功能异常的表现。同时，垂体的敏感性增加，促肾上腺皮质激素释放增加，进一步导致肾上腺皮质激素和皮质醇反应性增加和功能亢进。精神因素、运动及体内的性激素水平改变等都可以引起HPO轴功能紊乱。

第三节 | 多囊卵巢综合征的中西医诊断和治疗

一、中西医诊断标准和专家共识

(一) 西医诊断标准

以下依据2003年ESHRE与ASRM鹿特丹专家会议和2007年中华医学会妇产科学分会内分泌学组制定的PCOS诊断和治疗专家共识：

1. 诊断标准 ①稀发排卵或无排卵；②高雄激素的临床表现和/或高雄激素血症；③卵巢多囊性改变；④上述3条中符合2条，并排除其他致雄激素水平升高的病因。

2. 标准的判断

(1) 稀发排卵或无排卵：①初潮2~3年不能建立规律月经；闭经(停经时间超过3个以往月经周期或≥6个月)；月经稀发，即周期≥35 d及每年≥3个月不排卵者(WHOⅡ类无排卵)；②月经规律并不能作为判断有排卵的证据；③基础体温(basal body temperature，BBT)、B超监测排卵，月经后半期孕酮测定等方法有助于判断是否有排卵。

(2) 雄激素水平升高的临床表现：痤疮(复发性痤疮，常位于额、双颊、鼻及下颌等部位)、多毛(上唇、下颌、乳晕周围、下腹正中线等部位出现粗硬毛发)。

(3) 雄激素水平升高的生化指标：总睾酮、游离睾酮指数或游离睾酮水平高于实验室参考正常值。

(4) 多囊卵巢诊断标准：一侧或双侧卵巢中直径2~9 mm的卵泡≥12个和/或卵巢体积≥10 mL。

3. 排除标准 排除标准是诊断PCOS的必需条件，如催乳素水平明显升高，应排除垂体瘤,20%~35%的PCOS患者可伴有催乳素水平轻度升高;如存在稀发排卵或无排卵,应测定FSH和E_2水平,排除卵巢早衰和中枢性闭经等;测定甲状腺功能,以排除由于甲状腺功能低下所致的月经稀发;如出现高雄激素血症或明显的雄激素水平升高的临床表现,应排除非典型性肾上腺皮质增生、库欣综合征、分泌雄激素的卵巢肿瘤等。

(二) 中医辨证分型

本病以肾、脾、肝三脏功能失调为本,痰湿、血瘀为标,且二者互为因果,故临床以虚实夹杂证多见。辨证主要根据临床症状、体征与舌脉。辨证分青春期和育龄期两个阶段:青春期重在调经,以调畅月经为先,以恢复周期为根本;育龄期以助孕为要。参照2003年鹿特丹会议制定的PCOS诊断标准以及《中医临床诊疗指南释义·妇科疾病分册》的PCOS中医诊断分型标准体系。

1. **肾阴虚证** 月经初潮迟至、后期、量少、色红、质稀或稠,渐至停闭,或月经周期紊乱,经量多或淋漓不净;婚后日久不孕,形体瘦小,面额痤疮,唇周细须显现,头晕耳鸣,腰膝酸软,手足心热,便秘溲黄;舌红,少苔或无苔,脉细数。

2. **肾阳虚证** 月经初潮迟至、后期、量少、色淡、质稀或稠,渐至停闭,或月经周期紊乱,经量多或淋漓不净;婚后日久不孕,形体较胖,腰痛时作,头晕耳鸣,面额痤疮,性毛较浓,小便清长,大便时溏;舌淡,苔白,脉沉弱。

3. **痰湿证** 月经后期、量少,甚则停闭,带下量多;婚久不孕,形体肥胖,面额痤疮,四肢多毛,头晕胸闷,疲乏无力;舌体胖大,色淡,苔厚腻,脉沉滑。

4. **气滞血瘀证** 月经后期、量少,经行有块,甚则经闭不孕;精神抑郁,情怀不畅,烦躁易怒,面额痤疮,性毛较浓,甚至可见颈背部、腋下、乳房下和腹股沟等皮肤皱褶部位出现灰褐色色素沉着,胁肋胀满,或胸胁满痛,乳房胀痛,乳晕周围毛较长;舌体暗红,有瘀点或瘀斑,脉沉弦涩。

5. **肝经湿热证** 月经稀发、量少,甚则经闭不行,或月经紊乱,淋漓不断;带下量多色黄,外阴瘙痒;面部痤疮,毛发浓密,胸胁乳房胀痛,便秘溲黄;舌红,苔黄腻,脉弦或弦数。

(三) 中西医结合诊断方式

依据2017年中国中西医结合学会妇产科专业委员会、中华中医药学会妇科分会、中国中医药研究促进会妇科流派分会专家讨论制定PCOS中西医结合诊断分型规范专家共识,同意将PCOS西医分型分为两大型四小型(Ⅰa、Ⅰb、Ⅱa、Ⅱb):Ⅰa和Ⅰb主要表现为高雄激素血症;Ⅱa和Ⅱb型主要是高雄激素血症和高胰岛素血症,其中肥胖在Ⅱb型中比在Ⅱa型中更明显。中医辨证分为:肾虚肝郁型、肾虚痰阻型、肾(阴)虚痰瘀阻滞型。

二、治疗

(一) 西医治疗

1. **一般治疗** 健康的生活方式有助于PCOS患者的治疗。通过适度锻炼,控制饮食,服用调节代谢的减肥药等,用于减少腹部脂肪堆积、降低血糖和血脂,可以有助于恢复 PCOS 患者正常月经周期,增加排卵和受孕的机会。

2. 药物治疗

(1) 促排卵药物:枸橼酸米芬是促排卵的一线药物,尤其对于 FSH 水平不高、体内有一定雌激素水平者,可先给予枸橼酸米芬每天 50 mg。若促排卵效果不明显,可加至每天 100~150 mg。于月经第 5 天开始,连续服用 5 d。不良反应主要有卵巢增大、血管舒缩性潮热和腹部不适等。

如果枸橼酸米芬治疗无效,可采用促性腺激素疗法。低剂量 FSH 于月经周期第 3 天开始用(每支 75 IU×14 d),如果存在卵泡发育不良现象,可每天增加 1 支。当卵泡直径达 16~18 mm 时,采用人绒毛膜促性腺激素(human chorionic gonadotrophin, hCG) 5 000 IU 肌内注射。如有 4 个卵泡直径>15 mm 时,则禁用 hCG;或者采用 FSH 疗法与 GnRH 脉冲给药法的组合,周期第 5 天给予 FSH 150 IU。至卵泡直径>11 mm 时,以携带药泵皮下给予 GnRH 20 μg/120 min。优势卵泡达 18 mm 时,采用 hCG 5 000 IU 肌内注射促排卵,从高温相的第 2~3 天开始,每 2~3 天给 hCG 3 000 IU 激活黄体。另外,对于有生育要求而难以控制高 LH 水平患者,可采用促性腺激素释放激素激动剂(GnRH GnRHa),连续给药 2~4 周,待血 E_2 值降至绝经妇女水平以下,再使用促性腺激素,此时 LH 分泌抑制且雄激素分泌下降之后,再诱导排卵可达到理想的内分泌环境。

(2) 抗雄激素药物

1) 人工合成的 17 -螺内酯甾体类化合物:具有抑制卵巢和肾上腺合成雄激素,并在毛囊竞争雄激素受体的作用。抗雄激素时剂量为每天 75~100 mg,分 2 次口服。治疗多毛时需用药 6~9 个月,其不良反应为月经过多或不规则、头痛、乳胀和乏力。

2) 糖皮质激素:适用于 PCOS 雄激素过多为肾上腺来源或混合来源者,常用药物为地塞米松,每晚 0.25 mg 口服,可有效抑制脱氢表雄酮硫酸盐浓度,剂量不宜超过 0.50 mg/d,以免过度抑制垂体-肾上腺轴功能。

3) 达英-35:所含的醋酸环丙孕酮有强孕激素活性,通过抑制 LH 分泌,可减少卵巢源性雄激素分泌,并能与靶细胞上的雄激素受体结合,从而阻断外周靶器官的雄激素作用。一般于月经或撤药性出血第 5 天开始口服,每天 1 片,连服 21 d 后停药,待月经来潮后第 5 天开始下一周期,共 6 个周期。不良反应有抑郁、体重增加、头痛和性欲减退。

4) 口服避孕药:可使卵巢和肾上腺产生的雄激素降低,避孕药中孕激素成分通过反馈作用抑制 LH 的异常高分泌,减少卵巢产生雄激素,而雌激素成分使性激素结合球蛋白浓度增加,导致游离睾酮减少,用药 6~12 个周期,可抑制多毛和痤疮。

(3) 抗胰岛素抵抗药物:胰岛素增敏剂可增加外周组织对葡萄糖的利用,减少肝糖原异生,抑制或减缓肠壁对葡萄糖的吸收,改善外周组织代谢。

1) 二甲双胍可抑制小肠吸收葡萄糖,抑制肝糖原的合成,通过受体后水平增加外周组织对胰岛素的敏感性,缓解 PCOS 患者的胰岛素抵抗。

2) PPARγ 是噻唑烷二酮类药物的作用靶点,而 PPARγ 参与了胰岛素抵抗的发生发展机制。通过活化 PPARγ,可加强胰岛素信号转导作用,增加外周组织对葡萄糖的利用,降低雄激素水平,促进排卵。

3. 手术治疗　在药物治疗效果不佳的情况下,可采用手术治疗。一般采用的腹腔镜下手术有卵巢电凝、透热、激光打孔和穿刺放液等。激光一般照射 2～3 s,一侧卵巢照射 30 处左右之后,用大量生理盐水冲洗腹腔。术后自然排卵率为 23.1%。一般在 6 个月内,术后未排卵者采用药物治疗均可排卵;术后并发症为粘连,一般较轻微。术后内分泌的改变主要是降低了 LH 水平(脉冲幅度而不是频率),FSH 浓度轻微升高,睾酮与雄烯二酮水平轻度下降,类似于卵巢楔形切除术。此方法尤其对枸橼酸米芬拮抗、血清 LH 水平较高及身材瘦弱不排卵的 PCOS 患者有较好疗效。

(二) 中医治疗

中医治疗 PCOS 以补肾健脾、化痰祛瘀利湿为治则。

1. 中药治疗　本病治疗应分期而论,青春期重在调经,以调畅月经为先,恢复周期为本。闭经者,虚则补而通之,实则泄而通之;育龄期患者,调经意在受孕。中医治疗多辨证论治,针对不同证型给予不同的方剂治疗。实证根据相应证型分别采用理气、化痰、清火法;虚证重在养心安神,并根据损及脏腑及气血阴精的不同而补之;虚实夹杂者视虚实偏重而兼顾。

常用治法方药参考由中华中医药学会、中国标准化协会中医药标准化专业委员会、中国中医科学院中医药标准研究中心组织编写的《中医临床诊疗指南释义·妇科疾病分册》。

(1) 肾阴虚证

治法:滋阴补肾。

主方:左归丸(《景岳全书》)。

主要药物:熟地黄、山药、山茱萸、枸杞子、菟丝子、鹿角胶、龟甲胶、川牛膝。

(2) 肾阳虚证

治法:温肾助阳。

主方:右归丸(《景岳全书》)。

主要药物:熟地黄、山药、山茱萸、枸杞子、菟丝子、鹿角胶、当归、杜仲、肉桂、附子。

(3) 痰湿证

治法:化痰除湿,通络调经。

主方:苍附导痰丸(《叶天士女科诊治秘方》)。

主要药物:苍术、香附、胆南星、枳壳、半夏、陈皮、茯苓、甘草、生姜。

(4) 气滞血瘀证

治法:行气活血,祛瘀通经。

主方:膈下逐瘀汤(《医林改错》)。

主要药物:五灵脂、当归、川芎、桃仁、牡丹皮、赤芍、乌药、延胡索、甘草、香附、红花、枳壳。

(5) 肝经湿热证

治法:清热利湿,疏肝调经。

主方:龙胆泻肝汤(《医宗金鉴》)。

主要药物:龙胆、黄芩、栀子、泽泻、木通、车前子、当归、柴胡、甘草、地黄。

2. 针灸 针灸治疗可以调理脏腑、经络、气血功能,尤其是通过调理冲任气血、阴阳可达到改善胞宫功能、调理月经周期、促发排卵的目的。参考《中医临床诊疗指南释义·妇科疾病分册》。

治则:补肝肾、调气血、祛瘀浊。

(1) 体针

1) 主穴:膈俞、脾俞、肝俞、肾俞、中脘、气海、关元、子宫、大赫、归来、血海、足三里、三阴交。脾俞、肝俞、肾俞、中脘、气海、关元、足三里针刺行补法,关元、子宫加灸,其余腧穴行平补平泻刺法。每个穴位留针 30 min,每 10 min 行针 1 次,每天 1 次,6 次为 1 个疗程,休息 1 天后进行下一个疗程,治疗 18 个疗程。肝郁气滞者加太冲,脾虚痰湿者加丰隆。

2) 第 1 组:三阴交、关元、地机、水道;第 2 组:归来、大赫、曲骨、血海;第 3 组:中极、水道、归来、三阴交。于月经第 10 天或黄体酮肌内注射撤退出血第 10 天开始连续针刺,每天 1 组,3 组穴位轮流针刺,用平补平泻手法,留针 30 min,连续针刺 5～10 d,结合 B 超监测排卵。

3) 肝俞、肾俞、脾俞、关元、中极、子宫、三阴交。于末次月经第 5 天开始进行针刺治疗,每天 1 次,每次 30 min。接电针仪,采用低频连续波,频率 2～3 Hz,强度一般在 5 mA 以内,以患者能忍受为度,连续 15 d,3 个月经周期为 1 个疗程。

(2) 耳针或耳贴:取肾、肾上腺、内分泌、卵巢、神门等穴,用掀针刺激耳穴,可留针 24～48 小时,注意保持局部无菌;或用磁珠、王不留行籽左右耳轮流贴压。

(3) 灸疗:除中药和针刺方法外,艾灸作为中医外治常用方法,具有温肾暖宫、调经助孕的功效,在 PCOS 治疗中发挥重要作用。

1) 肾俞、长强、腰俞、命门。艾灸方式为悬灸,每次 20 min,每天 1 次,经期停止。

2) 关元、气海、足三里、血海、三阴交。施以平补平泻法:距离皮肤约 2 cm,均匀地上下左右移动或旋转,共计 10 min,隔天 1 次,30 d 为一疗程,共治疗 3 个疗程。

3. 其他疗法

(1) 穴位埋线:穴位埋线疗法在中医学针灸疗法的基础上,将医用羊肠线埋入人体特定穴位,通过长期的穴位刺激和吸收过程,调节经络气血,恢复脏腑阴阳平衡。

1) 关元、脾俞、足三里、丰隆、阴陵泉。操作时避开经期,隔 7 d 埋线 1 次,疗程 3 个月。

2) 关元、气海、中脘、足三里、三阴交、子宫。月经周期第 5 天起进行穴位埋线操作,疗程 3 个月。

3) 天枢、中极、水道、归来、丰隆、血海。月经周期第 5 天起进行穴位埋线操作,疗程 3 个月。

(2) 足部反射区按摩:肾、输尿管、膀胱、垂体、肾上腺、甲状腺、甲状旁腺、子宫、卵巢、生殖腺、腹腔神经丛。采用全足按摩,重点加强特定反射区的方法,每次 30～40 min,

每天 1 次,10 天为 1 个疗程,5 个疗程。

(三) 中西医结合治疗

中西医结合治疗 PCOS 在充分发挥西药促排卵作用的基础上,联合中医辨证论治方法,辅助以中药或针刺,以补肾疏肝、健脾活血、调和阴阳。

1. 来曲唑(letrozole)联合中药复方滋肾养血汤　月经周期第 2～5 天开始口服来曲唑,剂量为每天 2.5～5 mg,连服 5 d。同时口服中医复方滋肾养血汤,组方为熟地、山茱萸、山药、赤芍、川芎、当归、枸杞子、菟丝子、鸡血藤、石楠叶、香附、砂仁加减。

2. 枸橼酸米芬联合针刺及补肾益肝汤　月经来潮第 5 天起,口服 50 mg,每晚 1 次,服用 5 d 后停药,一个月经周期为一疗程。同时取内关、百会、中脘、足三里、天枢、归来、丰隆、气海、关元、三阴交、子宫进行针刺,留针 30 min,治疗 3 d 后改为隔天 1 次。同时口服补肾益肝汤:熟地黄、菟丝子、补骨脂、枸杞、墨旱莲、女贞子、紫石英各 30 g,皂角刺 20 g,白芍、香附、川芎、当归各 10 g;水煎,取药汁 200 mL,早晚服用,疗程 3 个月。

第四节　多囊卵巢综合征的中西医结合基础研究

一、实验动物模型

因为 PCOS 的发病机制尚不清楚,建立与人 PCOS 发病及表型一致的动物模型是个巨大的挑战。目前,常见的 PCOS 模型动物有啮齿类、羊和恒河猴。以下详述大鼠、小鼠的 PCOS 模型制备。

1. 雄激素诱导的 PCOS 大鼠模型　脱氢表雄酮、来曲唑和双氢睾酮(dihydrotestosterone,DHT)都可用于制备 PCOS 模型。脱氢表雄酮(大鼠 27 日龄时连续注射 3 d,用量 60 mg/kg)诱导大鼠模型的卵巢可表现为多囊样变,但存在 FSH 增高而 LH 降低的现象。给予 6 周龄的雌鼠每日口服来曲唑 0.1～1 mg/kg 或皮下缓释,多囊卵巢的典型特征也会逐步显现,雄激素增高。但因为 FSH 降低使雌激素降低,与人类 PCOS 典型特征不完全符合。双氢睾酮是一种非芳香化的雄激素,其生物学活性是睾酮的 2～3 倍。给予 21 日龄未性成熟雌鼠皮下埋植 DHT 缓释片剂 90 d(每天剂量 83 μg),大鼠将出现动情周期异常、卵巢体积缩小(与临床不符)、卵泡闭锁、卵巢多囊样变等 PCOS 典型特征。此外,DHT 造模还能模拟与人 PCOS 类似的神经内分泌紊乱和代谢紊乱。

2. 雌激素诱导的 PCOS 大鼠模型　成年雌性大鼠经单次或重复注射 2 mg 雌二醇戊酸酯(estradiol valerate,EV),可在 8～9 周后出现卵巢多囊性改变,导致 LH 升高。但脱氢表雄酮、睾酮、雄烯二酮、E_2 和瘦素都没有明显的变化。

3. 持续光照诱导的 PCOS 大鼠模型　大鼠动情周期与生理节律有关。通过持续 2 个月的光照处理,实验动物卵巢出现窦状卵泡和扩张的囊泡。因为无排卵,卵巢没有黄体,孕激素水平很低。但卵泡间质和闭锁卵泡没有增大,雄激素未分泌过量,睾酮总量正常。而且,长期的光照抑制了 HPO 轴的功能,从而抑制了下丘脑 GnRH 的释放,导致 LH 降低。虽然此模型在下丘脑、垂体和卵巢都出现了某些类似 PCOS 的变化,但如果光照恢复正常,动物将很快恢复正常节律和代谢。

4. PCOS 的转基因动物模型 一些转基因动物或基因敲除小鼠出现卵巢的病理表现与人 PCOS 相似。动物实验证明,雌激素和雄激素改变都可以影响卵泡发生、卵巢形态和病理改变。体内和体外的实验证实,发育卵泡的鞘膜细胞是雄激素生物合成的主要位点,但雌激素可抑制表达雌激素受体 α(ERα)的鞘膜细胞生成雄激素。为了阐明 ERα 在鞘膜细胞上的作用,研究人员观察了 ERα 全基因敲除和鞘膜细胞特异性 *ERα* 敲除小鼠。对这些基因敲除鼠的卵巢表型分析发现,出血性囊性卵泡的形成是因为鞘膜细胞上缺少 ERα,导致鞘膜细胞层增生,过度表达 hCG/LH,纤溶酶原活化因子抑制剂(plasminogen activator inhibitor,PAI)- 1 和 *ERα* 基因敲除小鼠的卵巢组织学改变一致。同时,因为 PCOS 患者还常伴有代谢紊乱,除了卵巢卵泡囊性变和不孕之外,成年的 *ERα* 基因敲除小鼠还兼有胰岛素抵抗和糖尿病的表现,与 PCOS 临床表现相似。

另外,一些研究发现 PCOS 患者 PAI-1 的水平和活性都增加,PAI-1 4G/5G 多聚体明显与 PCOS 有关。PAI-1 过表达小鼠的病理和组织学显示,其不仅存在卵巢多囊的情况,而且体内睾酮的水平也明显升高。因此,*PAI - 1* 转基因动物可能是 PCOS 模型研究的一个方向,但其没有代谢方面的紊乱。

二、针刺治疗多囊卵巢综合征的基础研究

(一) 针刺作用于卵巢的生理学基础

针刺效应因为刺激参数的不同而表现各异。例如:电针中的低频电针(1~15 Hz)通过肌肉收缩刺激肌肉中的麦角受体,引起很多神经递质的释放,从而引起不同组织和器官的功能改变。在 PCOS 的治疗中,针刺入皮肤和肌肉,兴奋麦角受体,刺激传入神经纤维 Aδ-和 C。选择与卵巢同一神经节段的穴位进行针刺,可降低交感神经活性,减少卵巢雄激素的合成和释放,并调节下丘脑各种神经肽和神经激素,参与 HPO 轴和下丘脑-垂体-肾上腺轴的调整。与此同时,针刺还可以增加卵巢的局部血流。相反,高频电针(80 Hz)作用于相同的穴位,却没有类似的作用。研究结果还显示,针刺作用还依赖于作用部位、强度和刺激的时间及疗程。如对 PCOS 大鼠给予 1 周 5 次的高频率电针,各项检测指标均比 1 周 3 次电针的效果明显(其他参数相同)。此外,其他影响针刺作用的因素还包括针刺穴位的多少、针灸针的直径、针刺对象的状态及环境影响。

大鼠的动情周期与人的月经周期一样,代表机体激素水平的变化。PCOS 模型大鼠造模后常持续处于动情间期,如选取与卵巢同一神经节段的穴位(双侧归来和三阴交,连续低频电针 4~5 周,每天 1 次,共 20~25 次,每次 30 min,强度为 0.8~1.4 mA),针刺后大多数模型大鼠出现动情周期的改变,通过阴道涂片观察到开始出现有核或无核的上皮细胞,甚至角化细胞。最敏感的大鼠在第 3 次针刺后即可观察到变化,而动情周期的

明显改变平均出现在第 2 周。提示低频电针可有效改善 PCOS 动物生殖周期紊乱,且具有广泛而深入的生理学基础。

(二)低频电针对 PCOS 动物神经内分泌的作用

目前关于电针改善 PCOS 动物神经内分泌功能紊乱的研究,主要集中在激素调控与神经功能调节两方面。

外源性雄激素可以作用于女性(雌性)生殖内分泌轴各个层面。PCOS 患者除了卵巢局部的变化外,中枢内分泌系统也出现了不同程度的变化。位于下丘脑的 GnRH 神经元是中枢生殖内分泌调控的首要因素和枢纽。目前研究认为,针刺对 GnRH 的合成和释放具有重要的调节能力。体内过量的雄激素导致下丘脑视前区和斜角带核 GnRH 表达明显增高,4~5 周的电针后这些核团的 GnRH 都明显下降,但喙侧隔核的 GnRH 却没有类似的变化。实验研究显示,低频电针刺激 PCOS 大鼠关元穴后,其下丘脑弓状核 Kisspeptin、GnRH 水平显著下降。此外,卵巢储备功能减退(diminished ovarian reverse,DOR)时,卵巢内卵母细胞数量或质量显著下降,并伴有 FSH 水平升高。针刺能显著降低 DOR 大鼠下丘脑 GnRH 水平,提示针刺能从整体上调节紊乱的下丘脑-垂体-卵巢轴。进而可能通过调节 HPO 轴,改善 PCOS 激素分泌异常。

此外,在下丘脑内侧视前区(MPO)发现了雄激素受体(AR)与 GnRH 和 CRH 神经元共存,这为发挥神经内分泌效应提供了解剖学基础。通过免疫荧光双标结合激光共聚焦技术观察到,AR 与 GnRH 的共存存在于细胞膜与细胞核,且以核为主。但 AR 与 CRH 的共存只发生在细胞膜,提示 AR 没有发挥下游效应。通过免疫组织化学和蛋白印迹等方法观察到:低频电针降低了 AR 在下丘脑 MPO 和 VMH 的表达。提示雄激素受体参与了针刺对中枢内分泌功能的调控。

另一方面,针刺对神经系统,尤其是交感神经的调控作用研究逐渐被重视。临床研究证实了 PCOS 女性存在广泛的交感神经兴奋增强。神经生长因子(nerve growth factor,NGF)在卵巢交感神经支配以及卵泡发生、发育和维持中起到重要作用。研究表明,在卵巢中过表达 NGF,可导致交感神经系统兴奋性增强,进而诱发小鼠产生对葡萄糖不耐受、脂肪量增加、能量消耗降低、肝脏脂肪变性等 PCOS 常见的生殖和代谢特征。研究表明,低频电针能下调 DHT 诱导的 PCOS 模型大鼠 NGF 的表达,降低交感神经兴奋性,改善卵巢形态,使卵泡间膜细胞层更薄,并提出电针可能是通过调节交感神经活性影响脂肪组织和卵巢来介导上述改变的假说。研究发现,免疫荧光染色用酪氨酸羟化酶标记卵巢内部的交感神经纤维,可以完整重构内部交感神经图像。PCOS 组大鼠卵巢交感神经纤维密度较正常组明显增加。在针刺干预后其密度有所下降,提示针刺可以抑制 PCOS 大鼠模型的交感神经的兴奋。PCOS 组增加的交感神经主要分布在卵巢间质,而非卵泡周围。进一步分析窦状卵泡周围神经分布,发现 PCOS 组窦状卵泡周围的神经分布较对照组窦状卵泡有所减少,PCOS 囊性卵泡数量明显增加。针刺干预后窦状卵泡数量有所下降,卵巢整体交感神经并无明显减少,但在单个卵泡,如初级卵泡、窦状卵泡周围的交感神经明显增加。PCOS 大鼠切断一侧卵巢的神经后,此侧的电针作用消失,提示低频电针对卵巢脉管系统的调节可能是通过卵巢交感神经实现的。

（三）低频电针对 PCOS 动物糖、脂代谢的作用

除生殖功能障碍以外，20％～80％的 PCOS 患者具有肥胖表型，50％以上的 PCOS 患者伴随胰岛素抵抗。值得注意的是，肥胖的 PCOS 女性，相较于瘦型 PCOS 女性，合并代谢综合征的概率更高。因此，脂肪组织作为一种高度复杂的器官，可能是 PCOS 的病理生理学中的关键器官。哺乳动物体内有 3 类脂肪：白色脂肪（white adipose tissue，WAT）、棕色脂肪（brown adipose tissue，BAT）和米色脂肪（beige adipocyte）。WAT 是能量储存和全身代谢稳态的重要调节剂，主要包括皮下脂肪和内脏脂肪。BAT 分布在肩胛、颈后以及脊柱旁，解偶联蛋白（uncoupling protein，UCP）1 大量表达在 BAT 线粒体内膜，能够利用解偶联作用或利用葡萄糖刺激脂肪酸等物质产热来控制体温，主要功能是产热和促进代谢。BAT 可以维持血糖的平衡，并增强机体对胰岛素的敏感性，且 BAT 的移植可以改善肥胖表型和 PCOS 表型，激活 PCOS 患者的 BAT 活性可能是治疗其肥胖及生殖代谢失调的一个新靶点。前期研究中发现，PCOS 模型大鼠的体重明显高于对照组和单纯肥胖组，且体重增加主要是由于 WAT 的显著增加，同时 PCOS 鼠出现了肝脂肪变性和脂肪的炎症反应。

"肥人多痰，痰湿内停胞宫而致不孕"的理论基础被众医家逐步深化，并由此引申出"祛痰除湿"的诊疗方针。究其根本，痰湿源于脾胃失调所致的运化失常，湿聚成痰而壅塞胞宫，遂致肥胖闭经，故针刺治疗首选脾胃两经，如：足阳明胃经上的归来穴与足太阴脾经上的三阴交两穴合用，可调和脾胃、运湿化痰，亦可理气和血、培补冲任，从而发挥治疗功效。目前针刺被认为能通过 HPO 轴来综合调控神经内分泌系统，也可以直接作用于卵巢、肾上腺、脂肪等外周组织。研究表明，电针疗法可以通过调节脂质代谢调节剂固醇调节元件结合蛋白（sterol regulatory element binding protein，SREBP）1 改善胰岛素抵抗、线粒体功能障碍和氧化应激，从而有效减轻大鼠 PCOS 症状。Benrick 等在分析 PCOS 患者骨骼肌基因表达后指出，电针可以调控葡萄糖代谢和肌肉组织发育等与代谢密切相关的信号通路，并通过影响 PCOS 患者下调的肌肉和结缔组织发育途径，改善糖原生物合成障碍，从而有效改善 PCOS 患者糖代谢异常。

另外，电针治疗可有效增加 PCOS 动物肩胛部位 BAT 表达，提示：BAT 对低频电针作用敏感，并参与 PCOS 大鼠和饮食导致的单纯肥胖大鼠的代谢紊乱的调控。应用改良的 iDISCO 技术对脂肪组织进行透明化，并对其中的交感神经进行观察。与传统的去脂式透明化方法不同，脂肪组织需要保存完整的脂肪组织和细胞，染色上对抗体的要求也更高。应用酪氨酸羟化酶的抗体标记 BAT 内的交感神经，UCP1 抗体标记棕色脂肪中的解偶联蛋白 1。发现 BAT 中有部分交感神经密度高的区域，其附近 UCP1 的表达也较高，说明针刺可以如冷刺激或运动一样，可以作为激活 BAT 活性的手段之一。

同时，大鼠糖耐量、胰岛素耐量以及血清的脂代谢和肝功能指标检测提示：针刺能够显著改善 PCOS 大鼠出现的糖耐量及胰岛素耐量减退，脂代谢和肝功能针刺治疗后也得以改善。

（四）低频电针对 PCOS 动物卵巢局部的作用

针刺疗法对于卵巢局部具有多重调节作用，一方面针刺被发现可用于调节卵巢细胞

因子表达,改善 PCOS 卵巢内环境异常。瑞典学者研究发现,低频电针能有效提高 PCOS 大鼠血浆中 IGF-1 的浓度,促进卵泡内细胞生长成熟,改善卵巢内环境。AMH 是由卵泡颗粒细胞分泌的细胞因子,其在成年女性卵巢中的主要作用是抑制原始卵泡的募集和窦卵泡的发育,因此也被认为是评估卵巢功能的重要生物标志物。研究表明,针刺中极、关元具有通过降低 AMH 过表达,调节 FSH 和 AMH 平衡,以改善 PCOS 大鼠生殖内分泌紊乱及卵泡发育障碍的潜能。

另一方面,针刺疗法被发现可以维持卵巢颗粒细胞的稳态,在 PCOS 大鼠卵巢的不同阶段卵泡中均能观察到卵泡细胞的自噬缺陷。实验研究指出,针刺关元、中极、气海、三阴交和子宫后,PCOS 大鼠卵巢颗粒细胞 Lnc MEG3、PI3K、AKT、mTOR、P62 和 LC3 II/I 表达显著降低,提示针刺可下调 Lnc-MEG3 的表达,从而抑制 PI3K/AKT/mTOR 通路,减少颗粒细胞自噬,使其增殖恢复正常,促使卵泡正常发育,改善大鼠 PCOS 状态。

另有系列研究关注了针刺对于 PCOS 动物卵巢局部血管和血流的影响,发现经过针刺治疗后,PCOS 动物卵巢血管密度和新生血管密度均明显增加。在此基础之上,对新生血管直径、长度、表面积和体积数据进行统计,发现 PCOS 组和针刺组在新生血管直径、长度、表面积和体积中与对照组均有差异;但经过针刺治疗后,针刺组的新生血管表面积和体积较 PCOS 组都有所增加并存在差异。与其他 3 组相比,PCOS 卵巢内窦状卵泡周围的新生血管密度降低,直径减小。通过对窦状卵泡周围新生血管的直径、长度、表面积和体积数值进行分析后,发现针刺可增加窦状卵泡周围新生血管的密度,促进窦状卵泡成熟并排出。在此基础上,通过三维多角度观察,将血管与神经纤维有连接点的部位标记为耦合点,以对比观察 3 组大鼠间的神经血管耦合情况。对比后发现,在卵巢门附近神经纤维示踪和血管染色显示,PCOS 组神经和血管间的耦合点减少一半;而通过低频电针干预,血管和神经的耦合点明显增多。

研究人员利用组织透明化三维成像对卵巢的针刺效应进行了三维可视化尝试,挖掘出针刺"通其经脉,调其血气"在卵巢上的具体表现,其潜在机制是多靶点效应(图 14-1),形象直观地展示了针刺的效应。先进的可视化方法和大数据分析揭示了传统中医针灸理论的现代科学内涵,对中西医结合学科理论有一定创新,同时也为针灸学科的方法学研究,以及临床推广针刺治疗女性生殖疾病提供了可靠的科学依据。

三、中药治疗多囊卵巢综合征的基础研究

(一) 中药复方治疗 PCOS 的原则及应用

中药配伍以补肾疏肝为基本治则,配合辨证,辅以化痰利湿、活血化瘀。现代中医学根据人工周期的理论,结合中医生殖有赖于肾-天癸-冲任-胞宫之间的平衡为理论依据,以健脾益肾、活血化瘀/健脾益肾、疏肝解郁顺序周期性选方用药,仿照月经周期进行治疗。如夏桂成用补肾调周法将月经周期分为行经期、经后初期、经后中期、经后末期、经间排卵期、经前期、经前后半期 7 个时期进行调经,认为该病需重视经后期的治疗,强调

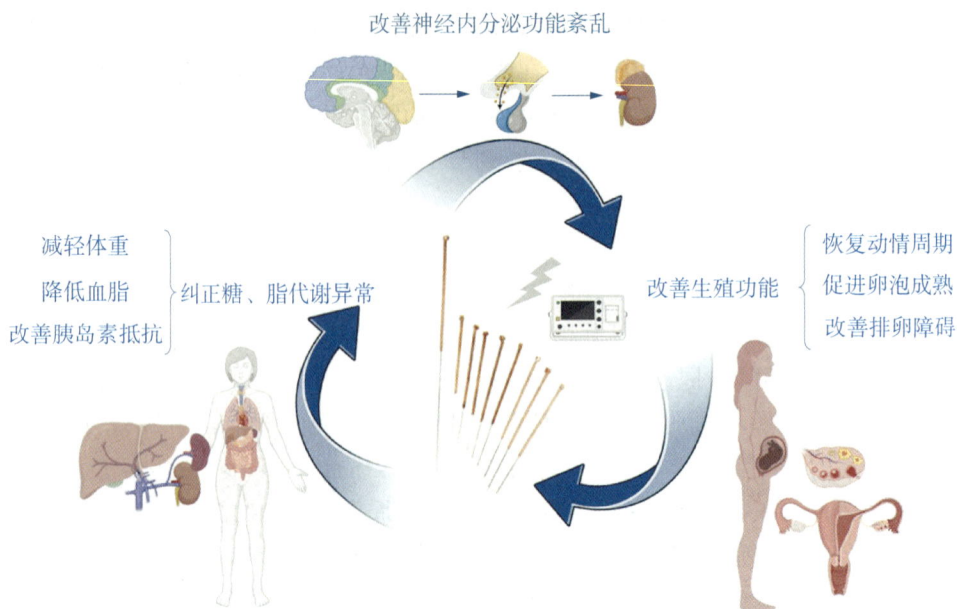

图 14‑1　针刺对 PCOS 的多靶点治疗效应

"静能生水"。经后初期尚无带下,养阴滋肾需宁心安神,故凡见有烦热火动者必加莲子心、青龙齿或黄连、酸枣仁等品,并可加生牡蛎、炒芡实、五味子、金樱子等收敛固藏,以促进肾阴癸水的提高,且尽可能避免使用升散滑窍等动耗之品,以保持子宫的静藏。PCOS 患者大多伴有痰湿病变,经后中期出现了一定量的带下,阴静而动,需结合化利痰湿药,亦只能轻用之。

(二) 中药复方的作用机制研究

有研究采用 hCG/INS 诱导法建立 PCOS 大鼠动物模型。SD 雌性大鼠 85 日龄起(体重 110 g 左右),每只大鼠皮下注射 hCG 1.5 U,每天 2 次,共 22 d;胰岛素注射液(INS)于第 1～11 天内自 0.5 U/d 开始,逐渐递增至 3.0 U/d,并按此剂量维持至第 22 天,以 5%葡萄糖溶液替代日常饮水。中药组药物:补肾活血促排方药物组成有皂角刺 12 g、丹参 15 g、柴胡 9 g、菟丝子 12 g、熟地 10 g 等。由制剂室按一定工艺流程煎制、浓缩(每毫升浸膏含生药 5.886 g),分高、中、低 3 个剂量,2～8℃条件下保存备用。治疗 PCOS 的一线药物枸橼酸米芬作为中药疗效的对照。结果提示:经枸橼酸米芬和中剂量促排方治疗后 PCOS 模型大鼠的胰岛素水平和总睾酮水平明显降低,并且两者效果无明显差异。说明补肾活血促排方治疗 PCOS 与枸橼酸米芬具有相似的疗效。

另一研究小组应用相同的动物模型,将实验动物随机分为 5 组:正常对照组,病理模型组,中药组,西药组(罗格列酮),中药+西药组。中药复方由菟丝子、肉苁蓉、茯苓、红花、茜草、皂角刺、蒲公英、当归、甘草等组成。生药由制剂室协助煎煮成汤剂。中药治疗组以中药汤剂灌胃(相当于成人常用量,按体表面积折算),罗格列酮组以罗格列酮 3 mg/kg 进行灌胃。联合用药组用以上等量的中西药合用给药。模型组和正常组每天给予 2 mL 蒸馏水灌胃,均为每天 1 次,连续用药 22 d。本实验中模型大鼠血清睾酮和 LH 水平、LH/FSH 比值明显升高,具备了 PCOS 激素变化的基本特征,说明 PCOS 大鼠模型是成功的。复方中药能降低血清睾酮、LH、瘦素水平及 LH/FSH 比值,且血清瘦素水平与 LH、睾酮呈正相关。补肾化痰祛瘀方复方中药能改善 PCOS 模型大鼠的生殖内分泌功能,降低血清瘦素水平,提示中药复方可能在中枢及外周水平均发挥作用,但具体作用机制以及复方的协同作用尚需进一步研究。

(三) 单味药及中药单体的作用机制研究

目前主要用于治疗 PCOS 的单味药或中药单体有黄连素、杜仲总黄酮、葛根素、姜黄素、隐丹参酮、木樨草素、白花丹素、黄芪甲苷等。研究表明这些单体对 PCOS 氧化应激、胰岛素抵抗、肠道菌群及高雄激素血症等有调节作用。另外,如小檗碱、槲皮素、葡萄内酯、黄酮类芹菜素、白藜芦醇、黄酮类化合物、姜黄素、葡萄籽提取物、大豆异黄酮及绿茶补充剂也被证实能减轻 PCOS 慢性低度炎症状态,从而有助于改善临床症状。

四、中西医结合治疗多囊卵巢综合征的基础研究

有学者应用中西医结合的方法,在辨证论治的基础上按卵泡期和黄体期分别进行中药补肾联合促性腺激素(HMG/hCG)治疗顽固性 PCOS 不孕,结果妊娠率 59.5%,说明应用补肾中药联合促性腺激素提高了受孕率,可能是因为补肾中药恰当地调整了体内激素水平,提高了子宫内膜的容受性,利于孕卵着床。另外西医手术配合中药也能提高疗效。在腹腔镜下以双极绝缘电极针穿刺卵泡的同时根据中医辨证分型,以自拟毓麟汤加减内服治疗。术后 67 例患者手术当月恢复排卵,19 例未排卵患者服用枸橼酸米芬后 4 例恢复排卵,总排卵率 91.0%;54 例妊娠,受孕时间分别为术后 8 周 16 例,9～12 周 18 例,13～16 周 13 例,24 周 7 例;其中早期流产 12 例,异位妊娠 6 例。说明该方法具有较高的手术妊娠率,较低的早期流产率,同时降低了卵巢局部的雄激素的产生,解除了卵巢内卵泡成熟的阻滞,最终导致卵泡成熟和排卵。而且术后卵泡早期的 LH/FSH、LH、睾酮降低,建立了正常的排卵周期,提高了妊娠率,具有一定的临床价值。

五、总结和展望

中医药对 PCOS 的治疗有独特的疗效和优势,中西医结合的临床治疗和动物研究才刚刚起步,仍有巨大的发展空间。针刺疗法经济、简单、有效,易于推广和应用,机制研究为其提供了较为充分的科学依据。中药复方相对比较复杂,中药成分、配伍、剂量和疗程有待进一步标准化,目前的基础研究较为薄弱。针灸和中药与西医疗法如何互补、结合、如何提高疗效、发挥特色,仍是我们需要努力思考、深入挖掘的主要内容。

(冯　异)

参考文献

［1］ JOHAM A E. Polycystic ovary syndrome ［J］. Lancet Diabetes Endocrinol, 2022,10(9):668 - 680.

［2］ MYERS S H. Questioning PCOS phenotypes for reclassification and tailored therapy ［J］. Trends Endocrinol Metab, 2023,34(11):694 - 703.

［3］ 俞瑾. 多囊卵巢综合征的中西医治疗［J］. 中国实用妇科与产科杂志,2002,(11): 13 - 15.

［4］ TONG X. Ovarian innervation coupling with vascularity: the role of electro-acupuncture in follicular maturation in a rat model of polycystic ovary syndrome. ［J］. Front Physiol, 2020,11:474.

［5］ BENRICH A. Electroacupuncture mimics exercise-induced changes in skeletal muscle gene expression in women with polycystic ovary syndrome. ［J］. J Clin Endocrinol Metab, 2020,105(6):2027 - 2041.

［6］ CHEN X. Acupuncture regulates the autophagy of ovarian granulosa cells in polycystic ovarian syndrome ovulation disorder by inhibiting the PI3K/AKT/ mTOR pathway through LncMEG3 ［J］. Biomed Pharmacother, 2021, 144:112288.

［7］ ELNAGAR H I. The impact of oral isotretinoin on ovarian functions of acne patients complaining of polycystic ovarian syndrome: a prospective study ［J］. J Ovarian Res, 2024,17(1):21.

［8］ 曹婉琛,赵国宏,张文成,等. 基于网络药理学探究黄连治疗多囊卵巢综合征的作用机制［J］. 实用中医内科杂志,2024,5:1 - 15.

［9］ 姚曼曼,马丽亚,张大伟,等. 多囊卵巢综合征相关信号通路及其中医药调控研究进展［J］. 中国实验方剂学杂志,2024,5:1 - 13.

［10］ 李昕,林金芳. 肥胖型多囊卵巢综合征患者临床及内分泌代谢特征的研究［J］. 中华医学杂志,2005,46:32 - 37.

第十五章 绝经综合征

第一节 | 概　　述

一、绝经相关概念及分类

绝经期是每个女性生命中必然要经历的一个生理过程,人们习惯用"更年期"来称呼这一渐进的变更时期。但由于更年期的定义含糊不清,1994 年 WHO 建议弃用"更年期"一词,推荐采用"围绝经期"这一名称。2012 年生殖衰老研讨会(The Stages of Reproductive Aging Workshop,STRAW)更新的女性生殖衰老分期(STRAW+10)是目前公认的生殖衰老分期"金标准"。该分期将女性生殖衰老分为生育期、绝经过渡期和绝经后期 3 个阶段,每个阶段又进一步划分为早期和晚期。生育期增加了峰期,用阿拉伯数字-5~+2 表示;生育期晚期和绝经后期早期进一步细分为 2~3 个亚阶段,采用阿拉伯数字后加英文字母 a、b、c 表示,故整个生殖衰老分期由 10 个特定阶段构成(图 15-1)。

分期	-5	-4	-3a	-3b	-2	-1	+1a	+1b	+1c	+2
术语	生育期				绝经过渡期		绝经后期			
	早期	高峰期	晚期		早期	晚期	早期			晚期
					围绝经期					
持续时间	可变				可变	1~3年	2年(1+1)		3~6年	余生

初潮　　　　　　　　　　　　　　　　　　　　　绝经

图 15-1　生殖衰老分期

(一) 绝经相关概念

绝经(menopause)是指月经永久性停止,40 岁以上女性末次月经后 12 个月无月经来潮,排除妊娠后可以诊断,属于回顾性临床诊断。绝经的真正含义是指卵巢功能的衰竭,而非单纯的月经停止。如临床上仅进行子宫切除,虽然不再有月经来潮,但卵巢功能正常,则不属于绝经。我国女性平均绝经年龄49.5岁,美国女性为51.2岁。

绝经过渡期(menopausal transition)是指卵巢功能开始衰退,从月经周期开始不规律,至末次月经这一时期。进入绝经过渡期的标志是月经周期长短不一,即月经紊乱,10次月经周期中有2次或以上发生邻近月经周期改变≥7 d。绝经过渡期开始的平均年龄为46岁,历时长短不一,短则1~2年,长则10余年。

绝经后期(postmenopause)是指卵巢功能衰竭致月经最终停止,从末次月经直到生命的中止的这一整个时期。

围绝经期(perimenopause)是女性绝经前后的一段时期,是指随着生殖衰老过程的进展,卵巢功能不断下降乃至衰竭,出现与此相关的一系列内分泌、生物学和临床特征开始直到末次月经后1年。因此,围绝经期始于绝经过渡期的开始,结束于绝经后1年。围绝经期平均开始年龄为47.5岁。

绝经综合征(menopause syndrome)是妇女绝经前后,由于性激素波动或减少所致的一系列躯体及精神心理症状。目前,学术场合更多地采用"绝经综合征"来描述绝经前后的一系列相关症状。

(二)绝经分类

绝经根据形成原因可以分为生理性、病理性和人工绝经三大类。

生理性绝经是指自然绝经,是下丘脑-垂体-卵巢轴(HPO轴)功能减退、排卵停止、性激素分泌减少所致。

病理性绝经是指先天或后天性病变(染色体异常、卵巢发育不全、肿瘤、损伤、辐射、药物、中毒等)和全身性疾病(如甲状腺疾病、肾上腺疾病、贫血、结核病、免疫缺陷等)引起的HPO轴功能减退。

人工绝经是指人为地抑制HPO轴功能引起的绝经,包括卵巢切除、乳腺癌、子宫内膜癌术后卵巢放疗引起的绝经。

二、流行病学

绝经意味着卵巢功能的逐步丧失,生殖功能的终止。2020年,我国的女性平均寿命已达80.72岁,女性一生中有1/3的生命历程是在绝经后度过。据估计2025年,全球60岁以上的女性可达6.5亿,其中发展中国家老年妇女约有4.75亿。我国第七次人口普查结果显示,2020年我国60岁以上人口约2.64亿,女性近1.37亿,且45~64岁女性为2.03亿。流行病学研究显示,这一年龄段的人群中,至少60%出现或轻或重的绝经相关症状。

三、临床表现

绝经的本质在于卵巢功能的衰退,在生殖衰老的不同时期,症状具有阶段性特征,早期主要表现为月经紊乱、血管舒缩功能不稳定、自主神经功能失调及精神症状。中远期可表现为泌尿生殖功能异常、骨质疏松和心血管系统疾病等。

1. **月经紊乱**　月经紊乱是绝经过渡期最常见的症状,表现为月经周期、经期、经量的改变,如月经周期不规则、经期缩短或持续时间长、经量增多或减少。

2. **血管舒缩症状**　潮热、出汗是绝经过渡期最常见症状。主要表现为阵发性面部、颈部及胸部潮红,伴有烘热,继之出汗。持续时间短者数十秒,长者可达数分钟,一般持续1～3min。可每天发作几次到十几次,夜间或激动状态易促发。此种症状可历时1～2年,甚至数年之久。

3. **自主神经失调症状**　常见有心悸、眩晕、头痛、失眠、耳鸣等。

4. **精神神经症状**　主要表现为注意力不易集中、记忆力减退、情绪波动、易激动、易怒、焦虑不安或情绪低落、抑郁等。

5. **泌尿生殖系统症状**　泌尿生殖系统是雌激素的靶器官,雌激素缺乏时,可以引起局部萎缩性病变。表现为阴道干涩、性交困难及反复阴道感染。雌激素对维持膀胱、尿道黏膜的完整性也起着重要作用。膀胱、尿道黏膜变薄容易出现尿频、尿急、尿失禁及反复发生尿路感染。

6. **骨及关节症状**　约1/5的绝经过渡期女性会出现骨关节疼痛肿胀,以膝关节和肩关节最常见。由于体内雌激素水平降低,容易发生退行性关节炎或增生性关节炎。表现为关节无力、肿胀、酸痛及活动受限。雌激素缺乏使骨质吸收增加,导致骨量快速丢失而出现骨质疏松,约50%的50岁以上女性会发生PMOP。当骨量减少≥12%时,可出现骨骼疼痛,以脊椎骨出现症状早,即腰背痛较早出现。当骨量减少>20%时,易发生骨折,尤以长骨和脊椎骨为甚。

7. **心血管系统疾病**　绝经后随着雌激素的减少,机体脂代谢发生紊乱,出现高脂血症。血脂升高导致一系列血流动力学变化,引起动脉狭窄、痉挛、斑块形成,最终加速了冠心病、动脉粥样硬化等心血管疾病的发生。

8. **阿尔茨海默病(Alzheimer's disease)**　绝经后期女性随着年龄增长,原发性老年期痴呆的发生率逐渐升高。主要表现为近期记忆力减退、计算力减退、反应迟钝及认知困难。

第二节　中西医对绝经综合征的认识

一、中医对绝经综合征病因病机的认识

中医古籍中虽无与绝经综合征相对应的病名,但对妇女绝经的年龄界限及相关生理病理改变有所论述。如《素问·上古天真论》记载:"女子……七七任脉虚,太冲脉衰少,天癸竭。地道不通,故形坏而无子也。"《景岳全书·妇人规》记载:"妇人于四旬外经期将

断。"其症状多散见于"年老血崩""年老经断复来""脏躁""百合病"等。1964年修订全国高等医药院校教材时,著名中医专家卓雨农首先提出"经断前后诸证"的病名,并将该病列入成都中医学院主编的第二版《中医妇科学》教材中。目前中医类书籍中常用"绝经前后诸症"表述。

妇女进入围绝经期,肾气渐衰,天癸将竭,冲任二脉虚损,精血不足,气血失调,肾阴阳失和,进而致脏腑功能失常。因此"肾气虚、天癸竭"是本病的发病基础,"肾阴阳失和"则是本病的病机关键,并涉及心、肝、脾等脏腑。临床上常见证候类型包括肝肾阴虚证、肾虚肝郁证、心肾不交证、肾阴阳两虚证等。

二、西医对绝经综合征病理机制的认识

绝经早期的变化以卵巢功能衰退为主,患者卵巢体积缩小,卵巢皮质变薄,窦状卵泡数量减少,可供选择的优势卵泡数量也大为减少,导致排卵活动减少且不规则。此时由于排卵活动不规则血清雌激素水平呈波动状态,排卵时仍有孕酮分泌,但黄体功能不足,故孕酮水平降低。此阶段的卵泡刺激素(FSH)通常升高,黄体生成素(LH)在正常范围。最终原始卵泡耗尽,排卵停止,进入绝经。血清雌激素水平下降,孕酮水平也明显下降,FSH急剧升高,LH缓慢升高。

绝经后期,卵巢已不能分泌雌激素,但仍能分泌雄激素。卵巢和肾上腺合成的睾酮、雄烯二酮在外周组织(如脂肪、皮肤、肝组织等)芳香化酶的作用下,转化为雌酮和雌二醇(E_2),因此,绝经后女性血液中雌激素以雌酮为主而非E_2。绝经后的孕激素主要由肾上腺分泌。绝经后FSH、LH均明显升高,在绝经后的1～3年,FSH升高10～20倍,LH升高3倍,FSH/LH>1,此时促性腺激素达到高峰,之后随年龄增加而逐渐下降,但仍高于正常水平。

因此,卵巢功能下降至衰竭,雌、孕激素分泌减少,雌激素水平的波动和下降激发了围绝经期的一系列症状和体征。

第三节 | 绝经综合征的中西医诊断和治疗

一、中西医诊断标准和专家共识

(一) 西医诊断标准

绝经综合征侧重于对症状严重程度的总体评估,对其相关症状,如骨质疏松、代谢综合征、抑郁、压力性尿失禁、绝经生殖泌尿综合征等制定了具体的诊断标准,具体可参照相应的指南和专家共识。参考人民卫生出版社《妇产科学》(第9版)和王冬、张华主编《实用临床妇产科学》,绝经综合征的诊断标准如下。

凡 46~50 岁妇女,或有双侧卵巢切除术及放射治疗史的女性,出现前文所述症状,排除相关症状的器质性病变、甲状腺疾病及精神疾病,尿、血中促性腺激素增高,雌激素减低即可诊断。卵巢功能评价等实验室检查有助于诊断。

1. 血清 FSH 值及 E₂ 值测定　检查血清 FSH 值及 E_2 值了解卵巢功能。绝经过渡期血清 FSH>10 U/L,提示卵巢储备能力下降。闭经、FSH>40 U/L 且 E_2<20 pg/mL,提示卵巢功能衰竭。

2. 抗苗勒管激素(anti-mullerian hormone, AMH)测定　AMH 低至 1.1 ng/mL 提示卵巢储备下降;如果低于 0.2 ng/mL 提示即将绝经;绝经后,AMH 一般测不出。

(二) 中医辨证分型

根据中华中医药学会《中医妇科常见病诊疗指南·更年期综合征》、世界中医药学会联合会、中华医药学会《国际中医临床实践指南·更年期综合征》(2020 年)和刘雁峰等主编《中医妇科学·绝经前后诸证》,将绝经综合征分为以下 4 个主要证候。

1. 肝肾阴虚证　绝经前后,月经紊乱,月经提前,量或多或少,经色鲜红;烘热汗出,眩晕耳鸣,目涩,五心烦热,口燥咽干,失眠多梦,健忘,腰膝酸痛,阴部干涩,或皮肤干燥、瘙痒、感觉异常,溲黄便秘;舌红,少苔,脉细数。

2. 肾虚肝郁证　绝经前后,月经紊乱,烘热汗出,精神抑郁;胸闷叹息,烦躁易怒,睡眠不安,大便时干时溏;舌红,苔薄白或薄黄,脉沉弦或细弦。

3. 心肾不交证　绝经前后,月经紊乱,烘热汗出;心悸怔忡,心烦不宁,失眠健忘,多梦易惊,腰膝疲软,精神涣散,思维迟缓;舌红,少苔,脉细或细数。

4. 肾阴阳两虚证　绝经前后,月经紊乱,经色暗或淡红,时而烘热,时而畏寒;自汗,盗汗,头晕耳鸣,失眠健忘,腰背冷痛,足跟痛,水肿便溏,小便频数;舌淡,苔白,脉沉细弱。

二、治疗

绝经本身不是疾病,但卵巢功能衰退导致的性激素降低带来的一系列绝经相关健康问题,严重影响或威胁绝经后妇女的生活质量及健康。对于绝经所带来的相关健康问题,倡导包括西药(绝经激素治疗)、中药、中成药、针灸以及合理饮食、健康锻炼、增加社交和脑力活动等多层次的干预,每年进行健康体检,形成全面健康管理。

(一) 西药

1. 一般治疗　适合症状较轻者,予以精神安慰,加强体质锻炼,可使症状减轻或消除。有时可加用一些安眠、镇静剂如安定、谷维素等,均可奏效。并尽可能使妇女了解有关保健知识,消除顾虑,减轻思想负担。全社会特别是家庭成员应关心和理解在围绝经期可能出现的症状,并给予同情和谅解,使她们能顺利地度过这一时期。

2. 绝经激素治疗(menopause hormone therapy, MHT)　有适应证、无禁忌证,且女性本人有通过 MHT 提高生活质量的主观意愿前提下可尽早开始。

(1) 适应证、禁忌证及慎用情况

适应证:①绝经相关全身症状;②局部的生殖、泌尿道萎缩相关问题;③PMOP或存在骨质疏松症的危险因素。

禁忌证:①已知或怀疑妊娠;②原因不明的阴道出血;③已知或可疑乳腺癌;④已知或可疑性激素依赖性恶性肿瘤;⑤最近6个月内患活动性静脉或动脉血栓栓塞性疾病;⑥严重肝肾功能不全;⑦血卟啉病和耳硬化症;⑧脑膜瘤。

慎用情况:患有子宫肌瘤、子宫内膜异位症、子宫内膜增生症、血栓形成倾向、胆囊疾病、系统性红斑狼疮、乳腺良性疾病及有乳腺癌家族史、癫痫、偏头痛、哮喘。慎用并非禁用,在应用前和应用过程中应咨询相关专业的医生,共同确定应用时机和方式,并采取比常规更为严格的随诊措施,监测病情的进展。

(2)常用药物和方案

1)常用药物

常用口服药物有雌激素(如17β-雌二醇、戊酸雌二醇、结合雌激素)、孕激素(如微粒化黄体酮、地屈孕酮、17α-羟孕酮衍生物、19-去甲睾酮衍生物、螺内酯衍生物等)以及雌、孕激素复方制剂(如雌二醇/雌二醇地屈孕酮片、戊酸雌二醇/戊酸雌二醇醋酸环丙孕酮片、雌二醇/屈螺酮片、替勃龙)。口服的优点是血药浓度稳定,但对肝脏有一定损害,可刺激产生肾素底物和凝血因子。

非口服药物包括经皮雌激素(雌二醇凝胶、半水合雌二醇贴片)、经阴道雌激素(雌三醇软膏等)和左炔诺孕酮宫内系统(levonorgestrel intrauterine system,LNG-IUS)。非口服给药,避免了肝脏首过效应,对血脂影响较小。

2)常用方案

单孕激素补充方案:周期使用,适用于绝经过渡期早期,调整卵巢功能衰退过程中的月经问题。口服:地屈孕酮10~20 mg/d或微粒化黄体酮200~300 mg/d或醋酸甲羟孕酮4~6 mg/d,于月经或撤退性出血的第14天起,使用10~14 d。宫腔内放置:LNG-IUS,尤其适合于有子宫内膜增生的患者。

单雌激素补充方案:适用于已经切除子宫的女性。口服:戊酸雌二醇0.5~2 mg/d或17β-雌二醇1~2 mg/d或结合雌激素0.3~0.625 mg/d。经皮:半水合雌二醇贴片每7天0.5~1帖;或雌二醇凝胶每天0.5~1计量尺,涂抹于手臂、大腿、臀部等皮肤(避开乳房和会阴)。

雌孕激素序贯方案:适用于有完整子宫、围绝经期或绝经后仍希望有月经样定期出血的女性。序贯方案分连续性和周期性,前者是治疗过程中每天均用药,在连续口服或经皮应用雌激素的基础上,每月加用孕激素10~14 d。也可采用连续序贯复方制剂雌二醇/雌二醇地屈孕酮片(1/10或2/10)每天1片,共28 d。后者是每个周期中有3~7 d不用任何药物,连续口服或经皮应用雌激素21~25 d,后10~14 d加孕激素,然后停药3~7 d,再开始下一周期;也可采用周期序贯复方制剂戊酸雌二醇片/雌二醇环丙孕酮片,每天1片,共21 d。

雌孕激素连续联合方案:适用于有完整子宫、绝经后不希望有月经样出血的妇女。采用每日雌激素(口服或经皮)加孕激素,也可采用复方制剂如雌二醇/屈螺酮片每天1

片,连续给药。

阴道局部雌激素的应用:可使用雌三醇乳膏、普罗雌烯阴道胶囊或霜、结合雌激素软膏,每天1次,连续2~3周,症状缓解后改为每周2~3次。3~6个月局部应用雌激素阴道制剂,无需加用孕激素。长期使用者应监测子宫内膜。

(二) 中药

更年期综合征以肾虚为本,常影响到心、肝、脾等脏腑,辨证注意有无水湿、痰浊、瘀血之兼夹证。因肾虚为本,故调理肾中阴阳为基本的治疗原则。在临床治疗时,根据不同的辨证分型,采用不同的治法。

1. 肝肾阴虚证　采用滋养肝肾,育阴潜阳法。推荐方剂为杞菊地黄丸(《医级》)去泽泻(枸杞子、菊花、熟地黄、山药、山茱萸、牡丹皮、茯苓)。中成药为杞菊地黄丸、坤宝丸。

2. 肾虚肝郁证　采用滋肾养阴,疏肝解郁法。推荐方剂为一贯煎(《续名医类案》)(地黄、北沙参、麦冬、当归、枸杞子、川楝子)。

3. 心肾不交证　采用滋阴降火,补肾宁心法。推荐方剂为天王补心丹(《摄生秘剖》)去人参、朱砂,加太子参、桑葚(玄参、当归、天冬、麦冬、丹参、茯苓、五味子、远志、桔梗、酸枣仁、地黄、柏子仁、太子参、桑葚)。中成药推荐坤泰胶囊。

4. 肾阴阳两虚证　采用补肾,调补冲任法。推荐方剂为二仙汤(《中医方剂临床手册》)合二至丸(《医方集解》)(仙茅、淫羊藿、巴戟天、黄柏、知母、当归、女贞子、墨旱莲)。

(三) 针刺

参照全国中医药行业高等教育规划教材《针灸治疗学》和中华中医药学会《中医妇科常见病诊疗指南·更年期综合征》,针刺辨证治疗如下。

1. 辨证要点　在绝经前后出现月经紊乱、情绪不宁、潮热汗出、心悸等症状为病主症。肾阳虚者可伴有头晕耳鸣,形寒肢冷,腰酸尿频,舌淡,苔薄,脉沉细。肾阴虚者可伴有头晕耳鸣,烘热汗出,五心烦热,口燥咽干,舌红,少苔,脉细数。肾阴阳俱虚者可伴有头晕心烦,潮热汗出,腰酸神疲,肢冷尿长,便溏,舌胖大,苔白,脉沉细。

2. 治疗原则　补益肾精,调理冲任。以任脉、督脉、肾经穴位及背俞穴为主,随证加减。

3. 选穴处方　主穴为关元、三阴交、肾俞、太溪。肾阳虚配命门;肾阴虚配照海;肾阴阳俱虚配命门、照海。心烦者加大陵;失眠多梦者加神门;潮热者加照海;纳少便溏者加脾俞、足三里。

4. 针刺方法　采用毫针刺法,命门穴向上斜刺,其他各穴直刺,深度为0.5~1.0寸;其中神门、大陵浅刺0.3~0.5寸,关元可深刺1.0~2.0寸。补法或平补平泻。肾阳虚者,可以采用温针灸或艾炷灸。

第四节 | 绝经综合征的中西医结合基础研究

一、绝经综合征常用的动物模型

目前,研究绝经综合征的动物模型主要有自然衰老模型、VCD 卵泡耗竭模型、去卵巢模型、X 射线损伤卵巢模型等。选用的实验动物除大鼠、小鼠外,还有绵羊、兔、狗及灵长类动物。

(一) 自然衰老模型

自然衰老大鼠的激素、器官、表现等更贴近人的围绝经期水平。SD 雌性大鼠 2 月龄时性成熟,一般 3~5 月龄为青年大鼠,9~12 月龄为中年大鼠,超过 18 月龄为老年大鼠。小鼠与大鼠相似,6~7 周龄时性成熟,常以 3~6 月龄为青年,10~14 月龄为中年,超过 18 月龄以后为老年。大鼠进入老年后,其生殖内分泌功能降低,阴道脱落细胞涂片呈无规则动情周期变化,血清 E_2 水平降低,LH、FSH 水平升高,下丘脑促性腺激素释放激素(GnRH)超常释放,卵巢原始卵泡及初、次级卵泡减少,退化卵泡增多。雌性大鼠自然老化模型与人围绝经期生物学特性更相似,是研究围绝经期的理想模型,实验中通常选择 12~18 月龄的雌性大鼠作为围绝经期的动物模型。但该模型的缺点是周期长、费用高。而优点是自然衰老比较符合人的围绝经期变化过程,更贴近于实际情况。该类模型另一常用动物是灵长类,灵长类动物模型与人的围绝经期模型更相似,但周期长、费用非常昂贵,因此较少使用。

(二) VCD 卵泡耗竭模型

化工原料 4-乙烯基环己烯(VCD)选择性地作用于大鼠或小鼠的原始卵泡和初级卵泡,而对次级卵泡和窦卵泡没有影响,所以这些卵泡的耗竭只有在原有的原始卵泡停止再生后表现出来,并且不再作为发生池来招募增大的卵泡。卵巢雌激素和抑制产物因卵泡耗竭而减少,其对下丘脑的负反馈抑制作用减退,使血浆 FSH 和 LH 上升。虽然卵泡逐渐损失但动物还残留有生成类固醇的卵巢组织,使 VCD 的动物具有比卵巢切除动物更接近于人类围绝经期的内分泌状态,是目前制备围绝经期大鼠的理想模型。国外已将此模型用于围绝经期相关病的研究,如心血管疾病、骨质疏松、代谢综合征以及认知功能改变等。

(三) 去卵巢模型

选择有规律动情周期的性成熟大鼠或小鼠,麻醉后行双侧卵巢切除术。术后 1 周即可对动物进行阴道脱落细胞学检查,连续 4 d,以不出现动情期反应为造模成功。模型动物的血清雌激素(E_2)下降,FSH、LH 升高,子宫系数降低,一般术后 2 周即可用于实验研究。但去卵巢模型与人类围绝经期有一定区别,围绝经期是卵巢的逐渐衰老,虽然卵巢功能减退,但依然还存在且发挥着一定的功能。而去卵巢模型则是将卵巢完全切除,卵巢不仅分泌雌激素,同时还分泌合成其他激素,参与内分泌、免疫的调节。去卵巢模型是动物体内雌激素骤然撤退,与围绝经期的卵巢功能逐渐丧失,激素水平逐渐降低截然不同。但去卵巢模型可以完全模仿临床上各种原因所致的卵巢切除。且该模型具有经济、容易操作、激素水平降低稳定等特点,被广泛用于绝经综合征及其并发症的研究。

(四) X 射线损伤卵巢模型

卵巢是女性生殖系统中对放射治疗最敏感的器官,X 射线主要作用于细胞核,可引起 DNA 双链或单链的断裂,从而抑制 DNA 的合成和复制,阻止细胞的有丝分裂。X 射线对细胞有丝分裂的不同阶段均有杀伤作用,处于有丝分裂 G_2 期和 M 期的细胞对放射尤其敏感。而卵巢中的生殖细胞多处于第一次减数分裂前期和第二次减数分裂中期,相当于有丝分裂的 M 期。所以 X 射线照射会直接影响卵巢生殖细胞的有丝分裂,从而破坏卵巢功能。同时射线还诱导卵母细胞和卵泡颗粒细胞的凋亡和氧化损伤,这些都加速了卵巢耗竭的发生。射线损伤卵巢的动物模型常用动物为大鼠、小鼠,操作简便,造模时间短,成功率高,较好地模拟了临床上因卵巢切除、乳腺癌、子宫内膜癌术后卵巢放疗引起的绝经。但对仪器设备要求较高,且不同动物卵母细胞对放射的敏感性因种系、年龄、卵泡阶段等存在差异,导致照射时间和强度不易把握,限制了该方法的应用。

二、绝经综合征治疗的中西医结合基础研究

(一) 针刺治疗绝经综合征的研究

目前,国外对针刺治疗绝经综合征的研究尚处于临床研究阶段,其主要目的是明确针刺对绝经综合征及其并发症的疗效,因此,常见研究包括针刺治疗与安慰剂(假针刺)比较,针刺治疗与阳性治疗、常规治疗比较,以及与等待治疗组比较,以明确针刺治疗与疾病自然转归的关系,从而验证针刺治疗的有效性。上述研究均以症状评估为主,较少涉及机制研究。国内对针刺治疗绝经综合征的临床研究很多,除上述研究外,更多的是对针灸优势治疗方案的筛选,侧重于不同针刺方法、不同穴位组合、不同针灸手法以及针法与其他方法联合应用的疗效研究。目前国内对针刺治疗绝经综合征的机制研究已开展得非常系统和深入。

1. 针刺治疗绝经综合征的临床研究

(1) 针刺治疗方案:针刺穴位的选择在临床上差异很大,同时国内外亦存在较大不同。国外多以膀胱经、督脉、脾经的穴位为主,配以心经、肝经、肾经的穴位。常选用的穴位有肾俞、次髎、三阴交、太溪等。而国内的选穴则更多样化,背俞穴(肾俞、心俞、脾俞、肝俞)、交会穴(关元、中极、三阴交),以及肝经(太冲)、肾经(太溪、大赫)。另外,强壮穴位(足三里、气海)和经外奇穴(子宫)等也常被使用。其中使用比较多的主穴是关元、三阴交、肾俞等,配穴的使用范围非常广泛,十四经的穴位均有涉及。

在针刺方法上,国外采用体针的手针(毫针)为主,电针、耳针也被采用。国内有毫针、电针、耳针、腹针、穴位埋线、激光针、温针等多种针刺方法。在治疗疗程上,国内针刺治疗的疗程长、治疗次数多,一般以 3 个月为一疗程,采用隔日治疗 1 次或连续治疗 1 周

或 2 周休息 1～3 d，一般总治疗次数 20～60 次。国外临床研究治疗总次数明显少于国内研究，一般疗程 6～12 周，采用 1 周 1 次，或 1 周 2 次治疗，总治疗次数以 6～15 次居多，超过 20 次的较少。此外，在随访上，国外随访周期较长，一般治疗结束后随访 3～12 个月，亦有随访达 2 年者。而国内注重与治疗前比较，故无随访，或随访周期较短。

（2）针刺疗效观察与评估：处于围绝经期的妇女，约 1/3 通过神经内分泌的自我调节达到新的平衡而无自觉症状，约 2/3 则出现一系列性激素减少所致症状，其中 10%～25% 会因症状较重而就医。在围绝经期的各种症状中，潮热、出汗的血管舒缩症状，记忆力减退、易激惹、失眠、心慌等神经心理症状，以及关节和腰背肌肉痛发生率最高，因此，这些常作为评价针刺疗效的指标。国外临床研究多以血管舒缩症状（潮热、盗汗）和失眠为主，也涉及疼痛、情绪、肥胖、生活质量等全身症状，较少观察对激素的影响；而国内研究更广泛，除上述近期症状外，还涉及绝经后的骨质疏松、压力性尿失禁等，对激素和神经递质影响的观察也较多。

国内外临床研究中对于绝经综合征疗效的评估多采用量表，对总体症状的评估常用量表有女性绝经期自测表（kupperman index，KI）、绝经期生活质量评分量表（menopause rating scale，MRS）；对生活质量的评估常用绝经期生存质量量表（menopause-specific quality-of-life，MenQoL）；对身体和情绪健康状态评估常用女性健康问卷（the women's health questionnaire，WHQ）、简明健康调查问卷（medical outcomes study 36-item short-form health survey，SF-36）。上述量表在评估方面虽有重叠，但各有侧重，在临床研究中根据研究需要选择使用；同时根据研究目的，与其他专业量表配合使用，例如，对于失眠障碍，常配合匹兹堡睡眠质量指数（pittsburgh sleep quality index，PSQI）来评估睡眠质量；对于潮热，可以加用每日潮热评分量表（daily diary of hot flashes，DDHF）对潮热频率和严重程度进行评估。对于抑郁和焦虑常用汉密尔顿抑郁量表（hamilton depression rating scale，HAM-D17）和广泛性焦虑量表（the general anxiety disorder，GAD-7）。

虽然国内外在针刺治疗绝经综合征时存在诸多不同，但在针刺改善血管舒缩症状、自主神经失调症状、精神神经症状以及提高生活质量等方面获得一致的结果，因此，针刺疗法改善绝经综合征的近期症状疗效确切，但对于预防和改善远期症状，需加强相关临床研究。

2. 针刺治疗绝经综合征的机制研究

（1）针刺对模型大鼠 HPO 轴异常功能具有调整作用：成年雌性动物去除卵巢后，雌激素对 HPO 轴的负反馈抑制解除，下丘脑的 GnRH 超常释放，垂体 LH、FSH 也呈现一个高释放的状态。雌激素水平的降低，阴道脱落细胞的周期性变化消失，子宫、阴道明显萎缩，表现为子宫、阴道湿重及脏器指数降低，子宫瘦小，子宫腔及子宫壁肌层及黏膜层均变薄，腺体减少。雌激素是维持骨矿含量的关键激素，卵巢去除后，雌激素水平降低，骨质吸收加速，逐渐导致骨质疏松。同时雌激素有保护心脑血管以及神经系统的作用，雌激素水平的长期低下，易引发心脑血管疾病以及认知障碍。因此，去卵巢动物模型较好地模拟了绝经女性体内激素的变化及相关症状和体征。

针刺在去卵巢动物模型上调整效应主要体现在以下 3 个方面。

1) 针刺影响递质及激素的释放:针刺可以促进去卵巢大鼠下丘脑多巴胺(DA)、去甲肾上腺素(NE)、β-内啡肽(β-EP)、γ-氨基丁酸(GABA)的释放,抑制下丘脑 GnRH 的超常释放,升高外周血 E_2 水平,降低 FSH、LH 水平。电针对去卵巢后降低的雄激素和孕酮水平无明显影响。同时电针可以提高去卵巢大鼠外周血中皮质酮水平。电针通过调整这些异常释放的神经递质和激素水平,使这些递质、激素重新达到一个稳态平衡,从而发挥对神经系统和内分泌系统的调节,改善模型动物因激素分泌紊乱和自主神经失调出现的相关症状。

2) 针刺改善外周靶器官的功能形态:电针后,去卵巢大鼠子宫及阴道湿重增加,子宫肌层和内膜层的厚度以及内膜腺体的数目均增加,还可提高去卵巢大鼠阴道脱落细胞的角化百分率。同时,电针可使去卵巢大鼠双侧肾上腺的体积增大,总重量增加,进而肾上腺功能上调。此外,电针可以延缓去卵巢所引起的骨丢失,增加骨密度和骨矿物质含量,改善骨强度和超微结构。

3) 针刺对其他功能的改善:电针可以缓解去卵巢大鼠的"潮热"现象。据报道,测定去卵巢大鼠尾巴距根部 1 cm 处皮肤的温度所反映的模型大鼠"潮热"现象,与临床上围绝经期综合征患者的潮热症状很相似。在 25℃ 恒温条件下,测量电针前后正常大鼠和去卵巢模型大鼠尾根部的温度变化,观察到大鼠切除卵巢后,体温变化的幅度明显大于正常对照大鼠;电针处理后,体温变化的幅度明显减小,接近正常水平。电针还可以降低去卵巢大鼠的腹部脂肪储备,缓解去卵巢导致的体重增加。此外,电针对精神神经症状也有改善,可以改善去卵巢大鼠的记忆能力,缓解焦虑和抑郁情绪。

(2) 针刺调整 HPO 轴功能异常的机制:GnRH 神经元是 HPO 轴行使功能的始动因素和核心,GnRH 的合成和释放受多种神经递质和细胞因子的调节以及性激素的反馈调节。性腺分泌的性激素和腺垂体分泌的 LH、FSH 分别通过长反馈和中反馈作用于下丘脑的 GnRH 神经元。除上述反馈性调节外,GnRH 神经元还受到与其有突触联系的其他神经元的调节,如 GABA、谷氨酸、kisspeptin、强啡肽等。这些上游神经元发出纤维投射到 GnRH 神经元,通过其释放的神经递质、神经肽作用于 GnRH 神经元,调节 GnRH 的合成和释放。由此可见,GnRH 神经元是机体整合了各种内、外环境刺激后,生殖调控体系的最终共同通路。针刺通过影响 GnRH 调节网络中多种成分,最终影响了下丘脑 GnRH 的合成和释放,使去卵巢所引起的 GnRH 的超常释放得到抑制,进而促进 HPO 轴各个层面上新的动态平衡的建立,使异常的 HPO 轴功能趋于正常。

1) 针刺对下丘脑 GnRH 神经元的作用

A. 针刺对下丘脑 GnRH 神经元的直接作用:下丘脑 GnRH 神经元呈弥散分布,阳性细胞主要分布在内侧隔核(MS)、Broca 斜角带核(DBB)和内侧视前区(MPOA),约占细胞总数的 90% 以上,这些细胞没有明显的构筑边界。根据 GnRH 细胞表面棘样结构的多寡,将 GnRH 分为光滑型和棘型。棘型神经元可能参与 GnRH 向正中隆起周期性释放机制,而光滑型神经元可能与调控持续性的 GnRH 分泌有关。大鼠卵巢去除后,下丘脑 GnRH 神经元数目减少,棘型细胞构成比明显降低,提示卵巢切除导致体内雌激素水平突然降低,雌激素对 GnRH 的调节发生紊乱,导致 GnRH 神经元出现异常。给予电针处理后,下丘脑 GnRH 神经元数目增加,棘型细胞数增多,棘型细胞比例与正常大鼠相当,提示电针可以直接作用于下丘脑 GnRH 神经元,调整切除卵巢导致的 GnRH 细胞构成比失衡。

B. 针刺对下丘脑 GnRH 神经元的间接作用:GnRH 网络(GnRH neural network)是下丘脑 GnRH 神经元活动的基本单位。GnRH 网络由 GnRH 神经元、与 GnRH 神经元直接相关的胶质细胞,以及参与 GnRH 神经元活动调控的其他神经元共同组成。GnRH 网络中神经递质、神经肽、细胞因子等多种成分相互作用,从而影响和调控下丘脑 GnRH 的合成和释放。许多经典的神经递质和神经肽是 GnRH 网络的重要组成部分,如儿茶酚胺、GABA、谷氨酸、神经肽 Y、β - END、kisspeptin 等,它们的神经元与 GnRH 神经有突触联系,同时 GnRH 神经元上表达其受体,因而可以通过结合和激活 GnRH 神经元上的受体,调节 GnRH 神经元活动。此外,这些神经元也是雌激素敏感的神经元,其功能活动受到雌激素的调节,因而这些神经元也是雌激素间接调控 GnRH 功能的中间神经元。大鼠卵巢去除后,下丘脑 GnRH 网络中多种细胞活性成分发生变化,GnRH 神经元接受和整合这些信息后,最终表现为合成分泌等功能活动的改变。电针可以促进去卵巢大鼠下丘脑视前区 GABA、β - EP 和 DA 的释放,这些神经活性物质对 GnRH 神经元以抑制效应为主。研究提示电针通过提升 GnRH 网络中抑制 GnRH 释放的组分,从而间接地影响 GnRH 神经元,抑制了去卵巢引起的 GnRH 的超常释放。

2)针刺通过影响机体的雌激素及其受体发挥作用

A. 针刺对外周雌激素及其受体的作用:卵巢是雌性大鼠体内雌激素产生的主要来源,肾上腺是除卵巢外的雌激素的另一个来源,肾上腺皮质合成和分泌雄激素,雄激素在性腺外组织中在芳香化酶的作用下转化成雌激素。卵巢去除后的大鼠经电针处理,外周血 E_2 水平明显升高,接近正常大鼠动情间期的水平,说明电针通过非卵巢途径升高其体内雌激素。进一步研究发现,电针后去卵巢大鼠肾上腺体积增大、重量增加,皮质外侧细胞核仁组成区嗜银蛋白颗粒的表达增多,肾上腺雄激素合成关键酶——17α -羟化酶/17,20 -裂解酶(17-alpha hydroxylase/17,20-lyase,P450CYP17)的表达也明显增强,同时电针促进了外周皮下脂肪组织和肝脏组织芳香化酶的表达和活性,说明针刺使去卵巢大鼠肾上腺功能活跃,雄激素的合成分泌增多,在外周脂肪、肝脏等组织芳香化酶的催化下转化成雌激素增多,从而使血雌激素水平升高。子宫作为雌激素的重要靶器官,在卵巢切除后明显萎缩,表现为湿重下降,宫腔上皮厚度和肌层厚度以及子宫内膜的腺体数目均显著下降。电针加强去卵巢大鼠性腺外芳香化作用使体内雌激素合成增加的同时,还促进了子宫雌激素受体 α 的表达,并使受体亚型 α 和 β 的比例协调,放大了雌激素的效应,在配体和受体的双重作用下改善了去卵巢大鼠的子宫形态学,增加了子宫湿重。

B. 针刺对中枢雌激素及其受体的作用:脑也是性腺外芳香化的重要位点,在芳香化酶的作用下可以在脑组织局部产生高水平的 E_2,局部产生的 E_2 虽然不会显著影响血液循环中 E_2 水平,但可以在脑组织局部直接发挥作用。脑内芳香化位点与 GnRH 神经元以及雌激素受体空间分布的一致性,为脑内芳香化的局部雌激素调节 GnRH 神经元活动提供了重要解剖学基础。脑内雌激素一方面通过 GnRH 神经元上的雌激素受体发挥直接调节作用,另一方面,雌激素还可以通过其他雌激素敏感的中间神经元或胶质细胞,对 GnRH 神经元发挥间接调节作用。大鼠卵巢去除后,体内雌激素合成锐减,经血液循环通过血脑屏障扩散到脑的雌激素下降更为明显,下丘脑的 GnRH 神经元以及其他雌激素敏感神经元处于低雌激素环境,雌激素对 GnRH 的负反馈抑制解除,GnRH 的合成和释放增加。此时雌激素受体表达增高以应对低雌激素水平,维持雌激素的效应。电针上调了去卵巢大鼠下丘脑视前区芳香化酶的表达以及活性,并下调该区雌激素受体的表达,使其趋于正常,同时去卵巢大鼠 GnRH 的高释放也明显受到抑制。这些结果提示,电针调节下丘脑视前区雌激素受体的表达,促进该区的性腺外芳香化作用,增加局部雌激素生成,从而部分重建了去卵巢后雌激素对 GnRH 神经元的负反馈抑制,使 GnRH 神经元的过度活动降低,进而使异常的 HPO 轴功能趋于正常。

3) 针刺主要作用位点的研究:绝经综合征是女性生殖衰老的一种临床表现,涉及下丘脑-垂体-卵巢 3 个水平。在女性中,卵泡耗竭和循环血中雌激素水平下降是围绝经期的标志。除卵巢外,围绝经期女性的垂体 FSH、LH 分泌细胞对内源性 GnRH 反应性降低,提示垂体也参与了女性的生殖衰老。下丘脑的 GnRH 神经元也是女性生殖内分泌衰老的关键环节。研究表明,随着衰老,GnRH 脉冲释放频率下降;GnRH 驱动的排卵前 LH 峰减低和延迟;GnRH 神经元形态以及基因表达和激活也呈现衰老相关改变。由此可见下丘脑 GnRH 神经元形态和功能的改变在女性生殖衰老过程中发挥关键性作用。鉴于下丘脑 GnRH 神经元在生殖衰老中的重要地位,以及如前所述,对下丘脑 GnRH 神经直接和间接作用是针刺发挥治疗作用的重要机制,提示 GnRH 神经元所在的 MPOA 可能是针刺作用的关键部位。

A. 下丘脑 MPOA 在针刺中的效应:有研究采用推挽灌流技术观察了针刺对下丘脑 MPOA 神经递质释放的影响。针刺后,下丘脑 MPOA GnRH 的高释放被明显抑制,同时,MPOA 的 β-EP、DA、GABA、牛磺酸的含量明显升高。这些神经递质都是 GnRH 神经元的重要调控因子,提示下丘脑 MPOA 可能是针刺效应的一个关键部位,针刺可能通过影响这些神经递质的释放进而影响 GnRH 神经元的功能。

B. 针刺灌流液整体转移效应:针刺后,下丘脑视前区神经递质、神经肽等发生了变化,为确定这些变化参与了针刺效应而非针刺的伴随效应,采用针刺灌流液的整体转移技术进行验证。用推挽灌流液技术收集针刺有效的去卵巢大鼠下丘脑 MPOA 的推挽灌流液,以阴道脱落细胞重新出现、血雌激素水平回升(>150 pg/mL)为针刺有效的标准,这个推挽灌流液被称为"针刺灌流液",然后将该针刺灌流液采用微量注射技术,注射到去卵巢大鼠的下丘脑视前区。去卵巢大鼠注射了针刺灌流液后,也观察到了与针刺相似的效应,血雌激素水平回升,阴道脱落细胞重新出现,子宫形态学明显改善。而注射去卵巢大鼠视前区推挽灌流液(去卵巢灌流液)和注射人工脑脊液的去卵巢大鼠,则未产生类似变化。这一结果充分地说明了,针刺后下丘脑 MPOA 的变化与针刺相关,MPOA 是针刺效应的主要位点。

C. 下丘脑 MPOA 损毁对针刺效应的影响:为进一步验证 MPOA 在针刺中的作用,

将去卵巢大鼠双侧 MPOA 损毁后再给予针刺干预,观察 MPOA 损毁对针刺效应的影响。MPOA 损毁后,完全阻断了针刺提高阴道成熟脱落细胞百分比的作用,影响了针刺升高外周血 E_2 水平的作用。此外,针刺增加子宫内膜腺体数目,增加腔上皮厚度的作用,也被 MPOA 损毁所阻断,但 MPOA 损毁不能影响针刺改善子宫肌层厚度和增加子宫脏器系数的作用。可见,去卵巢大鼠的 MPOA 损毁后,可以阻断大部分的电针效应,支持 MPOA 是针刺调整 HPO 轴异常功能的重要作用部位。

综上所述,MPOA 是针刺治疗围绝经期综合征的主要作用位点,针刺灌流液可以作为针刺离体研究的工具,在离体的组织、细胞上模拟针刺处理时的环境,从而可以离体开展针刺信号的传导和转导研究。

(二) 针刺治疗绝经综合征并发症的研究

目前针刺对围绝经期的认知障碍、生殖泌尿综合征以及心血管疾病方面的研究尚缺乏资料,对睡眠障碍、骨质疏松以及情绪障碍等也主要处于临床研究阶段,机制研究尚处于起步阶段。

1. 针刺改善失眠的机制　睡眠障碍是围绝经期女性面临的主要健康问题,严重影响绝经期妇女生活质量和身心健康。围绝经期血清 E_2 水平降低,FSH、LH 水平异常升高是影响围绝经期女性睡眠质量的重要因素。雌激素水平下降,可导致中枢调节睡眠的相关神经递质失衡,如 $5-HT$、NE、DA、$\beta-END$ 的分泌减少、活性降低,从而引发失眠。临床研究表明,针刺对围绝经期的失眠具有明显改善作用,可以显著降低 PSQI 的评分,改善 KI、MRS 等绝经期症状评估量表中的睡眠评分,且针刺对失眠具有长期效果。针刺改善失眠可能与改善体内激素水平有关,E_2 的降低与入睡困难和保持睡眠困难相关,FSH 增高则与夜间醒来频率的增高相关。针刺可以提升围绝经期女性血 E_2 水平,降低 FSH 水平,提示针刺改善绝经后失眠障碍与调节体内激素有关。针刺对围绝经期失眠的效应在动物实验中也得到支持,OVX 大鼠的失眠情况主要表现为睡眠觉醒昼夜节律减弱、觉醒增多、非快速眼动睡眠(non-rapid eye movement,NREM)减少、睡眠结构片段化明显、难以维持长时间睡眠,这与人的围绝经期失眠类似。针刺干预能够使围绝经期失眠大鼠睡眠觉醒昼夜节律趋近正常,减少觉醒,增加睡眠时间,改善睡眠结构,提升睡眠质量,保持睡眠维持能力和睡眠的稳定性。针刺改善睡眠的机制一方面与针刺提升血 E_2 水平和降低 LH、FSH 水平,改善体内性激素状况有关,另一方面,针刺也可以直接调节脑内睡眠的相关神经递质,$5-HT$ 在睡眠-觉醒周期中起到重要作用,影响 NREM,有利于维持慢波睡眠,能促进睡眠。针刺能够增加去卵巢失眠大鼠海马 $5-HT$ 和 $5-HT_{1A}$ 受体含量,从而改善睡眠。针刺影响中枢 $5-HT$ 改善睡眠的效应在其他睡眠障碍模型上也得到验证,针刺提高睡眠剥夺失眠大鼠脑干 $5-HT$ 含量,增加对氯苯丙氨酸(para-chlorophenylalanine,PCPA)型大鼠脑内 $5-HT$ 免疫阳性细胞数量,提高海马和下丘脑 $5-HT$ 含量,促进海马 $5-HT_{1A}$ 受体表达,抑制 $5-HT_{2A}$ 受体表达,进一步说明中枢 $5-HT$ 参与了针刺改善失眠的机制。GABA 是脑内具有促进睡眠作用的神经递质,可减少觉醒次数,避免睡眠中断。去卵巢失眠模型大鼠下丘脑腹外侧视前区(VLPO)GABA 的表达下降,针刺可显著增强其表达,提示中枢 GABA 参与了针刺改善围绝经期睡眠障碍的过程。下丘脑 GABA 也参与了针刺改善 PCPA 失眠的机制。PCPA 失眠模型大鼠下丘脑 GABA 及其受体 GABA_A 的表达含量及阳性细胞数均明显下降,针刺可明显提高失眠模型大鼠下丘脑 GABA 及其受体的表达和含量,抑制觉醒,促进睡眠。

此外,如前所述在去卵巢大鼠上进行的针刺治疗绝经综合征的机制研究也表明,针刺促进了去卵巢大鼠下丘脑 GABA 和 β - END 的释放,提升去卵巢大鼠体内雌激素水平,重建了雌激素的负反馈机制,降低外周血 LH、FSH 水平,这些结果也为针刺改善绝经期睡眠障碍提供了支持。针刺通过对围绝经期的血管舒缩症状和紧张、焦虑等不良情绪的改善,也有助改善睡眠。

2. 针刺改善 PMOP 的机制 绝经后骨质疏松症(postmenopausal osteoporosis,PMOP)属于原发性骨质疏松症的一种,也称为 2 型骨质疏松症,是指由绝经后雌激素及相关内分泌改变引起的骨量减少、骨微结构破坏,从而导致骨强度下降、骨脆性增加,并易发脆性骨折为特征的骨代谢性疾病。女性绝经后雌激素水平下降是目前公认的 PMOP 重要的发病机制之一。人体骨量的动态平衡有赖于成骨细胞和破骨细胞功能的稳定,任何影响成骨细胞和破骨细胞分化和功能的因素,均可影响机体骨代谢的动态平衡。雌激素通过多种途径参与骨代谢,雌激素直接作用于成骨细胞和破骨细胞,通过抑制成骨细胞凋亡、诱导破骨细胞凋亡和抑制破骨细胞分化,使破骨细胞和成骨细胞的稳态失衡。此外,雌激素还通过氧化应激与炎症反应等间接影响骨代谢,导致骨质流失。雌激素缺乏会导致炎症因子如 IL - 2、IL - 6、TNF - α 等的产生增加,增强破骨细胞活性;体内雌激素水平下降,抗氧化能力的减弱,氧化产物积累诱导了氧化应激的发生,导致成骨细胞和骨细胞损伤,这些均造成骨形成和骨吸收失衡。

绝经后,雌激素水平降低导致对破骨细胞的抑制作用减弱,骨吸收增加,机体通过破骨-成骨偶联作用,使骨形成随之增加,但骨吸收大于骨形成,形成高转换型骨质疏松,因而反映成骨细胞和破骨细胞活性和功能状态的骨转换标志物均增加。骨形成的标志物主要包括骨特异性碱性磷酸酶(bone specific alkaline phosphatase,BALP)、骨钙素(osteocalcin, OC or bone gla-protein, BGP)、Ⅰ型前胶原 C -端前肽(procollagen type Ⅰ carboxy-terminal propeptide, PICP)/N - 端前肽(procollagen type Ⅰ aminoterminal propeptide,PINP)和骨保护素(osteoprotegerin, OPG)。骨吸收标志物包括抗酒石酸酸性磷酸酶(tartrate resistant acid phosphatase, TRACP)、Ⅰ型胶原 C -末端肽(C-terminal telopeptide of type Ⅰ collagen,CTX - Ⅰ)以及尿钙/肌酐比(Ca/Cr)和尿脱氧吡啶啉(deoxypyridinoline, DPD)。骨密度(bone mineral density, BMD)是单位面积的骨矿含量,可反映骨矿流失情况,是衡量骨量多少的定量指标。骨生物力学是研究骨组织在外界作用下的力学特性和骨在受力后的生物学效应,是反映和评价骨质量最有说服力的指标之一,常用最大载荷和断裂载荷作为其评估指标。骨组织形态学除了定性描述骨组织结构改变外,通过计算骨小梁的面积、厚度等参数定量反映骨组织结构静态情况,亦可以通过活体四环素标记法,把时间因素标记在骨的重建过程中,从而反映骨形成和骨吸收的动态变化过程。骨密度与骨组织形态学和骨生物力学有效结合可较全面反映骨的生理病理以及功能变化,从而客观评价骨质量和骨强度。

POMP属于中医学"骨痿""骨痹""骨极"等范畴,绝经后妇女"天癸竭",肾中精气大衰,无力滋养骨髓,遂成"骨痿"。选穴多以膀胱经、督脉、脾经与肾经为主,其中足三里、肾俞、脾俞、三阴交等使用频次较高。临床研究表明,针刺对POMP患者具有良好的疗效,可改善疼痛、提高腰椎骨密度、改善骨质疏松其他相关症状。实验动物研究也表明,针刺可以提高去卵巢骨质疏松大鼠的血雌激素水平,影响骨代谢、增加骨密度、改善骨组织形态学及骨生物力学。

(1)针刺提高血清雌激素水平,改善骨代谢生化指标:PMOP动物模型,常选用3~10月龄的雌性大鼠,去除双侧卵巢后正常饲养8~13周,可见动物股骨、腰椎及全身骨密度下降,骨小梁厚度下降、数量减少、体积降低。骨结构的改变影响骨生物力学性能,使骨的力学强度下降,易导致骨折的发生。去除卵巢后雌激素缺乏,骨吸收与骨形成过程均加快,但骨吸收较骨形成更加显著,骨质大量流失、骨转换率增高,形成高转换型骨质疏松,与临床的POMP相似。因而去卵巢骨质疏松大鼠骨形成的标志物BALP/ALP和OC/BGP,以及骨吸收标志物TRACP、CTX-Ⅰ、尿Ca/Cr和尿DPD均增加,甲状旁腺激素(parathyroid hormone, PTH)、降钙素(calcitonin, CT)等也发生异常。针刺可以升高血雌激素水平,降低骨转换速率,使过高的骨形成标志物BALP/ALP和骨吸收标志物TRAP、CTX-Ⅰ均下调。针刺下调骨转换速率,使骨代谢趋于平衡,可能是通过抑制骨吸收和促进骨形成的双重作用实现的。研究表明,针刺在降低血、尿骨吸收标志物含量的同时,还提升了CT、PICP、BGP的含量。CT是由甲状腺滤泡旁细胞(C细胞)分泌的,它与破骨细胞结合,抑制破骨细胞活性和抑制骨吸收。BGP由成骨细胞合成分泌以维持骨矿化,能有效反映骨形成。PICP是骨组织中特有的胶原,由成骨细胞合成,是反映胶原合成速度、骨形成以及成骨细胞活动的特异性指标。针刺降低模型大鼠骨转换率也得到骨组织形态计量学结果的支持,其动态学参数可以反映骨形成与骨吸收的动态变化过程。大鼠去卵巢后,反应骨形成和骨吸收的参数荧光周长百分率(% L. Pm)、骨吸收周长百分率(%Er. Pm)均增加,矿化沉积率(mineral apposition rate, MAR)增加而矿化延迟时间(mineralization lag time, MLT)缩短,说明模型大鼠骨转化活跃,矿化速率加快,呈高代谢状态。针刺处理后,%L. Pm增加且MAR增加,MLT减少,提示针刺增加成骨细胞活性,骨形成加速,矿化能力增强。%Er. Pm减少,说明针刺抑制破骨细胞功能,骨吸收下降。可见,骨形态计量学动态参数结果支持骨代谢生化结果,针刺防治绝经后高转换型骨质疏松的机制可能是通过增加成骨细胞数量和活性,促进骨形成,并且抑制破骨细胞,使骨吸收减弱实现的。

(2)针刺增加骨密度,改善骨组织形态学和骨生物力学:去卵巢骨质疏松大鼠骨量减少,骨组织形态结构发生变化,骨密度下降,骨小梁数量减少,变得稀疏,骨小梁体积也减少,宽度变窄,出现断裂,空骨陷窝增多。骨量减少和骨结构改变直接影响骨生物力学特性,导致骨的力学强度下降,易发生骨折。在力学指标上表现为最大载荷、最大应力,以及断裂载荷、断裂应力等下降。针刺可以提高胫骨、股骨、腰椎以及全身骨密度,改善骨小梁形态结构,骨小梁密度增大、数目增多、宽度增厚,小梁间连接增加,无明显断裂,空骨陷窝减少。表现为骨形态计量学静态参数骨小梁面积(Tb. Ar)、骨小梁数目(Tb. N)和骨小梁厚度(Tb. Th)均升高,骨小梁分离度(Tb. Sp)降低。针刺提高骨密度,改善骨形态结构的同时,也明显提高了骨的生物力学性能,针刺后,模型大鼠的胫骨、股骨及腰椎的最大载荷均明显增加。针刺对骨密度、骨形态结构和骨生物力学性能的改善,提示针刺可以全面提升绝经后的骨质疏松症患者的骨质量。

(3) 针刺调节骨代谢相关信号转导通路:核因子 κB 受体活化因子配体(receptor activator of the nuclear factor-κB ligand, RANKL),以及其受体核因子 κB 受体活化因子(receptor activator of the nuclear factor-κB, RANK)和 OPG 组成的 RANKL/RANK/OPG 系统是参与骨代谢调节最经典的信号通路。雌激素以及大部分细胞因子都是通过这个通路调控成骨细胞和破骨细胞之间的动态平衡。RANKL 是 TNF 家族的一种 II 型跨膜蛋白,由成骨细胞表达和释放,通过与破骨细胞及其前体细胞表面的 RANK 结合,促进破骨细胞分化,激活成熟的破骨细胞,并抑制其凋亡,从而提高骨吸收的能力。OPG 是成骨细胞产生的一种分泌型糖蛋白,是 RANKL 的竞争性受体,与 RANKL 竞争性结合,从而阻断 RANKL/RANK 通路,减缓破骨细胞分化成熟;同时 OPG 还作用于成骨细胞促进骨形成,抑制骨吸收。因此 OPG 与 RANKL 之间的平衡对维持骨稳态至关重要。女性进入绝经期后,卵巢功能衰退造成雌激素分泌减少,对成骨细胞的直接作用减弱,成骨细胞合成 OPG 减少;雌激素缺乏也引起 IL、TNF 等炎症因子增多,使 RANKL 表达升高,引起 OPG 与 RANKL 失衡,RANKL/RANK/OPG 信号通路紊乱,导致骨质疏松。针刺可以提升去卵巢骨质疏松大鼠血清的 OPG 含量,降低 RANKL 含量,提升 OPG/RANKL 的比值,提示针刺可以改善绝经后 OPG 与 RANKL 的失衡。RANKL 和破骨细胞及其前体细胞表面的 RANK 结合后,通过细胞外信号调节激酶(ERK)1/2、C-Jun 氨基末端激酶(JNK)和 P38 丝裂原活化蛋白激酶(p38 MAPK)通路,调节破骨细胞分化和激活。针刺在提升去卵巢骨质疏松大鼠 OPG/RANKL 比值的同时,还下调了骨组织 P38 和 JNK 的蛋白表达,这些结果表明针刺可通过调节 RANKL/RANK/OPG 信号通路防治 PMOP。此外,针刺也可以提升去卵巢骨质疏松大鼠体内的雌激素水平,改善雌激素缺乏状态,而雌激素本身就具有上调成骨细胞 OPG 的表达和抑制 RANKL 的分泌的作用,并且针刺还降低骨质疏松大鼠血清 TNF-α、IL-1 等炎症因子含量,这些炎症因子也是 OPG/RANKL/RANK 通路的调控因子。因而,针刺对 OPG/RANKL 通路调节可能是多靶点的共同效应。

Wnt/β-catenin 信号通路在成骨细胞的增殖分化中起重要作用。当 Wnt 通路未被激活时,胞质中的 β-catenin 与 GSK-3β 结合之后被磷酸化降解。当 Wnt 通路被激活时,Wnt 与 LRP5/6 结合成复合体,抑制 GSK-3β 对 β-catenin 的磷酸化,未被磷酸化的 β-catenin 积累进入细胞核与 T 细胞因子/淋巴样增强因子(TCF/LEF)结合激活下游靶基因 c-myc 和 Runt 相关转录因子 2(Runx2)转录表达,Runx2 基因的启动可显著刺激成骨细胞的分化增殖。去卵巢骨质疏松大鼠骨组织中 Wnt3a、β-catenin、Runx2 mRNA 及蛋白水平均明显下降,LPR5 的蛋白表达也下降,说明雌激素缺乏状态下,减少 Wnt3a 与 LPR5 结合,激活亦下降,对 GSK-3β 的抑制作用减弱,导致 β-catenin 降解和目的基因 Runx2 转录表达下降,提示 Wnt 通路处于抑制状态,成骨水平较低。给予针刺处理后,骨质疏松大鼠骨组织中的 Wnt3a、LPR5、β-catenin、Runx2 表达均上调,提示针刺能够激活股骨的 Wnt 通路,促进成骨细胞的分化增殖。此外,针刺对 Wnt 通路的激活还通过调控 Runx2 表达实现。Runx2 作为骨形成和骨发育中的关键基因,其表达受到 DNA 甲基化、组蛋白修饰等调控,Runx2 启动子高甲基化可以抑制其转录,下调其表达;组蛋白乙酰化水平增加,则可以上调其表达。针刺能够降低 PMOP 模型大鼠骨组织 Runx2 启动子甲基化水平,抑制组蛋白去乙酰化酶表达而使组蛋白维持乙酰化状态,从而上调 Runx2 的表达。针刺通过激活 Wnt 通路促进骨形成这一作用在 PMOP 骨折大鼠的研究中得到进一步验证。模型大鼠骨组织呈骨质疏松状态,Wnt 通路抑制,成骨水平较低,骨折组织自我愈合情况较差,针刺可以激活 Wnt 信号通路,促进骨形成,改善骨折愈合情况。针刺治疗的同时,如果在骨折部分附近皮下局部给予 Wnt 拮抗剂,则针刺激活 Wnt 通路的作用消失,针刺促进骨形成防治骨质疏松的效应亦被阻断,骨折愈合也被延迟,这一结果进一步支持了 Wnt 通路是针刺防治 PMOP 的重要作用靶点。

综上所述,针刺对 PMOP 具有良好的防治作用,提升雌激素水平,改善雌激素缺乏状态;降低骨转换率,改善骨代谢的负平衡状态,抑制骨吸收,促进骨形成,防止骨量丢失;骨密度的增强以及骨组织形态结构和骨生物力学性能的改善,大大降低了骨质疏松后骨折的危险性,针刺的上述作用可能是通过 OPG/RANKL/RANK 通路和 Wnt/β-catenin 通路实现的。此外,研究表明,针刺通过调节 PMOP 动物模型的肠道菌群,促进肠道的钙吸收来增加骨量。因此,针刺对 PMOP 的治疗作用可能是多靶点的综合效应。

(三) 中药治疗绝经综合征的基础研究

在中医学中,绝经后综合征通常被称为绝经前后诸症或更年期综合征。虽然《更年期综合征中医治疗指南》将该病分为 4 个证型并有相应的推荐方剂,但更年期综合征症状繁多,不同生活环境、不同体质会影响疾病成因;不同患者的临床表现不同,症状的轻重缓急亦有差异;病情也随着治疗的进展而不断变化。这些都导致在临床组方用药中,不会局限于固定方剂,而是在整体观念指导下通过辨证论治进行的个性化治疗。然而,这也给中医临床研究设计带来了困难,导致中药治疗更年期综合征的临床研究虽然已开展很多,但研究质量参差不齐,结果缺乏说服力。中药方剂由多味药组成、成分复杂,多成分必然多靶点、多途径,这些均使得中药药理作用机制更复杂,对研究设计及研究结果解读也提出了更高的要求。

(四) 中药治疗绝经综合征并发症的研究

中药对 PMOP 亦有良好的防治作用,中华中医药学会编写的诊疗指南中将 PMOP 分为脾肾阳虚证、肝肾阴虚证和肾虚血瘀证。可见,骨质疏松症病变在骨,其本则在肾,补肾为主要的治疗原则,故中药以益肾健骨为主。临床上常用中药复方有青娥丸、金匮肾气丸、左归丸、右归丸、六味地黄丸等。PMOP 研究表明,中药防治 PMOP 具有明确的效果,提升雌激素水平,改善雌激素缺乏状态,调节骨代谢生化指标,增强骨密度,改善骨形态结构和生物力学性能,这些效应与针刺相似,这里不复赘述。中药单体是单味中药中的活性成分,化学成分单一,成分明确,靶点相对简单,对中药单体的研究是目前阐释中药治病机制的重要途径。因中药作用机制的研究结果纷繁复杂,现以研究较多的中药单体淫羊藿苷为例,做简要介绍。

淫羊藿又名仙灵脾,淫羊藿苷(icariin,ICA)是一种活性黄酮苷,是从淫羊藿中提取的主要活性单体,具有调节免疫、抗氧化、抗抑郁、抗肿瘤等多方面药理作用,其抗骨质疏松的作用更受关注。ICA能够多方面调节骨代谢,维持正常的骨代谢水平。主要表现为以下几个方面。

(1) 促进BMSC向成骨细胞的分化:BMSC是位于骨髓基质中的多能干细胞,具有分化成多种细胞系的潜能,是成骨细胞的重要来源。卵巢切除后的骨质疏松大鼠的BMSC在体外的成骨分化和矿化能力显著降低,而ICA可以恢复去卵巢大鼠BMSC的成骨分化和矿化能力,其作用可能是通过激活BMP/Smads信号通路,调控 *Runx2* 和 *Osterix* 基因表达实现的。ICA还可以促进BMSC的增殖,激活ERK和p38 MAPK信号,上调其下游转录因子Elk1和c-Myc的表达,促进BMSC的增殖。Wnt信号通路也参与了BMSC的成骨化,ICA上调原代培养的BMSC Wnt信号通路关键因子β-catenin、Lef1、TCF7、c-jun、c-myc、cyclin D的表达,增加总β-catenin含量并转位入核,上调成骨基因 *Runx2*、DLX5、OC、Ⅰ型胶原、骨桥蛋白(osteopontin)的表达。Wnt抑制剂可以阻断ICA的上述作用,但不影响ICA增加雌激素受体α的作用,而雌激素受体拮抗剂可以阻断ICA的全部作用,因此,ICA激活Wnt/β-catenin信号通路,促进BMSC增殖及成骨分化是经雌激素受体介导的。BMSC的迁移能力对骨损伤重建也非常重要,ICA通过MAPK(P38、ERK、JNK)信号通路增强BMSC的迁移能力,使其向软骨缺损区募集,有利于软骨损失的修复。此外,ICA还可以抑制BMSC向脂肪细胞分化,从而增加成熟成骨细胞的数量。

(2) 刺激成骨细胞的增殖分化:成骨细胞是骨组织的关键功能性细胞,其成骨环节包括增殖、分泌、生物矿化、凋亡4个环节,增殖分化能力下降,是导致骨质疏松的重要原因。研究表明,ICA能促进MC3T3-E1成骨细胞的增殖、分化、矿化并抑制其凋亡。其作用可能是通过影响ERK、JNK MAPK和BMP-2/Smads信号通路实现的。ICA激活ERK和JNK信号通路能促进MC3T3-E1成骨细胞增殖与分化,给予ERK抑制剂和JNK抑制剂后,明显抑制ICA的上述作用;如果给予雌激素受体拮抗剂,ICA介导ERK和JNK信号通路的激活被抑制,细胞的矿化减弱。由此可见,雌激素受体介导的ERK和JNK信号通路参与了ICA成骨作用。BMP-2/Smads信号通路也参了ICA促进MC3T3-E1细胞增殖和分化作用。ICA增加MC3T3-E1细胞BMP-2及BMP-2受体蛋白的表达,上调其下游信息分子Smad1/5/8等蛋白的表达;给予BMP抑制剂后,ICA促进MC3T3-E1细胞增殖和分化作用均受到明显抑制,同时对BMP-2/Smads信号通路相关蛋白表达的促进作用也明显减弱。BMP-2/Smads信号通路的成骨作用在前成骨细胞株OCT1细胞上也得到验证,ICA通过激活BMP-2/Smads信号通路上调Runx-2表达,从而诱导OCT1细胞增殖和分化。不仅如此,ICA对原代培养的成骨细胞也显示出成骨作用,ICA的成骨作用可以被BMP-2拮抗剂或一氧化氮合酶(NOS)抑制剂阻断,相关信息分子Smad4、Cabfa1/Runx2等表达的促进作用也明显减弱,提示 BMP-2/Smad 通路和一氧化氮(NO)参与了 ICA 促进原代培养成骨细胞的成骨作用。BMP-2/Smad 通路激活,可以抑制凋亡执行蛋白 capsase-3 活性而抑制成骨细胞凋亡,从而提高成骨细胞存活;NO 作为胞内信息分子,其产生增加,可以调节 *Cbfa1/Runx2* 基因表达诱导成骨细胞的增殖和分化。此外,自噬在骨稳态中发挥重要作用,细胞凋亡与自噬水平呈负相关,成骨细胞在分化过程中因自噬减少而容易发生凋亡。去卵巢后骨组织自噬水平降低而凋亡增加,ICA 可以促进自噬并抑制成骨细胞凋亡,发挥其成骨作用。

(3) 抑制破骨细胞的增殖及分化:ICA 抗骨质疏松作用还与抑制破骨细胞有关,ICA 主要通过 OPG/RANKL/RANK 信号途径抑制破骨细胞分化及活性,从而抑制骨吸收。对 BMSC 的研究表明,ICA 可以增加 BMSC OPG 的表达,提高 OPG/RANKL 比值,从而减少 RANKL 对破骨细胞上 RANK 的激活,抑制破骨细胞的形成与活性。在原代培养的骨髓造血细胞上的研究也表明,ICA 能够直接作用于 RANKL 信号通路,减少骨髓造血细胞向破骨细胞的分化。成骨细胞 MC3T3-E1 和破骨细胞 RAW264.7 共培养的研究表明,ICA 可以增加成骨细胞 OPG 表达,下调其 RANKL 表达;抑制破骨细胞 RANK 和 NF-κB 表达。可见,ICA 通过激活 OPG/RANKL/RANK 信号通路,提高 MC3T3 细胞-RAW264.7 细胞共培养系统的成骨活性,降低破骨细胞活性,促进骨组织再生。此外,ICA 通过 RANKL/RANK 通路抑制破骨细胞可能是由雌激素受体介导的,ICA 提高 RAW264.7 细胞的雌激素受体 α 表达,降低 RNAK 表达,从而抑制 RANKL 诱导 RAW264.7 细胞向破骨细胞分化,减少破骨细胞数量,降低骨吸收的陷窝数。雌激素受体拮抗剂可以阻断 ICA 对雌激素受体 α 和 RANK 表达的作用,提示雌激素受体 α 在 ICA 抑制破骨细胞分化和骨吸收中发挥了重要作用。

综上所述,中药抗 PMOP 的作用机制涉及多环节多靶点,中药复方是由多味药组成的,因此,中药复方治病机制的研究涉及范围广,作用靶点多,但不够深入。中药有效成分的单体研究弥补了这方面的不足,中药单体化学结构明确,在整体水平、组织水平和细胞水平开展了大量的研究,对阐释中药的作用机制提供了丰富的资料。

值得一提的是,中药的作用机制不同于西药,中药复方本身由多味药物组成,成分复杂,即使是单味中药,其产地、炮制和煎制不同,有效成分亦不同。中药单体在一定程度与西药更接近,中药单体除开展整体研究外,还开展了离体细胞水平的研究,使得中药的作用机制的研究更深入。但某味药提取的单体不能代表该味中药的作用,更不能代表包含该味中药的复方的作用,这些均导致中药药理作用机制非常复杂,对研究的设计及研究结果的解读也提出了更高的要求。

(五) 其他疗法治疗绝经综合征的基础研究

绝经期是女性一生中的必经阶段,绝经综合征困扰了大多数围绝经期女性,激素疗法疗效显著但副作用较多,中医药对本病的防治具有独特优势,如副作用小、个体化治疗且治疗方法多样化。中医药对绝经综合征及其并发症的临床研究和机制研究均取得了一定的成果,但中医药的临床研究应在中医理论指导下,建立符合中医药特点的临床疗效评价方法,开展多中心随机对照临床研究,从而与国际接轨、获得共识。中医药基础研究用现代医学的语言和逻辑阐述了中医药防治绝经综合征及并发症的机制,为临床疗效提供现代科学的依据,但这些机制研究对中医的病因病机缺乏贡献,也不能体现整体观念、辨证论治等中医特色,这也导致了虽然中医药治病的现代机制研究取得了很多成果,但中医学的相关理论却没有获得与之相应的发展。因此,如何开展能够促进中医理论发展的机制研究,是中医疗法机制研究需要思考和解决的问题。

（马淑兰）

参考文献

［1］张绍芬.绝经-内分泌与临床［M］.北京:人民卫生出版社,2005.

［2］李继俊.妇产科内分泌治疗学［M］.4 版.北京:科学出版社,2018.

［3］谢幸,孔北华,段涛.妇产科学［M］.9 版.北京:人民卫生出版社,2018.

［4］王冬,张华主.实用临床妇产科学［M］.郑州:郑州大学出版社,2020.

［5］刘雁峰,梁雪芳,徐莲薇.中医妇科学［M］.4 版.北京:人民卫生出版社,2021.

［6］中华中医药学会.中医妇科常见病诊疗指南［M］.北京:中国中医药出版社,2012:41－43.

［7］中华中医药学会.中医妇科常见病诊疗指南·更年期综合征［J］.风湿病与关节炎,2012,1(6):76－77.

［8］世界中医药学会联合会,中华中医药学会.国际中医临床实践指南·更年期综合征［J］.世界中医药,2021,16(2):190－192.

［9］高树中,翼来喜.针灸治疗学［M］.11 版.北京:中国中医药出版社,2021.

［10］周丹妮,卫若楠,康梦娇,等.围绝经期综合征动物模型研究进展［J］.中国实验方剂学杂志,2021,27(18):243－250.

［11］GOODMAN R L, HERBISON A E, LEHMAN M N, et al. Neuroendocrine control of gonadotropin-releasing hormone: pulsatile and surge modes of secretion［J］. J Neuroendocrinol, 2022,34(5):e13094.

第十六章 类风湿关节炎

述 | 第一节 | 概 述

一、定义

　　类风湿关节炎(rheumatoid arthritis，RA)是一种全身性自身免疫性疾病，以外周关节骨质损害为主要特征。临床上，RA 通常表现为对称性多关节炎，尤其在手、腕和足的小关节中更常见。RA 的病程常呈反复发作，早期表现为关节红肿和疼痛，晚期可能导致僵硬、畸形、骨质破坏，最终可能导致肌肉萎缩和关节功能障碍。除了影响关节外，RA 还可能波及其他器官，如心脏、肺、免疫系统和神经系统，血清中常见多种自身抗体的出现。未经规范治疗的 RA 可迁延不愈，最终导致关节畸形和功能丧失。随着改善病情的抗风湿药物的规范使用及新疗法的不断发展，RA 的预后已经显著改善。RA 的早期诊断和治疗对改善预后至关重要。

二、流行病学

　　RA 是一种普遍性疾病，影响所有种族和民族。全球患病率为 0.24%～0.56%，女性的患病率约为男性的 3 倍，女性和男性的患病率分别为 0.35% 和 0.13%。吸烟者的患病率是非吸烟者的 4 倍，且随年龄增长而增加。在我国，RA 的患病率为 0.2%～0.4%，有 450 万～600 万患者，相当于一个中等城市的总人口。大部分患者未获得充分治疗，最终致残。RA 会严重损害劳动力，造成关节功能障碍，甚至导致残疾。特别值得注意的是，80% 的患者发病年龄在 20～45 岁，以青壮年居多，这会引起各种家庭问题，造成巨大的社会负担。

三、临床表现与危害

　　RA 通常发病缓慢且隐匿，患者个体间的临床表现差异较大。初期通常涉及 1～2

个小关节,逐渐发展成对称性多关节炎。受累关节以腕关节、掌指关节和近端指间关节最常见,其次为足、膝、踝、肘、肩、颈、颞颌及髋关节。患者常伴有晨僵。除关节表现外,常伴有发热、肌肉酸痛、乏力、体重下降等全身症状,以及肺、心、神经系统和骨髓等受累表现。少数患者可因感染、创伤、过度劳累等刺激,在数日内急性发病,出现典型的关节症状。

1. 关节表现　RA 发病一般呈隐匿性,发病初期可以出现单一或多个关节肿痛。主要表现为手指和/或足趾关节对称性肿痛,偶见游走性多关节痛,尤以近端指间关节、掌指关节、腕关节及足关节为常见。其他关节依次为肘、肩、踝、膝、颈、颞颌及髋关节等。远端指间关节及脊柱、腰骶关节极少受累。由于受累关节炎症、充血水肿或渗液,常有关节肿痛、压痛和出现晨僵现象。急性发作期,关节普遍性肿胀,肤色微红,如有积液可见局部隆起;慢性期则多呈梭形肿胀,伴或不伴有关节肌肉萎缩;晚期常见关节畸形,包括梭形肿胀、掌指关节脱位、手指向尺侧偏斜、近端指间关节过伸、远端指间关节屈曲形成鹅颈畸形、膝关节外翻,以及肘、膝、踝关节纤维或骨性强直。

2. 关节外表现

(1) 皮肤:15%～20%的 RA 患者出现皮下结节,称为类风湿结节,这些结节通常质地硬韧,无触压痛或轻触痛,常对称出现在肘关节皮下鹰嘴突附近、膝关节及四肢肌腱部位。

(2) 肺部:肺部受累常表现为胸膜炎或弥漫性间质性肺炎,有时伴有无症状的双侧胸膜下类风湿结节,广泛的 RA 胸膜病变可引起小到中等量的渗出性胸腔积液。RA 肺部病变使并发阻塞性肺疾病的概率增加,偶尔有支气管扩张或肺炎,并发肺间质性纤维炎时,肺功能顺应性下降,还可发生肺内结节性肉芽肿。患者可有胸闷、胸痛等症状。

(3) 心脏:RA 患者可能发生心包炎伴有渗出性心包积液。偶尔可出现心脏压塞,表现为胸闷和气短。类风湿结节若发生在心肌或心瓣膜上,可能导致心瓣膜关闭不全、心脏扩大和心脏杂音。

(4) 眼部:约30%的 RA 患者会出现干燥性角膜炎。此外,巩膜外层炎、巩膜炎、巩膜软化或穿及眼底血管炎也可能发生,后者可导致视物障碍或失明。

(5) 神经系统:RA 的神经系统损害通常由血管炎引起,表现为单个或多个肢体的局部性感觉缺失、垂腕畸形、垂足畸形和腕管综合征。在寰枢关节脱位压迫脊髓的情况下,可能出现颈肌无力、进行性步态异常和颈部疼痛。

(6) 其他:除上述表现外,活动期 RA 可能伴有浅表淋巴结肿大、贫血、体重减轻和肝、脾大等症状。

RA 是关节滑膜的反复发作性炎症,导致关节内软骨及骨结构的逐渐破坏,从而引致关节功能障碍并可能进展至完全残疾。RA 对个体健康构成严重威胁。在疾病较轻的阶段,患者的日常生活质量、工作能力和学习效率均会受到显著影响;随着病情的加重,患者可能完全失去自理能力,并可能在发病后几年内导致劳动力的全面丧失。因此,RA 的早期诊断与有效治疗显得尤为重要,以减轻该病带来的社会和医疗负担。

第二节 | 中西医对类风湿关节炎的认识

一、中医对 RA 病因病机的认识

根据 RA 的临床特征,可将其归属于"痹证""痹病"等范畴。1994 年,国家中医药管理局将"尪痹"正式定为 RA 的中医病名,主要临床表现为肌肉、筋骨、关节酸痛、屈伸不利,甚者关节肿大及变形。轻微病症可能仅影响四肢关节和肌肉,而严重病症可能波及内脏。正气亏虚是 RA 发病的内在因素,外因责之风寒湿热诸邪,而气候变化、居住环境、过劳创伤、营养不良等是其发病的重要诱发因素。因此,正气虚损,加之疲劳、创伤、冒雨涉水等,外邪乘虚而入,邪滞留在肢体筋脉、关节、肌肉,导致气血痹阻而发病。

1. 外感六淫诸邪是 RA 发病的外因 《素问·痹论》所谓"风、寒、湿三气杂至,合而为痹"的论点,是中医对 RA 六淫致病的最早论述,指出了 RA 发病的外在因素,奠定了 RA 病因学基础。根据外邪偏盛不同,可将其分为感受风寒湿邪而发的风寒湿痹,以及感受风湿热邪或风寒湿痹郁而化热而发的风湿热痹。风、寒、湿侵犯人体多是由外而内,因久居潮地、汗出水中、贪凉卧露等,风寒湿邪入侵人体、滞留于关节筋骨,而发为风寒湿痹。风寒湿痹经久不愈,邪气留于经络关节,郁而化热,或久居炎热潮湿之地,外感风湿热邪,痹阻筋脉关节,均可发为风湿热痹。RA 发病往往始于外邪侵袭,脉络痹阻而发病,但迁延难愈,日久必影响血液运行而成瘀血,故《类证治裁·痹证》记载"痹久必有瘀血"。外感湿邪,饮食失宜,损伤脾胃,运化无力,水湿内停,聚湿成痰,痰浊痹阻,筋脉不利而发为 RA。叶天士在《临证指南医案》中写道"其实痹者,闭而不通之谓也……风寒湿三气,得以乘虚外袭,留滞于内,致湿痰浊血,流注凝涩而得之",强调了痰浊、瘀血既是 RA 的病理产物,又是重要的致痹病因。故 RA 的发生多因风、寒、湿、热、痰、瘀等邪,滞留在肢体筋脉、关节、肌肉,闭阻经络,影响气血运行,导致肢体关节、筋骨、肌肉等疼痛、重着、酸楚、麻木或屈伸不利、僵硬变形等症状。

2. 正气不足是 RA 发病的内因 正气泛指人体的一切抗邪能力,如卫气的卫外、营血的濡养、肾精的充养以及脾胃的滋养等。正气充盛,机体防病能力强,则邪气无从入侵,如《素问·刺法论》所言"正气存内,邪不可干"。正气虚弱,机体抗病能力下降,邪气乘虚而入可致病。亦如《灵枢·百病始生》所言"风雨寒热不得虚,邪不能独伤人……,此必因虚邪之风,与其身形,两虚相得,乃客其形"。因此,正虚是本病的内在因素,当机体正气不足时,外来的风寒湿热邪才可乘虚侵袭肢体、关节、肌肉,经脉闭阻不通而发病。

RA 主要的病变部位在筋骨、关节。中医认为肾藏精主骨,肝藏血主筋。张仲景在《金匮要略·中风历节病》中说:"寸口脉沉而弱,沉即主骨,弱即主筋,沉即为肾,弱即为肝。汗出入水中,如水伤心。历节黄汗出,故曰历节。"这表明肝肾不足是导致 RA 发病的内在成因。"气主煦之""血主濡之",筋骨关节正常形态和功能的维持有赖于气血的温

煦濡养。巢元方在《诸病源候论·风湿痹候》中言:"由血气虚,则受风湿,而成此病。"《济生方·痹》亦云:"皆因体虚,腠理空疏,受风寒湿气而成痹也。"这些都表明气虚血少,腠理不密,卫外不固,外邪乘虚而入,亦是导致 RA 发生的原因。此外,脾胃为后天之本,气血生化之源,若脾虚胃弱,气血生化无源,致气血不足、卫外不固,外邪乘虚入侵流注于筋脉、关节而致病;脾胃虚弱,健运失职,水湿不化,致湿浊内生,聚痰成饮,痰湿痹阻骨节筋脉而发病。

总之,RA 为本虚标实之病,正虚是致病的根本原因,肝肾不足、脾胃虚弱、气虚血弱等为其本,邪实为致病的基本条件,包括外感六淫之邪以及痰瘀内生为其标。其发病是内因与外因相互作用的结果,故《济生方·痹》云:"非独责之于风寒湿,体虚相合,痹证乃生。"《类证治裁·痹症》亦云:"诸痹……良由营卫先虚,腠理不密,风湿寒乘虚内袭,正气为邪气所阻,不能宣行,因而留滞,气血凝涩,久而成痹。"

先天禀赋不足、劳倦内伤、久病体虚等导致机体正气不足,易感受六淫之邪,正虚无力祛邪外出,痹阻筋脉、关节而发病;既病之后,外感之邪痹阻经脉,气血不通,瘀血痰浊内生又可伤及正气,致正气更虚,内因、外因交结缠绵,互相影响使病情迁延难愈。正虚是本病的发病基础,贯穿了疾病的整个发生、发展过程,因此治疗上应以扶正为先,做到邪去而不伤正。

二、西医对 RA 病因、发病机制和病理的认识

1. 病因学　RA 的病因尚未完全明确。当前研究表明 RA 是一种与感染、遗传、内分泌、环境和神经精神状态等因素密切相关的疾病。

（1）感染因素:多种感染因子与 RA 发病相关。这些感染因子包括细菌、支原体、病毒、原虫等,感染之后在机体内作为持续存在的抗原引起连续的免疫反应。

1）细菌感染:细菌感染与 RA 之间存在关联。据统计,50%～80% 的 RA 患者在经历反复链球菌感染后 2～4 周内开始出现症状。1958 年,Shimiza 等在实验室中通过向家兔鼻旁窦注射溶血性链球菌,观察到了类似 RA 的关节炎反应。实验研究表明,A 组链球菌及其菌壁肽聚糖被认为是 RA 发病的持续刺激源,其长期存在于体内作为抗原,触发持续的免疫反应并导致免疫病理损伤。此外,还有其他常见的细菌感染,如产气荚膜杆菌、类白喉杆菌和猪红斑丹毒丝菌感染,但至今未能从患者的血清和滑膜中培养出溶血性链球菌或菌体抗原物质,缺乏直接证据。

2）病毒感染:病毒感染也与 RA 有关,其中包括人类疱疹病毒 6 型（HHV-6）和 Epstein-Barr（EB）病毒等。研究表明,EB 病毒感染所致的关节炎与 RA 不同,RA 患者对 EB 病毒比正常人有更强的反应性。1978 年,Alepangh 等首次在 RA 患者血清检测到抗 EB 病毒核抗原（EBNA）-1 抗体,提示 EB 病毒可能在 RA 的发病过程中起作用。此后的研究发现,RA 患者血清和滑液中 EBNA、衣壳抗原（VCA）和早期抗原的 IgG 抗体滴度较高,提示 EB-VCA-IgG 抗体的平均滴度和阳性率均高于对照组,并且与血清和滑液中 IgG 的浓度呈正相关。在 RA 患者与正常人血清中抗 EB 病毒 IgG/VCA 和

IgG/EA 抗体的比较中,高滴度抗体阳性率差别比较明显。此外,研究也显示,RF 阳性的 RA 患者血清中的 EBV - VCA - IgG 抗体水平显著高于 RF 阴性患者。这表明 EB 病毒激活的 B 细胞不仅产生 IgG,还可能产生具有高度亲和力的自身抗体,如 RF。这些抗体与抗原结合后形成大量的免疫复合物,进一步支持 EB 病毒感染与 RA 发病相关性的假设。

(2) 遗传因素:在某些家族中,RA 的发病率是健康人群的 2~10 倍。家谱研究表明,RA 患者的家族中此病较为常见。此外,单卵孪生子和 RA 患者的兄弟姐妹的发病风险尤为突出,强调了遗传因素在 RA 发病中的重要性。近几十年的研究发现,多种易感基因与 RA 的发病有关,尤其是主要组织相容性复合物(major histocompatibility complex,MHC)Ⅱ。位于 MHC Ⅱ区域的人类白细胞抗原(human leukocyte antigen,HLA)DR、DP 和 DQ 与 RA 的关联尤为显著。特定的 HLA - DRB1 亚型,如 DRB1 0401、0404、0405 和 0408,显著增加 RA 的发病风险。除了 MHC Ⅱ外,还有一些与炎症功能有关的基因与 RA 相关,其中之一是 $TNF-\alpha$ 基因。$TNF-\alpha$ 是一种关键的炎症介质,其过度表达与 RA 的发生和进展密切相关。目前,已经鉴定出与 $TNF-\alpha$ 基因相关的 9 个单核苷酸多态性,其中一些多态性位于 $TNF-\alpha$ 基因转录的 5' 调控区。$TNF-\alpha$ 基因的某些多态性易导致 $TNF-\alpha$ 的过度表达。尽管遗传学研究为理解 RA 的机制提供了宝贵信息,遗传因素与环境因素共同影响 RA 的发展,使得此病成为一个复杂的多基因疾病。目前尚未鉴定出所有与 RA 相关的基因,也未能完全阐明其主要病因或准确预测疾病发展。

(3) 内分泌异常:研究表明,RA 的发病率在性别之间存在显著差异,女性患病率是男性的 3 倍。女性患者月经前雌激素水平较高时症状加重,而月经后症状减轻。妊娠期间,RA 的病情通常会有所减轻,而服用避孕药的女性则患病率也呈下降趋势。动物模型研究进一步支持了性激素在 RA 发病中的作用,LEW/n 雌鼠对关节炎表现出比较高的敏感性,而雄鼠则发病率较低,但经过阉割或施以 β-雌二醇处理的雄鼠也会发生关节炎,这表明性激素的重要作用。RA 患者的肾上腺皮质激素水平较低,高峰分泌时间明显延迟,对 17 -羟皮质酮的需求量成倍增加。正常人的皮质醇高峰期通常在早上 7~8 点,而 RA 患者则推迟至 8~12 点,这一变化是晨僵的潜在原因之一。使用糖皮质激素,如泼尼松,可以明显缓解关节炎症状。RA 患者常见的内分泌问题还包括甲状腺功能异常。

(4) 其他因素:此外,寒冷、潮湿、疲劳、营养不良、创伤和精神压力等常被视为 RA 的潜在诱因,尽管许多患者在发病前无明显的诱因。

2. 发病机制 RA 的发病机制极为复杂且尚未完全解明(图 16 - 1)。这种疾病被广泛认为是自身免疫性的,涉及多种自身免疫反应。据观察,携带 HLA - DR4 和 DW4 型抗原的个体更容易对外部环境、病毒、细菌、神经、精神和内分泌等因素产生敏感反应。当病原体如病毒、支原体或细菌侵入人体时,它们的某些成分(如寡糖或糖肽)被关节滑膜细胞吞噬并整合入细胞自产的蛋白多糖中,引发结构变化和抗原性增强。这些自身抗原触发机体产生特异性的免疫球蛋白抗体(IgG)。这些抗体与抗原结合形成免疫复合物,进一步诱发抗体的改变并刺激浆细胞产生类风湿因子。B 细胞和浆细胞之间的相互作用导致过度免疫反应,产生大量免疫球蛋白和类风湿因子,这些免疫复合物沉积在滑膜组织上,并激活补体,产生多种过敏毒素(如 C3a 和 C5a 趋化因子)。滑膜中的单核细胞和巨噬细胞释放 IL-1、TNF-α 和白三烯 B4 等炎症介质,吸引多形核白细胞迁入。同时,局部产生的前列腺素 E_2(PGE₂)通过其扩张作用促进更多炎症细胞的聚集。这些炎症细胞吞噬免疫复合物并释放溶酶体酶,如中性蛋白酶和胶原酶。这些酶破坏胶原和弹力纤维,导致滑膜表面和关节软骨的损伤。随着病程进展,软骨和骨结构遭受持续降解,最终引起关节畸形和强直。

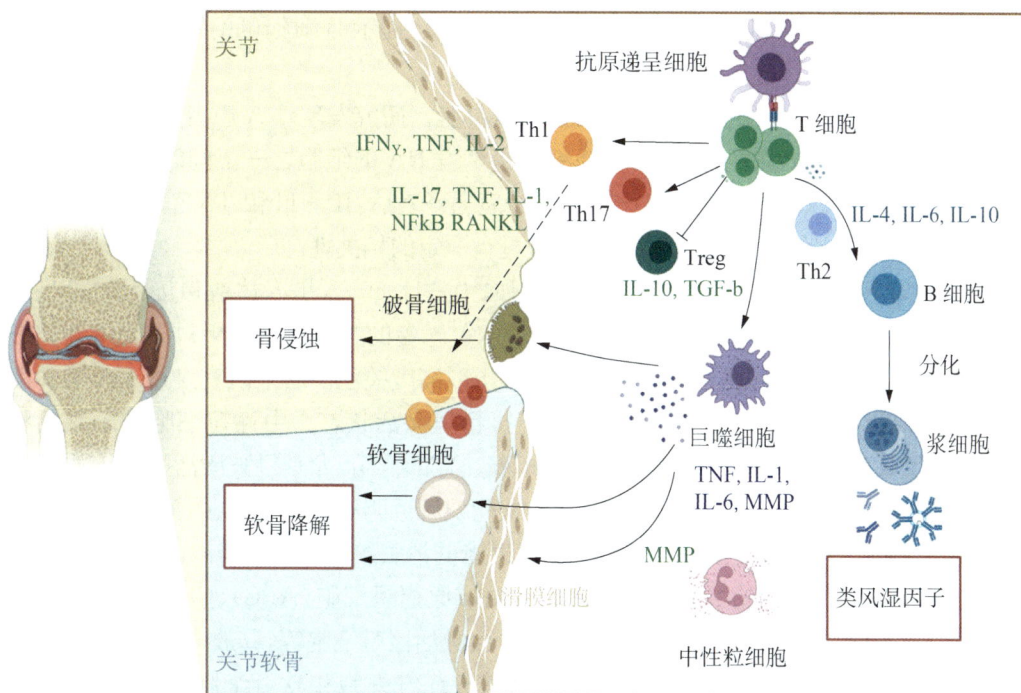

图 16-1　RA 的发病机制

T 细胞、巨噬细胞、抗原递呈细胞、B 细胞和滑膜细胞在 RA 发病中起着至关重要的作用。T 细胞与其他免疫细胞之间的相互作用本质上是 T 细胞亚型与其他细胞之间的相互激活。T 细胞通过诱导不同的细胞因子分化为几种亚型,其中 Th1、Th2、Th17 和 Treg 是主要的亚型。Th2 细胞通过刺激 IL-10 或 IL-4 激活 B 细胞,B 细胞亚型 B2 细胞激活 Th1 细胞。Th17 细胞激活中性粒细胞诱导中性粒细胞捕获网产生,并在 IL-17 的刺激下激活滑膜细胞产生促炎因子。巨噬细胞活化后可产生炎症因子,导致软骨损伤。Th17 细胞和滑膜细胞也可以被巨噬细胞激活。

　　大量的研究发现,在 RA 患者的滑膜组织和滑膜液中,出现异常增多的免疫细胞(如 T 细胞、B 细胞、巨噬细胞和中性粒细胞)、免疫分子(细胞因子、自身抗体、热休克蛋白等),提示这些物质释放或活化可能参与 RA 的发生和发展。RA 患者滑膜的特征是存在若干由活化淋巴细胞、巨噬细胞和其他细胞所分泌的产物,包括 T 细胞分泌的如 IL-2、IL-6、GM-CSF、TNF-α、TGF-β;来源于激活巨噬细胞的因子包括 IL-1、TNF-α、IL-6、GM-CSF、M-CSF;由滑膜中其他细胞(成纤维细胞和内皮细胞)所分泌的活性物质,包括 IL-1、IL-6、GM-CSF 和 M-CSF。这些细胞活性物质能说明类风湿性滑膜炎的许多特性,包括滑膜组织的炎症、滑膜的增生、软骨和骨的损害,以及 RA 的全身反应。细胞活性物质 IL-1 和 TNF-α,能激活原位软骨细胞,产生胶原酶和蛋白分解酶,破坏局部软骨。

(1)免疫细胞在 RA 发病中的作用及机制

1)B 细胞:自从 RF 被证实与 RA 发病密切相关后,B 细胞在该病的发生过程中占据重要的地位。具体来说,RF 是 B 细胞分泌出的 IgM 抗体,可识别免疫球蛋白 Fc 段,形成免疫复合物等,同时释放趋化因子以及补体,使致炎免疫细胞聚集于患者关节内。此时,被激活的免疫细胞会对免疫复合物产生吞噬作用,释放出蛋白水解酶,直接破坏关节组织。研究发现,大部分正常人体内同样存在 RF,提示 B 细胞可引发 RA,但并非引发该病的唯一细胞。

2)巨噬细胞:巨噬细胞是体内重要的致炎细胞。研究发现,RA 患者软骨组织、滑膜细胞中存在大量的巨噬细胞,提示巨噬细胞是诱发 RA 的细胞之一。同时,滑膜巨噬细胞被激活后诱导 MHCⅡ 分子、趋化因子与炎症因子表达,IL-Iβ 和 TNF-α 水平、巨噬细胞数量均与患者关节损伤程度、临床症状具有一定的相关性。

3)中性粒细胞:中性粒细胞在人体外周血中占比 60%,是人体数量庞大的免疫细胞,具有杀菌、趋化和吞噬等重要作用。由于 RA 患者的关节组织中相对缺少中性粒细胞,以往人们对 RA 患者中性粒细胞的作用未予以高度关注。后来研究发现 RA 活动期时患者滑膜液内中性粒细胞的数量显著上升,且呈激活状态。中性粒细胞处于激活状态,说明在 RA 发生过程中,中性粒细胞发挥着一定的作用,尤其是被激活的中性粒细胞可产生多种物质,如水解酶、各种蛋白酶等,从而裂解透明质酸,导致人体关节受损。

4)T 细胞:大量的 T 细胞会聚集在 RA 患者的滑膜组织和滑膜液内,提示 T 细胞可能与 RA 的发病有密切的关系。该病的发生由抗原提呈细胞(APC)、$CD4^+$ 细胞相互作用而成。T 细胞与 MHCⅡ、抗原多肽相结合,会激活巨噬细胞等,释放炎症细胞因子,如 TNF-α、IL-1 等。这些细胞因子会激活滑膜成纤维细胞和软骨细胞,使其分泌多种降解糖蛋白和胶原酶,从而破坏组织。调节性 T 细胞(regulatory T cell,Treg)如 $CD4^+$、$CD25^+$、$Foxp3^+$,具有免疫调节和免疫抑制的作用,其对于 RA 的作用正逐渐受到科研人员的重视。研究表明,在未使用缓解病情治疗的 RA 患者或治疗效果不理想的患者中,其外周血内的 Treg 数量相对较少,且数量与患者病情活动程度呈负相关。这表明 Treg 是 RA 发病、病情发展的重要因素。同样有研究表明,未接受治疗的 RA 早期患者外周血中的 Treg 水平相对较低,而经过治疗且病情控制良好患者的 Treg 水平与正常人群无明显的差异,这说明 RA 患者的病程及治疗情况会受到 Treg 的影响。RA 患者体内的 Treg 功能降低,会使 Th1 细胞驱动有害的自身免疫应答,导致出现慢性炎症。

(2)自身抗原在 RA 发病中的作用及机制:对 RA 患者自身抗原的研究发现,患者体内存在抗体反应与 T 细胞,而抗体反应与 T 细胞均是由患者自身抗体所引起,主要包括与 RA 相关的两大类抗原:第一类是患者关节局部所表达的抗原,其中以 PG、人类软骨糖蛋白 39 与 CⅡ 为突出候选抗原。研究发现这类抗原能够对动物自身免疫产生诱导作用,但是否可引发 RA 目前仍处于未知阶段。第二类抗原主要是多种蛋白,如外源性抗原与翻译后改变蛋白。虽然,目前已经证实 RA 患者血清中有大量自身抗原存在,但抗原与 RA 之间的关系仍需要做进一步研究。

(3) 肠道菌群在 RA 发病中的作用及机制:多种自身免疫性疾病的发生、发展与人体肠道微生物的组成有密切的关系,如炎症性肠病、过敏性疾病、多发性硬化症等。这是因为自身免疫性疾病患者体内微生态失衡,有益生物丰度降低,会减弱微生物功能,使得人体肠道免疫屏障受到损伤,增加炎症反应。有研究针对肠道菌群与 RA 发病机制的关系进行了试验,对健康人群及 RA 患者的粪便、唾液进行了测序分析,结果显示,RA 患者的微生物组成与健康人群有明显的差别。RA 的特异性抗体包括抗瓜氨酸化蛋白抗体(anti-citrulline ted peptide antibody,ACPA)和 RF。有文献称,ACPA 的产生及 RA 的发病与牙龈卟啉单胞菌引起的牙周炎有密切的关系。近年来,测序技术不断发展,对未接受治疗的 RA 早期患者与健康人群的粪便进行高通量测序,结果显示,患者粪便中普氏菌的丰度增加,比健康人群明显增加,且普氏菌的丰度与 *HLA DRB1* 风险等位基因的存在有密切关系,呈负相关。这表明在缺乏遗传易感因素的情况下,RA 的发生及发展与人体肠道微生物有密切的关联。

综上所述,目前临床上对 RA 的发病机制已有深入认识,虽然该病的病理过程相对复杂,再加上多种免疫细胞与免疫分子可相互作用并形成庞大网络,显著增加发病机制的复杂属性,但医疗领域学者结合以上提出的多项因素以及相关资料制定出综合治疗方案,有利于提高当前 RA 患者的疗效与预后。

3. 病理　RA 的基本病理改变为滑膜炎。可分为急性及慢性两个阶段,两者间没有明显界限。急性滑膜炎时关节肿胀、滑膜充血、水肿,表面滑膜组织可见灶性坏死和纤维素被覆。此期虽可见中性粒细胞浸润,但以淋巴细胞和巨噬细胞为主。关节腔内有浑浊的乳状积液,或可见纤维蛋白凝块。

慢性滑膜炎具有较特征性的改变,表现为:①滑膜内有大量淋巴细胞、巨噬细胞和浆细胞浸润,并可形成淋巴小结,病程较久者可见生发中心。②滑膜细胞活跃增生,可形成多层状,并可见多核巨细胞。后者胞质略嗜碱性,核有 2~12 个,多位于胞质外围呈花环状排列。电镜下,增生的滑膜细胞以 B 型(成纤维细胞样细胞)为主,而多核巨细胞则形态上与 A 型滑膜细胞(巨噬细胞样细胞)相似。③滑膜绒毛状增生及血管翳形成。滑膜的慢性炎症,导致新生血管和纤维组织增生,滑膜呈不规则增厚,并形成许多绒毛状突起伸向关节腔。绒毛直径 1~2mm,长度可达 2cm。上述淋巴小结常位于绒毛末端。滑膜内可见血管炎改变,或有灶性坏死、小灶性出血和含铁血黄素沉着,滑膜和绒毛表面可见纤维素沉着。④滑膜内炎性肉芽组织向关节软骨边缘部扩展,形成血管翳,并逐渐覆盖和破坏关节软骨。在急性期,滑膜间质水肿并被中性粒细胞浸润,滑膜下层小血管扩张,内皮细胞肿大,细胞间隙增加。进入慢性期后,病理改变主要为滑膜炎导致的滑膜、软骨乃至软骨下骨组织的破坏。

RA 血管炎可发生在关节以外的组织,并累及中、小动静脉,导致血管腔狭窄或堵塞。血管炎也可表现为类风湿结节,结节被肉芽组织外被,其中心为纤维素样坏死组织,周围浸润上皮样细胞,并排列成环状。

第三节 类风湿关节炎的中西医诊断和治疗

一、中西医诊断标准和专家共识

(一) 西医诊断标准

RA 的诊断主要基于慢性关节炎的症状、体征及辅助检查结果。典型病例参照美国风湿病学会(American College of Rheumatology,ACR)/欧洲抗风湿病联盟(European League Against Rheumatism,EULAR)联合制定的 2010 年分类标准(表 16-1)。

表 16-1　2010 年 ACR/EULAR 的 RA 分类标准

表　现	数量	分值
关节受累情况		(0~5 分)
中大关节	1 个	0
	2~10 个	1
小关节	1~3 个	2
	4~10 个	3
至少 1 个为小关节	>10 个	5
急性时相反应物		(0~1 分)
CRP 和 ESR 均正常		0
CRP 或 ESR 异常		1
滑膜炎持续时间		(0~1 分)
<6 周		0
≥6 周		1
血清学指标		(0~3 分)
RF 和抗 CCP 抗体均阴性		0
RF 或抗 CCP 抗体低滴度阳性(≤3 倍正常值上限)		2
RF 或抗 CCP 抗体高滴度阳性(>3 倍正常值上限)		3

注:受累关节肿胀疼痛;小关节包括掌指关节、近端指间关节、第 2~5 跖趾关节、腕关节,不包括第 1 腕掌关节、第 1 跖趾关节和远端指间关节;大关节指肩、肘、髋、膝和踝关节。CRP:C 反应蛋白;ESR:红细胞沉降率;RF:类风湿因子;CCP:抗环瓜氨酸肽。

应用此标准,6 分及以上的任何患者,可考虑 RA。在该标准应用之前,患者需出现至少 1 处关节滑膜炎,且需排除其他原因,方可诊断为 RA。

(二) 中医辨证分型

2010 年国家中医药管理局医政司编纂的《尪痹中医临床路径》将该病分为风湿痹阻、寒湿痹阻、湿热痹阻、痰瘀痹阻、气血两虚及肝肾不足 6 个证型。2017 年中华中医药学会风湿病分会专家组对 5 000 余篇 RA 文献进行分析,结合专家共识,制定了《类风湿关节炎病证结合诊疗指南》。该指南在原来 6 个证型基础上新增了瘀血阻络证、气阴两虚证,扩展至 8 个证型,进一步完善了尪痹的辨证论治。根据该指南再结合吴勉华主编的《中医内科学·痹症》将 RA 分以下 8 种主要证型。各证型具备主症 2 项,或主症 1 项＋次症 2 项,结合舌、脉即可诊断。

1. **风湿痹阻证** 主症:①关节疼痛、肿胀,游走不定;②关节疼痛、肿胀,时发时止。次症:①恶风或汗出;②头痛;③肢体沉重。舌、脉:舌质淡红,苔薄白;脉滑或浮。

2. **寒湿痹阻证** 主症:①关节冷痛,触之不温,皮色不红;②疼痛遇寒加重,得热痛减。次症:①关节拘急,屈伸不利;②肢冷,或畏寒喜暖;③口淡不渴。舌、脉:舌体胖大,舌质淡,苔白或腻;脉弦或紧。

3. **湿热痹阻证** 主症:①关节肿热疼痛;②关节触之热感或自觉热感。次症:①关节局部皮色发红;②发热;③心烦;④口渴或渴不欲饮;⑤小便黄。舌、脉:舌质红,苔黄腻或黄厚;脉弦滑或滑数。

4. **痰瘀痹阻证** 主症:①关节肿痛日久不消;②关节局部肤色晦暗,或有皮下结节。次症:①关节肌肉刺痛;②关节僵硬变形;③面色黧黑;④唇暗。舌、脉:舌质紫暗或有瘀斑,苔腻;脉沉细涩或沉滑。

5. **瘀血阻络证** 主症:①关节刺痛,疼痛部位固定不移;②疼痛夜甚。次症:①肢体麻木;②关节局部色暗;③肌肤甲错或干燥无泽。舌、脉:舌质紫暗,有瘀斑或瘀点,苔薄白;脉沉细涩。

6. **气血两虚证** 主症:①关节酸痛或隐痛,伴倦怠乏力;②面色不华。次症:①心悸气短;②头晕;③爪甲色淡;④食少纳差。舌、脉:舌质淡,苔薄;脉细弱或沉细无力。

7. **肝肾不足证** 主症:①关节疼痛、肿大或僵硬变形;②腰膝酸软或腰背酸痛。次症:①足跟痛;②眩晕耳鸣;③潮热盗汗;④尿频,夜尿多。舌、脉:舌质红,苔白或少苔;脉细数。

8. **气阴两虚证** 主症:①关节肿大伴气短乏力;②肌肉酸痛,口干眼涩。次症:①自汗或盗汗;②手足心热;③形体瘦弱,肌肤无泽;④虚烦多梦。舌、脉:舌质红或有裂纹,苔少或无苔;脉沉细无力或细数无力。

二、治疗思路和原则

目前 RA 不能根治,需要临床医生和患者协商并制定最佳治疗方案。治疗该病的目的是:①减轻或消除患者因关节炎引起的关节肿胀、疼痛、晨僵或关节外的症状;②控制疾病的发展,控制 RA 的免疫和炎症反应过程,防止和减少关节骨的破坏,达到较长时间的临床缓解,尽可能地保持受累关节的功能;③促进已破坏关节骨的修复,并改善其功能；④避免疾病的并发症和治疗上的不良反应。为达到上述目的，早期诊断和尽早治疗是极为重要的。

RA 的治疗应以中西医结合为主。西医治疗的优势在于快速控制病情，但可能伴随不良反应。中医则以调节机体、稳定疗效、不良反应小为特点。在治疗 RA 时，急性期主要以非甾体抗炎药控制肿痛，同时使用改善病情的抗风湿药控制疾病的进展，并联合应用具有清热解毒、消肿止痛的中药汤剂，以减轻西药不良反应、增强疗效。缓解期可用改善病情的抗风湿药与中药联合，控制疾病的复发。晚期有畸形或功能障碍者，可考虑手术治疗。

1. 西药

（1）非甾体抗炎药：主要是抑制环氧化酶（COX）活性，减少前列腺素合成而发挥抗炎、止痛、退热及减轻关节肿胀的作用，是临床最常用的 RA 治疗药物。非甾体抗炎药能有效缓解症状，但不能控制病情进展，故不应单独使用。常用药物有布洛芬、萘普生、双氯芬酸。

（2）抗风湿药及免疫抑制剂：起效缓慢，也称为慢作用药，一般需要 1～6 个月，对疼痛的缓解作用及抗炎效果较差，但能延缓或阻止关节的侵蚀及破坏。一旦确诊为 RA，早期均需要使用抗风湿药物，治疗方案和药物选择应根据患者病情的活动性和严重性单用或两种及以上药物联合使用。各种抗风湿药物的作用机制和不良反应各不相同，故在使用时需要实时监测患者情况。常用的有甲氨蝶呤、柳氮磺吡啶、来氟米特、氯喹、羟氯喹、环孢素。

（3）糖皮质激素：抗炎效果较强，能迅速改善关节肿痛和全身症状。对重症 RA 伴有心、肺或神经系统等受累的患者，可给予短效激素，其剂量依据病情严重程度而定。针对关节病变，如需使用，通常为小剂量激素如泼尼松，仅适用于少数 RA 患者。

（4）生物制剂：可治疗 RA 的生物制剂主要包括 TNF－α、IL－1、IL－6 拮抗剂，抗 CD20 单抗及 T 细胞共刺激信号抑制剂等。这些生物制剂的特点主要是生物活性功能较多，且具有抗肿瘤、抗病毒的免疫调节作用。尤其是 TNF－α 拮抗剂与其他传统的抗风湿药物相比，起效更快，可以更明显地抑制骨破坏，且患者的耐受性更好，可以显著提高患者的生活质量。

RA 的联合用药是近年来较受推崇的治疗模式，其宗旨是 2 种以上二线抗风湿药联合应用，抑制免疫及炎症反应中的多种通路，从而在不同环节阻止细胞和组织的免疫及炎症损伤。如经过上述治疗，疾病的活动仍然不能得到控制，关节的破坏仍然在继续进行，患者的生活质量和生理功能受到严重影响，可考虑外科手术治疗。

2. 中药

辨证论治是中医学的核心，也是中医药治疗 RA 的原则。针对不同的证型，采用不同的治疗方法，并根据病症来调方，常见方剂中的药物需根据病情来加减。常用治法方药参考中华中医药学会风湿病学分会《类风湿关节炎病证结合诊疗指南》和吴勉华主编《中医内科学·痹症》。

（1）风湿痹阻证。治法：祛风除湿，通络止痛。方剂：羌活胜湿汤（《内外伤辨惑论》）、蠲痹汤（《医学心悟》）、大秦艽汤（《素问病机气宜保命集》）。

（2）寒湿痹阻证。治法：温经散寒，祛湿通络。方剂：乌头汤（《金匮要略》）、桂枝芍药知母汤加减（《金匮要略》）、麻黄附子细辛汤（《伤寒论》）。

（3）湿热痹阻证。治法：清热除湿，活血通络。方剂：宣痹汤（《温病条辨》）、当归拈痛汤（《兰室秘藏》）、二妙散（《丹溪心法》）。

（4）痰瘀痹阻证。治法：化痰通络，活血行瘀。方剂：双合汤（《万病回春》）。

（5）瘀血阻络证。治法：活血化瘀，通络止痛。方剂：身痛逐瘀汤（《医林改错》）、桃红饮（《类证治裁》）。

（6）气血两虚证。治法：益气养血，通经活络。方剂：黄芪桂枝五物汤（《金匮要略》）、十全大补汤（《太平惠民和剂局方》）、归脾汤（《妇人良方》）。

（7）肝肾不足证。治法：补益肝肾，蠲痹通络。方剂：独活寄生汤（《备急千金要方》）、三痹汤（《校注妇人良方》）、虎潜丸（《丹溪心法》）。

（8）气阴两虚证。治法：养阴益气，通络止痛。方剂：四神煎（《验方新编》）。

除了上述传统中医方剂外，临床有一些中成药制剂可用于治疗不同 RA 证型。湿热痹冲剂主要用于 RA 湿热痹阻证的治疗。寒湿痹片主要用于 RA 寒湿痹阻证的治疗。尪痹片主要用于 RA 肝肾亏虚、寒湿痹阻证的治疗。瘀血痹胶囊（片）主要用于 RA 瘀血痹阻证的治疗。益肾蠲痹丸主要用于 RA 肾阳不足证或痰瘀痹阻证的治疗。痹祺胶囊主要用于 RA 气血不足证。四妙丸主要用于 RA 湿热痹阻证。新癀片主要用于 RA 湿热痹阻证，或外用（用冷开水调化，敷患处）。通痹胶囊主要用于 RA 肝肾亏虚证、寒湿痹阻证。盘龙七片主要用于 RA 风湿痹阻证、瘀血阻络证。祖师麻膏药主要用于 RA 风湿痹阻证、寒湿痹阻证。

3. 中成药　目前中西医结合临床治疗 RA 的中成药较多，常用的中成药有：①雷公藤多苷，是治疗 RA 的常用药物，对缓解关节肿痛有效，是否减缓关节破坏尚缺乏研究结论。②白芍总苷，对减轻关节肿痛有效。其不良反应较少，主要有腹痛、腹泻、纳差等，但大多数患者减量或者停药后，症状自行缓解。常与其他药物联合使用治疗 RA。③青藤碱，可减轻关节肿痛。由于青藤碱有较强的组胺释放作用，部分患者服药初期可出现一过性的关节潮红、出汗、皮肤瘙痒、白细胞减少等反应，一般不需要特殊处理，可自行消失。与组胺药物联合使用时，镇痛效果消失。长期服药应定期检查血常规。严重哮喘者、妊娠期妇女及哺乳期妇女慎用。

4. 针灸　针灸疗法是祖国医学传统疗法之一。针灸是应用针刺和艾灸的方法，通过腧穴，促使经络通畅、气血调和，从而达到祛除疾病、恢复健康的目的。针灸治疗 RA 在临床实践中显示出显著的疗效，近年来有大量的临床研究对此进行了报道。现代医学研究表明针刺、灸疗可升高亮脑啡肽，调节自由基代谢；针灸治疗能使 ESR 明显下降，RF 滴度下降；针灸治疗可以起到很好的免疫调节作用，发挥祛风湿、通经络、调气血、消炎止痛的作用。

由于 RA 病因复杂，且病变关节各不相同，取穴往往要因病、因人而异。针灸治疗 RA，通常以患部与循经取穴为主，也可采用阿是穴。取穴应根据 RA 病变部位选择：①肩部，肩髃、肩髎；②肘部，曲池、合谷、天井、外关、尺泽；③腕部，阳池、外关、阳溪、腕骨;④背脊,水沟、身柱、腰阳关;⑤髋部,环跳、居髎、悬钟;⑥股部,秩边、承扶、阳陵泉;⑦膝部,犊鼻、梁丘、阳陵泉、膝阳关;⑧踝部,申脉、照海、昆仑、丘墟。上述各部位处方,主要根据病的经络循行部位选穴,以疏通经络气血的闭滞,使营卫调和,风寒湿三气无所依附,而痹痛得解。病在皮肤、肌肉应当浅刺,病在筋骨应当深刺并留针,以便随病情变化,给予不同的治疗手法。针灸疗法可每日或隔日1次,每15次为1个疗程。灸法对大多数 RA 患者更为相宜,通过温热刺激,起到行气通络、活血逐瘀的作用。

5. 外科治疗 急性期患者采用滑膜切除术,可使病情达到一定缓解,但容易复发,必须同时应用抗风湿药物治疗。晚期患者关节畸形,失去功能,可采用关节成形术或关节置换术,改善关节功能,有利于提高患者的生活质量。

第四节 │ 类风湿关节炎的中西医结合基础研究

RA 是一种常见的致残性疾病,病因未明。研究此类疾病的有效方法是建立、研究并应用动物模型。

一、RA 常用实验动物模型

实验动物关节炎模型的制造,对研究和筛选抗关节炎治疗药物、方法与疗效的评定,以及研究发病机制有着重要的意义。目前较常用的动物模型有佐剂性关节炎模型、Ⅱ型胶原诱导的关节炎模型等。

1. 佐剂性关节炎模型 佐剂性关节炎(adjuvant arthritis,AA)模型是一种被广泛用于科研的免疫性关节炎动物模型,最初由细菌学家 Freund 在 20 世纪 50 年代开发。该模型的主要特点是在实验动物体内模拟 RA 的免疫反应。在 AA 模型中,大鼠是常用的实验动物,尤其是 Lewis 大鼠。这些大鼠在接受完全弗氏佐剂(complete Freund's adjuvant,CFA)含有热灭活分枝杆菌的皮内注射后,会产生对热休克蛋白 65(HSP65)的 T 细胞和抗体反应。注射通常在大鼠的尾根部或足垫进行,剂量为 0.1 mL。为增强免疫反应,有时还会在大鼠足踝关节和髌骨下脂肪垫注射 TNF-α。

在 AA 模型中观察到的原发性病变主要是足趾和关节部位的急性炎症反应。继发病变通常在致炎后 14～20 d 内出现,并在大约 20 d 达到高峰。主要病变区域为踝关节,但也可能扩展至足垫和整个足部。从病理学角度看,这些变化包括滑膜下组织炎症、滑膜增生、血管新生和软骨破坏。随着病情的发展,关节周围的红肿减退,骨质减少和新骨形成,关节间隙变窄,导致不可逆的关节改变。

AA 大鼠模型的关节组织病理学和血液学变化与人类 RA 相似,显示出明显的细胞免疫异常,是一种典型的免疫性炎症模型。发病原理主要基于分子模拟理论,即分枝杆菌中的某些蛋白分子与关节滑膜上的糖蛋白分子结构相似,能被同一 T 细胞克隆识别,从而引发针对关节的免疫反应。虽然该模型在大鼠、小鼠、兔、羊等多种动物中均可实施,但在不同动物之间存在发病率、发病时间和症状方面的差异。此外,虽然 AA 模型在方法上简单易行,且病理表现与 RA 类似,但它缺乏慢性病理过程,病变具有一定的自限性,在某些病理生理学方面与 RA 存在差异。

2. Ⅱ型胶原诱导的关节炎模型　Ⅱ型胶原诱导的关节炎(collagen induced arthritis,CIA)是一种通过免疫动物构建的实验性关节炎模型,使用特定种属的Ⅱ型胶原(CⅡ)进行诱导。此模型于 1977 年由 Trentham 等创建,小牛、鸡、猪、大鼠和人的Ⅱ型胶原均可用于诱发关节炎。CIA 模型主要用于啮齿类和灵长类动物,该模型中的免疫反应受到 MHC 的控制,并通过 T 细胞表面蛋白 gp39 与 B 细胞表面受体 CD40 的相互作用,对 CⅡ产生免疫应答,进而导致胶原性关节炎。

在 CIA 模型中,小鼠约 24 d 后出现关节炎体征,大鼠约 14 d 后出现,各自在 36 d 和 21 d 左右症状最严重。炎症首发于后足踝,可持续 5～8 周,可能致关节畸形。值得注意的是,CIA 是非感染性炎症,其他组织的组织学检查结果通常正常。CIA 模型的优点包括:①症状与 RA 相似,关节对称受累;②病理表现为滑膜炎、血管新生、边缘开始的关节损伤;③有针对 CⅡ的自身免疫反应,受 MHC 控制;④热休克蛋白变性;⑤不需细菌制剂即可产生自身免疫。不足之处包括:①发病时间和临床表现差异大;②不能全面反映 RA 特征,如复发、皮下结节、浆膜炎、血管炎,也不出现抗核抗体等,因此只能反映人类 RA 的部分特征,还不是最理想的模型。

3. 转基因动物模型　转基因小鼠(KRN),由 VB6 T 细胞受体转入的 C57BL/6 和 NOD 小鼠杂交得到,能自发发展成慢性关节炎。关节炎症在小鼠 3 周龄时出现并持续加重。除了 T 细胞外,B 细胞通过分泌抗体促进关节损伤,免疫复合体、巨噬细胞、补体和 Fc 受体也参与了免疫过程。KRN T 细胞受体可能通过识别 G6PI 触发自身抗体增多,这些抗体可诱导关节炎。KRN 模型显示自身抗体在 RA 研究中的重要性,并表明关节炎的诱导不必需要关节特异性抗体。TNF 转基因小鼠揭示了过量 TNF - α 在 RA 中的作用,以及 TNF - α 与 IL - 1β 在炎症中的关系。其他转基因鼠模型如人- TNF 转基因、TNF 基因突变等反映了 RA 中相关基因的功能。这些关节炎模型在 RA 研究中提供了模型和自身免疫调节机制的视角。

4. 中医病症结合关节炎模型　在中医药研究领域,针对单纯西医动物模型不能充分模拟 RA 与中医证候的关系,学者们在 CIA 和 AA 模型基础上加入中医致病因素,模拟 RA 的中医证候,创造了结合病症的模型。这些模型融合了西医病因和中医特色,对中西医结合研究具有重要作用。在 AA 或 CIA 基础上,给予风、寒、湿等环境因素或使动物合并肾虚等模拟的发病条件进行造模,属于病证结合模型。目前,常用的 RA 模型如下。

(1) 风寒湿痹 RA 动物模型:风寒与风热之邪是 RA 发病的主要外邪,由于风性善行而数变,故其较易侵袭人体薄弱之处,为此复制风寒湿痹与风湿热郁模型是当前研究的主要思路。将 SD 大鼠置于模型复制箱中,给予风速 5 m/s,相对湿度 90%～95%,温度 0℃ 的风寒湿刺激 14 d。第 15 天起采用 AA 模型复制方法复制 RA 模型,继续风寒湿刺激 30 d,直到实验结束。实验表明,经风寒湿刺激的大鼠在足肿胀程度和病理变化上与正常大鼠存在显著差异。在 CIA 模型基础上,每天将大鼠置于人工气候箱内进行风湿热刺激,连续 30 d。人工气候箱内相对湿度为 86%～94%,温度为 31～35℃,风力 3 级。模型复制 15 d 后出现相应症状,大鼠萎靡少动、大便稀溏臭秽,符合湿热之邪停滞证的表现。

（2）瘀血痹阻 RA 动物模型:瘀血痹阻是 RA 的常见中医证型之一,也是痹证所发生的主要病机。RA 患者常因血脉瘀阻、血行不畅而表现为关节刺痛,痛有定处,皮下见瘀点、瘀斑,舌下络脉曲张。研究者在西医模型复制的基础上,复制瘀血痹阻病证结合模型。在 CIA 模型的基础上,在大鼠背尾部注射 CFA 与盐酸肾上腺素混合溶剂,2 h 后将大鼠置于 4℃冷水中游泳,持续 14 d。实验结果显示,模型大鼠出现的症状与血瘀证及 RA 的表现高度一致。

（3）肾虚型 RA 动物模型:考虑到肾与 RA 病理改变的关联,研究者开发了肾虚型 RA 模型。先切除 SD 大鼠双侧卵巢,再复制肾虚证 CIA 模型。肾虚组大鼠关节炎指数明显高于假手术组,且病理变化更为严重,出现大量破骨细胞,并且血清 E_2 水平降低。这一系列的病理生理改变接近人类 RA 的相关特征,即 RA 的病灶部位出现大量成熟的破骨细胞,而肾虚通过影响其功能改变骨骼重建。

（4）脾虚型 RA 动物模型:脾虚在 RA 发病过程中扮演重要角色。通过注射利血平并复制 CIA 模型,研究者成功模拟了脾虚证的症状。观察结果表明,模型大鼠关节腔内血管翳和滑膜组织增生,关节结构受到破坏,证明模型复制成功。

以上所有的 RA 动物模型都是在一定实验条件下,侧重于某一个或某几个因素而建立起来的,不能完全反映 RA 遗传、感染、环境、免疫等所有的特点。选用的大鼠或小鼠等啮齿类动物与人类还存在种属的差异,不仅在发病机制方面与人类 RA 存在差别,而且在药物的药效、毒理学等方面也有不同。但是,所有 RA 动物模型都从某一或某些方面反映了人类 RA 的本质。所以,探寻一种与人类种属较接近的、较容易建立的、比较经济的、能全面反映 RA 特点的动物模型是今后研究 RA 动物模型的方向。中医病证结合模型研究尚处于探索阶段,如上文所述病证模型,是否加重病情的病因能直接导致证的产生,施加风寒湿因素产生的是否就是风寒湿证,证是否是病因作用的直接结果,这些问题值得进一步探究。

二、RA 的中西医结合基础研究

（一）针刺防治 RA 的机制研究

清代叶天士《临证指南医案》记载:"痹者,闭而不通之谓也,正气为邪所阻,脏腑经络不能畅达,皆由气血亏损,腠理疏松,风寒湿三气得以乘虚外袭,留滞于内,使湿痰浊血流注凝涩而得之。"即"久病入络""久痛入络"。针刺疗法主要通过经络腧穴通经活络,调和气血,调节免疫系统而达到辅助消炎、消肿、解痉、止痛的治疗目的。1996 年 11 月召开的世界卫生组织意大利米兰会议提出 64 种针灸适应证,其中采用类似针灸法或传统疗法随机对照试验过的针灸适应证中,就包括 RA。针灸以其独特的方式缓解患者疼痛,可使病情控制在早、中期，尽可能避免手术。随着针灸临床疗效的确立，人们对针灸疗效的机制展开了探讨。研究结果表明，针灸的疗效与下列因素有关：①针灸作用可能是多环节、多靶点的途径，首先可以抑制免疫反应，抑制 T、B 细胞功能；②调节免疫，使 Th1 为主的 T 细胞反应转变为 Th2 为主的免疫反应；③调节细胞因子的表达，抑制促炎因子分泌，促进抑炎因子生成，调节失衡的细胞因子网络；④影响酶及蛋白的表达，有效抑制基质金属蛋白酶系，保护滑膜，或调节滑膜组织表达异常的蛋白质。下面就针灸治疗 RA 的基础研究取得的初步进展作简要介绍。

1. 调节免疫反应　近年来的研究发现，针灸治疗 RA 可通过调节机体内的免疫细胞活性、细胞因子表达、免疫活性物质表达等，来调节 RA 患者自身的免疫反应，从而有效地改善 RA 患者的临床症状和机体的免疫功能。大量的实验和临床研究已证实，艾灸调节机体的免疫功能主要是通过增加 NK、淋巴及其亚群细胞的数量，同时激发了 IL-1、IL-2 等细胞因子的活性。研究发现电针 RA 大鼠的足三里穴，可加速其外周血清中 T 细胞的凋亡，说明针刺治疗是通过调控 T 免疫细胞来维持机体的免疫稳态的。有研究针灸 AA 大鼠，发现大鼠血清中 IgG 明显下调，说明针灸疗法可调节 AA 大鼠的体液免疫。有研究艾灸 RA 患者，发现可减少患者外周血清中炎性细胞因子 TNF-α、IL-1β 的含量，减轻关节滑膜的炎症，缓解关节的肿胀、疼痛，发挥抗炎镇痛的治疗效应。有研究者艾灸高龄化小鼠的"肾俞穴"，发现可提高小鼠的胸腺指数，增加淋巴细胞的数量，增强机体免疫防卫能力，使机体的免疫功能和自身稳定功能获得显著改善和增强。

2. 改善微循环　近年来的研究表明，RA 患者在早、中、晚各期均伴有明显的血液流变学异常——血液呈高凝状态和明显的微循环障碍。这与中医学认为"血瘀"这一病理贯穿于 RA 病变过程中的认识是一致的。因此活血化瘀治法已经成为临床治疗 RA 的重要方法之一。RA 患者在 ESR、C 反应蛋白（CRP）等炎症指标升高的同时会出现血小板及 D-二聚体的升高，血小板的升高使凝血的可能性加大，这也进一步说明了血瘀的病理基础及体内瘀血为 RA 患者的病理产物之一。研究者用灸刺法治疗 RA 大鼠，并观察其对血液流变学的影响，结果发现灸刺法能改善实验性 RA 大鼠的血液流变，从而改善血液循环及微循环。用针刺治疗 RA 大鼠，发现针刺治疗组血液黏稠度及血小板聚集率明显低于 RA 模型组，而与空白组接近。说明针刺治疗 RA 起效可能是通过活血化瘀、解除或减轻 RA 的血液高黏度状态、抑制血小板聚集功能来达到治疗目的。

3. 调节神经-内分泌-免疫网络　针灸可通过神经-内分泌-免疫调节网络来调节机体的免疫功能。研究表明，RA 的发生、发展与内分泌系统有关。有研究针灸治疗 RA 大鼠，发现针灸可显著改善 RA 大鼠的关节肿胀，且提高了大鼠体内皮质醇的水平，证实了针灸是通过调节体内的内分泌皮质醇的水平而发挥抗炎消肿之效。余曙光等观察电针对 RA 大鼠糖皮质激素（Cs）及受体（GcR）的影响。结果发现电针能够增加 RA 大鼠 Cs、GcR 含量水平。又发现糖皮质激素既能诱导未成熟的胸腺淋巴细胞凋亡，且对成熟的淋巴细胞，糖皮质激素也能够诱导其凋亡。Cs 诱导 T 细胞凋亡的作用基础需要 GcR 的协同参与。AA 作为一种免疫性炎症和慢性应激刺激，使得模型组下丘脑 CRH 含量、血浆 ACTH 含量、血清 Cort 含量同步异常升高。经电针治疗后各组都有不同程度的降低,并趋于正常,提示电针可能对病理性应激所导致的机体失衡起到良性应激调衡的作用。

4. 抗炎镇痛 针灸在抗炎和镇痛方面的效果已经得到了大量临床和实验研究的证实。研究表明,电针可以有效减轻 RA 患者的膝关节疼痛,而传统针灸则能显著缓解肩关节炎患者的肩部疼痛并恢复其功能。神经肽作为免疫调节的关键因素之一,也是介导电针抗 RA 疼痛作用的主要介质。针灸能产生各类神经肽,从而影响机体免疫调节功能。在现代医学领域,研究发现艾灸在实验性 RA 大鼠的"肾俞"和"足三里"穴位上调了下丘脑内各种 mRNA 的表达,提高了 RA 大鼠的压痛阈值,发挥了抗炎和镇痛作用。此外,隔姜灸同一穴位时,家兔滑膜细胞中的 HSP70 含量显著增加,这可能是艾灸发挥抗炎镇痛作用的重要机制之一。另一项研究发现,电针能提高 AA 大鼠炎症部位的痛阈,增加下丘脑内 β-内啡肽(β-EP)和脑干内 5-羟色胺(5-HT)的含量,并维持半小时以上。电针 AA 大鼠后,脊髓背角的 P 物质样免疫阳性反应细胞明显增加,下丘脑及垂体内甲啡肽的含量升高,组胺和 5-HT 含量下调,从而发挥针刺的镇痛疗效,并对慢性长期疼痛有累积效果。通过对 RA 慢性痛大鼠模型的"太溪"和"足三里"穴位进行电针治疗,发现痛阈值提高,脑干内 NO/NOS 的含量降低,进一步证实了针刺的镇痛疗效。

5. 清除自由基 RA 的发生或病理发展过程与自由基和脂质过氧化有关。与 RA 有关的细胞如巨噬细胞、中性粒细胞和淋巴细胞在激活或受到刺激时,都能产生自由基,导致组织过氧化损伤,SOD 能清除超氧阴离子自由基,对机体的氧化与抗氧化平衡起着至关重要的作用,保护细胞免受损伤。研究发现针灸可使大鼠血清中代偿性增高的 SOD 活力下降,使之发挥正常的清除自由基的能力,降低 MAD 含量,达到治疗 RA 的目的。说明针灸对 RA 患者的氧自由基、酶类等具有调节作用。另有研究发现,电针能提高血清 NO 的含量,诱导消耗血清 NOS,使之转化为 NO。

6. 调节细胞内信号传导 细胞内信号传导异常是 RA 发病的重要机制之一。RA 成纤维样滑膜细胞(fibroblast-like synovial cell,FLS)分泌大量促炎细胞因子、受体和基质蛋白降解酶,这些物质影响滑膜细胞信号传导路径,引发蛋白激酶的持续激活,导致信号传导异常和滑膜细胞增殖与凋亡的失衡。丝裂原活化蛋白激酶(mitogen-activated protein kinase,MAPK)通路、JAK-STAT 通路、NF-κB 通路是细胞内 3 条重要的信号通路,在炎症反应中扮演关键角色。

(1) MAPK 信号通路:MAPK 是一种关键的信号传递分子,属于丝氨酸/苏氨酸激酶类,负责将信号从细胞表面传导至细胞核内部。通过磷酸化转录因子,MAPK 调节相关基因的转录表达,对炎症的发生和发展具有重要的调节作用。MAPK 家族包括 C-Jun 氨基末端激酶(Jun N-terminal kinase JNK)/应激激活蛋白激酶(stress-activated protein kinase SAPK)、细胞外信号转导激酶(extracellular signal-regulated kinase,ERK)和 p38 激酶。在对实验性 RA 的家兔进行艾灸"肾俞"穴位治疗的研究中,通过基因芯片和生物信息分析技术,发现艾灸显著降低了滑膜细胞中 MAPK 信号通路中多个信号分子的表达,如 Cyclin A1、p38MAPK、ERK1、JNK1 和 N-Ras,表明艾灸对滑膜细胞中 MAPK 信号通路的异常激活有显著抑制作用。在电针治疗 AA 大鼠的研究中,研究人员发现电针后大鼠背根神经节(dorsal root ganglia，DRG)内 p38 MAPK 的表达减少，表明电针通过增加 p38MAPK 的磷酸化在治疗 RA 的过程中发挥重要作用。此外，电针治疗后，AA 大鼠 DRG 内 p38 和 MAPK 的磷酸化水平显著增加，表明这些分子可能是电针镇痛的关键信号分子，其磷酸化在疼痛及电针镇痛过程中起着重要作用。电针也能显著降低 AA 大鼠脊髓背角内 ERK 的磷酸化水平，表明 ERK 可能是电针镇痛中的另一个重要信号分子，通过脊髓背角的磷酸化激活在炎症痛敏形成及电针镇痛过程中发挥关键作用。

（2）JAK‐STAT 信号通路：是一条重要的介导细胞因子信号转导的通路，主要由细胞因子受体超家族活化，介导细胞因子的信号传递，仅有两级组分构成，具有简洁的特点。它起始于细胞因子受体，用极少量耦合元件将信号从细胞膜直接传递到细胞核，许多细胞因子利用这一通路诱导特定基因序列的转录活性迅速变化。在运用艾粒灸双侧"肾俞"穴治疗 AA 家兔模型中，研究人员用基因芯片及生物信息分析技术检测滑膜细胞 JAK‐STAT 信号通路中 96 种相关信号分子的表达。结果发现艾灸使 JAK‐STAT 通路异常上升的 JAK3、STAT3、C/EBPβ、INDO 等相关信号分子表达下调，IL‐22R 等信号分子表达上调。说明艾灸对实验性 RA 滑膜细胞 JAK‐STAT 信号通路的异常激活有明显抑制作用。

（3）NF‐κB 信号通路：NF‐κB 是一种在真核细胞中普遍存在的核转录因子家族，与调节多种与炎症反应相关的基因转录密切相关，对炎症的发生和维持具有显著影响。NF‐κB 信号通路的异常活化在 RA 的发病机制中占有重要地位。研究表明，麦粒灸在"肾俞"和"足三里"穴可以抑制 AA 大鼠滑膜组织细胞中 NF‐κB 的表达和活化，从而减轻炎症和水肿等症状。在对 CIA 大鼠模型进行的针刺治疗研究中，发现针刺能够影响脊神经节中 NF‐κB 蛋白的表达。对照组大鼠的 NF‐κB 免疫阳性物主要分布在胞质中，而 CIA 组大鼠脊神经节中的 NF‐κB 阳性反应物则表现为从胞质向细胞核的移位，其蛋白表达水平明显高于对照组。针刺治疗后，AA 大鼠的脊神经节中 NF‐κB 阳性反应物主要分布在胞质中，细胞核蛋白表达水平低于 CIA 组，这表明脊神经节中 NF‐κB 的活化参与了 RA 的发病机制，针刺可能通过抑制 NF‐κB 信号转导通路和神经内分泌免疫网络来发挥治疗 RA 的作用。

综合上述研究，针灸治疗 RA 的机制研究还需要进一步深入。目前，动物模型的选择主要是 AA 模型，但 CIA 模型更接近人类 RA，可能更能客观反映针灸对 RA 的疗效及其作用机制。在机制研究中，大多数研究关注外周血液中的细胞因子，应加强对病变关节滑膜及关节内细胞因子的研究。建议未来研究中运用受体阻断、胞内信号分子阻断等现代医学研究方法和技术，从细胞和基因水平深化针灸对滑膜细胞信号转导通路调控及核内基因表达调控的研究，以深入揭示针灸治疗 RA 的作用原理。

（二）中药治疗 RA 的基础研究

中药治疗 RA 已经有了一些研究成果。RA 有大量的治疗靶点，中药及其活性成分可以通过不同的治疗靶点缓解 RA 症状，如免疫调节、炎症、成纤维细胞样滑膜细胞(FLS)、microRNA(miRNA)、血管生成、氧化应激、破骨细胞和多靶点相互作用(图 16‐2)。

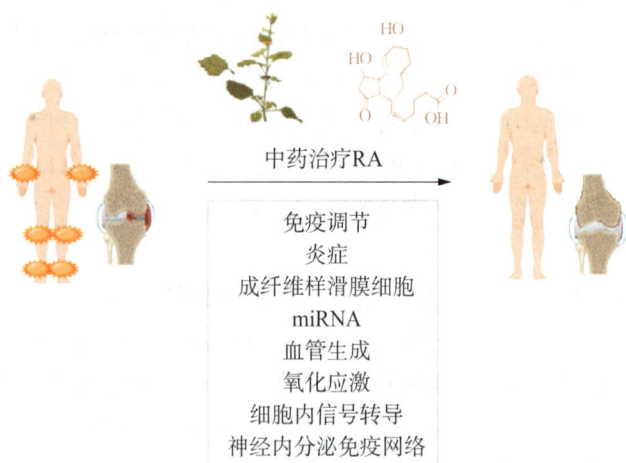

图 16‑2 中药治疗 RA 的可能机制

1. 中药复方治疗 RA 的作用及机制　中药复方是基于中医辨证论治理论,按照"君、臣、佐、使"的配伍关系,以"七情和合"的用药原则形成的药物组合。在治疗 RA 这一疾病中,根据 RA 本虚标实的病机特点,多采用祛邪扶正的治疗原则。祛邪方面,中药复方会根据邪气偏盛不同采用祛风、散寒、除湿、清热、化痰、行瘀通络等治法;扶正方面则以补益肝肾脾胃为主。在临床应用中,中药复方治疗 RA 的应用十分广泛,尤其是一些经典方剂,如防己黄芪汤、宣痹汤、乌头汤和桂枝芍药知母汤等,这些方剂的有效性也得到了现代医学的进一步验证。

(1) 防己黄芪汤:最早见于《金匮要略·痉湿暍病脉证》,记载:"风湿,脉浮、身重,汗出恶风者,防己黄芪汤主之。"该方主要成分包括防己、黄芪、白术、甘草、生姜和大枣。其中,防己和黄芪共为君药,防己具有祛风利水之力,黄芪具有补气固表,兼可行水之功;白术为臣药,健脾益气燥湿,既可助防己祛湿行水之力,又可增黄芪益气固表之功;甘草(炒)、生姜和大枣则是佐使药,甘草调和诸药,生姜、大枣调和营卫,助力黄芪益气固表。防己黄芪汤主要用于治疗风寒湿痹证中的湿痹,症状表现为水肿、关节疼痛等。该方剂能显著减少 RA 患者的晨僵时间,缓解关节疼痛和肿胀,它还通过调节前列腺素等外周疼痛通路,发挥对肝、肺和肾的保护作用。此外,防己黄芪汤还能降低 FLS 分泌 IL‑1β、抑制 Notch2/DLL1 信号通路、调节自身免疫功能等,从而对 CIA 大鼠和小鼠的关节炎症状和肿胀有良好的治疗效果。防己黄芪汤还具有抑制细胞增殖、减少细胞侵袭和抑制新生血管生成的作用。

(2) 宣痹汤:出自吴瑭《温病条辨》,包括防己、杏仁、滑石、连翘、栀子、薏苡仁、半夏醋炒、晚蚕沙、赤小豆皮等 9 种成分。该药方有清热利湿、宣痹通络的功效,主治湿热痹症,方中重用防己清热利湿,通络止痛,为君药;蚕砂、薏苡仁除湿行痹,通利关节,协助防己以通络止痛,均为臣药;连翘、栀子、赤小豆皮清热利湿,以增强防己清热去湿的作用,半夏燥湿化浊,杏仁宣肺利气,均为佐使之品。研究表明,宣痹汤可以有效改善 RA 大鼠和小鼠的关节肿胀度和关节炎指数,并明显改善 RA 大鼠的炎症因子水平,增强其免疫力。目前,对宣痹汤各成分的药理作用研究较为深入,但其治疗 RA 的具体作用机制却缺乏报道。通过网络药理学分析发现槲皮素、山奈酚、木樨草素、汉黄、红芩素、黄芩素、β-胡萝卜素等成分自由度较高,其中槲皮素可通过降低炎症介质(NO、PGE$_2$、iNOS 和 COX-2)和炎症细胞因子(IL-1β、IL-6 和 TNF-α)的水平,增强在 RAW264.7 巨噬细胞中的抗炎作用,并可通过调节 Th17/Treg 平衡、抑制 NLRP3 炎症激活来缓解胶原诱导的关节炎。山奈酚能减轻 CIA 小鼠关节炎的严重程度,通过降低 RA 患者成纤维细胞样滑膜细胞的迁移、侵袭和 MMP 表达,抑制肌动蛋白细胞骨架的重组,并显著抑制 TNF-α 诱导的 MAPK 活化。研究表明,木樨草素可以通过使 c-Jun 变得不稳定来降低 HMGB1 的释放,并且降低 Akt 蛋白的水平,从而抑制 HMGB1 引起的炎性反应。在 IL-1β 刺激的 OA 软骨细胞中,汉黄芩素可以抑制 IL-6、COX-2、PGE$_2$、iNOS 和 NO 等炎症介质的表达和生成,从而阻止基质降解蛋白酶(mmp-13、mmp-3、mmp-9 和 adamts-4)在 OA 软骨细胞中的表达、产生和活性,同时将基质降解的信号轴从分解代谢转向合成代谢端,从而防止 S-gag 和 col2a1 在 IL-1β 刺激的 OA 软骨外植体中的释放,发挥抗炎和软骨保护作用。黄芩素则可通过 ER 依赖途径抑制 *TNF-α*、*COX-2* 和 *iNOS* 基因的表达,同时抑制 NO、IL-1β、TNF-α、COX-2、iNOS 和 PGE$_2$ 的生成,达到抗炎的作用。β-胡萝卜素的剂量依赖性作用可抑制 LPS 诱导的炎症介质的表达和生成,并且抑制 NF-κB 活化和 iNOS 启动子活性,阻止 NF-κB p65 亚基的核转位,这与其对 IκBα 磷酸化和降解的抑制作用有关,从而具有抗炎和抗氧化的作用。因此,宣痹汤治疗 RA 的关键成分可能是槲皮素、山奈酚、木樨草素、汉黄芩素、黄芩素、β-胡萝卜素等。

(3)乌头汤:一种治疗寒性 RA 的经典复方,记载于《金匮要略》中。该方剂由川乌、麻黄、白芍、甘草和黄芪组成,方中麻黄通阳行痹;川乌祛寒逐湿;芍药、甘草开痹而通血脉,使阴阳宣通,气血畅行;黄芪益气固卫,且防麻黄发散太过;白蜜甘缓药力,使寒湿之邪微微汗解且降低川乌毒性。诸药配伍,有温经散寒,舒筋止痛之效,已在中国使用上千年。临床应用表明,乌头汤对于寒性 RA 患者的关节疼痛非常适用,可保护关节免受破坏,缓解四肢肿胀,减轻疾病严重程度。联合西药使用可提高疗效,缩短疗程,提高 RA 患者的生活质量。药理研究表明,乌头汤的抗炎作用可能与其对促炎细胞因子如 IL-1β 和 TNF-α 的抑制,以及对 TLR2/TRAF6/FasL 信号通路的调节有关。RA 的病理过程伴随着慢性炎症性疼痛,乌头汤可通过降低 TRPV1、TRPA1 和 TRPM8 离子通道的表达,减轻机械痛和热敏性疼痛,缓解疼痛的作用。通过网络药理分析和实验验证,发现乌头汤缓解 RA 严重程度的作用可能与其调节神经内分泌免疫系统的失衡有关。

(4)桂枝芍药知母汤:记载于《金匮要略》中治疗 RA 的经方,由桂枝、芍药、知母、麻黄、白术、甘草、生姜、附子和防风等 9 味药组成,方中麻黄、桂枝祛风通阳,白术、防风祛风除湿,芍药、知母养阴清热,附子温经散寒止痛,生姜、甘草和胃调中,全方合用有通阳行痹,散风化湿之效。对表现为关节变形、体重减轻、嗜睡、恶心、呕吐、疲劳、呼吸短促的慢性 RA 患者尤为有效。它可显著缓解 RA 的疾病严重度,改善 CRP 等 RA 指数,并改善患者的生活质量。

2. 单味中药治疗 RA 的基础研究　单味中药是中药复方的基础,也是现代中药研究的重要组成部分,以下简要介绍常见治疗 RA 的中药及其有效成分。普遍认为,RA 具有免疫紊乱、变态反应、炎性肿痛及血管炎性病变的特点,因此临床所用中药需同时具备免疫调节、抗变态反应、抗炎镇痛及抗血管炎的作用。

(1) 单味中药

1) 雷公藤:味苦、辛,性寒,有大毒,归肝、肾经,具有祛风湿、通经络、消肿止痛等功效。目前,已从雷公藤中分离出 70 多种化学成分,其主要活性成分为二萜内酯类、三萜类化合物及生物碱类。雷公藤有抑制增殖、抗炎和抗癌等作用。在临床其对自身免疫性疾病、器官移植排斥反应、肾病综合征、癌症等疗效显著。

雷公藤多苷是一种脂溶性混合物,从雷公藤根提取精制而成,是我国最早研究利用的抗炎免疫调节中草药,被称为"中草药激素"。雷公藤多苷具有强大的非特异性抗炎和免疫抑制作用。雷公藤多苷对 RA 的作用机制主要有以下几种:①抗炎作用。雷公藤多苷可抑制 AA 大鼠 COX-2 及 NF-kB 的表达,降低炎性因子 TNF-α 和 PGE$_2$ 的水平,减轻关节炎大鼠的浸润炎症,发挥保护作用。②抗氧化作用。雷公藤多苷能提高 AA 模型大鼠血清 SOD 和总抗氧化能力活力,降低其血清 MDA,降低血浆 LPO 水平,并提高机体内源性的抗氧化酶 SOD 和 GSH-PX 的活性。③免疫调节作用。雷公藤多苷能够维持 CD4$^+$/CD8$^+$ 的平衡,纠正 T 细胞亚群紊乱,使免疫反应趋于稳定。雷公藤多苷可抑制 AA 大鼠和 CIA 小鼠的脾脏指数和脾细胞活性,同时剂量相关地抑制 ConA 诱导的 T 淋巴细胞和 LPS 诱导的 B 淋巴细胞的增殖活性,降低 CD4$^+$/CD8$^+$ 比值,但对 CD8$^+$T 细胞有增强作用。雷公藤多苷还能降低脾细胞因子 IL-1β、TNF-α 和 IL-6 水平,增加 AA 大鼠肺组织中 Foxp3 蛋白和 mRNA 的表达,上调血清中 IL-10、外周血中 Treg 的表达,调节 T 淋巴细胞亚群比例,恢复免疫细胞亚群之间的平衡。④诱导滑膜细胞凋亡:雷公藤使 RA 患者 FLS 的周期停滞在 G$_2$/M 期,抑制 DNA 损伤导致的 RA-FLS 异常增殖。雷公藤多苷对 S 期活跃的滑膜细胞敏感,但并非通过介导滑膜细胞 P53 的表达来诱导滑膜组织细胞凋亡。⑤对肾上腺皮质功能的影响。在对大鼠使用雷公藤提取物观察其对肾上腺皮质的影响中发现,雷公藤治疗后血浆皮质酮水平明显增高,肾上腺维生素 C 含量明显减少。而泼尼松则产生相反的效果,血浆皮质酮明显降低,肾上腺维生素 C 含量明显增多。光镜观察发现,雷公藤治疗组肾上腺皮质显著增厚,网状带血窦充盈扩张,束状带细胞增生、肥大,呈泡沫状,提示肾上腺皮质功能增强。而泼尼松治疗组皮质变薄,束状带细胞变小,胞质脂质减少,表明肾上腺皮质功能减弱。类似的研究结果表明,雷公藤与泼尼松药理作用具有互补性。并且,首次报道雷公藤可促进大鼠垂体(ACTH)分泌。这些结果提示,雷公藤可通过刺激下丘脑-垂体-肾上腺轴(HPA 轴),增强肾上腺皮质功能,使皮质酮的合成和分泌增多。后者通过抑制免疫反应和炎症过程而对 AA 发挥治疗作用。这表明雷公藤的 ACTH 促进 HPA 轴作用和泼尼松的反馈性抑制作用是临床两药交替配合使用治疗 RA 的依据。雷公藤可能通过兴奋 HPA 轴而促进肾上腺皮质功能,发挥其类皮质激素作用的抗炎效果。⑥对血液流变学的影响:雷公藤醋酸乙酯提取物能使 AA 大鼠血浆黏度、血细胞比容、纤维蛋白原含量均明显降低,说明雷公藤是通过影响红细胞和血浆成分两方面来发挥降低血黏度作用的。

2) 青风藤:味苦、辛,性平,归肝、脾经,具有疏经通络、祛风除湿等功效。青风藤含有多种生物碱,主要成分包括青藤碱和毛青藤碱等。其中,青藤碱是最有效的成分。青风藤对机体免疫功能有明显的抑制作用,可明显降低小鼠的炭清除率和脾脏、胸腺的重量,抑制小鼠腹腔巨噬细胞的吞噬功能。体外试验表明,青藤碱可以抑制佛波醇酯(PMA)、Con A、LPS 和 anti - CD3 mAb 等物质诱导的小鼠脾淋巴细胞的增殖,降低升高的 $CD4^+/CD8^+$ 比值,提高早期凋亡率。青藤碱具有显效快、有效率高、不良反应低、用药范围广等优点,值得深入研究和开发。

3) 白芍:味苦、酸,性微寒,归肝脾经,具有养血敛阴、柔肝止痛、平抑肝阳等功效。其主要成分为芍药苷、芍药内酯苷、苯甲酰芍药苷,具有抗炎、镇痛、免疫调节、护肝、抑制癌细胞生长等多种药理作用,被广泛应用于 RA 的治疗。白芍能够有效抑制 AA 大鼠模型滑膜组织以及 LPS 诱导的 RAW264.7 巨噬细胞模型中 COX - 2、PGE_2、LTB4、NO、活性氧等致炎因子的产生。研究发现,白芍总苷能够抑制淋巴细胞和 FLS 的增殖,以及抑制 MMP 和趋化因子的产生,治疗 RA 效果显著,且几乎无不良反应,具有广泛的应用前景和研究价值。

4) 乌头:性热,味辛,有毒,独入肝经,具有祛风除湿、温经止痛的功效。乌头又名附子草,为毛茛科乌头属植物。含有多种生物碱,如次乌头碱、乌头碱、塔拉胺、川乌碱甲、川乌碱乙以及新乌头碱等,具有抗炎、镇痛等作用。乌头抗炎作用主要是抑制 PGE_2 的合成环节,以及抑制 T 细胞及其亚群的产生,从而达到治疗 RA 的目的。此外,乌头能明显降低琼脂所致的小鼠后踝关节肿胀以及耳肿胀,证实其对炎症反应有明显的治疗作用。然而,乌头也是有名的毒药,会发生肌肉痉挛、血压下降、心律失常等不良反应,严重者会危及性命。临床使用需注意用药安全。

(2) 中药有效成分

1) 黄酮类

A. 橙皮苷(hesperidin):是中药陈皮的主要活性成分之一,也是柑橘类黄酮的天然类黄酮,是一种很好的抗炎化合物和抗氧化剂。用于治疗糖尿病、肠炎、RA 和其他疾病。结果表明,橙皮苷(20 mg/kg)减弱了巨噬细胞极化为 M1 细胞,并减少了 AA 大鼠踝关节中 M1 细胞的数量,而 M2 细胞中没有增加。此外,AA 大鼠中的橙皮苷(40 mg/kg)降低了 δ-氨基乙酰丙酸脱水酶、过氧化氢酶(catalase)、谷胱甘肽-S 转移酶的水平,显示出很强的抗氧化作用。

B. 甘草苷(liquiritin):是一种来自乌拉尔甘草根部的天然类黄酮,已被证明具有丰富的药理活性,如抗炎、镇痛、抗癌等。根据研究,甘草苷(3. 45 μM)通过抑制 IL - 1β 诱导的 FLS 中的血管内皮生长因子(VEGF)表达和增殖以及促进 FLS 凋亡来改善 RA。在体内,甘草苷(8 mg/kg)通过抑制炎症、血管生成以及 MAPK 信号通路表现出抗 RA 特性。

C. 橘子素(tangeretin):广泛存在于橘皮和中草药中,具有较强的抗炎和抗氧化活性。橘子素(50 mg/kg)的抗 RA 机制与核因子 E2 相关因子 2 途径(nuclear factor erythroid 2-related factor 2 pathway)的上调有关,从而减少氧化应激损伤和促炎因子。另一项研究还发现,橘皮素可以通过调节 ROS - AKT/mTOR 信号通路来抑制滑膜细胞的自噬,以改善 RA 的症状。

D. 槲皮素(quercetin):是一种天然类黄酮,在蔬菜、水果中广泛存在,并且多种中药中含有槲皮素。槲皮素可以显著改善 CIA 小鼠的炎症和软骨损伤,这表明槲皮素是 RA 的潜在候选化合物。此外,发现槲皮素(30 mg/kg)在体外和体内抑制中性粒细胞的浸润,促进 LPS 诱导的中性粒细胞的凋亡并抑制 PMA 诱导的 NET 形成。严重的 RA 可引起肠道神经变性和空肠炎等并发症,但槲皮素仍可以通过发挥神经保护和抗炎作用来阻止这些并发症的发展。

2) 酚类化合物

A. 丹皮酚(paeonol):是中药材牡丹皮中所含的主要活性成分,具有抑菌抗炎、解热镇痛、降压利尿、抗凝血、抑制肿瘤、抗癌、增强免疫功能等功效。丹皮酚可抑制 IL - 1β 诱导的成人纤维滑膜细胞- RA(RA - HFLS)中促炎细胞因子的表达。此外,丹皮酚(50 μM)可以通过抑制 TNF - α 刺激的 FLS 增殖并影响 FLS 中 miR - 155 的水平来有效改善 RA。研究发现,miR - 155 - 5p 的直接目标是叉头框 P3 基因(forkhead box P3 gehe, Foxp3),并且 Foxp3 的沉默导致丹皮酚的抗炎和抗增殖功能消失。

B. 丹参酸 B(salvianolic acid B):也是从丹参中获得的酚类化合物。在 CIA 大鼠模型中证实了丹酚酸 B(20 mg/kg)的抗 RA 作用,并且通过抗炎、抗氧化和免疫调节活性的协同作用实现了该效果。此外,它可以通过上调 miR - 7 - 142p(3 μM)来减少 LPS 诱导的 MH10A 细胞凋亡和炎症损伤。

C. 仙茅苷(curculigoside):是中药仙茅中的一种酚类化合物,在 CIA 和 FLS 模型中具有很强的抗 RA 作用。其治疗机制与抑制 JAK/STAT 和 NF - κB 途径有关。仙茅苷(10 μM)可以通过调节 Nrf2/NF - κB 途径减少体外氧化应激并抑制破骨细胞的产生。

D. 姜黄素(curcumin):是从姜黄中分离出的另一种酚类化合物,可以通过靶向 mTOR(200 mg/kg)来减少 CIA 大鼠的炎症和滑膜增生。姜黄素被认为是未来的一种新的 mTOR 抑制剂。还发现姜黄素(200 mg/kg)可以促进 LPS 诱导的 RAW264.7 巨噬细胞和 CIA 大鼠滑膜中巨噬细胞的凋亡。

3) 生物碱类

A. 青藤碱(sinomenine):是从防己科落叶缠绕藤本植物青藤及毛青藤的干燥藤茎中提取的一种生物碱,用于 RA 治疗。青藤碱具有镇痛、镇咳、局部麻醉、降压、抗炎,并可释放组胺,抑制平滑肌活动。青藤碱通过抑制促炎因子的产生和调节 RA 患者和 CIA 小鼠(50 mg/kg)的单核细胞/巨噬细胞群来发挥作用。同时,青藤碱(100 mg/kg)通过抑制 CIA 小鼠血清和滑膜中缺氧诱导因子(hypoxia-inducible factor, HIF)- 1α 和 VEGF 的表达来抑制血管生成。

B. 氧化苦参碱(oxymatrine):作为一种从苦参干根中提取的单体,氧化苦参碱显示出其优越的药理学性质。氧化苦参碱具有显著的抗 RA 活性。进一步的机制研究表明,氧化苦参碱可以调节 Treg 和 Th17 细胞的平衡和减少 FLS 的增殖和迁移。

4）香豆素类

A. 东莨菪素（scopoletin）：是一种从丁公藤中分离出的香豆素，是一种用于 RA 治疗的经典中药。东莨菪素具有与 $7-OH$ 基团相关的强抗炎活性。经验证，东莨菪素抑制骨髓未成熟 DC（BM-iDC）的增殖和成熟，对 BM-iDC 的凋亡和吞噬作用没有影响。

B. 蛇床子素（osthole）：是从蛇床子、白芷根和独活等植物中提取的主要香豆素，具有抗炎和心血管保护作用。口服蛇床子素（20 mg/kg）后，CIA 大鼠关节肿胀和炎症细胞浸润得到较大改善。此外，在 SW982 炎症细胞模型中，蛇床子素（50 μM）抑制其增殖和迁移。蛇床子素可能通过抗炎和抗氧化机制发挥协同作用，从而改善 RA 的症状。

C. 欧前胡素（imperatorin）：是一种天然香豆素化合物，存在于蔬菜，柑橘类水果和多种中药中。在 RA-HLSs 模型中，欧前胡素（7.13 μM）可以通过影响线粒体膜电位来降低 RA-HFLS 的增殖速率并提高细胞凋亡率。体内研究表明，欧前胡素（5 mg/kg）不仅可以缓解 RA 的症状，还可以减少膜质增生和血管翳的形成。最新的实验研究表明，欧前胡素和 β-谷甾醇在抗 RA 治疗过程中的协同作用比单次使用欧前胡素更有效。建议将具有协同作用的药物组合作为 RA 的治疗方法。

5）萜类化合物

A. 雷公藤红素（celastrol）：是从中药雷公藤中分离得到的一种三萜类化学成分，在治疗自身免疫性疾病方面已被广泛研究和证实。雷公藤红素具有抗 RA 作用。雷公藤红素（1 mg/kg）通过降低丙二醛（malondialde MDA）、超氧阴离子和 NADPH 氧化酶（Nox）活性，同时增强 SOD 活性来降低 CIA 大鼠的氧化应激。雷公藤红素还可以通过调节钙信号转导来促进 FLS 的凋亡并改善 RA 的症状。

B. 雷公藤甲素（triptolide）：是从中药雷公藤中分离得到的一种具有多种药理活性的二萜类化合物。用于治疗多种疾病，尤其是 RA。在 TNF-Tg 小鼠中，雷公藤甲素（33 μg/kg）显示出显著的治疗优势。进一步揭示了雷公藤甲素（0.4 mg/kg）可以通过调节 PI3K/Akt 信号通路来缓解 AA 大鼠的 RA 并调节 FLS 的凋亡和增殖。然而，雷公藤甲素的肝肾毒性极大地限制了其应用。目前，应用新的纳米药物递送系统不仅可以保持雷公藤内酯的疗效，还可以降低毒性，为其临床推广提供了更好的科学依据。

C. 羟基积雪草苷（madecassoside）：是积雪草中的三萜成分。羟基积雪草苷（30 μM）通过削弱 IL-13β 诱导的 AA 大鼠 FLS 中 MMP-1 的 mRNA 表达而表现出有效的抗关节炎作用。另一项研究指出，羟基积雪草苷可以通过增加产生丁酸的细菌数量来上调肠道丁酸水平，并诱导 Treg 细胞分化以显示抗 RA 作用。还证明羟基积雪草苷通过外周胆碱能系统发挥抗关节炎作用。

D. 蓝萼甲素（glaucocalyxin）A：是从蓝萼香茶菜中分离得到的四环二萜类活性天然产物，可降低 Th17 细胞的分化，抑制 CD17T 细胞中 IL-4、RORγt 等分化相关基因的表达。此外，蓝萼甲素 A（0.5 μM）可以以时间和剂量依赖性方式抑制 TNF-α 诱导的 FLS 的增殖。

RA 发病机制与免疫学相关，这促使国际风湿病学界关注免疫学研究进展，以探索疾病发病机制及可能的治疗手段。在基础研究方面,寻找控制疾病发生的关键环节并予以阻断,即靶点治疗研究发展迅速。理论上,靶点治疗作用强,对非靶点影响小,可减少不良反应。在临床上,生物制剂的靶向治疗以及通过多中心、大规模临床研究评价新型生物制剂疗效是值得关注的热点。针灸、中药复方或有效成分可通过多种途径实现对RA 的治疗作用。相对于单纯通过阻断某一致炎因子或抑制免疫反应的西药,针灸、中药具有不可比拟的优势。然而,对核心方证的凝练还缺乏真实医疗环境下的长期随访数据支撑。如何在保持中医药特色的前提下,结合现代先进研究技术,探索中西医治疗RA 的免疫学相关机制,明确中医药治疗 RA 的优势环节,凝练 RA 核心方证特点与科学内涵,精准探寻有效方药的疗效标志物,提高中西医治疗方案的临床疗效,还需开展以临床需求为导向的科学研究。

（汪　军）

参考文献

[1] 陈志强,杨文明. 中西医结合内科学[M]. 北京:中国中医药出版社,2021:625 - 632.

[2] 韩宇飞,高明利,刘东武. 类风湿关节炎的发病机制研究进展综述[J]. 中国卫生标准管理,2021,12(01):162 - 165.

[3] 姜泉,王海隆,巩勋,等. 类风湿关节炎病证结合诊疗指南[J]. 中医杂志,2018,59(20):1794 - 1800.

[4] 黄淑敏,钟森杰,廖晓倩,等. 基于中西医临床病症特点的类风湿关节炎动物模型分析[J]. 中国中药杂志,2021,46(19):5152 - 5158.

[5] 李爱民,李晓娟,李瑞生. 类风湿关节炎大小鼠动物模型的研究进展[J]. 中国比较医学杂志,2021,31(01):151 - 156.

[6] 李冀,李想,高彦宇. 中医药治疗类风湿关节炎研究进展[J]. 辽宁中医药大学学报,2019,21(12):5 - 8.

[7] 白玉,熊燕,代静杨,等. 近几年来针灸治疗类风湿关节炎的研究进展[J]. 世界最新医学信息文摘,2018,18(43):48 - 49.

[8] WANG Y, CHEN S, DU K, et al. Traditional herbal medicine: therapeutic potential in rheumatoid arthritis [J]. J Ethnopharmacol, 2021,279:114368.

第十七章　慢性疲劳综合征

第一节 | 概　　述

一、定义

慢性疲劳综合征(chronic fatigue syndrome)是一种复杂的多系统疾病,其特征在于慢性、无法解释的疲劳、劳累后不适,伴随咽痛、肌肉酸痛、睡眠障碍、记忆力减退等多种躯体和神经精神症状。

自慢性疲劳综合征被认识以来,其命名、分类和诊断标准经历了多次变革。早期,慢性疲劳综合征曾先后被描述为良性肌痛性脑脊髓炎(myalgic encephalomyelitis, ME)、肌痛性神经症、慢性 EB 病毒感染综合征等多种病名。1969 年,世界卫生组织(WHO)国际疾病分类(ICD)首次将其以"良性肌痛性脑脊髓炎"收录。1988 年,美国疾病控制与预防中心(CDC)正式将该病命名为"慢性疲劳综合征",并给出了相应的定义。1994 年,国际慢性疲劳综合征研究组对其诊断标准进行了修订。2015 年,美国国家医学研究院(National Academy of Medicine,NAM)将其重新命名为系统性劳累不耐受病(systemic exertion intolerance disease, SEID),但是学界和临床目前仍沿用"慢性疲劳综合征"这一名称。在最新版的国际疾病分类 ICD‐11 中,肌痛性脑脊髓炎和慢性疲劳综合征被归为神经系统的其他疾病,且编码相同(8E49),因此很多指南和文献也将该病表述为 ME/慢性疲劳综合征。2021 年 10 月,英国国家卫生与临床优化研究所(NICE)发布了 ME/慢性疲劳综合征的诊断和管理指南。近年的研究还表明,新型冠状病毒与慢性疲劳综合征有很大程度的临床症状重叠,二者之间很有可能存在某种关联,这进一步引发了人们对该病的关注和重视。

二、流行病学

慢性疲劳综合征的患病率受诊断标准、研究方法、人群特征等多种因素影响,在不同地区和人群中有所差异。据文献报道,慢性疲劳综合征的患病率为 0.1%~0.8%,以女性多见,男女比例为1:(2.5~3)。2015年,美国CDC统计数据显示,慢性疲劳综合征的患病率约为1/400万,美国有83.6万~250万人受这一疾病折磨。参照英国牛津大学的诊断标准,在英国该病的发病率约为0.6%。2021年,关于亚洲人群的研究结果显示,韩国和日本的慢性疲劳综合征患病率分别为0.77%和0.76%。一项关于中国人群慢性疲劳综合征患病率的Meta分析结果表明,我国的慢性疲劳综合征患病率较高,不同性别、地区、学龄层次、年龄、调查场所、诊断标准、职业/身份的患病率存在差异。此外,流行病学调查结果显示,2~77岁人群均可出现慢性疲劳综合征,其好发年龄通常是在10~19岁和30~39岁,平均发病年龄为33岁。

三、临床表现

慢性疲劳综合征包括多种症状,核心症状为慢性不明原因的疲劳(持续6个月以上),发生率高达85%以上。此外,患者常常经历咽痛、淋巴结疼痛、肌肉和关节疼痛、偏头痛等各种疼痛,发生率高达65%。约50%的患者还会出现短期记忆力减退、注意力下降等认知障碍,这种现象也被称为"脑雾"。还有45%的患者出现从坐位或休息位站直后感到头重脚轻或头晕、晕倒或心悸的表现,这种现象被称为直立不耐受(orthostatic intolerance)。此外,慢性疲劳综合征还包括多种其他症状,包括肌肉无力、流感样症状、睡眠障碍、劳累后不适以及对各种外部刺激(包括光、声音或特定气味)的敏感性、胃肠道症状等。值得注意的是,慢性疲劳综合征患者还常并发慢性广泛性疼痛、肠易激综合征和重度抑郁等疾病。据报道,约83%的慢性疲劳综合征患者至少伴有一种并发症。

根据严重程度,慢性疲劳综合征可分为4个级别:①轻度,能够在一定程度上参与社会生活;②中度,主要在家休养;③重度,卧床不起;④非常严重,完全依赖帮助才能完成所有日常生活任务(如喂食、在床上翻身)。

许多慢性疲劳综合征者在确诊前已与疾病抗争多年,而且自我感觉任何形式的运动都有可能加重相应症状。慢性疲劳综合征严重损害了患者的生活自理能力。报道显示,50%以上的慢性疲劳综合征患者无法坚持正常工作和学习,至少1/4的患者在疾病的某个阶段需长期卧床或无法外出,并且许多患者的机体功能永远无法恢复到患病前的状态。因此,慢性疲劳综合征造成了巨大的社会和经济负担。据统计,英国每年需为此承担的费用为400亿欧元,美国每年因此造成170亿~240亿美元的直接经济负担。

作为一种令人困惑且致残的疾病,慢性疲劳综合征一直备受关注。全球的研究者对其病因和病理机制进行了不懈探索,但遗憾的是,至今仍未有确切结论,现代医学也缺乏有效的治疗方法。然而,从中医整体观念和辨证论治的角度出发,利用中医中药等祖国医学方法,通过机体潜在的自稳调节功能,已在慢性疲劳综合征的治疗方面取得明显的疗效,优势显著。因此,越来越多的研究者运用中西医结合的思路和方法来治疗慢性疲劳综合征双管齐下,取得了良好效果。同时,慢性疲劳综合征的中西医结合基础研究也日益受到重视。通过中西医结合的方法,不仅拓宽了研究的广度,也挖掘了研究的深度,为慢性疲劳综合征的治疗带来了新的希望和可能性。

第二节 中西医对慢性疲劳综合征的认识

一、中医对慢性疲劳综合征病因病机的认识

对于中医学而言,慢性疲劳综合征是一种既新颖又古老的疾病。在中医古籍中并没有明确的对应病名,但疲劳作为中医临床中常见的症状,中医对其的认识已有超过2000年的历史,早在《黄帝内经》中即有相关论述。疲劳在中医古籍中常以"懈怠""懈惰""体惰""四肢沉重""四肢劳倦""四肢瘫软""四肢不用""四肢不收""四肢缓弱"等表述。历代医籍对该病的论述甚多,如李东垣在《脾胃论》中所指的脾胃内伤,张仲景在《金匮要略》中所论的百合病和脏躁症,《景岳全书》中所述的眩晕,以及历代医家有所发挥的郁证和虚劳等,其病因病机、症状乃至治疗都与慢性疲劳综合征有某些相似之处。

中医学认为,慢性疲劳综合征是一种多脏器、多系统功能失调的疾病,其病因可归结为以下5个方面:①劳役过度。明代医学家张介宾在《景岳全书·论虚损病源》中分析:"劳倦不顾者,多成劳损……或劳于名利……或劳于色欲……或劳于疾病。"劳役过度有损健康,因劳致虚,日久而成虚劳。如《素问·宣明五气篇》云:"久视伤血,久卧伤气,久坐伤肉,久立伤骨,久行伤筋,是为五劳所伤。"②感受外邪。《不居集》云:"虚损一症,不独内伤,而外感亦有之矣……推而广之,不独风能成劳,六淫之气亦皆能成劳。"③情志不畅。不良情志刺激、社会和环境因素等,均可导致机体神经、体液调节紊乱、免疫功能异常而产生疲劳。④素体虚弱。多种虚劳证候的形成,与禀赋薄弱、体质不强密切相关。父母体虚、胎中失养,以及后天喂养失当等因素,均为体质虚弱的主要原因。禀赋虚弱则易于患病,且易形成久病不复的状态,使脏腑气血阴阳亏损日甚,而成为虚劳。⑤久病大病,耗伤正气。大病之后,脏气损伤,正气短时难以恢复,邪客日久,必致其虚。

对慢性疲劳综合征的病机认识,存在脾胃内伤、脏腑亏损、气血不足、气机失调、肝郁脾虚等多种学说。但其基本病机可概括为虚与郁,病位涉及五脏,但主要在肝、脾、肾。按中医脏象学说,躯体的乏力及易疲劳与脾、肝、肾三脏有直接的关系,如《黄帝内经·素问·示从容论》指出:"肝虚肾虚脾虚,皆令人体重烦冤。"《黄帝内经·素问·六节藏象论》云"肝者,罢极之本",强调了肝在疲劳、劳倦中的重要作用。肝主疏泄,有疏通气血、调达情绪的作用;肝失疏泄,筋脉失于濡养易于疲劳,疏泄不及导致气机郁滞,可见情绪低落。脾为后天之本,气血生化之源,在体合肉,主四肢;脾气亏虚则运化失职、肌肉四肢失养,可见体倦乏力,脾阳不升,不荣清窍,可见头目昏沉。肾为先天之本,藏精,主骨生髓;肾精不足不能濡养骨、髓、五脏,则腰膝酸软、精神疲惫,全身疲乏。

一项针对上海地区16~59岁人群的体质与证型调查显示,慢性疲劳综合征的患病体质与证型高度相关,慢性疲劳综合征患者多见气虚质、阳虚质、阴虚质、气郁质和痰湿质5种偏颇体质。慢性疲劳综合征的中医体质类型与证型显著相关,依次为:阳虚质-肾

阳虚证、阴虚质-气阴虚证(肾阴虚证)、湿热质或气郁质-肝郁脾虚证。

二、西医对慢性疲劳综合征病因和发病机制的认识

自命名以来,国内外研究者对慢性疲劳综合征进行了广泛的研究,但其病因及发病机制尚不明确。目前认为,慢性疲劳综合征与病毒感染、心理社会应激、神经系统异常、免疫系统紊乱、内分泌系统异常、能量代谢异常、肠道菌群紊乱和遗传等因素均有相关(图 17-1)。需要注意的是,这些相关病因都得到了动物实验和临床观察的支持,但在一定程度上仍存在争议。

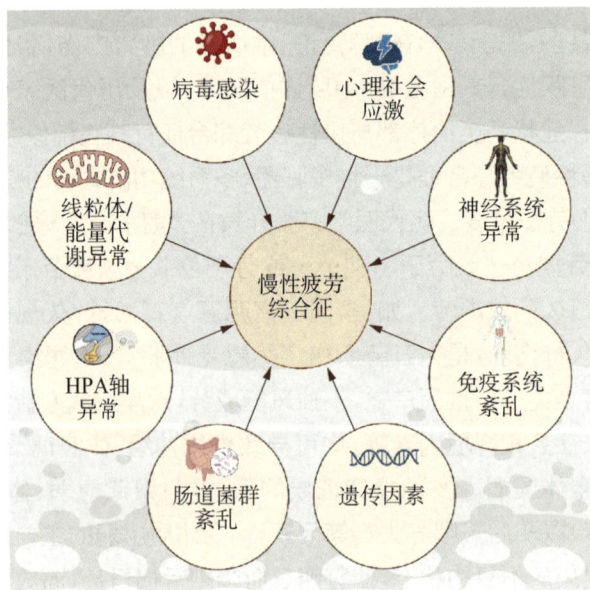

图 17-1 慢性疲劳综合征发病机制

(一) 病毒感染

流行病学调查显示,慢性疲劳综合征通常发生在感染性疾病之后,而且患者常伴有类流感症状。研究报道,80%或以上的慢性疲劳综合征患者发病伴有感染情况,5%～13%的感染患者在几个月后出现慢性疲劳综合征。自 20 世纪 80 年代以来,学界一直研究慢性疲劳综合征与病毒之间的关系,但至今尚未有一种病毒被明确认为是慢性疲劳综合征的致病原因。研究表明,EB 病毒、人类疱疹病毒(HHV)、肠道病毒(EV)、巨细胞病毒(CMV)等多种病毒可能与慢性疲劳综合征的发生有关,但均存在一定的争议。值得一提的是,2009 年曾有研究报道,逆转录病毒尤其是异嗜性小鼠白血病病毒相关病毒(xenotropic murine leukemia related virus, XMRV)在慢性疲劳综合征中的潜在作用,一时引起学界极大关注。然而后续研究显示 XMRV 源于实验室污染,与慢性疲劳综合征并无关联。新冠病毒肺炎疫情发生后,许多患者出现持续数月的疲劳症状,有研究人员比

较了慢性疲劳综合征与长新冠之间的相似性，推测长新冠与慢性疲劳综合征有关。总的来说，目前慢性疲劳综合征是由病毒感染导致的理论依据还不够充分，但病毒感染后会进一步引起机体免疫系统失衡，从而导致中枢神经系统和肌肉等结构功能受损，这也可能与慢性疲劳综合征的发病有关。慢性疲劳综合征与病毒之间的关联仍有待深入研究。

（二）心理社会应激

慢性疲劳综合征往往由重要生活事件、重大精神创伤等心理、社会应激诱发。许多研究人员认为，压力是导致慢性疲劳综合征的一个重要因素，心理创伤是引起慢性疲劳综合征的主要危险因素，而压力易感性也与青少年慢性疲劳综合征有关。慢性应激可能通过慢性轻度炎症、持续氧化应激、线粒体功能障碍、中枢神经系统能量代谢受损和低代谢状态等机制参与慢性疲劳综合征的发生、发展。需要注意的是，并非每个受到紧张因素刺激的人都会患上慢性疲劳综合征，两者并无绝对因果关系。

（三）神经系统异常

研究表明，慢性疲劳综合征患者常存在神经递质的异常，5-羟色胺、组胺、乙酰胆碱、肾上腺素、多巴胺、GABA 及内源性阿片肽（脑啡肽、β-内啡肽、强啡肽）等都有不同程度的改变。影像学研究也显示，慢性疲劳综合征患者大脑的结构、功能和代谢均存在不同程度的异常。研究报道，患者大脑皮质血流减少，灰质体积所占比例降低。也有研究发现，与健康人相比，慢性疲劳综合征患者的丘脑、中脑、脑桥、海马区、杏仁核、扣带回等脑区均存在小胶质细胞的激活，表现出广泛的大脑炎症，而且进一步的分析显示，脑内各部位的炎症程度与其不同症状相关。也有报道，慢性疲劳综合征患者后扣带回皮质与前扣带回皮质前部及背侧静息态连接增强，且其连接强度与疲劳程度显著相关。研究还显示，慢性疲劳综合征患者存在葡萄糖代谢异常等代谢异常以及明显的脑内炎症相关代谢物改变。除中枢神经系统改变之外，慢性疲劳综合征患者还存在自主神经功能障碍，患者夜间副交感神经活动相对于交感神经活动减少。

（四）免疫系统紊乱

慢性疲劳综合征曾被称为慢性疲劳和免疫功能障碍综合征。病毒感染、心理压力、睡眠障碍等可引起免疫系统失衡，进而可能触发慢性疲劳综合征。研究发现，许多慢性疲劳综合征患者存在免疫功能失调、炎症和自身免疫症状，包括自身抗体、免疫复合物以及细胞因子、趋化因子等异常。研究报道，与健康对照组相比，慢性疲劳综合征患者外周血中存在自然杀伤细胞（natural killer cell，NK 细胞）数目减少或活性降低以及 T 细胞活化标志的异常表达，其他淋巴细胞的功能也有不同程度降低。也有研究提示，慢性疲劳综合征与自身免疫有关，一种针对 B 细胞表面特定分子 CD20 的单克隆抗体也曾被报道可以缓解慢性疲劳综合征症状，但结论尚不明确。仍需注意的是，这种免疫指标的异常在不同的研究中及不同的个体上存在差异，而且其异常水平与疲劳程度之间是否存在因果关系尚有争议。

（五）下丘脑-垂体-肾上腺轴异常

下丘脑-垂体-肾上腺轴（HPA 轴）在调节应激反应中起主要作用。部分慢性疲劳综合征患者存在 HPA 轴的异常，主要表现为轻度的肾上腺皮质功能减退、ACTH 对应激原的反应减退、对糖皮质激素负反馈敏感性增强等。肾上腺皮质功能减退可导致促肾上腺皮质激素释放激素、精氨酸加压素、ACTH、皮质醇等合成减少,进而影响免疫、中枢神经、运动、消化等多个系统,从而引发慢性疲劳综合征。然而,HPA 轴活性改变与慢性疲劳综合征的因果关系尚不明确。

(六) 线粒体和能量代谢异常

研究表明,线粒体功能障碍,如三磷酸腺苷(ATP)产生量的减少、受损的线粒体氧化磷酸化和线粒体功能低下等可引起慢性疲劳综合征患者葡萄糖代谢减退和脑灌注不足,从而导致患者疲劳和劳累后不适。还有研究报道,慢性疲劳综合征患者的血液、脑脊液和肌肉中存在高水平乳酸盐,甚至可引起乳酸性酸中毒。慢性疲劳综合征患者也被报道存在氨基酸代谢失调和三羧酸循环底物供应受损,ATP 合成效率低下和异常能量应激信号。此外,患者大脑能量代谢也存在异常。

(七) 肠道菌群紊乱

肠道菌群的功能结构及正常代谢在平衡肠道内环境及介导宿主机体免疫应答中发挥着重要作用。研究发现,与健康人相比,慢性疲劳综合征患者的粪便微生物群存在改变,表现为 D-乳酸的肠球菌和链球菌比例明显升高、双歧杆菌水平降低,以及普氏菌比例增高。近年来的测序研究也显示,慢性疲劳综合征患者肠道菌群多样性减少、丰度降低,具体表现为四大菌门中,厚壁菌门丰度降低、放线菌门中的双歧杆菌下降、变形菌门丰度显著增加,而拟杆菌门无显著变化。除肠道菌群紊乱外,慢性疲劳综合征还与肠黏膜屏障受损、肠道通透性增加或肠道渗漏引起菌群移位有关。研究报道,慢性疲劳综合征患者 NF-κB 水平升高,活化的 NF-κB 刺激细胞因子 TNF-α 和 IL-1β 的转录,从而导致炎症信号的扩增,进而引起肠内皮细胞通透性增加并破坏内皮细胞紧密连接,致使内毒素释放导致免疫炎症反应。

(八) 遗传因素

研究证实,慢性疲劳综合征具有遗传易感性,儿童时期和青春期慢性疲劳综合征患者与其父母患慢性疲劳综合征样疾病高度相关。也有研究发现,与健康对照者相比,慢性疲劳综合征患者存在上百个基因表达的差异。此外,慢性疲劳综合征还与 $TNF-\alpha$、$IL-1\beta$、$IL-4$、$IL-6$、HLA、$IFN-\gamma$、$GRIK2$、$SCL6A4$、$COMT$ 和 $NR3C1$ 等基因多态性存在关联。除基因改变外,慢性疲劳综合征患者也存在表观遗传学改变,如甲基化改变等。

由于慢性疲劳综合征的病因未明,现有的各种研究结果和证据多来自慢性疲劳综合征患者,难以明确各因素之间的因果关系。总的来说,目前认为慢性疲劳综合征可能是由病毒感染、应激、基因、疾病等多种因素导致的神经-免疫-内分泌系统功能紊乱并相互影响的综合结果。但这些因素之间究竟如何相互联系、相互影响、如何启动慢性疲劳综合征的进程、有无导致慢性疲劳综合征发生的共同机制,还需深入探讨。

第三节 | 慢性疲劳综合征的中西医诊断和治疗

一、西医诊断

由于目前慢性疲劳综合征的病因和发病机制尚不完全明确,其诊断标准存在争议,再加上缺乏特异性的实验室诊断指标,以及慢性疲劳综合征症状与许多其他疾病相似,因此该病极易误诊。根据2015年美国CDC的报告,约有85%的慢性疲劳综合征患者尚未被诊断。

随着对慢性疲劳综合征认识的深入,其诊断标准也在不断更新。1988年美国CDC首次制定了慢性疲劳综合征的诊断标准(Holmes标准)。1994年美国CDC重新修订,该标准也成为诊断慢性疲劳综合征的通用标准(Fukuda标准)。此后也有其他标准陆续出台,如美国卫生和公共服务部(United states Department of Health and Human services,HHS)、美国食品药品监督管理局(FDA)、药品评价与研究中心共同制定的首个慢性疲劳综合征/ME指南草案。慢性疲劳综合征/ME现有多个临床诊断标准,如Holmes标准、Fukuda标准、国际标准、加拿大共识标准,但目前还没有公认的诊断标准,不过其中Fukuda标准最为常用。因此,将Fukuda标准介绍如下。

(1)临床评估的不能解释的持续或反复发作的慢性疲劳,该疲劳是新得的或有明确的发作期限(没有生命期长);不是持续用力的结果;经休息后不能明显缓解;导致在工作、教育、社会或个人活动方面的表现有明显的下降。

(2)下述症状中同时出现4项或以上,且这些症状已经持续存在或反复发作6个月或更长的时间,但不应该早于疲劳:①短期记忆力或集中注意力的明显下降;②咽痛;③颈部或腋下淋巴结肿大、触痛;④肌肉痛;⑤没有红肿的多关节疼痛;⑥一种类型新、程度重的头痛;⑦不能解乏的睡眠;⑧运动后的疲劳持续超过24 h。

此外,由于慢性疲劳综合征患者的临床症状多样,且易与其他疾病症状混淆,慢性疲劳综合征患者常被误诊为神经衰弱、肌肉劳损、内分泌失调、更年期综合征、肠易激综合征、神经官能症等。而且,多发性硬化症、帕金森病和其他神经退行性疾病,以及非精神病性重度抑郁症等,也可能会出现感染、肌肉无力和自主神经功能障碍症状等,也需注意鉴别诊断。

为进一步增加对该病的重视,2015年美国医学研究所提议将慢性疲劳综合征更名为系统性劳累不耐受疾病(systemic exertion intolerance disease,SEID),同时对该病的诊断提出基本的临床标准(简称SEID诊断标准)。该标准指出,诊断需满足以下三大核心症状:①维持既往工作、教育、社会或个人活动的能力持续下降超过6个月,并伴有疲劳(严重、新发、非过度劳累所致、休息后不能明显缓解);②劳累后疲倦;③睡眠后不能恢复精力。此外诊断还需至少有1项以下症状:①认知功能障碍;②直立不耐受。更新后的 SEID 诊断标准更加明确,突出了严重疲劳,即疲劳持续 6 个月以上,休息后不能缓解;劳作后加重和醒后疲劳无法消除,更聚焦"深度疲劳"。同时,该标准舍弃了咽痛、淋巴结痛、肌肉酸痛、不伴有红肿的关节疼痛、新发头痛等比较模糊的一类非特异性疼痛症状,减少了与其他疾病的交集。该标准认为,无论是成人还是儿童,主要症状持续超过 3 个月即可诊断为慢性疲劳综合征,因此也有医者质疑该标准缺乏特异性,并担心存在过度诊断的可能。

二、中医诊断

中医根据慢性疲劳综合征的症状将其归于"虚劳""郁证""不寐"等内伤杂病范畴,进而进行辨证论治。中医诊断标准参照《中医内科学》中"虚劳""郁证""不寐"等诊断标准:不明原因的疲乏倦怠,反复发作,休息后不能缓解;或忧郁不畅,情绪不宁,咽中如有炙脔,吞之不下,咳之不出;或头晕,健忘;或心悸,气短;或纳差;或夜寐差,多梦;舌质多暗淡,脉象多沉细无力。

有研究通过"慢性疲劳调查问卷"结果对慢性疲劳综合征患者的证候进行分析,将其分为 3 种证候:①脾肾阳虚(虚寒)证,表现为疲倦乏力,腰背酸痛,手脚发冷,食欲缺乏,性欲减退,耳鸣,白带过多,小便不尽,夜尿频数,舌淡胖、苔白、脉沉细。②心脾气血两虚证,表现为疲倦乏力,头重,头痛,眼花,心慌,胸闷气短,腹胀,记忆力差,注意力差,少气懒言,反应迟钝,乳房胀痛,大便稀溏,舌淡红,脉细。③肺卫气虚(不固)证,表现为疲倦乏力,容易感冒,恶风怕冷,动则汗出,舌淡,脉细。

上海中医药大学张振贤等根据《中药新药临床研究指导原则》中医证候指导原则的要求得出的最佳慢性疲劳综合征辨证依据为辨证标准,分析慢性疲劳综合征患者的中医四诊信息,发现证型分布主要是气虚(100%)、肾阴虚(58.9%)、血虚(57.7%)、肝郁脾虚(21.4%);而湿热壅盛和肾阳虚出现比例较低,仅为 1.78%。

三、西医治疗

一些慢性疲劳综合征患者的症状会随着时间的推移而改善,但大多数患者功能失调可持续数年之久,对患者影响巨大。由于慢性疲劳综合征的发病机制尚未阐明,目前仍缺乏有效治疗慢性疲劳综合征的药物以及针对性的治疗手段。临床上主要采用一些药物和非药物疗法(如认知行为治疗)等来改善症状。

(一) 药物治疗

目前慢性疲劳综合征的药物治疗主要是对症治疗,用于减轻临床症状。比如,使用曲唑酮、氯硝西泮、三环类抗抑郁药和新型失眠药苏沃雷生(suvorexant)来治疗睡眠障碍;使用哌甲酯、莫达非尼或右苯丙胺等改善认知障碍;使用加巴喷丁、普瑞巴林、低剂量纳曲酮和度洛西汀等治疗疼痛。还有抗病毒药、干扰素、转移因子、左旋肉碱等免疫调节剂用来提高机体免疫能力。研究显示,一种实验性抗病毒、免疫系统调节药物——Toll

样受体 3(TLR3)激动剂安普利近对于慢性疲劳综合征患者有积极效应,该药物已获准在欧洲和加拿大使用。此外,平衡营养、补充维生素(维生素 A、C、E、B 及辅酶 Q)、补充矿物质(锌、镁、铁等)、补充必需脂肪酸等可能有助于机体的康复,但其疗效有待进一步证实。

(二)认知行为疗法和分级运动疗法

认知行为疗法是一种通过改变思维、信念及行为来改善不良认知,消除不良情绪及行为的短期心理治疗方法。分级运动疗法则是指逐渐增加身体活动,以期提高身体功能。2007 年以来,许多研究公布的随机证据显示,运动和认知行为疗法可以缓解患者的疲劳症状并改善机体功能。基于这些研究,美国和英国卫生部门推荐了上述疗法。然而,一些慢性疲劳综合征患者并不认同这种说法,甚至对此强烈反对。近年来,基于少数接受干预的患者所提供的锻炼可能存在潜在危害的证据,美国 CDC 放弃推荐上述疗法,NICE 的新版指南也指出,认知行为疗法和分级运动疗法等"缺乏证据证明这些干预措施的有效性"。

四、中医治疗

在慢性疲劳综合征治疗方面,中医学通过整体观念和辨证论治原则,采用多种治疗手段,疏通经络,调和阴阳,调理脏腑,调补气血,调动人体潜在的自稳调节功能,达到消除疲劳、减轻疼痛、调整睡眠、改善认知等目的,治疗手段多样,治疗效果显著,特色和优势明显。中药、针灸、推拿、按摩、穴位敷贴、穴位埋线、传统功法及中药膳食营养等均被用于慢性疲劳综合征的治疗。此外,具有镇静安神、芳香开窍功效的中药枕和香囊也能有效缓解慢性疲劳综合征患者的失眠和脑力疲劳症状。

(一)中药治疗

1. 单味药治疗 中医认为,慢性疲劳综合征属于"虚劳""虚损"的范畴。因此,具有益气、养阴、补血、温阳的"补药"都具有一定的抗疲劳效果。我国最早的药学专著《神农本草经》,收载 365 种药物,其中列为"上品"的有 100 多种,多为无毒且具有强健身体作用的"补药"。经过长期的实践,又不断发现新的有抗疲劳作用中药。目前,用于抗疲劳治疗比较多的有人参、灵芝、蜂蜜、刺五加、绞股蓝、红景天、枸杞、黄芪、石菖蒲、夜交藤、合欢皮等,这些中药的抗疲劳效果也得到了现代科学不同程度的证实。举例来说,《神农本草经》认为,人参能"补五脏,安精神,定魂魄,止惊悸,除邪气,明目开心益智。久服轻身延年"。现代研究发现,人参的主要活性成分人参皂苷具有抗氧化、抗衰老、抗疲劳、保肝、调节心血管功能、兴奋造血系统功能等作用。再如,《本草纲目》认为,"宁得一把五加,不用金玉满车"。现代研究发现,刺五加有抗衰老、抗疲劳等作用,还能调节神经系统、内分泌系统、心血管系统功能,且有抗菌消炎和一定的抗癌作用。

2. 复方治疗 慢性疲劳综合征的治疗方剂多以补益剂为主,配合疏肝理气,如归脾汤、八珍汤、四逆散、逍遥散、柴胡疏肝散、升阳益胃汤、葆元汤、左归丸、右归丸等。此外,益气健脾的方剂如四君子汤、补中益气汤、玉屏风散、当归补血汤、六味地黄丸、肾气丸、参苓白术散等也常使用。其中,六味地黄丸可被用于腰膝酸软、头晕耳鸣、手足心热、遗精盗汗的肾阴虚型等,是滋阴补肾的经典方。而补中益气汤和小柴胡汤加减既能疏肝理气,又能健补脾胃,可用于四肢疲乏、精神疲怠、烦躁易怒、食欲缺乏的肝郁脾虚之证。

(二) 针灸治疗

以下参考全国中医药行业高等教育规划教材《针灸学》。

1. 基本治疗

(1)辨证要点:临床主要根据全身兼症进行辨证。

主症:原因不明的持续或反复发作的严重疲劳,持续半年以上,充分休息后疲劳不能缓解,运动水平较健康时下降50%以上。

辨兼症:兼神疲乏力,注意力不集中,少气懒言,自汗,面白无华,失眠,舌淡白,脉细无力者,为气血两虚;兼烦躁易怒,眩晕健忘,视物昏花,胁肋胀闷,纳少便溏,失眠多梦,舌淡,苔薄,脉细弦或细涩者,为肝郁脾虚;兼心烦少寐,头晕耳鸣,舌红,苔少或无苔,脉细数者,为心肾不交。

(2)治疗

1)基本治疗

治法:疏肝理脾,补肾养心,调理气机。取相应背俞穴和原穴为主。

主穴:百会、脾俞、肝俞、肾俞、合谷、太冲、足三里、三阴交。

配穴:气血两虚,配太白、膈俞;肝郁脾虚,配中脘、太冲;心肾不交,配神门、太溪。失眠多梦,配安眠;健忘,配印堂、神庭;心悸,配内关;头晕、注意力不集中,配四神聪、悬钟。

方义:百会为督脉经穴,位于巅顶,为诸阳之会,可清利头目,健脑益神;脾俞、肝俞、肾俞均为背俞穴,通调脏腑气机,善治本脏虚证;合谷、太冲为原穴,可调理气机;足三里、三阴交相配,益气养血,健运脾胃。

操作:毫针刺,背俞穴用补法,余穴平补平泻。

2)其他治疗

耳针法:取心、肾、肝、脾、脑、神门、皮质下、交感,每次选3~5穴,用压丸法。

拔罐法:取足太阳经脉背部第一、二侧线,行走罐法或闪罐法,以背部潮红为度。

在治疗方法上,针刺、针灸、电针、温针灸、耳针、腹针、毫针、皮肤针、头针等均有应用,其中常规毫针刺法应用最为广泛。其次是灸法和拔罐疗法。灸法有激发人体正气、增强抗病能力、扶助阳气的功效。温和灸、热敏灸、雷火灸等均被报道具有治疗慢性疲劳综合征的作用。拔罐部位多选择背部督脉腧穴及五脏背俞穴,背部走罐应用也较为多见。

(3)按语:①针灸可以较好地缓解疲劳的自觉症状,调节患者的情绪和睡眠,改善体质虚的状况;②古代医家治疗虚劳,以五脏背俞穴、强壮穴为主,多采用针刺、灸法、拔罐法等综合治疗;③平素要保持情绪乐观,劳逸结合。

(三) 推拿治疗

推拿可以通经络、行气血、濡筋骨、畅情志,通过气血、经络调整脏腑的功能,从而达到阴平阳秘的目的,进而改善慢性疲劳综合征患者的临床症状和生活质量。治疗时,会根据不同的证型选择相应的治疗原则和穴位,如心气虚证者治以补心养气,脾气虚证者治以健脾和胃、补益气血,肝气郁滞证者治以疏肝理气解郁等。

(四) 传统功法治疗

中医传统功法以"天人合一、刚柔相济、动静结合"为原则,通过自我锻炼,调理人体上下气机来平衡阴阳、疏通脏腑经络,提高身体功能,缓解疲劳。太极拳、易筋经、八段锦和五行平衡功等传统功法具有调身、调息和调神等优势,也被报道可以防治和改善慢性疲劳综合征患者的疲劳、失眠、抑郁等症状。

(五) 五行音乐治疗

《史记·乐书》有云:"音乐者,所以动荡血脉、流通精神而和正心也。"早在《素问·金匮真言论》中就提出运用"宫、商、角、徵、羽"五行音乐疗法可以治疗情志病。"宫动脾,商动肺,角动肝,徵动心,羽动肾",五音内动五脏,五脏外应五音。根据五行音乐的特性与五脏五行的关系,可以选择相应的曲目进行慢性疲劳综合征的针对性治疗。研究也显示,慢性疲劳综合征患者欣赏角调和宫调音乐可以缓解负性情绪。

(六) 药膳调理

药膳可用于慢性疲劳综合征的调理。有研究者建议,针对脾肾阳虚型患者,以温补脾肾为主进行食疗,推荐选用羊肉扶羸汤;针对心脾气血两虚型,以健脾养血、宁心安神为主进行食疗,推荐选用归脾炖黄鸡;针对肺胃气虚型,以健脾补肺、调和营卫为主进行食疗,可选用益气扶正粥等。

五、中西医结合治疗

针对慢性疲劳综合征病因病机和表现的复杂性,临床上凭借单一方法来诊治的疗效有限,中医临床多采用针灸结合其他疗法治疗,如针刺结合中药方剂、针刺结合推拿、针刺结合心理疗法、针刺结合艾灸法等,通过辨证论治、综合调理,以达到治疗的最佳效果。

此外,还可采取中西医结合的综合方法来治疗慢性疲劳综合征,用西药治"标",快速缓解症状;用中医中药治"本",长期调理患者的体质,提高生活质量。有研究者在使用盐酸帕罗西汀胶囊基础上加用丹栀逍遥片,对肝郁脾虚型慢性疲劳综合征有较好的临床疗效,且不良反应少。还有研究者采用补脾益肾汤、三磷酸腺苷以及谷维素联合治疗脾肾阳虚慢性疲劳综合征并取得满意疗效。此外,采用补中益气汤合逍遥散加减联合选择性5-羟色胺再摄取抑制剂舍曲林进行慢性疲劳综合征治疗,也取得了良好疗效。

第四节 | 慢性疲劳综合征的中西医结合基础研究

一、慢性疲劳综合征的动物模型及评价

(一) 常用动物模型

由于慢性疲劳综合征的异质性及发病机制的复杂性,建立较为理想的慢性疲劳综合征动物模型是研究的难点。目前,慢性疲劳综合征的动物模型主要是根据其发病原因构建,根据造模的刺激因素,可分为单因素造模和多因素造模。慢性疲劳综合征动物模型的建模方案多种多样,不同模型各有特点,但迄今尚无完全模拟人类慢性疲劳综合征临床表现和发病机制的动物模型。

1. **单因素造模方法** 慢性疲劳综合征单因素造模主要侧重于其中一种病因进行造模,比如病毒感染模型主要从病毒感染方面、心理应激模型主要从免疫抑制等方面模拟人类的疾病状态,具有较好的操作性和重复性,但该类模型仅能从体力疲劳或心理疲劳单方面模拟人类疾病状态,不能完整反映慢性疲劳综合征机体的整体性。

(1) 免疫诱导法:感染是触发慢性疲劳综合征的致病因素之一,可诱发免疫功能紊乱和中枢神经系统损伤,进而导致慢性疲劳综合征。目前常被用于构建慢性疲劳综合征模型的病原体包括纯化的脂多糖(LPS)、流产布鲁氏菌和聚肌胞苷酸等。

细菌诱导慢性疲劳综合征动物模型主要是利用 LPS 或流产布鲁氏菌等抗原与细胞系统相互作用,刺激活性氧产生、过氧亚硝酸盐形成及促炎性细胞因子释放,导致氧化应激、免疫紊乱和中枢神经系统损伤,进而诱发慢性疲劳综合征。有研究给予小鼠腹腔注射 LPS(1 mg/kg,每日 1 次),连续 19 d 后小鼠可出现静止不动时间、痛觉敏化增加,氧化应激增加和 TNF - α 水平升高等表现。也有研究在小鼠腹腔或尾静脉连续多次注射流产布鲁氏菌(每只 0.2 mL)造成慢性疲劳综合征模型。此模型制作简单、重复性好,模型症状和病理改变与人类慢性疲劳综合征相似,但模型动物死亡率较高,且在模拟临床特征(如睡眠障碍和认知异常)方面有一定的局限性。

病毒诱导法则主要是使用聚肌胞苷酸感染的双链 RNA 进行造模。单次腹腔注射聚肌胞苷酸(20 mg/kg)后,小鼠出现明显的抑郁样行为和血清皮质酮水平升高,然而这一模型跟人类的临床表现存在一定的差异。

(2) 强迫游泳法(forced swimming test,FST):该方法是目前慢性疲劳综合征单因素造模的主要方法之一,可操作性较强,模型的重复性及稳定性也相对较好。该造模方法模拟人类遭受的躯体和精神应激,将动物长期暴露于不可逃脱的环境中,使动物表现出身心疲劳、焦虑、抑郁等行为学改变,可模拟慢性疲劳综合征的疲劳、焦虑、抑郁等临床特征。具体操作上,有研究将大鼠或小鼠置于室温环境中游泳至力竭,连续 21 d,动物即可出现疲劳、抑郁和焦虑样行为。需要注意的是,目前大多数采用强迫游泳造模的时间

均在2周以上。造模时需确保整个实验过程中水深足够且恒定,以防止实验鼠逃脱或鼠尾接触容器底部,且每次使用均需换水。另外,力竭游泳时间的界定尚不统一,相关文献多将实验鼠头部没入水面10s作为力竭标准。

还有研究者利用负重力竭游泳法建立身心疲劳的慢性疲劳综合征模型,具体是将负重其自身体重10%±2%的实验动物置于室温环境中连续28d游泳至力竭,动物可出现疲劳、痛觉过敏、记忆障碍等表现。采用负重力竭游泳法建立的慢性疲劳综合征动物模型的表现和发病机制与人类慢性疲劳综合征更为接近,但其在模拟临床症状(如劳累后不适)及病理机制(如线粒体功能障碍)等方面有一定的局限性,且动物负重物体不统一,易在实验过程中滑脱。

(3)慢性束缚应激法:慢性束缚应激是最常用的心理应激源,属于非损伤刺激。该模型原理是模拟狭小生活环境空间对人类心理的影响,以模拟人类慢性疲劳综合征的疲劳、记忆力下降、抑郁等症状。慢性束缚应激与人类慢性疲劳综合征相似程度高,可用于研究慢性疲劳综合征的炎症反应和神经内分泌系统紊乱。但是,慢性束缚应激存在造模方案各异、造模工具不统一的问题。具体来说,可将大鼠或小鼠放入特制束缚筒内,以无强烈反抗为度,每天3h,造模时间段随机,连续14d,动物可出现记忆力下降、抑郁倾向及活动减少、运动能力下降等疲劳症状。也有研究者对该方法进行改进,采用连续4周慢性束缚应激循序加量的方法,更容易诱导出模型动物的慢性疲劳综合征症状。

(4)跑台训练法:跑台训练主要作为运动性疲劳的造模方法,但也可用于慢性疲劳综合征的造模,但主要是造成躯体疲劳,精神疲劳参与较少。具体方法举例如下:每周跑台5d(跑台训练坡度为0),训练的速度和时间逐渐增加,训练速度为25~48 m/min,每天的训练时间为20~30 min,持续训练8周。该模型的不足之处在于可能需要声、光、电击等手段驱赶动物进入跑台奔跑,可能会影响动物的生理指标进而影响实验结果。

(5)肾上腺切除法:肾上腺作为HPA轴和交感-肾上腺髓质系统的一部分,是应激反应的重要调节因子。基于此,有研究者通过双侧肾上腺切除术(adrenalectomy,ADX)切除肾上腺使机体出现疲劳状态。

2. 多因素造模方法　人类慢性疲劳综合征发病机制极为复杂,慢性疲劳综合征是多因素致病的共同结果,单一因素很难全面表征。因此,为了更好模拟临床,也有研究者采用复合因素,结合心理和体力多重应激因素,制作慢性疲劳综合征模型,现简要介绍如下。

(1)慢性束缚应激加强制冷水游泳法:该方法将慢性束缚模型与强制冷水游泳模型结合,使心理和躯体应激共存,可达到与人类慢性疲劳综合征较为接近的身心疲劳症状,且符合氧化应激增加、神经内分泌和免疫系统功能紊乱的病理机制。该方法是最具代表性的复合因素刺激导致慢性疲劳综合征的模型,也是目前国内最常用的慢性疲劳综合征造模方法。具体而言,有研究者采用将大鼠每日束缚应激1h复合每日冷水力竭游泳(水温15±2℃)进行造模,连续21d后发现大鼠出现疲劳样改变和免疫指标改变。但需要注意的是,该方法操作步骤和类型多样,目前尚无统一标准。

（2）负重力竭游泳加慢性不可预知应激法：该方法应用多因素联合刺激建立慢性疲劳综合征模型，模拟现代人体力超负荷运转、本能受挫、处于嘈杂环境等致病因素，以最大限度地复制人类各方面不定期的负面因素，进而诱导多重应激疲劳症状，但制备过程烦琐、实验周期长。具体制作方面，有研究者将负重自身体重5%铅块的大鼠力竭游泳后随机进行以下任意两种不可预知的应激刺激（包括禁食12 h、禁水12 h、夹尾1 min、通宵照明、110分贝噪声刺激1 h），采用以上方式连续刺激28 d后，大鼠出现记忆力下降、血清细胞因子下降等表现。

此外，还有负重力竭游泳加剥夺睡眠、负重力竭游泳加夹尾刺激、负重力竭游泳加悬尾、食物限制加强迫游泳、束缚加力竭跑台等方法进行两种复合刺激造模。更有研究者联合应用3种甚至4种以上刺激，比如采用束缚应激、强迫运动、拥挤和嘈杂环境4种方法联合模拟慢性疲劳综合征的多因素致病机制。

总的来说，尽管目前已有多种慢性疲劳综合征动物模型制作方法，但是这些方法均存在一定的缺陷。首先，目前尚无能够完全模拟慢性疲劳综合征多重发病机制的公认、统一模型制备方案。现有的造模方法形式多样，缺乏规范性和统一性，即使是同一种造模方法，其实验条件也大相径庭，造模流程和评价体系还需要进一步明确和规范。其次，慢性疲劳综合征的诊断标准尚不明确，现有动物模型无法模拟出疾病本身的所有临床特征。再者，在中医药研究中，曾有学者使用肝郁型、肾虚型、脾虚型慢性疲劳综合征动物模型进行针灸实验研究，但目前慢性疲劳综合征病证结合动物模型尚处于探索阶段，种类较少，且仍未形成科学的评价体系。无论如何，慢性疲劳综合征动物造模也在不断发展完善。从单因素到多因素，越来越向人类疾病的发生、发展靠拢，为研究慢性疲劳综合征的机制及评价抗疲劳药物的疗效提供一定的依据。随着研究的深入，模型构建会得到不断改进和标准化，将会更好地模拟人类慢性疲劳综合征的表现，并推动机制研究和治疗方法的发展。

（二）模型评价

针对慢性疲劳综合征动物是否造模成功，可以对其一般情况进行评价，包括动物的体重、饮食、活动情况、步态、二便，以及爪、鼻唇、耳等的色泽和眯眼等。此外，还可以采用鼠尾悬挂实验、旷场实验、强迫游泳实验和水迷宫实验等评价动物体力、情绪、记忆力等。常温下游泳致力竭的时间是反映动物体力及衡量动物是否疲劳的经典指标。力竭游泳实验测定情绪反应及体力情况，具体是记录动物从入水到游泳至力竭（一般以头部沉入水中10 s不能浮出水面为力竭标准）的时间。鼠尾悬挂实验、旷场实验和水迷宫实验等均是焦虑抑郁样和学习记忆行为等的经典行为学评价方法，这里不作介绍。

慢性疲劳综合征动物造模成功后一般可观察到造模后大鼠/小鼠出现精神萎靡不振，体重减轻，饮食量和饮水量下降，嗜睡，四肢蜷卧，站立不稳，大便稀，皮肤松弛，体毛干枯无光泽，眯眼次数增加，逃避反应能力下降，穿格次数、挣扎次数显著降低，理毛时间、不动时间、力竭时间、记忆时间显著延长等。

二、慢性疲劳综合征治疗的中西医结合基础研究

(一) 针刺

临床实践表明,针灸(包括手针、电针、艾灸等)对慢性疲劳综合征具有一定的治疗作用。就机制而言,目前的研究表明,针刺可通过调节神经、免疫、内分泌、节律的紊乱以及抗氧化应激等多层面、多靶点、多环节的作用,恢复慢性疲劳综合征患者各系统功能。

1. 针刺对免疫系统的调节　研究表明,慢性疲劳综合征存在自身免疫功能失调,包括 B 细胞和 T 细胞异常、自然杀伤细胞毒活性(natural killer cytotoxic activity,NKCC)降低、促炎性细胞因子和免疫球蛋白水平的变化等。针刺可以调节机体紊乱的免疫功能,进而治疗慢性疲劳综合征。具体机制:①针刺调节 Th 1/Th 2 平衡。慢性疲劳综合征模型大鼠血清 IFN-γ 含量及 IFN-γ/IL-4 比值降低,Th 1/Th 2 失衡,细胞免疫功能降低,而针刺百会、关元、足三里后血清 IFN-γ 含量升高,IFN-γ/IL-4 比值上升,从而纠正辅助性 T 细胞 Th 1/Th 2 失衡状态。此外,针刺还能降低血浆 T 细胞特异性转录因子 T-bet 表达,升高 GATA 结合蛋白 3(GATA-3)表达,调节 T-bet/GATA-3 比值,进行调节 Th1/Th2 失衡。②针刺调控 NKCC。NKCC 与机体免疫功能关系密切,其杀伤活性的降低可能是引起慢性疲劳综合征免疫异常的关键原因之一。研究表明,慢性疲劳综合征患者存在 NKCC 显著降低,而针刺可以改善慢性疲劳综合征患者和模型大鼠的疲劳情况并提升其 NKCC 活性,提示针刺可有效提高 NKCC,进一步恢复机体免疫功能,改善慢性疲劳综合征症状。③针灸对细胞因子的调节。慢性疲劳综合征大鼠血清细胞因子 IL-2、TNF-α、IFN-γ 水平明显降低,转化生长因子(TGF)-β、IL-1β 和 IL-6 明显升高,针刺治疗可以调节其水平恢复,提示针灸可通过调节细胞因子水平改善慢性疲劳综合征大鼠的免疫功能。

2. 针刺对神经递质的调节　研究发现,慢性疲劳综合征大鼠的下丘脑、垂体组织中单胺类神经递质如 NE、5-HT、多巴胺等含量显著变化,电针治疗可使上述指标趋于正常。针刺缓解慢性疲劳综合征可能与其对脑内单胺类神经递质紊乱的调整作用有关。其中,针刺对 5-HT 具有双向调节作用,而 5-HT 的水平变化被认为与慢性疲劳综合征的疲劳、疼痛、睡眠异常、抑郁等主要症状密切相关。此外,电针对疲劳大鼠的下丘脑和血浆中的内啡肽也均有双向调节作用。

3. 针刺对 HPA 轴的调节　研究表明,慢性疲劳综合征大鼠 HPA 轴功能出现异常,下丘脑、垂体、肾上腺指数上升,血清 ACTH、CORT 和 CRH 含量明显上升,下丘脑 CRH mRNA 表达上调;电针可使上述指标趋于正常,使 HPA 轴功能恢复正常。电针还能有效抵抗由肾上腺功能亢进所致肾上腺肥大,调节模型大鼠的 HPA 轴激素水平。

4. 针刺对代谢功能的调节　研究报道,采用多种复合应激法造模的慢性疲劳综合征大鼠血中 MDA 含量增高,而针刺治疗显著降低 MDA 含量,而谷胱甘肽过氧化酶(GSH-PX)、SOD 的活性增强,提示针刺改善了氧化应激,进而对机体代谢功能进行良性调节。

5. 针刺对肠道菌群的调节　研究表明,慢性疲劳综合征存在肠道黏膜破坏,黏膜通透性增加等改变,进而引起菌群紊乱。针刺一方面调整肠道菌群的数量和比例,以恢复其稳定性;另一方面,通过促进肠道菌群和脑-肠轴之间的相互作用改善胃肠动力障碍,并通过降低促炎性细胞因子的水平抑制炎症反应,改善肠黏膜屏障功能,从而有效调节肠道菌群紊乱,恢复机体微生态平衡。

(二)中药

1. 单味中药和单体　根据文献分析结果,在慢性疲劳综合征治疗中,单味药物使用频次较高的依次为参类药(包括人参、党参、太子参)、黄芪、甘草、白术、当归、茯苓、柴胡等。目前,已对多种单味中药如人参、黄芪、红景天等以及一些复方中药的抗疲劳作用进行了深入研究,下面主要以红景天为例来介绍中药抗疲劳的现代化研究。

红景天是景天科多年生草本或灌木植物,生长于世界各地的高原地区。全世界共有红景天属植物 90 多种,例如小花红景天、大花红景天、蔷薇红景天、圣地红景天等。我国有 73 种,其中西藏有 32 种。红景天素有"高原人参"和"雪山仙草"之称。《神农本草经》将红景天列为药中上品,服用红景天轻身益气,不老延年,无毒多服,久服不伤人。明代李时珍《本草纲目》记载"红景天,本经上品,祛邪恶气,补诸不足",是"已知补益药中所罕见"。

红景天主要以根和茎入药,全株也可入药。味甘涩,性平,归肺、心经。具有扶正固本、调和阴阳、益气补血、健脑益智的作用。现代药理和临床研究发现,红景天有类似人参的补益作用,能抗缺氧、抗寒冷、抗疲劳、抗辐射、抗病毒、抑制癌细胞生长,可提高工作效率,延缓机体衰老。

现代研究发现,红景天含有 40 多种化学物质,包括蛋白质、水溶性挥发油、果胶、香豆素类、黄酮类、苷类等。其中红景天苷是研究最多的已知有效成分。此外,通过理化测试发现红景天含有钙、镁、铁、锌等 21 种有生物活性的微量元素。同时含有人体所需的 18 种氨基酸、15 种维生素和微量元素。

目前认为,红景天的抗疲劳作用主要包括以下几个方面。

(1)对机体能量代谢的调节:肌酸磷酸激酶在能量转换中起重要作用,能使磷酸激酶的高能磷酸键转移到 ADP 分子上,形成人体所需要的直接能量 ATP,红景天能够使肌酸磷酸酶升高,并有促进该酶功能的作用。此外,红景天能促进大鼠机体的糖代谢,提高代谢酶活性和糖原储备,使肝糖原及时分解补充血糖,从而保证了运动肌肉的氧化供能。红景天还可明显减少小鼠游泳结束后血清尿素氮值,调节尿素氮水平,加强糖原、脂肪在运动中的供能,相对减少肌肉中蛋白质参与供能的比例,维持肌肉中能量平衡,促进机体在运动过程中维持正常的身体功能,并消除运动后疲劳。

(2)对机体代谢产物的调节:红景天可通过预防毛细血管的收缩而加快血液循环,提高对低氧环境的适应性。红景天还可提高机体的 ATP 含量,减少血乳酸形成,增加肌酸磷酸激酶含量和改善血清总蛋白含量,从而使大量运动形成的疲劳得到改善。红景天具有较强的抗氧化作用,可通过直接或间接的途径来增加 SOD 的含量和活性,清除体内的自由基,进而实现抗氧自由基损伤。

（3）对中枢神经系统的作用：红景天能加强特定环境下神经细胞的代谢能力，稳定细胞膜 Na^+，K^+-ATP 酶的功能；促进神经肌肉接头膜释放兴奋递质，使兴奋收缩偶联过程保持最佳状态；促进中枢神经递质的合成和贮备，并能维持机体内某些神经递质（如 DA、NE 和 5-HT）的表达水平。红景天还可增强色氨酸和 5-HT 向脑中的传输，从而抑制单胺氧化酶（MAO）和儿茶酚-O-甲基转移酶（catechol-O-methyl transferase，COMT）的活性，来增加脑中 DA 的水平。

（4）对内分泌的调节作用：红景天对 HPA 轴有双重调节作用，可以调节 ACTH 和皮质酮的含量，恢复肾上腺功能。

2. 中药复方 基于慢性疲劳综合征疾病的复杂性，单一药物较难达到理想的治疗效果，因此临床上复方药物治疗更为常用。在临床实践中，充分辨证慢性疲劳综合征患者的证型是方剂治疗的基本前提，但也需密切观察病情变化，及时调整用药方案。常用的方剂中，补益药尤其是补气药的使用频率最高，其次是解表药、利水药、理气药、安神药等。现以几种常用中药复方为例进行简要介绍。

（1）理虚解郁方：该方由上海市名老中医夏翔教授根据多年临床经验拟定，药物组成包括黄芪、葛根、党参、丹参、景天、三七、淫羊藿、郁金、石菖蒲。临床和基础研究均表明，理虚解郁方可以显著改善慢性疲劳综合征患者的认知、情绪、疲劳等症状，并改善慢性疲劳综合征大鼠的精神疲劳和体力疲劳状态。理虚解郁方的治疗作用机制主要为：①调节免疫功能。临床研究表明，理虚解郁方治疗组患者治疗后血液中 Th、Ts 细胞较治疗前增加，CD4/CD8 比值恢复正常，IgG、IgM、IgA、IgE、NK 细胞数量也恢复正常，提示理虚解郁方通过补气调血而达疏理郁滞之功，提高机体免疫功能；②调节 HPA 轴。理虚解郁方可影响慢性疲劳综合征大鼠下丘脑 CRH mRNA 的表达，进而调控血浆 CRH、ACTH 与 CORT 含量，从而恢复 HPA 轴功能发挥治疗作用；③调节神经递质水平。理虚解郁方可增高 5-HT 水平，这与其情绪改善作用有关。

（2）补中益气汤：该方出自李东垣《内外伤辨惑论》，药物组成包括参类药、黄芪、甘草、白术、当归、陈皮、升麻、柴胡。临床研究表明，补中益气汤对慢性疲劳综合征具有良好疗效。新近的研究基于网络药理学和分子对接探讨补中益气汤治疗慢性疲劳综合征的机制，结果提示补中益气汤可能通过多成分、多靶点及多种通路治疗慢性疲劳综合征，其中包括 PI3K/Akt 信号通路影响炎症反应、神经内分泌调节和氧化应激等。此外，补中益气汤还可以提高慢性疲劳综合征患者血 IgG、IgA、IgM 的含量，激发患者调节免疫功能；提高运动性疲劳大鼠血清 SOD、谷胱甘肽过氧化物酶的含量，并降低 MDA 含量，从而提高机体抗疲劳能力。

（3）升阳益胃汤：该方出自李东垣的《脾胃论》，具有益气除湿、健脾升阳的功效，药物组成包括生黄芪、柴胡、人参、半夏、茯苓、白术、陈皮、防风、白芍、独活、泽泻、羌活、黄连、生姜、大枣、炙甘草。动物实验结果表明，升阳益胃汤不但可以改善慢性疲劳综合征大鼠行为学表现，还增加血清睾酮、降低皮质酮含量。此外，升阳益胃汤还能显著降低小鼠游泳运动所致疲劳小鼠的血乳酸升高，减少血清尿素氮的产生。

（4）当归补血汤：该方具有补益气血的功效，由黄芪和当归组成。动物实验结果表明,当归补血汤通过调节苏氨酸、丝氨酸、甘氨酸代谢途径,改善胸腺功能,改善慢性疲劳综合征造成的白细胞数目下降的情况,下调 TNF-α、IL-6,减少 NO 的产生,降低活性氧自由基水平,抑制炎症反应。此外,该方还能使去肾上腺素水平上升,增加慢性疲劳综合征大鼠运动耐力;能加速乳酸的清除,使肌肉中 H^+ 浓度减少,促进 Ca^{2+} 释放、Ca^{2+} 与肌钙蛋白偶联,恢复肌肉收缩功能,达到清除疲劳的目的。

此外,研究也报道了其他中药复方对慢性疲劳综合征的作用机制。具体来说,中药复方消疲怡神口服液可显著缓解慢性疲劳综合征患者临床症状,并使血浆 β-EP 的含量增高。复方蛹虫草制剂可以提高慢性疲劳综合征大鼠脑组织中单胺类神经递质,包括 NE、DA 和 5-HT 的含量。还有研究报道,复方扶芳藤合剂、复方参芪膏等也可用于慢性疲劳综合征的治疗。

近年来慢性疲劳综合征的发病率呈增长趋势,然而由于目前尚无特异性诊断指标和有效治疗方法,该病并未得到充分的认识、诊断和治疗,严重影响了患者的生活质量,也带来了沉重的社会经济负担。

对于慢性疲劳综合征,现代医学主要是对症治疗,尚无有效治疗方法,"治标不治本"。而中医药从整体观和辨证论治的角度认识和治疗慢性疲劳综合征,可以针对各系统的症状进行治疗,帮助机体恢复正常功能,而且能够预防慢性疲劳综合征的发生,标本兼治,优势突出。但也有不少问题值得注意:如我国尚未制定慢性疲劳综合征的诊断分型标准,慢性疲劳综合征中医临床证候表现、辨证分型、疗效评价等均未形成统一认识,没有统一的评定标准,辨证分型繁杂;缺乏大样本的流行病学研究资料;机制研究尚不完善等。未来可利用宏基因组学、转录组学、代谢组学、蛋白组学、现代生物信息学等技术进一步探讨中医药治疗慢性疲劳综合征多环节、多靶点的效应机制。

此外,已有研究表明,中西医结合治疗可以互为补充、标本兼治,中西医结合治疗慢性疲劳综合征具有广阔前景。一方面,要加大中西医结合治疗慢性疲劳综合征的疗效验证,加强中药、针灸治疗慢性疲劳综合征的实验研究,为中医药和中西医结合治疗慢性疲劳综合征提供更加完善的理论依据;另一方面,要加大推广中西医结合治疗慢性疲劳综合征,提高临床疗效,更好地为患者服务。

(米文丽)

参考文献

[1] YANCEY J R, THOMAS S M. Chronic fatigue syndrome: diagnosis and treatment [J]. Am Fam Physician, 2012,86(8):741-746.

[2] FUKUDA K, STRAUS SE, HICKIE I, et al. International chronic fatigue syndrome study group. [J]. Ann Intern Med, 1994,121(12):953-959.

[3] HOLMES G P, KAPLAN J E, GANTZ N M, et al. Chronic fatigue syndrome: a working case definition [J]. Ann Intern Med, 1988,108(3):387-389.

［4］LIM E J, SON C G. Prevalence of chronic fatigue syndrome in Korea and Japan: a meta-analysis［J］. J Clin Med, 2021,10(15):3024.

［5］LIM E J, AHN Y C, JANG E S, et al. Systematic review and meta-analysis of the prevalence of chronic fatigue syndrome/myalgic encephalomyelitis (CFS/ME)［J］. J Transl Med, 2020,18(1):100.

［6］贾建昌,韩涛.红景天抗疲劳作用机理的研究进展［J］.甘肃中医,2005(11):47 - 49.

［7］孙增坤,蒙玲莲,何裕民.从"重启慢性疲劳综合征研究"受关注谈起［J］.科学通报, 2019,64(23):2379 - 2385.

［8］杨文佳,陈云飞.针灸治疗慢性疲劳综合征研究进展［J］.上海针灸杂志,2005(05): 43 - 46.

［9］李诺,杨添淞,冯楚文,等.慢性疲劳综合征动物模型研究概况［J］.医学综述,2022, 28(6):1144 - 1149.

［10］伍侨,高静,柏丁兮,等.中国人群慢性疲劳综合征患病率的 Meta 分析［J］.右江医 学,2020,48(10):727 - 735.

［11］秦有,庞凤舜,蔡北源,等.慢性疲劳综合征定义及诊断标准的变迁［J］.中国中西医 结合杂志,2009,29(10):946 - 948.

［12］张晶晶,黎波,杜元灏,等.针灸治疗慢性疲劳综合征的优势方案筛选研究［J］.中国 中医基础医学杂志,2020,26(08):1123 - 1126.

［13］谢芳芳,管翀,成子己,等.传统功法干预慢性疲劳综合征的研究进展［J］.中医药导 报,2020,26(11):98 - 100.

［14］朱凤亚,江泰君,汤莉洁,等.针灸治疗慢性疲劳综合征肠道菌群-免疫功能的作用 机制［J］.中国中医基础医学杂志,2020,26(9):1354 - 1358.

第十八章

化疗引起的周围神经病变

一、定义与分类

(一) 定义

神经不良反应是化疗较为常见的不良反应,包括中枢神经不良反应和周围神经不良反应。神经不良反应可能限制化疗药物的进一步使用,影响患者长期生活质量。化疗药物的神经毒性作用引起周围神经系统损伤即化疗引起的周围神经病变(chemotherapy-induced peripheral neuropathy,CIPN),是一种常见的、与化疗药物相关的不良反应。

(二) 分类

CIPN 分为感觉神经病变、小纤维神经病变、运动神经病变和自主神经病变等类型,其主要临床表现详见表 18-1。

表 18-1　CIPN 主要病变类型及临床表现

主要病变类型	临 床 表 现
感觉神经病变	为最常见的 CIPN 病变类型,可伴有运动和自主神经功能障碍,症状常表现为手套袜套样分布的感觉异常、感觉障碍、麻木和刺痛,有时与神经病理性疼痛有关;还可表现为手脚麻木等感觉减退的症状,包括对轻触觉、震动觉、针刺(痛觉减退)和本体感觉(音叉试验)的下降;常表现为对称的长度依赖性方式(逆死性轴突变性)
小纤维神经病变	温度和痛觉纤维的神经末梢受影响,接受长春新碱、紫杉烷类、沙利度胺和硼替佐米治疗的患者,可能会出现手足灼痛,甚至刺痛,针刺试验阳性;疼痛部位痛觉和温度觉减退
运动神经病变	深腱反射减弱或消失,甚至远端无力,足部肌肉萎缩、震颤、痉挛;与感觉神经损伤比较,CIPN 运动神经受累或自主神经或脑神经症状发生风险较低
自主神经病变	可出现腹痛、便秘、直立性低血压、膀胱紊乱、胃排空延迟和心率变异性下降

CIPN 按病程可分为急性 CIPN 和慢性 CIPN。急性 CIPN 多发生于化疗药物使用后短时间内，部分在化疗结束后可以自行缓解，部分则在化疗结束后发展为慢性 CIPN，可持续数月，甚至数年。如奥沙利铂输注当天及输注后 1～2d 内出现神经不良反应，主要表现为寒冷诱发的远端麻痹、感觉障碍或疼痛，常在 1 周后逆转；慢性 CIPN 则在治疗期间和治疗后持续存在。急性期 CIPN 症状的严重程度与慢性神经病变的严重程度有关，具有一定预测价值。CIPN 的症状通常随着化疗继续而加重，化疗结束后 CIPN 症状常迅速稳定，然后逐渐减轻。值得注意的是，有些化疗药物如紫杉醇或奥沙利铂引起的神经不良反应可能在停止化疗后症状加重或出现新变化，且持续多年，甚至终身存在。

二、流行病学

50%～90%的化疗患者会发生 CIPN，其中 30%～40%会转变为慢性神经不良反应。有统计显示，具有神经毒性的化疗中，在化疗结束后发生 CIPN 的概率约为 68%，化疗结束后 3 个月发生 CIPN 的概率约为 60%，而化疗结束后 6 个月及以上发生 CIPN 的比例下降至 30%左右。在接受多西紫杉醇治疗的乳腺癌患者中，42%的患者在治疗 2 年后仍有 CIPN 症状；结直肠癌患者接受奥沙利铂治疗后 2 年，CIPN 罹患率高达 84%。而另一项在恶性肿瘤患者中开展的调查结果显示，化疗结束后 6 年仍有 47%的患者有 CIPN 症状。目前已知可能导致 CIPN 的化疗药物有铂类（如顺铂、卡铂和奥沙利铂）、长春碱类（如长春新碱）和紫杉烷类（如紫杉醇和多西紫杉醇）、蛋白酶体或血管生成抑制剂类（如硼替佐米和沙利度胺）等，不同药物导致 CIPN 的剂量阈值、发生率和临床特征见表 18-2。

表 18-2　CIPN 的剂量阈值、发生率及临床表现

化疗药物	发生 CIPN 的剂量阈值（mg/m²）	发生率（%）	临床表现
顺铂	>350	49～100	以感觉神经病变为主，表现为痛感觉异常、麻木、刺痛、震动感受损、感觉性共济失调等
卡铂	>400	13～42	感觉异常、麻木、肢体活动障碍、感觉性共济失调
奥沙利铂（急性不良反应）	85～130	65～98	表现为与寒冷相关的四肢末端感觉异常、咽喉感觉障碍、下颚痉挛、筋膜炎和肌肉痉挛
奥沙利铂（慢性不良反应）	>510	50～70	轴突神经病变表现为典型的呈手套、袜套样分布的神经异常感觉
紫杉醇	250～300	60	多为感觉神经病变，表现为感觉异常、麻木、神经病理性疼痛或本体感觉改变和能力丧失，主要发生在脚和/或手
多西紫杉醇	>100	17	
长春新碱	2～6	30～40	①感觉神经病变：感觉神经损伤，伴神经损伤远端对称性或触觉异常和感觉或触觉功能障碍，以手脚麻木和刺痛为特征；②运动神经病：运动神经损伤通常表现为肌肉无力、肌肉萎缩、四肢瘫痪痉挛；③自主神经损伤：排尿困难、直

（续表）

化疗药物	发生 CIPN 的剂量阈值（mg/m²）	发生率（%）	临床表现
			立性低血压、性功能障碍、肠梗阻；④脑神经病变：长春新碱可能损害视力和听力，表现为暂时性或永久性失明和听力障碍
硼替佐米	16～26	≤50	①小纤维神经病变，表现为痛感异常、烧灼感；②感觉共济失调自主神经病变，包括直立性低血压

CIPN 发生除了与化疗药物类型、剂量有关外，其他独立个体危险因素包括糖尿病、高龄、同时暴露于其他神经毒性药物，以及预先存在的神经病变也可诱发。此外，代谢性疾病如肾功能不全、甲状腺功能减退症、维生素缺乏症（如 B_1、B_6、B_{12}）和先前存在的遗传性神经疾病（如进行性腓骨肌萎缩症）均被认为是危险因素。目前，尚未在临床实践中找到具有发生 CIPN 高风险的遗传性标志。

三、临床表现及危害

CIPN 主要表现为麻木感、蚁走感、肿胀感、沉重感、电击感、冷热感或吹凉风感等主观感觉异常，以及疼痛、感觉减退、感觉缺失或感觉超敏等。其中感觉异常可发生于相应的神经支配区域，出现手套、袜套样分布的疼痛、麻木等感觉异常，影响患者的手和脚的感觉功能，或伴有肌肉痉挛、僵硬、无力和萎缩等症状。寒、热、物理刺激可诱发疼痛急性加重。体格检查时可见肌张力下降、肌肉萎缩以及腱反射减弱、消失、感觉异常等。皮肤活检可见指尖、手掌、前臂等肢体远端部位皮肤内神经末梢（intraepidermal nerve fiber，IENF）数量减少或缺失。化疗也可影响自主神经功能、运动功能和本体感觉等功能（见表 18-1）。不同药物对深、浅感觉损伤侧重不同，引起的 CIPN 临床表现也有区别（见表 18-2）。有些感觉异常症状与特定的化疗药物类型有关，如铂类药物化疗过程中的冷感觉敏化。严重的 CIPN 是肿瘤患者选择终止化疗或减少化疗剂量的重要原因之一，严重影响患者的肿瘤治疗效果、生存时间和长期生活质量。

第二节 中西医对化疗引起的周围神经病变的认识

一、中医对化疗引起的周围神经病变的认识

CIPN 在中医典籍中无明确记载，国内许多中医学者根据"手足麻木不仁，遇寒加重"等特点，将其归属于"痹证""痿证""不仁""虚劳"等范畴。《素问·痹论篇》记载"痹在

于骨则重,在于血则凝而不流,在于筋则屈不伸,在于肉则不仁,在于皮则寒",又"其不痛不仁者,病久入深,荣卫之行涩,经络时疏,故不痛,皮肤不营,故为不仁",揭示其病机在于荣卫行涩,经络时疏。《灵枢·九针》有"邪入于阴,则为血痹",指明血痹发于阴分,阴寒偏盛。中医认为,"麻为血虚,木为气虚,既麻又木为气血两虚"。《黄帝内经》云"邪之所凑,其气必虚",肿瘤患者体质多正虚邪实或虚实夹杂并见,即气血多见亏虚。《杂病源流犀烛》云"麻,气虚是本,风痰是标;木,死血凝滞于内,而外挟风寒,阳气虚败,不能运动",认为痹证属本虚标实之证,与阳气亏虚、痰瘀凝滞有关。

中医认为,人之气血根于肾而源于脾,以经络为通道,内注脏腑,外布筋肉,气血互生,环周不休。气血亏虚是 CIPN 的发病基础,气虚则是致病前提,此外,手术、放疗、化疗也可气损及阳,导致气血两虚,阳虚不煦。《灵枢·本藏》曰:"经脉者,所以行气血而营阴阳,濡筋骨,利关节者也。"经络为四肢末节行气血而营阴阳,其中络脉发挥着重要作用。络脉广泛分布于皮肤、筋肉之间,是汇聚气血和营卫气化的关键场所。络脉气血输注不利,肌肤筋肉功能减退是 CIPN 的重要病理因素。化疗药物属大寒之物,久用耗伤气血,损及阳气,终致络脉虚滞痹阻,不通则痛,或阳虚寒凝,脉道紧涩,血泣不行,或血行缓涩,留而为瘀。

学者认为,化疗药物乃大毒之品。因此,该病的病机是由于肿瘤患者正气不足,复加化疗药物毒性损伤机体,耗气伤血,气血生化乏源,气虚推动无力,血行不畅,缓慢涩滞,不能达于四肢末节,气虚血滞、络脉痹阻,肌肉筋脉失于濡养,不荣而痛,不通则痛,故临床表现为手足和口周感觉异常、迟钝。

二、西医对化疗引起的周围神经病变的认识

化疗药物对神经系统的影响因不同类别药物的物理、化学特性以及剂量而异。与中枢神经系统相比,外周神经系统因不受类似血脑屏障结构的保护,因此,抗肿瘤药物可以通过对外周神经元的直接毒性作用和间接的炎症反应,导致 CIPN。目前对 CIPN 机制尚未完全明确。一般认为多种因素参与了 CIPN 的发生(图 18 - 1),可能的机制包括:①背根神经节细胞损伤;②轴突变性和神经末梢受损;③离子通道的失调;④神经递质失调;⑤神经炎症;⑥中枢可塑性改变;⑦外周血管系统受损等。

(一)背根神经节细胞损伤

背根神经节(DRG)中的感觉神经元作为假单极神经元,其初级传入纤维负责将接收到的外周信号传递到脊髓背角。研究表明,由于 DRG 中的感觉细胞胞体位于血神经屏障之外,它们缺乏血神经屏障的保护,因此成为各种神经毒性药物(如化疗药物)的重要攻击靶点,这可能解释了 CIPN 患者以感觉受累为主的一个原因。也有研究认为,铂类药物不能穿越血脑屏障,但可以通过毛细血管渗透入侵 DRG。铂类化合物与 DNA 形成复合物,在 DRG 中积累,其中一些 DNA 复合物通过核苷酸剪切修复(nucleotide excision repair,NER)途径修复,未被 NER 修复的 DNA 则不允许核糖体 RNA 的正确转录。由于 DRG 神经元是具有高代谢活性的细胞,缺乏生理密度的核糖体 RNA 合成

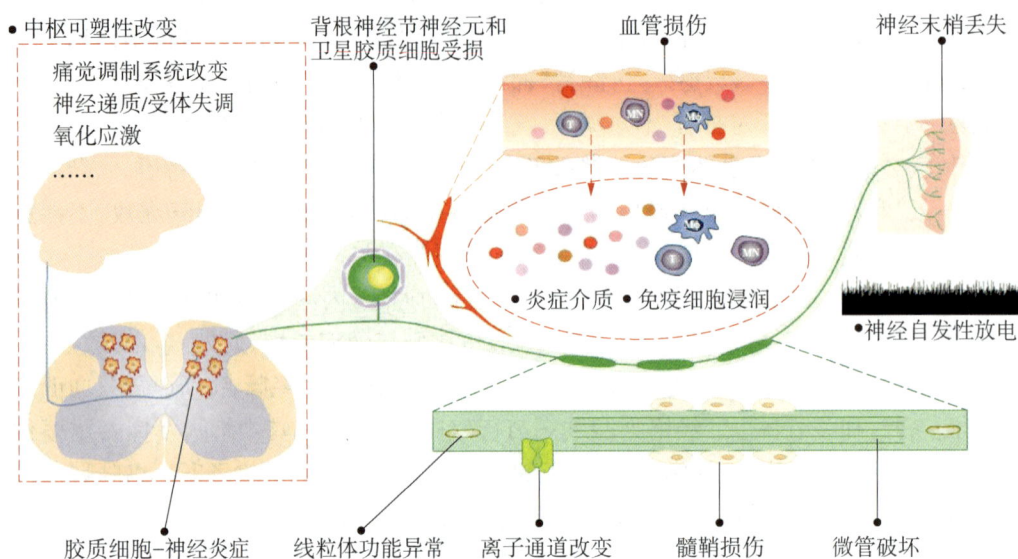

图 18‑1　化疗引起周围神经病变机制示意图

会引起感觉神经元死亡。研究显示,在相同摩尔浓度下,奥沙利铂在 DRG 中形成 DNA 复合物比顺铂少,因此引起的 CIPN 感觉症状要少于顺铂。卡铂在常规剂量下,在细胞内的积聚和铂化也要少于顺铂。此外,紫杉烷、长春花生物碱、沙利度胺和硼替佐米的神经毒性机制也与 DRG 损伤有关。因此,DRG 受损可能是 CIPN 感觉症状的主要原因。

DRG 中除了初级感觉神经元的胞体外,还包含其他细胞类型,如卫星胶质细胞,这是一种围绕在神经元胞体的一种特殊形式的神经胶质细胞,在控制神经元微环境中发挥了重要作用。研究显示,硼替佐米、紫杉醇等化疗药物都可以影响 DRG 中的卫星胶质细胞。例如,慢性给予硼替佐米治疗会引起动物 DRG 中卫星胶质细胞的空泡化和剥离,以及引起 P 物质和降钙素基因相关肽(calcitonin gene-related peptide,CGRP)、IL‑6、TNF‑α、TGF‑1β 和 IL‑1β 的上调。有研究认为,DRG 中卫星胶质细胞的这种变化可以引起免疫介导的脱髓鞘神经病变。而紫杉醇可以通过改变卫星胶质细胞与 DRG 神经元之间的接触与连接,引起 DRG 中卫星胶质细胞的强烈激活,可能在紫杉醇诱导的 CIPN 中发挥重要作用。但最新的 DRG 转录组研究显示,紫杉醇可能直接作用于躯体感觉神经元,与突触传递有关的神经元变化相关;而奥沙利铂则主要影响分裂细胞如胶质细胞和免疫细胞,与神经炎症有关。

(二) 轴突变性和神经末梢受损

临床上化疗患者皮肤活检结果显示,化疗导致前臂、手指末端皮肤神经末梢 IENF 数量显著减少。动物研究也表明,顺铂、奥沙利铂、长春新碱、紫杉醇等化疗药物显著减少动物后肢脚掌皮肤 IENF 的数量。皮肤 IENF 在传递皮肤触觉、冷热温度觉、机械感觉中发挥重要作用,IENF 的减少与人类的感觉缺失有关。因此,研究人员推测皮肤 IENF 的减少可能与感觉迟钝行为相关;随着神经病变的持续和纤维的进一步损失,可能会导致中枢的超敏反应。皮肤残留的神经末梢可能暴露于包括细胞因子在内的多种炎症介质，这些介质有助于降低这些纤维的阈值并增加其兴奋性，同时 DRG 细胞和脊髓背角神经元的兴奋性随着来自外周的输入减少而增加，这可能可以解释外周神经病变时 IENF 虽然减少，但疼痛感却增加的现象。

初级传入神经纤维可以分为 Aα、Aβ、Aδ 和 C 纤维。C 纤维可以分为肽能纤维和非肽能纤维。肽能 C 纤维可以表达 CGRP、P 物质、离子通道、瞬时电位受体（transient receptor potential，TRP）家族[如香草酸（vanilloid）受体 1（TRPV1）]、内源性大麻素受体等；非肽能 C 纤维可以结合异凝集素（isolectin B_4，IB_4）或表达嘌呤能受体 $P2X_3$。研究表明，紫杉醇引起皮肤中 CGRP 和 SP 阳性的肽能神经纤维末梢变性，导致疼痛样行为。然而，也有报道称，长春新碱引起非肽能神经纤维的选择性损伤，而不影响肽能神经纤维，导致机械性痛觉超敏。有学者认为，表皮神经纤维的去神经支配和再生可能并不是神经痛发病机制的唯一因素，线粒体功能障碍和皮肤神经免疫相互作用可能在神经痛中也起了关键作用。

1. 髓鞘损伤和轴突变性　髓鞘是包裹在神经元轴突外面的一层膜，由施万细胞和髓鞘细胞膜组成。其作用包括：防止神经电冲动从一个神经元轴突传递至另一神经元轴突，即绝缘作用；跳跃式传导动作电位，加快动作电位的传递；轴突损伤时引导轴突再生，促进神经修复。化疗药物如硼替佐米可以通过施万细胞内的线粒体毒性和内质网应激，引起脱髓鞘，导致疼痛性且可逆的、长度依赖性的小纤维轴突感觉神经病变。动物研究显示，长期给予硼替佐米会引起坐骨神经和尾神经有髓和无髓轴突的变性。一方面，硼替佐米通过改变 DRG 卫星胶质细胞引起免疫介导的脱髓鞘神经病变；另一方面，硼替佐米在神经病变前引起线粒体功能异常，导致 Na^+/K^+-ATP 酶泵失调，引起轴突膜去极化。研究表明，化疗药物如紫杉醇、长春新碱、沙利度胺的神经毒性也可引起轴突末梢沃勒变性（wallerian degeneration）。奥沙利铂可以直接改变轴突电压门控 Na^+ 通道功能，诱导急性神经毒性，表现为外周神经过度兴奋。此外，在体外，长春新碱直接与轴突接触时会诱导轴突变性，但仅与细胞体接触时并不会诱导轴突变性；而硼替佐米则相反。长春新碱诱导的轴突变性依赖于丝裂原活化蛋白激酶（mitogen-activated protein kinase，MAPK）途径，而硼替佐米诱导的轴突变性依赖于轴突胱天蛋白酶（axonal caspases）的激活。

2. 微管破坏和轴突运输障碍　微管的破坏是神经毒性的另一种常见机制。微管在轴突中沿长轴排列，不仅对轴突起支撑作用，同时还负责细胞内物质从胞体向轴突远端的运输。一些神经毒性化疗药物会破坏微管，导致轴突逐渐退化。例如，紫杉烷、长春新碱和硼替佐米等药物会影响微管，限制轴突运输过程和能量供应。能量供应的限制最终导致细胞死亡。但是，与微管稳定剂不同，长春新碱、紫杉醇、硼替佐米通过不同的机制引起轴突变性。体外实验表明，与紫杉醇处理形成微管束相比，硼替佐米并不会诱导形成微管束。紫杉烷可以与微管组件 β-tubulin 结合，产生过度聚合而干扰正常的微管动力学，这与轴突运输的破坏有关。在体或离体给予紫杉烷还能引起轴突中微管束增加，引起外周神经的机械特性发生变化。长春花生物碱也可结合微管蛋白，抑制微管动力学,干扰有丝分裂纺锤体。蛋白酶抑制剂硼替佐米也能影响微管蛋白的聚合。硼替佐米引起微管相关蛋白的表达增加,从而间接提高微管稳定性,这可能与硼替佐米引发 CIPN 有关。

研究表明,紫杉烷类药物主要影响小直径感觉纤维,引起手套、袜套样分布的感觉异常、麻木等。紫杉醇治疗与感觉神经动作电位的降低和神经传导速度降低有关。感觉神经元轴突在不同分子的逆行和顺行运输中具有高活性,这是轴突生存所必需的,并且也是微管依赖性的。有研究指出,紫杉烷诱导的微管结构改变可能会损害轴突运输,从而导致远端神经节段的变性。另有研究显示,低剂量长春新碱的毒性只影响轴突远端但不影响轴突中段。因此,微管靶向化疗药选择性攻击轴突远端,引起轴突脱髓鞘和脚掌皮肤 IENF 丢失。另有研究显示,轴突远端线粒体较轴突近端更容易受损,进一步证明了紫杉醇更容易攻击轴突远端,引起轴突受损。

3. 线粒体功能障碍和氧化应激　化疗会直接或间接对线粒体造成损伤,导致细胞生物能量降低,一氧化氮和超氧化物的释放增加。氮氧化应激和线粒体功能障碍可诱导 IENF 变性和受损 IENF 自发放电增加,导致神经痛。研究表明,顺铂诱导小鼠 IENF 丢失与外周神经的生物能量损失相关。而另一项研究显示,外周氧化应激引起机械性伤害感受器敏化与顺铂诱导的机械性超敏反应有关。临床前研究表明,改善线粒体异常的药理学策略能减少和/或预防 CIPN 和 CIPN 相关的神经痛。这说明抗肿瘤药物诱导的线粒体功能障碍与 CIPN 的发生和维持有关。已经证明采用抑制 p53 线粒体积累的药物 pifithrin-μ,以及组蛋白脱乙酰酶(histone deacetylase,HDAC)6 抑制剂二甲双胍和其他减少氮氧化应激作用的化合物,可以预防和/或减少 IENF 的丢失。

化疗引起的线粒体功能障碍,一方面会影响轴突转运功能;另一方面作为重要的细胞内钙库,线粒体受损后细胞内钙离子增加,使得神经元兴奋性增加和钙蛋白酶激活,引起轴突变性。研究显示,与铂类化合物直接与线粒体 DNA 结合引起的线粒体损伤不同,紫杉醇并不通过对线粒体 DNA 的直接损伤作用引起有髓和无髓感觉神经中线粒体的肿胀和空泡化损伤。另外,长春新碱也会影响线粒体的正常功能,硼替佐米诱导的外周神经病变与 A 纤维和 C 纤维线粒体功能受损、ATP 产生不足、活性氧(ROS)产生增加以及线粒体空泡化和肿胀有关,并且硼替佐米也会影响施万细胞内线粒体的完整性。

此外,研究显示,化疗还能引起皮肤角质形成细胞损伤、免疫细胞浸润以及皮肤固有的免疫细胞如郎格罕细胞(langerhans cell)激活,促进神经-免疫之间的相互作用,与 CIPN 相关的 IENF 变化有关。动物研究表明,紫杉醇的神经毒性可能取决于皮肤神经末梢和表皮基底角质形成细胞之间通过基质金属蛋白酶(matrix metalloproteinase,MMP)-13 的相互作用。过度的 MMP-13 活性可能导致胶原蛋白降解增加,改变皮肤的机械特性,而细胞外基质中富含胶原蛋白的网络对于维持组织完整性至关重要。MMP-13 活性增加引起的皮肤破坏可能会促进轴突变性。另外,烟碱型乙酰胆碱受体介导的途径也可能参与了 CIPN 相关的 IENF 丢失。抑制烟碱型乙酰胆碱受体可以防止紫杉醇诱导的 IENF 丢失。

（三）离子通道失调

化疗会引起一系列膜受体和离子通道的变化，包括 Na_v 通道、K_v 通道、Ca_v 通道、瞬时受体电位 TRP 通道等。化疗引起的这些离子通道变化与 CIPN 有关。

1. 电压门控通道　Na_v 通道是最丰富的电压门控离子通道之一，与 CIPN 的形成和维持密切相关。临床和动物研究显示，紫杉醇治疗患者和大鼠 DRG 中 $Na_v1.7$ 通道上调，该离子通道功能增强。$Na_v1.7$ 也与奥沙利铂引起的 CIPN 有关。阻断 $Na_v1.7$ 可以逆转奥沙利铂引起的大鼠痛觉过敏。与 $Na_v1.7$ 不同，紫杉醇可增加 DRG 神经元轴突末梢表面 $Na_v1.8$ 通道，但神经元胞体 $Na_v1.8$ 电流密度并没有增加。小鼠 $Na_v1.9$ 敲除可预防奥沙利铂诱导的冷痛觉超敏，说明该离子通道在奥沙利铂诱导的 CIPN 中发挥作用。

K_v 通道，特别是 K_v7，与神经性疼痛有关。研究显示，奥沙利铂和紫杉醇在体外可以下调皮质和 DRG 神经元的 K^+ 通道。伤害感受器这种变化所引起的自发活动，与啮齿类动物模型中 CIPN 的形成相对应。在顺铂诱导小鼠 CIPN 模型上，K_v7 通道激活剂 retigabine 可以预防顺铂诱导的神经退变，证明 K_v7 通道在 CIPN 的形成中发挥作用。还有研究表明，皮下给予 H_2S 可以通过激活 K_v7 通道缓解紫杉醇和奥沙利铂引起的小鼠疼痛。

Ca_v 通道由不同的亚型家族组成，其中几个亚型被证明在 CIPN 中发挥作用。例如，在紫杉醇诱导的 CIPN 动物模型中观察到 T 型钙通道 $Ca_v3.2$ 的表达增加，抑制该通道可以逆转痛觉过敏。在长春新碱诱导的 CIPN 也观察到类似的结果。抑制 N 型和 $\alpha_2\delta$ 钙通道同样可以减轻或者逆转紫杉醇或奥沙利铂引起的 CIPN。但目前的临床试验结果都不尽如人意。Na^+-Ca^{2+} 交换被认为参与了神经痛的产生，但后续的大鼠研究显示 Na^+-Ca^{2+} 交换通过驱动线粒体机制参与了神经病变。

2. 瞬时电位受体通道　TRP 通道包括 TRPV、TRPA、TRPM，是温度感觉和疼痛所必需的离子通道。TRP 通道，尤其是 TRPV 家族，已在 CIPN 中广泛研究。啮齿类动物体外和体内研究表明，TRPV1 参与了顺铂、奥沙利铂、硼替佐米和紫杉醇诱导的感觉神经元的热痛觉过敏和机械性痛觉超敏。而对冷刺激敏感的 TRPA1 和 TRPM8 的拮抗剂可缓解顺铂、奥沙利铂、硼替佐米和紫杉醇引起的线粒体氧化应激、炎症、冷痛觉超敏和痛觉过敏。研究表明，TRPM8 可以被冷刺激（$<25℃$）、薄荷醇（menthol）和依西立林（icilin）激活，TRPM8 在奥沙利铂诱导的冷痛觉过敏动物 DRG 内高表达。病例报告和小样本非随机临床试验研究显示，局部应用薄荷醇对 CIPN 有效。也有研究显示，TRPA1 和 TRPV4 通过谷胱甘肽敏感机制介导紫杉醇诱导的小鼠 CIPN。另外，研究显示，ROS 可以激活 TRPA1，引起脊髓背角神经元兴奋性增加。在体外，紫杉醇可以通过 PKA、PKC 信号途径上调神经元细胞系 TRPA1 的功能表达，引起胞内 Ca^{2+} 浓度增加。在 DRG，紫杉醇还能通过激活 Toll 样受体（toll-like receptor，TLR）4，引起 DRG 中卫星胶质细胞释放 TNF-α，升高 DRG 神经元中的 TRPA1 表达。动物研究和 II 期临床试验显示，Sigma-1R 拮抗剂可以减轻奥沙利铂引起的 CIPN 症状，其机制可能是 Sigma-1R 的拮抗作用通过改变 TRPA1-Sigma-1R 复合物形成、通道膜转运以及减少伤害感

受器上质膜 TRPA1 的表达，从而抑制 TRPA1 的活性。

(四) 神经递质失调

1. 谷氨酸 已有研究证实谷氨酸在 CIPN 中的作用。研究显示，谷氨酸受体拮抗剂 2-甲基-6-(苯乙炔基)吡啶可以逆转硼替佐米诱导的 CIPN 动物神经传导的变化，通过抑制谷氨酸的产生可以降低硼替佐米、顺铂和紫杉醇引起的神经传导变化。此外，大鼠给予奥沙利铂后脊髓内谷氨酸水平升高，使用多氨缺陷饮食（polyamine - deficient diet）改变谷氨酸水平以及 NR2B 活化，可预防冷和机械刺激引起的超敏反应。NR2B 拮抗剂依酚普罗迪(ifenprodile)可以逆转奥沙利铂引起的大鼠超敏反应，进一步证明 NR2B 参与奥沙利铂引起的 CIPN。体外研究表明，硼替佐米、紫杉醇和长春新碱处理后大鼠脊髓星形胶质细胞的谷氨酸转运蛋白减少。

2. 去甲肾上腺素和 5-羟色胺 有证据表明，去甲肾上腺素(NE)和 5-羟色胺(5-HT)参与了 CIPN。报道显示，α_2 肾上腺素受体激动剂可乐定通过减少谷氨酸和 P 物质的释放以及脊髓背角神经元超极化，显著降低模型动物的痛觉过敏。研究还表明，腹腔注射可乐定可能通过脊髓 p38 MAPK 通路，减少奥沙利铂诱导的动物痛觉超敏。而缺乏 5-HTR2A 或转运蛋白则对长春新碱化疗小鼠有保护作用。临床上，已证明 5-HT 和 NE 再摄取抑制剂度洛西汀对 CIPN 有一定疗效。但是，5-HT 和 NE 的另一种再摄取抑制剂文拉法辛仅显示出有限的缓解疼痛的作用。

3. 内源性大麻素系统 内源性大麻素系统在疼痛控制和慢性疼痛的病理生理过程中发挥重要的作用。内源性大麻素系统包括内源性大麻素配体（2-arachidonoyl-glycerol，2-AG 和 anandamide，AEA）、大麻素合成和降解相关酶和大麻素受体(CB1 和 CB2)。研究显示，奥沙利铂引起动物机械性和冷痛觉过敏、痛觉超敏的同时，也会引起 DRG 内大麻素受体 CB1、CB2 和大麻素降解酶脂肪酸酰胺水解酶(fatty acid amide hydrolase，FAAH)水平显著升高；但大麻素合成酶二酰基甘油脂酶（diacylglycerol lipase，DAGL）、N-酰基磷脂酰乙醇胺磷脂酶 D（N-acyl phosphatidylethanolamine phospholipase D，NAPE - PLD）和降解酶单酰基甘油脂酶（monoacylglycerol lipase，MGL）在不同性别大鼠 DRG 中变化不同。并且，奥沙利铂治疗大鼠 DRG 中内源性大麻素 2-AG 和 AEA 均降低。研究表明，增加大麻素活性可缓解顺铂和紫杉醇引起的小鼠 CIPN。单一或联合应用大麻二酚（cannabidiol）和/或四氢大麻酚（Δ^9-tetrahydrocannabinol，THC)可以减轻紫杉醇引起的小鼠机械性痛觉超敏。大麻二酚单独使用或低剂量联合使用可以减轻奥沙利铂引起的机械敏感性，而四氢大麻酚显著降低长春新碱诱导的机械敏感性。说明化疗能够引起内源性大麻素系统失调，大麻提取物可能有助于缓解 CIPN。

此外，动物脊髓和 DRG 组织离体研究显示，长春新碱诱导的痛觉超敏可能与内源性 μ 阿片受体的活性降低有关。但需要指出的是，外源性给予 μ 阿片受体激动剂(如吗啡和其他阿片类止痛药)并不能解决 CIPN 的一系列症状，甚至也不能完全控制临床上化疗诱导的疼痛。这些也进一步说明了 CIPN 机制和治疗的复杂性。

（五）神经炎症

CIPN 是个复杂的过程。越来越多的证据表明，除了传统的神经递质和离子通道，抗肿瘤药物引起的神经炎症在 CIPN 的发展中也起着重要的作用。化疗药物突破血神经屏障，在 DRG、脊髓甚至脑内聚集，通过激活巨噬细胞、神经胶质细胞等，释放炎症因子、趋化因子引起外周和/或中枢神经炎症，直接激活初级传入纤维、DRG 神经元和脊髓背角神经元，增强神经元兴奋性，产生和维持痛觉敏化。

研究显示，硼替佐米、紫杉醇、奥沙利铂均可以激活脊髓背角星形胶质细胞，采用甘珀酸(carbenoxolone)阻断星形胶质细胞缝隙连接，可以减轻硼替佐米和奥沙利铂引起的痛觉超敏。与野生型小鼠相比，缺乏 cAMP 受体 Epac 的小鼠上紫杉醇引起的脊髓背角星形胶质细胞活化、IENF 丢失以及痛觉过敏程度显著降低。也有研究表明，在顺铂诱导的小鼠 CIPN 模型上，顺铂引起小鼠脊髓背角小胶质细胞激活，参与了 CIPN 的过程。鞘内给予小胶质细胞抑制剂米诺环素或髓系细胞表达触发受体(triggering receptor expressed on myeloid cell，TREM)2 中和抗体抑制脊髓小胶质细胞激活可以显著防治顺铂诱导的痛觉超敏、感觉迟钝行为和 IENF 减少。紫杉醇也能引起脊髓小胶质细胞激活。越来越多的证据表明，小胶质细胞和星形胶质细胞激活产生的 IL 和 TNF 等促炎因子所形成的神经炎症在神经痛的产生和维持中发挥了重要的作用。

研究表明，化疗也能使巨噬细胞在 DRG、神经纤维浸润聚集，产生神经炎症。紫杉醇、奥沙利铂等化疗药物可以升高 DRG 内 TLR4 水平。DRG 神经元 TLR4 信号激活是多种化疗药诱发 CIPN 的共同机制。研究显示，紫杉醇通过 TLR4 途径增加 DRG 内 C-C 趋化因子配体(C-C chemokine ligand，CCL)2，后者通过其受体 C-C 趋化因子受体(C-C chemokine receptor，CCR)2，募集巨噬细胞向 DRG 浸润，引起 DRG 中 IL-1 和 TNF-α 增加。这些促炎性细胞因子引起热痛觉过敏和机械性痛觉过敏，降低 DRG 神经元的激活阈值，引起神经元自发性放电，同时这些促炎因子还增加缓激肽、5-HT 和组胺的释放，从而进一步加速促炎过程。TNF-α 也特异性地抑制脊髓内 γ-氨基丁酸(GABA)神经元的信号传导，引起疼痛信号的中枢去抑制效应。紫杉醇还可以时间依赖性上调 A 纤维和 C 纤维上的 CXCL1。鞘内注射 CX3CL1 或 CX3CR1 中和抗体，或者去除巨噬细胞后均可以减少巨噬细胞浸润，推迟紫杉醇引起的超敏反应。

与紫杉醇相似，奥沙利铂也能引起 CCL2(又称 MCP-1)、CCR2 以及 CX3CL1 水平增加，但奥沙利铂并不引起巨噬细胞在小鼠坐骨神经浸润和聚集。研究表明，非巨噬细胞来源的高迁移率族蛋白 B1(high mobility group box-1，HMGB1)介导了奥沙利铂引起的小鼠神经病变。急性给予奥沙利铂还能通过 PI3K-mTOR 受体通路，引起细胞因子 IL-6、IL-1β 和 TNF-α 的表达，抑制 PI3K 信号通路可以降低机械性和冷觉超敏反应以及促炎性细胞因子水平。但是，长期给予奥沙利铂会引起 DRG 内巨噬细胞浸润，并通过 HMGB1-TLR4-PI3K/Akt-MMP-9 通路参与了机械性超敏反应的发生。

体外研究表明，顺铂、紫杉醇和长春新碱都可以引起 TNF-α 和 IL-1β 等促炎性细胞因子释放增强。这些细胞因子可以通过 GABA 介导的神经放电去抑制作用、凋亡信号传导和神经元敏化等多种方式促进 CIPN。化疗后细胞因子的释放可能与这些药物激活 TLR 尤其是 TLR4 有关。与细胞因子一样,趋化因子也与 CIPN 有关。有研究显示,抑制 CXCR1/2 可以减少紫杉醇诱导的大鼠痛觉过敏,说明 IL-8 及其受体 CXCR1/2 可能参与 CIPN。CCL-2 是从神经元和活化的星形胶质细胞中释放的趋化因子,在神经痛中发挥作用。在紫杉醇诱导的 CIPN 模型,紫杉醇引起 CCL2 及其受体 CCR2 在 DRG 中的表达增加,中和 DRG 中 MCP-1/CCL-2 则可以阻断巨噬细胞浸润和痛觉过敏。与紫杉醇一样,硼替佐米引起大鼠疼痛行为的同时,DRG 中 MCP-1/CCL-2 的释放增强,中和趋化因子可以降低疼痛反应。奥沙利铂也能在诱发大鼠痛觉过敏时增加星形胶质细胞释放 MCP-1/CCL-2。

(六) 中枢可塑性改变

以往的研究显示,紫杉醇引起大鼠脊髓内广动力神经元自发性活动增强,局部 GABA 能紧张性抑制作用减弱。在脊髓上水平,紫杉醇引起下行痛觉调制系统关键脑区中脑导水管周围灰质(PAG)神经元自发性放电和诱发放电增加,而延髓头端腹内侧(RVM)作为将 PAG 的下行调节传递到脊髓的关键核团,紫杉醇注射引起 RVM 内 5-HT 神经元高度激活。并且,紫杉醇注射动物具有更强的 NE 下行抑制作用,这种抑制作用会影响脊髓内疼痛信息的传递。锰增强磁共振成像(manganese-enhanced magnetic resonance imaging,MEMRI)研究显示,与对照相比,紫杉醇治疗第 28 天和第 56 天,紫杉醇显著增强了下丘脑和 PAG 神经元的活化。离体光谱数据的分析表明,紫杉醇注射第 28 天大鼠前额皮质(prefrontal cortex,PFC)中 N-乙酰天冬氨酸(N-acetyl aspartate,NAA)水平增加,下丘脑中 NAA 增加,乳酸(lactate,Lac)浓度降低。在紫杉醇治疗第 56 天,紫杉醇注射大鼠表现出较低的 NAA 和较高的牛磺酸(taurine,Tau)水平。以上研究均表明,化疗引起的神经病变与参与疼痛调节的大脑区域的神经可塑性变化有关。

(七) 外周血管系统受损

化疗药物还可能损害外周血管系统。例如,沙利度胺可通过抗血管生成作用引起周围血管损伤,减少外周神经血液供应,导致神经纤维的继发性缺氧和缺血,从而引起轴突供应不足发生变性。化疗引起的外周血管受损被认为是影响 CIPN 发展的一个重要因素。

(八) 其他

近年来研究显示,肠道菌群在 CIPN 中发挥作用。抗生素预处理小鼠长期给予奥沙利铂处理不会诱发机械性超敏反应,抗生素预处理大鼠或无菌小鼠长期给予奥沙利铂也不会诱发自发性疼痛行为,但对照动物长期给予奥沙利铂则出现了神经病变。而在紫杉醇给药期间给予益生菌制剂可以预防机械性超敏反应的发生。体外研究表明,益生菌可以使紫杉醇引起过表达的 TRPV4 和乙酰化 α-微管蛋白的表达正常化,并且减少结肠组织损伤,上调脊髓中大麻素和阿片的表达水平,降低诱生型一氧化氮合酶(iNOS)和环氧合酶(COX)-2 和过氧化物酶体增殖物激活受体 γ(peroxisome proliferator-activated receptor γ,PPARγ)的表达,并降低血清 TNF-α、IL-1 和 IL-6 水平。

第三节 | 化疗引起的周围神经病变的中西医诊断和治疗

一、中西医对化疗引起的周围神经病变的诊断标准和专家共识

（一）中医辨证分型

1. 气虚血弱，营卫失和 临床上，CIPN 变患者多表现为四肢末端对称性麻木的感觉神经损伤，甚至肌腱反射减弱或消失。因此，由化疗药物伤及气血，气虚血弱，营卫失和，筋脉失养所致，属"血痹"范畴。

2. 络脉虚滞，不通则痛

（1）气虚血瘀、络脉痹阻：该类患者四肢末端疼痛明显，或刺痛，或灼痛，痛有定处，入夜尤甚，或肌肤甲错及脱屑，常伴神疲懒言，气短乏力，舌黯淡或有瘀斑，苔白，脉缓或涩无力。根据《医学原理》"有气虚不能导血养筋脉而作麻木者，有因血虚无以荣养筋肉，以致经隧涩而作麻木者"，此证属气虚血瘀，脉络痹阻。

（2）阳虚寒凝、络脉痹阻：该型患者多见四肢末梢疼痛，遇寒加重明显，或见手足不温，肤色不红，肢冷屈伸不利，面白少华，口唇色淡，畏寒，舌黯淡，苔白润，脉沉细涩。此因化疗药物属大寒之品，久用耗伤气血，损及阳气，终致血寒脉泣，络脉痹阻。

（3）脾肾两虚、筋脉失养：该型患者癌病日久，气血亏损，脏腑失调，加之手术、放化疗等，脏腑日渐受损。脾肾亏虚型患者，气血生化乏源，温煦失司，四肢肌肉筋脉不荣而痛，可见肢端麻木、痹痛，甚则四肢痿软无力，活动受限。

（二）西医诊断标准

依照《化疗诱导的周围神经病变诊治中国专家共识（2022 版）》[以下简称《中国专家共识（2022 版）》]和《化疗所致周围神经病理性疼痛中西医诊治专家共识》（以下简称《中西医诊治专家共识》），CIPN 迄今尚无确定的诊断标准，也无确切的生物标志物可用于诊断和检测。CIPN 诊断依赖于详尽的病史、系统的体格检查及必要的神经电生理等相关辅助检查。但 CIPN 的发病率和严重程度常因患者不报告和医生评估不足而被低估。最好的评估方法是综合临床工具（不良事件通用术语标准）和患者报告结果措施，临床评估工具包括 EORTC QLQ‑C30 量表、EORTC CIPN20 量表、QLQ‑CIPN20 量表，还有针对特定药物的不良反应评估量表，如癌症患者生命质量测评量表体系中的具体量表（紫杉烷和奥沙利铂神经不良反应专用评价量表）。以上评估工具均有一定诊断价值，尚无证据显示哪种评估工具明显占优势。

建议在用药前行全面神经系统检查，以评估神经功能基线状态并识别较高风险的 CIPN 患者。建议使用棉签或木棒评估触觉，使用冷热物体评估温感，使用音叉试验评估震感。肌电图可为临床评估提供补充信息，如感觉神经动作电位幅度逐渐降低，神经传导速度受损，提示轴突受损。但是，传统的神经传导参数往往不能反映患者症状，也不

适合在治疗过程中监测 CIPN 的严重程度。此外,尽管患者临床症状和功能恢复有所改善,但神经生理学评估的指标改善却不明显。其他评估工具(如体感电位)有助于明确近端感觉神经是否受损。在小纤维神经病中,所有基于标准神经生理学的检查可能都是正常的,此时只能通过皮肤活检作为诊断"金标准"。定量感觉测试(quantitative sensory testing,QST)可测定感觉刺激的检测阈值,从而达到量化无伤害性刺激、热刺激和振动感知的变化。

对于 CIPN 周围神经病理性疼痛(neuropathic pain,NP),根据《中西医诊治专家共识》,建议以国际疼痛学会(International Association for the Study of Pain,IASP)有关 NP 诊断标准(表 18-3)为基础,结合 CIPN 的发病特点进行诊断:①应用了潜在的周围神经毒性的化疗药物;②疼痛部位为周围神经支配区域;③伴有感觉异常的疼痛(麻木)、无力或运动障碍症状。

表 18-3　IASP 有关神经病理性疼痛诊断标准

项　　目	确诊	很可能	可能	
(1) 疼痛区域符合躯体感觉神经的解剖分布	√	√	√	√
(2) 病史提示周围感觉系统存在相关损害或疾病	√	√	√	√
(3) 神经系统检查证实,疼痛分布区域至少存在 1 项体征与神经损害或疾病相关	√	√		
(4) 至少 1 项辅助检查证实躯体感觉系统存在损害或疾病	√		√	

二、中西医对化疗引起的周围神经病变的预防和治疗

(一) CIPN 的预防

1. 西药　依据《中西医诊治专家共识》,西医的神经营养剂(如甲钴胺片、单唾液酸四己糖神经节苷脂注射液、复方曲肽注射液)、抗氧化剂/细胞保护剂(如还原型谷胱甘肽)和钙镁合剂通过不同等级的临床研究证实在预防 CIPN 上具有一定疗效。

此外,依据《中国专家共识(2022 版)》,预防 CIPN 可考虑应用抗惊厥药、抗抑郁药、维生素、矿物质和其他化学保护剂等。但尚无可靠或确定的临床获益证据证实抗惊厥药(普瑞巴林)、抗抑郁药、维生素 B、钙镁矿物质和其他化学保护剂等可预防 CIPN。因此,尚无高级别证据或指南共识推荐将其用于 CIPN 预防。《中西医诊治专家共识》认为,在临床试验范围之外,不推荐干预药物包括:全反式视黄酸、氨磷汀、阿米替林、大麻素、卡马西平、加巴喷丁/普瑞巴林、二甲双胍、米诺环素、N-乙酰半胱氨酸、尼莫地平、维生素 B、维生素 E 等。参照《美国临床肿瘤学协会成人癌症幸存者化疗引起的周围神经病变的预防和管理指南》(以下简称《美国预防和管理指南》),基于现有证据,危害大于益处,不推荐使用乙酰生肉碱预防 CIPN。

2. 中药　随着中医药循证医学不断发展,越来越多的证据表明中医药对预防 CIPN

疗效显著。中医药治疗给药途径多,外治法直接作用患部,安全快捷。依据《中西医诊治专家共识》,推荐用于预防 CIPN 的中药有:①益气温经,活血通痹,推荐黄芪桂枝五物汤;②益气通络,和血蠲痹,推荐外用通络蠲痹汤;③扶正培本,益气养血,推荐参芪扶正液。

3. 非药物预防　依据《中国专家共识(2022 版)》,预防 CIPN 建议可以使用冷冻疗法和外科手套压迫疗法预防紫杉烷类药物诱发的周围神经病变。研究显示,使用冷冻疗法和外科手套压迫疗法预防 CIPN 是安全且潜在有效的。但是《中西医诊治专家共识》认为,虽然初步证据表明包括冷冻疗法、加压疗法、运动疗法等物理性刺激疗法可能有益,但还需要大样本量的确定性研究来确认疗效并评估风险,在临床试验范围之外,仍然不推荐这些干预疗法。基于当前针灸预防 CIPN 研究的样本量及随访时间实属有限,专家组暂不建议针灸预防 CIPN,但鼓励在高选择性人群中开展基于明确临床终点指标的临床研究。此外,调整化疗药物剂量和使用时间间隔可能有助于减少严重 CIPN 的发生,同时不影响治疗效果。

4. 中西医结合联合方案　越来越多的临床研究报道显示,中医药配合神经营养剂、抗氧化剂和钙镁合剂可以进一步降低周围神经病理性疼痛的发生率,改善患者生存质量,提高患者对化疗的耐受性和依从性。

(二) CIPN 的治疗

1. 西药　目前对 CIPN 药物治疗的推荐均来自其他类型神经性疼痛或证据级别较低的研究,包括抗癫痫药、抗抑郁药、选择性 5－HT 再摄取抑制剂、NE 再摄取抑制剂、三环类抗抑郁药及阿片类药物等,以上均为减轻症状的治疗药物。依据《中国专家共识(2022 版)》《中西医诊治专家共识》《美国预防和管理指南》,度洛西汀是唯一推荐用于治疗 CIPN 神经病理性疼痛的一线药物。依据《中国专家共识(2022 版)》,普瑞巴林可作为治疗紫杉烷类药物相关的周围神经病理性疼痛的优选药物。作为后线选择,CIPN 可根据临床经验使用非阿片类药物(非甾体抗炎药)和/或阿片类药物止痛。

全身药物治疗需要从低起始剂量缓慢滴定,直至达到最佳疗效和可控不良反应的剂量,同时需关注合并用药的影响。某些 CIPN 特定病理机制分子的单克隆抗体(如 IL－6 和 MMP－9 单克隆抗体)的临床前研究结果显示了潜在疗效。此外,局部周围神经性疼痛首选局部治疗方案,如辣椒素贴剂、利多卡因贴剂、其他贴剂和凝胶制剂等。利多卡因贴剂可推荐作为治疗 CIPN 的二线选择,尤其是在口服药物不耐受的情况下。

2. 中药　依据《中西医诊治专家共识》,推荐用于 CIPN 的中药治疗有:①温经通络,活血化瘀,推荐温络通洗剂;②益气温阳,通经活络,推荐补阳还五汤。

3. 非药物疗法　非药物治疗包括功能锻炼、针灸、耳穴贴敷、冷冻疗法和压迫疗法等。在化疗初期尽早开始功能锻炼,结合中医针灸、耳穴贴敷、冷冻疗法和压迫疗法可以改善和减轻 CIPN 相关症状,减少功能损伤发生。调整化疗剂量和使用时间间隔是目前限制严重 CIPN 的有效方法。但依据《美国预防和管理指南》,不推荐在临床试验范围之外治疗 CIPN 应用的非药物干预措施包括运动疗法、加压疗法等。《中国专家共识(2022 版)》认为,针灸可作为 CIPN 患者辅助治疗方法,因其安全有效且不良反应发生率低。

但 2021 年《美国预防和管理指南》更新版由于当前的临床研究质量及设计问题，并不推荐以针灸为代表的物理性治疗方式。而《中西医诊治专家共识》认为虽然证据不足以推荐针灸防治 CIPN，但鉴于针灸的安全性，临床医生可以考虑酌情使用。

4. 中西医结合联合方案　根据临床研究证据，中医外治法对于 CIPN 具有显著疗效，可直达病所，不影响口服药物代谢及疗效。《中西医诊治专家共识》推荐与口服药联合，形成中西医结合联合方案，同时辅以补阳还五口服液对 CIPN 也具有很好的效果。

第四节 化疗引起的周围神经病变的中西医结合基础研究

一、化疗引起的周围神经病变的实验模型

CIPN 实验模型分动物模型和离体细胞模型。

（一）CIPN 动物模型

目前已有多种 CIPN 动物模型，以化疗药物引起的大鼠或小鼠 CIPN 模型最为常见。也有少量研究采用紫杉醇或顺铂引起的果蝇神经毒性模型、紫杉醇引起的线虫神经毒性模型和长春新碱、硼替佐米或紫杉醇引起的斑马鱼神经毒性模型。

1. 啮齿类动物模型　目前大部分能引起肿瘤患者 CIPN 的化疗药都可被用来制作大鼠或小鼠 CIPN 实验模型，这些药物包括铂类化合物、紫杉烷类、蛋白酶抑制剂、长春花生物碱类、沙利度胺、苏拉明等。常用的做法是将化疗药物按一定的剂量通过腹腔注射或静脉注射的方式注射到大鼠或小鼠体内，产生类似临床肿瘤患者 CIPN 的表现。此外，也有一些研究将化疗药物注射在脚掌或皮下，或者进行鞘内注射。常用大小鼠 CIPN 模型详见表 18-4。

常用来评价大鼠或小鼠 CIPN 模型的方法包括：行为学测试、电生理记录、组织学分析。

（1）行为学测试：已有不同的行为学方法用来评估 CIPN 相关症状。常用的行为学测试方法有：①von Frey 试验测试机械性痛觉超敏；②压力测试仪测试机械性痛觉过敏；③采用 4℃冷水、46℃热水（伤害性刺激）或者 10℃、42℃水（非伤害性刺激），或者辐射热、热板、冷板试验评价温度觉敏化或低敏状态；④转棒试验（rotarod test）评价感觉-运动协调能力（sensory-motor coordination）；⑤足底黏纸去除试验（adhesive removal test）分析动物足底感知迟钝行为。通过上述行为学测试可以综合评估 CIPN 动物的诱发性疼痛、感觉与运动功能。但目前对 CIPN 动物自发性疼痛的行为评价还比较欠缺。

（2）电生理记录：基于 CIPN 的临床电生理评价方法，电生理方法记录运动神经、感觉神经传导速率也常常用来评价 CIPN 动物模型以及镇痛药物效果研究。

（3）组织学分析：CIPN 模型动物组织学变化通常聚焦在神经元和/或轴突的退行性变化。因此可以通过对神经组织进行免疫组织化学方法或者将切片用塑胶包埋后甲苯

表18-4 常用的化疗药物诱导的大鼠或小鼠周围神经病变模型

化疗药物	动物	药物剂量 [mg/(kg·d)]	药物总剂量 (mg/kg)	人体总等效剂量 (mg/kg)	推荐最高人体剂量	动物模型 行为表现	外周神经病理变化 动物模型	外周神经病理变化 CIPN患者
蛋白酶抑制剂								
硼替佐米	小鼠	0.4~0.8	4.8~6.4	0.39~0.52	1.3 mg/m² (0.035 mg/kg)	机械性痛觉超敏,机械性痛觉过敏,冷痛觉超敏	IENF 丢失,轴突退变	IENF 丢失
	大鼠	0.15~0.20	2.4~4.8	0.39~0.77				
铂类								
顺铂	小鼠	2.3~6.0	23.0~40.0	1.9~3.3	80 mg/m² (2.16 mg/kg)	机械性痛觉超敏,冷痛觉超敏	IENF 丢失,轴突退变	IENF 丢失
	大鼠	0.5~3.0	1.5~18.0	0.24~2.90				
奥沙利铂	小鼠	0.04~10.0	3.0~30.0	0.24~2.40	110 mg/m² (2.97 mg/kg)	机械性痛觉超敏,冷痛觉超敏,热痛觉超敏	IENF 丢失,轴突退变	IENF 丢失
	大鼠	2.0~6.0	2.0~16.0	0.32~2.60				
紫杉烷类								
紫杉醇	小鼠	4.0~18.0	4.0~38.0	0.33~3.10	175 mg/m² (4.73 mg/kg)	机械性痛觉超敏,冷痛觉超敏,热痛觉过敏	IENF 丢失,轴突退变	IENF 丢失
	大鼠	1.0~32.0	8.0~80.0	1.3~12.9				
长春花生物碱								
长春新碱	小鼠	0.1~1.7	0.1~34.0	0.01~2.80	1 mg/m² (0.027 mg/kg)	机械性痛觉超敏,机械性痛觉过敏,冷痛觉过敏	IENF 丢失,轴突退变	IENF 丢失
	大鼠	0.05~0.10	0.5~1.4	0.08~0.23				

胺蓝染色进行超微结构分析,来评价神经元形态、数量和轴突退行性变化。也可以通过脚掌皮肤活检染色分析脚掌皮肤 IENF 密度变化,以评价 CIPN 神经病变程度。

2. 非哺乳类动物模型　CIPN 的非哺乳类动物模型相对较少,目前用来研究的有黑腹果蝇、线虫及斑马鱼。这些动物拥有向皮肤和肌肉发出有髓和无髓轴突的外周神经元,因而可以用来研究化疗药物对外周轴突的影响。从目前为数不多的已发表研究来看,非哺乳类动物作为 CIPN 潜在遗传机制和新通路的发现平台,具有很大的潜力。在这些模型上可以进行大规模的遗传和药理学筛选,也非常适合在体成像。并且,在啮齿类动物模型上的 CIPN 表型已在这些模型中得到证实,而在这些非哺乳动物中发现的化疗导致轴突脱落和再生的遗传因素也已在啮齿类动物中得到证实。

(二) CIPN 离体细胞模型

1. DRG 或 DRG 原代培养细胞模型　啮齿类动物 DRG 或 DRG 分离的原代细胞可以作为 CIPN 的离体模型,用以模拟 DRG 感觉神经元神经病变和轴突退行性改变的病理生理特征,来研究 CIPN 的潜在机制。研究显示,临床相关浓度的顺铂、长春碱、紫杉醇和长春新碱可以抑制成年大鼠 DRG 神经元的神经突起生长,但不会明显影响细胞活力。顺铂和/或紫杉醇可以时间和剂量依赖性地抑制离体 DRG 神经突起生长。对 DRG 或原代培养细胞进行电活动和超微结构分析,可以深入研究 CIPN 的潜在机制。研究显示,DRG 来源的非神经细胞也参与了 CIPN 的病理过程,因此,也有研究用培养的 DRG 感觉神经元和非神经细胞(主要是施万细胞)混合培养来研究 CIPN 机制。研究显示,在 DRG 感觉神经元和非神经细胞模型上,硼替佐米、顺铂、紫杉醇、长春新碱等药物可剂量依赖性引起神经突起减少,但对胞体并无显著的细胞毒性效应,在体外模型上模拟了 CIPN 临床或动物模型中观察到的"消退(dying back)"轴突病变的特征。并且,顺铂或硼替佐米引起的神经突起断裂、紫杉醇引起的神经元胞体增大,进一步支持了该混合细胞培养模型在 CIPN 研究中的意义。

2. 神经细胞系模型　常用来研究 CIPN 的细胞系有 PC12 细胞、人神经母细胞瘤细胞系 SH-SY5Y 细胞和永生 DRG 神经元。

(1) PC12 细胞:PC12 细胞来源于大鼠嗜铬细胞瘤,分裂和分泌儿茶酚胺(主要是多巴胺和去甲肾上腺素)。当暴露于 NGF 时,PC12 细胞停止分裂并发展为神经元表型,神经突起延伸,当与肌肉细胞共同培养时形成突触。需要注意的是,大量传代会改变细胞对有毒化合物的敏感性。尽管如此,有研究显示 32 μM 顺铂预计可以使未分化的 PC12 细胞活力在 24 小时内降低 $40\%\sim50\%$。

(2) SH-SY5Y 细胞:SH-SY5Y 是一种人类神经母细胞瘤细胞系,可被视黄酸、二丁基环腺苷酸(dbcAMP)或神经营养因子分化为成熟人类神经元,并产生神经突起。SH-SY5Y 可表达许多存在于外周感觉神经元中的标志物,如 RET、GDNF 受体酪氨酸激酶和 TrkA。但该细胞系缺乏伤害性感觉神经元标志物、TRPV1 和肽能神经元标志物 CGRP,使得该细胞系并不适合用于与 CIPN 神经性疼痛相关的药物筛选。

(3) 人源细胞模型:随着干细胞技术的发展,从人类胚胎干细胞(human embryonic stem cell, hESC)或人类诱导型多能干细胞(human induced pluripotent stem cell,

hiPSC)分化而来的 DRG 样外周感觉神经元为外周感觉神经的发育和损伤研究提供了一种新的基于人类并与临床相关的离体研究模型。已有数家实验室通过商业途径获得的 hiPSC 源 DRG 样感觉神经元，用于评估化疗药物的细胞毒性。

二、中西医结合防治化疗引起的周围神经病变的基础研究

（一）针刺防治 CIPN 的机制研究

针刺是我国传统医学的重要组成部分，作为非药物疗法的重要代表，已有悠久的使用历史。中医理论认为，当脏腑、经络的气阻滞不畅，会导致疾病发生。针刺通过刺激特定的穴位来疏通经络气机，调节脏腑功能，促进疾病康复。现代医学研究表明，针刺穴位会激活外周神经传入纤维，信号经神经传导传递到中枢神经系统的不同水平，从而调节神经系统、免疫系统以及神经递质、激素等生化物质的改变。大量的临床和临床前研究证明，针刺对多种慢性疼痛具有良好的镇痛效果。2017 年白皮书将针刺推荐为疼痛管理的一线治疗方法。作为疼痛管理最有效的替代疗法之一，针刺具有成本低、使用简单和副作用小的优点。世界卫生组织建议针刺用来治疗 100 多种疾病，其中包括放疗和/或化疗的不良反应。临床和临床前研究均显示，针刺可作为 CIPN 的一种治疗选择。以下对针刺防治 CIPN 的研究现状作一简述。

手针和电针是针刺疗法最常见的两种形式。在一项随机、评估者盲法、对照试验的初步研究中，40 例 CIPN 患者随机分为针刺组或维生素 B_1 和加巴喷丁治疗组。针刺插入穴位，并进行适当的手法操作，然后留针 20min。针刺治疗每周 3 次，持续 4 周。数字评分量表、国家癌症研究所-不良事件通用术语标准（NCI – CTCAE）、感觉神经病变分级量表和神经传导测试等结果显示，手针治疗 CIPN 疗效显著，且比维生素 B_1 和加巴喷丁（每天 300mg 维生素 B_1 和 900mg 加巴喷丁，持续 4 周）治疗更有效。另一项针对 38 名恶性肿瘤患者的单盲随机对照试验中，患者从化疗前一天开始每天接受一次手针或电针治疗，连续 7d，然后休息 14d，21d 作为一个疗程。电针采用将针插入穴位并施以手法刺激以达到"得气"，然后将针连接到电刺激器上进行电刺激。接受手针的患者仅将针插入穴位"得气"，但没有电刺激。经过 2 个疗程的针刺治疗，接受电针治疗的患者周围神经病变的发生率低于接受手针治疗的患者。另一项涉及 19 名神经病变患者的研究也表明，电针可能使 CIPN 患者获益。然而，也有临床试验表明，与假电针对照（假穴位和针头接触但不穿透皮肤）、维生素 B_1 或安慰剂治疗相比，电针治疗并不能显著改善 CIPN。临床前动物研究显示，针刺可以防治顺铂或紫杉醇诱发的 CIPN。针刺防治 CIPN 的机制大概可以归纳为以下几点。

1. 抑制脊髓胶质细胞活化和神经炎症　在顺铂诱发小鼠 CIPN 模型上，顺铂引起小鼠脊髓背角髓系细胞表达的触发受体 TREM2 表达增加，小胶质细胞激活，IL – 1β、TNF – α 和 IL – 6 等促炎性细胞因子表达增加，与顺铂引起 CIPN 有关。在顺铂化疗的同时给予电针干预处理，电针可以缓解顺铂诱发的小鼠 CIPN 以及脊髓背角小胶质细胞激活、TREM2 和促炎细胞因子的增加，并且下调脊髓背角神经元 G 蛋白偶联受体激酶

（G protein coupled receptor kinase，GRK）2 可以抑制电针的这个作用。此外，在紫杉醇诱发大鼠 CIPN 模型上的研究也显示，电针可以显著抑制紫杉醇引起的星形胶质细胞和小胶质细胞的激活。

2. 激活内源性阿片系统 紫杉醇诱发大鼠 CIPN 模型的研究显示，与假电针相比，10 Hz 电针显著降低了对 von Frey 细丝（4～15 g）的反应频率。采用 μ、κ 或 δ 阿片受体拮抗剂均可抑制电针对机械性痛觉超敏和痛觉过敏的抑制作用。结果表明，电针通过脊髓阿片受体抑制紫杉醇引起的痛觉超敏/痛觉过敏。紫杉醇引起小鼠 CIPN 模型的研究显示，鞘内注射阿片受体拮抗剂纳洛酮、α₂-肾上腺素能受体拮抗剂亚达唑散（idazoxan）或 β-肾上腺素受体拮抗剂普萘洛尔均可抑制电针的镇痛效应和降低电针对紫杉醇引起的 NMDA 受体 NR2B 亚单位磷酸化的抑制作用。结果表明，电针通过调节脊髓中的阿片受体、α₂ 和 β-肾上腺素受体来减轻 CIPN。

3. 抑制 DRG 中 TRPV1 激活 TRPV1 通道是一种非选择性阳离子通道，主要在伤害性初级感觉神经元中表达。在紫杉醇引起的大鼠 CIPN 模型中，TRPV1 和 TLR4 在 DRG 神经元表达上调，而 TRPV1 拮抗剂或 TLR4 拮抗剂显著减轻紫杉醇诱发的疼痛，提示 TRPV1 或 TLR4 信号通路参与紫杉醇引起的 CIPN。有研究认为，紫杉醇可以激活 TLR4 及其下游信号途径，促进 DRG 中 TRPV1 通道的活性，从而引起持续的周围神经病变。电针显著抑制紫杉醇引起的 TRPV1、TLR4 的过表达及其下游信号分子 MyD88，提示电针可能通过抑制 DRG 神经元中的 TLR4 信号途径和 TRPV1 激活来减轻紫杉醇引起的 CIPN。

4. 保护神经减少损伤 皮肤 IENF 是无髓和细的有髓感觉神经元分布于真皮质的游离神经末梢，在感觉和疼痛传递中发挥重要功能。在接受化疗的动物或患者中，肢体远端 IENF 密度都显著降低。预防性电针干预可以显著减少顺铂引起的小鼠 IENF 丢失。此外，鞘内注射小胶质细胞抑制剂米诺环素或抗 TREM2 中和抗体也可以预防顺铂引起的 IENF 丢失。然而，研究也表明，预防性电针治疗可以改善顺铂引起的小鼠 Merkel 细胞减少。已知 Merkel 细胞对触觉至关重要。但是，顺铂引起 Merkel 细胞的减少并不依赖于脊髓小胶质细胞激活，腹腔注射或鞘内注射米诺环素并不影响顺铂引起的 Merkel 细胞减少。这表明 EA 防治 CIPN 可能还涉及其他机制。

（二）中药防治 CIPN 的机制研究

中药包括复方、单味药和活性成分。近年来，有许多临床和基础研究表明，包括复方药、单味药和活性成分在内的中药在 CIPN 的管理中有效。众所周知，中药具有有效成分复杂、作用靶点多、作用途径多的特点，有效成分和作用靶点构成复杂网络发挥作用。例如，从黄芪桂枝五物汤中检索到 63 个活性化合物，形成了一个包括 748 个节点和 5 448 个边缘的中药化合物靶点网络。现就中药防治 CIPN 的研究现状作简要介绍。

1. 中药复方的作用机制研究 中药复方是由数种中药按相对固定的剂量配伍构成。临床和动物研究显示，济生肾气丸、黄芪桂枝五物汤、芍药甘草汤、桂龙通络方等复方药在 CIPN 预防和治疗中发挥出潜在效应。

（1）济生肾气丸：肾气丸出自张仲景的《金匮要略》，是一个著名的补肾经方。宋代

《济生方》在肾气丸的基础上加上车前子、牛膝，故名济生肾气丸[日本称为牛车肾气丸(goshajinkigan，GJG)]。该方由熟地黄、山药、山茱萸(制)、泽泻、牡丹皮、牛膝、车前子、附子(制)、肉桂、茯苓组成，起温肾化气、利水消肿功效。多项临床研究显示，GJG 对防治 CIPN 有效。一项针对 GJG 保护化疗引起的神经毒性的随机双盲研究显示，GJG 可以降低结肠癌患者奥沙利铂引起的外周神经毒性。另一项多中心研究显示，GJG 显著缓解卵巢癌或子宫内膜癌患者紫杉醇/卡铂化疗产生的外周神经病变。

动物研究显示，GJG 可以降低紫杉醇或奥沙利铂化疗大鼠或小鼠机械性痛觉超敏，并且 GJG 不影响紫杉醇和奥沙利铂的抗肿瘤作用。一方面，下行去甲肾上腺素能、5-HT 胺能系统以及 κ-阿片受体参与了 GJG 对化疗引起的机械性痛觉超敏的缓解作用；另一方面，GJG 可能通过阻止神经节细胞退变以及抑制 DRG 内 TRPV4 发挥其效应。此外，GJG 可以通过抑制瞬时受体电位 TRP 通道(如 TRPA1 和 TRPM 8)功能变化，来缓解奥沙利铂引起的冷痛觉超敏和痛觉过敏。研究显示，GJG 还能减少奥沙利铂引起的活性氧族的产生。

有髓外周感觉纤维 Aδ 和 Aβ 纤维分别在感受快痛和触压觉中发挥作用。报道显示，奥沙利铂引起有髓感觉神经元的反应性显著增加，而 GJG 可以显著抑制 Aδ 和 Aβ 纤维的敏化。尽管 Aβ 纤维在生理状态下感受非伤害性触觉，但在病理状态下它会将触觉刺激传递为疼痛信息。因此，推测 Aδ 和/或 Aβ 纤维的敏化参与了奥沙利铂引起的机械性痛觉超敏，GJG 通过抑制 Aδ 和/或 Aβ 纤维敏化来缓解奥沙利铂引起的机械性痛觉超敏。形态学分析显示 GJG 可以改善奥沙利铂引起的有髓神经纤维轴突萎缩。但也有研究报道显示，GJG 虽然能够抑制奥沙利铂引起的痛觉超敏，但并不能阻止奥沙利铂引起的轴突退行性改变。在紫杉醇引起大鼠 CIPN 模型上，电镜结果显示，紫杉醇治疗大鼠背根神经节细胞细胞核明显变性，线粒体肿胀，表明紫杉醇引起了神经退行性改变；但紫杉醇和 GJG 治疗大鼠，细胞核未见明显变性和线粒体肿胀，说明 GJG 可以预防紫杉醇引起的神经节细胞变性。

(2) 黄芪桂枝五物汤：出自张仲景的《金匮要略》，由黄芪、桂枝、芍药、大枣、生姜以 2∶1∶1∶1∶1 比例组成。黄芪甘温，用于益气；桂枝风寒而温经通痹，与黄芪配伍，益气温阳，和血通经；芍药养血，桂枝、芍药两药为臣；生姜辛温，疏散风邪，以助桂枝之力；大枣甘温，养血益气，以资黄芪、芍药之功；与生姜为伍，又能和营卫，调诸药，以为佐使。黄芪桂枝五物汤主要用于治疗手足综合征、CIPN、糖尿病性外周神经病变和风湿性关节炎。有报道表明，黄芪桂枝五物汤标准提取液 AC591，可以降低化疗患者神经毒性的发生率和严重性。一项涉及 72 例结直肠癌患者的研究显示，在奥沙利铂化疗 4 个疗程后，1～2 级神经毒性发生率在 AC-591 治疗患者(25%)要明显低于非 AC-591 治疗患者(55.55%)。并且 AC-591 并不影响奥沙利铂的抗肿瘤效果。

在奥沙利铂化疗引起的大鼠 CIPN 模型上，黄芪桂枝五物汤可以降低奥沙利铂引起的冷痛觉超敏和机械性痛觉超敏，减少背根神经节内细胞凋亡。进一步的研究显示，桂枝五物汤可以下调奥沙利铂化疗大鼠血清 TNF-α、IL-1β 和 IL-6 水平，抑制 L4-L5 背根神经节内 ERK1/2、p38、JNK、c-Fos、CREB 和 NF-κ 水平。这些发现说明桂枝五物汤的神经保护作用可能依赖于其对 DRG 内多种分子靶标和通路的调节,从而下调炎症和免疫反应,对抗神经细胞损伤,减少疼痛,预防和修复奥沙利铂对神经细胞的伤害。此外,黄芪桂枝五物汤还可以减少奥沙利铂治疗大鼠 DRG 中的铂摄入量,并促进铂的运输,从而减少铂的积累,防止奥沙利铂诱导的慢性外周神经毒性。网络药理学分析显示,AC-591 可能通过调节炎症反应,促进神经损伤修复,发挥治疗 CIPN 作用。

加味桂枝五物汤是在桂枝五物汤的基础上,加入当归、鸡血藤、金龟子、赤芍、防风。一项包含 31 名奥沙利铂治疗患者的随机对照自交叉试验中,接受加味桂枝五物汤治疗的患者中有 64.5% 有神经-感觉毒性,而对照组中有 87.1% 的患者有神经-感觉毒性,并且与加味桂枝五物汤治疗的患者相比,对照组患者症状更严重,持续时间更长,说明加味桂枝五物汤可以预防和降低奥沙利铂引起 CIPN 的发生率和严重程度。

(3)芍药甘草汤:出自张仲景的《伤寒论》,由芍药和甘草组成。研究显示,芍药甘草汤对肌肉痛、肌肉痉挛、关节痛、麻木以及奥沙利铂引起的 CIPN 有效,具有抗胆碱能和前列腺素产生抑制作用。一项多中心回顾性研究表明,24 例转移性结直肠癌患者在接受 5-氟尿嘧啶/亚叶酸＋奥沙利铂(FOLFOX)治疗同时接受芍药甘草汤降低神经毒性后,仅 7 例患者出现 1～2 级毒性。并且,芍药甘草汤降低患者奥沙利铂引起的神经毒性作用并不影响抗肿瘤药物作用。芍药甘草汤对 CIPN 的效应在奥沙利铂或紫杉醇引起的小鼠 CIPN 模型上也得到了验证。研究显示,芍药甘草汤可显著缓解紫杉醇引起的痛觉超敏和痛觉过敏。值得注意的是,单独给予芍药或甘草仅仅显示出部分镇痛效应,且无统计学意义,说明芍药甘草汤对 CIPN 的作用是芍药和甘草两者协同作用的结果。生物信息学分析显示芍药甘草汤有 105 个生物活性成分,1 075 个靶基因,其中 40 个由紫杉醇引起 CIPN 交叉的靶基因被认为是潜在的治疗基因。进一步研究显示,芍药甘草汤对紫杉醇引起大鼠热痛觉过敏的镇痛作用与其抑制背根神经节 TRPV1 和 TLR4-MyD88 信号过度表达有关。但在另一项紫杉醇引起的小鼠 CIPN 模型上,反复给予芍药主要活性成分芍药苷(paeoniflorin)可显著抑制紫杉醇引起的痛觉超敏、隐神经放电和足底神经脱髓鞘。此外,有研究显示,反复应用芍药甘草汤可通过抑制 DRG 内 TRPM8 mRNA 水平来预防奥沙利铂引起的冷感觉障碍。

除了上述方药外,也有报道 LC09 复合物(黄芪、红花、紫草、老鹳草、当归)、桂龙通络方、人参养荣汤、八味地黄丸、四味健步汤及温络通方等可以降低临床肿瘤化疗患者或实验动物模型的 CIPN。

2. 单味药的作用机制研究　相较于复方药,单味药的成分、机制相对简单,常用于中药抗病机制的研究。

(1)黄芪:中医里用来治疗气虚最常用也是最著名的中药之一,也是黄芪桂枝五物汤的一个重要成分。黄芪的化学成分包括三萜皂苷(triterpenoid saponin)、多糖(polysaccharide)、黄酮类化合物(flavonoid)、氨基酸和微量元素。多项随机临床试验表明,黄芪干预可以减轻 CIPN 患者的症状,提高患者免疫功能和生活质量,提升血浆神经生长因子水平,延缓 CIPN 的发展。在奥沙利铂诱导的周围神经病变大鼠模型中,反复给予黄芪水醇提取物可以完全预防奥沙利铂诱发的机械和热痛觉超敏,降低奥沙利铂引起的外周神经和背根神经节细胞的损伤。另外有研究显示,黄芪水醇提取物可减少脊髓、脑内星形胶质细胞和小胶质细胞数量,从而缓解疼痛。黄芪 50% 水醇提取物对奥沙利铂诱导的结肠癌细胞凋亡没有影响,说明黄芪对 CIPN 的作用并不通过降低化疗药物的抗肿瘤作用来实现。

(2) 银杏叶:在中医药中已经使用了几百年。银杏叶提取液(ginkgo biloba extract,GBE)含 24% 的黄酮苷(flavone glycoside)和 6% 的萜烯内酯(terpene lactone)。黄酮苷主要由槲皮素(quercetin)、山柰酚(kaempferol)和异鼠李素(isorhamnetin)组成,而萜烯内酯由银杏内酯(ginkgolide)A、B、C 和白果内酯(bilobalide)组成。众所周知,它对神经和循环系统具有保护作用。已有多项研究显示其对顺铂耳毒性有预防作用。在长春新碱诱导的周围神经病变大鼠模型中,与对照组相比,GBE 治疗的大鼠对机械刺激的缩爪阈值显著增加,对冷刺激的缩爪频率显著降低。据报道,银杏叶标准化提取物 EGb761 可缓解各种中枢神经系统疾病的症状,或具有神经保护作用。在顺铂诱导的周围神经病变小鼠模型中,顺铂治疗组小鼠的神经传导速度明显慢于顺铂+EGb761 治疗组。但非顺铂治疗组的神经传导速度仍快于顺铂+EGb761 治疗组,说明 EGb761 对顺铂诱导的 CIPN 神经传导速度有一定的调节作用。

(3) 菖蒲:在古代医学体系中用来抵御疾病。它含有多种植物化学成分,如糖苷、黄酮、皂苷、单宁、多酚等,具有显著的胆碱酯酶抑制特性。菖蒲具有强大的抗氧化、抗炎、抗菌、促伤口愈合、辐射防护、免疫调节和神经保护活性。据报道,菖蒲水醇提取物(hydroalcoholic extract of acorus calamus,HAE - AC)可以缓解长春新碱诱导的大鼠神经性疼痛。研究显示,连续 14 天 HAE - AC 治疗可剂量依赖性缓解长春新碱诱导的大鼠热痛觉过敏、机械性痛觉过敏和机械性痛觉超敏。并且,HAE - AC 预处理可以抑制长春新碱引起的大鼠坐骨神经末梢 TNF - α 水平、超氧化物阴离子生成水平、髓过氧化物酶活性和钙升高。菖蒲预防长春新碱诱导的神经性疼痛,可能归因于其抗氧化、抗炎、神经保护和钙抑制等多种作用。

(4) 肉桂:是一种治疗普通感冒和流感的中药。它能够有效地减轻流感病毒和炎症。在奥沙利铂诱导的大鼠冷痛觉超敏模型中,连续 5d 每天口服肉桂水提物,可剂量依赖性地减轻奥沙利铂诱发的大鼠冷痛觉超敏。肉桂水提物处理还可抑制奥沙利铂诱导的脊髓星形胶质细胞和小胶质细胞的活化以及 IL - 1β 和 TNF 的表达,表明肉桂通过抑制脊髓神经胶质细胞和促炎细胞因子,对奥沙利铂化疗大鼠发挥其潜在的抗痛效应。

(5) 苦参:又称洋甘菊,传统医学将其用于镇静、疼痛管理、抗炎、抗氧化和伤口愈合。苦参具有一定的抗氧化和抗菌活性,动物研究表明其具有强大的抗炎作用。其镇痛和抗炎作用已经在减轻人口腔疼痛性溃疡和缓解分娩疼痛上得到证明。在小鼠福尔马林试验中,苦参水醇提取物不仅降低了第一相和第二相福尔马林疼痛反应,而且在福尔马林试验的第二相也降低了顺铂诱导的疼痛反应增加。

此外,人参(或红参)、党参、制附子、白芍、连翘、车前子、牛膝、仙鹤草等在临床前研究中也显示出了对 CIPN 有效。

3. 中药单体的作用机制研究 中药单体的化学成分单一,结构明晰,作用靶点相对简单,是中药作用机制研究的重要途径。

(1)姜黄素:是姜黄的主要酚类化合物,也是组成姜黄素类化合物的一部分。姜黄素,尤其是其代谢主要产物——姜黄素葡萄糖醛酸类化合物,是一类具有抗炎作用和抗氧化活性的天然物。姜黄素的抗炎和抗氧化特性可能参与其对周围神经病、炎症、术后和烧伤疼痛等不同疼痛状况的镇痛作用,以及作为口服补充剂用于治疗各种炎症状况。在一项随机对照试验中,与安慰剂治疗的患者相比,从肿瘤化疗的第一个周期开始,用卵磷脂化姜黄素治疗 60d 的患者,化疗引起的副作用显著减少。并且,用卵磷脂化姜黄素治疗患者的血浆自由基水平明显低于安慰剂治疗的患者。据报道,姜黄素可以改善顺铂或奥沙利铂诱导的大鼠热痛觉减退和机械性痛觉超敏。电生理试验表明,姜黄素可以增加运动和感觉神经传导速度,表明其能改善铂类药物引起的神经功能缺陷。此外,姜黄素可升高长春新碱引起坐骨神经功能缺陷小鼠的坐骨神经功能指数,也可改善铂类药物引起的坐骨神经组织病理学,阻止细胞核、核仁萎缩和神经元丢失,进一步证明了姜黄素对 CIPN 的神经保护作用。姜黄素还能通过降低脊髓内过氧化作用,如降低超氧化物歧化酶(SOD)、谷胱甘肽过氧化物酶(GSH-Px)、过氧化氢酶(CAT)和增加抗氧化作用,如丙二醛(MDA),来维持氧化还原平衡。姜黄素通过抑制氧化应激介导的 NF-κB 活化和减轻神经炎症来缓解奥沙利铂诱导的周围神经病变。姜黄素预处理降低了顺铂和甲氨蝶呤诱导的微核和 DNA 损伤的发生率。目前,姜黄素纳米颗粒可避免在体循环中吸收有限的缺陷,并且研究显示,姜黄素纳米颗粒可以改善顺铂的神经毒性作用。此外,姜黄素具有抗肿瘤特性,是一种被认为耐受性良好的化疗辅助药物。

(2)大麻素:自古以来大麻就被用来治疗神经性疼痛。在对 513 名接受奥沙利铂和5-氟尿嘧啶联合治疗患者进行的回顾性分析中,接受大麻和奥沙利铂治疗患者的神经病变率较低,而在接受奥沙利铂治疗之前接受大麻治疗的患者,其神经病变率的降低更为显著。该研究表明大麻在 CIPN 管理中具有保护作用。作为大麻的重要成分,大麻素已被证明通过中枢神经系统和免疫细胞上的 CB1 和 CB2 受体特异性机制在动物模型上抑制神经病理性伤害感受过程。此外,大麻素在预防化疗引起的器官毒性、疼痛和食欲缺乏等其他副作用方面发挥着重要作用。大麻素二醇(cannabidiol, CBD)和 THC 是大麻素的两种重要形式。一项多中心、双盲、随机、安慰剂对照研究表明,THC 和 CBD 提取物可以有效缓解强阿片类药物不能完全缓解的晚期肿瘤患者的疼痛。CIPN 动物实验也显示,CBD 和 THC 在 CIPN 管理中有效。

作为大麻的主要非精神类药物成分,CBD 占大麻植物提取物的 40%,对 CB1 和 CB2 受体的亲和力较低,无精神类药物活性特性。系统性给予 CB1/CB2 受体激动剂抑制长春新碱或紫杉醇诱发的神经性疼痛,CB2 受体可能是重要的治疗靶点。初步研究显示,CBD 可以预防紫杉醇引起的小鼠痛觉超敏,且其对神经毒性的保护作用部分是由 5-HT$_{1A}$ 受体系统介导的。另一项数据表明,Sativex(THC 和 CBD 的比例为 1:1)的每一种主要成分单独使用都可以降低顺铂诱发的疼痛。但在小鼠 CIPN 模型中,CBD 和 THC 均能有效减轻紫杉醇小鼠的机械性痛觉超敏,但 CBD 能减轻奥沙利铂引起的CIPN 不能减轻长春新碱诱导的 CIPN,而 THC 能减轻长春新碱引起的 CIPN 却不能减轻奥沙利铂引起的 CIPN。

（3）延胡索乙素：延胡索是一种古老的具有镇痛作用的中药，也是广泛使用的中草药止痛配方元胡止痛胶囊的主要成分之一。研究表明，在单次口服延胡索和白芷提取物后，人的疼痛强度和疼痛程度评分显著降低。左旋延胡索乙素（levo-tetrahydropalmatine，L‐THP）已被确定为延胡索的主要活性成分之一。作为一种具有镇静/催眠作用的临床止痛药，L‐THP 已在中国使用 40 多年。临床前研究表明，L‐THP 可能抑制小胶质细胞的激活和促炎细胞因子的增加，治疗骨癌痛可能有临床效用。它还能减轻慢性炎症和神经痛小鼠的机械痛觉过敏。据报道，在小鼠 CIPN 模型上，L‐THP 通过多巴胺 D1 受体机制对奥沙利铂诱导的神经痛产生剂量依赖性的镇痛作用。尽管如此，L‐THP 对临床 CIPN 的预防作用还需要更多的研究来验证。

（4）酸橙素烯醇：是从中药白芷中分离出来的一种植物化学物质。作为一种古老的中药，白芷的根可用来减轻人类的疼痛。先前的研究表明，其抗伤害感受作用可能与内源性阿片类的释放有关。在临床试验中，单次口服白芷后剂量依赖性地减少了冷诱发的强直性疼痛。在长春新碱诱导的机械性痛觉过敏小鼠模型上，酸橙素烯醇可剂量依赖性（0.05～0.8 mg/kg）地逆转长春新碱引起的机械性痛觉过敏，并且其镇痛作用可被选择性 5‐HT$_{1A}$ 受体拮抗剂阻断。以上都表明，酸橙素烯醇可能是预防 CIPN 的潜在候选药物。

（5）黄酮（芦丁和槲皮素）：黄酮类化合物芦丁（也称为维生素 P）和槲皮素是一种多酚类化合物，存在于蔬菜、水果和种子中。据报道，类黄酮具有抗癌活性。研究显示，这些黄酮类化合物对化疗诱导的肾毒性、DNA 损伤、氧化性心血管损伤、肝毒性和神经毒性具有保护作用。据报道，长春新碱和槲皮素的纳米脂质聚合物载体同时使用显示出最佳的抗肿瘤效果。在奥沙利铂诱发的小鼠 CIPN 模型上，在每次奥沙利铂注射前 30 min 腹腔注射芦丁和槲皮素（25～100 mg/kg），可以抑制奥沙利铂引起的热痛和机械痛反应增加。进一步的研究表明，芦丁和槲皮素可能通过减少脊髓中的一氧化氮和过氧亚硝酸盐效应来抑制奥沙利铂引起的 CIPN。此外，有报道，芦丁可预防顺铂引起的氧化性视网膜和视神经损伤，以及脂质过氧化、氧化应激、炎症标志物和组织病理学损伤。在紫杉醇诱导的大鼠和小鼠 CIPN 模型上，也证实了槲皮素预防 CIPN 的作用。以上都表明芦丁和槲皮素可能对 CIPN 防治有潜在的价值。

（6）冰片：（＋）－冰片是从香油的叶子或香樟的茎叶中蒸馏和重结晶获得的一种双环单萜烯，在中医中用于镇痛和麻醉。已知 TRPM8 通道是冰片的一个分子靶标。研究表明，（＋）－冰片可以通过增强 GABA$_A$ 受体介导的脊髓 GABA 能传递来改善机械性痛觉过敏，从而可以作为慢性疼痛的治疗药物。在一项随机、双盲、安慰剂对照的临床研究中，对 122 名术后疼痛患者进行了局部使用冰片的镇痛效果检测，与安慰剂相比，局部应用（＋）－冰片能显著减轻疼痛。（＋）－冰片局部镇痛几乎完全由 TRPM8 介导。在奥沙利铂诱导的神经痛小鼠模型上，（＋）－冰片治疗可剂量依赖地逆转奥沙利铂诱发的机械性痛觉过敏。但是，（＋）－冰片治疗不会改变体重和运动能力，并且反复使用（＋）－冰片治疗也不会引起镇痛耐受。目前，美国食品药品监督管理局已批准（＋）－冰片仅用作食品中的调味物质或佐剂。（十）-冰片的镇痛作用还需要进行更多研究评估。

除了以上有效成分外,还有桃叶珊瑚苷,来源于车前子;香豆素,来源于肉桂;苦参碱,来源于苦参;肉桂酸,来源于肉桂;肉桂醛,来源于肉桂;贝母碱,来源于贝母;新乌碱,来源于制附子;华蟾素,来源于蟾皮等。这些中药有效成分对CIPN的防治效果已有临床前动物研究证实,但其效果和安全性仍需更多的研究进一步验证。

（毛应启梁）

参考文献

［1］中国中西医结合疼痛学会,中国抗癌协会中西医整合专业委员会,中国中医药研究促进会. 化疗所致周围神经病理性疼痛中西医诊治专家共识[J]. 中华肿瘤防治杂志,2021,28(23):1761－1767,1779.

［2］中国抗癌协会肿瘤支持治疗专业委员会,中国抗癌协会肿瘤临床化疗专业委员会. 化疗诱导的周围神经病变诊治中国专家共识(2022版)[J]. 中华肿瘤杂志,2022,44(9):928－934.

［3］XIA Y. Advanced acupuncture research: from bench to bedside [M]. Switzerland: Springer Cham, 2022:401－443.

［4］李文宇,卜丽红,魏国利,等. 化疗相关性周围神经病变中医证机述要[J]. 中国中医药信息杂志,2022,29(10):20－23.

［5］移康军,徐晓华,吴煜,等. 基于"虚气留滞"探讨化疗所致周围神经病变病机及论治[J]. 中华中医药杂志,2022,37(11):6418－6421.

［6］苏子舰,柴妮,朱惠蓉. 化学治疗致周围神经病变的评估及中医防治研究进展[J]. 中华中医药学刊,2020,38(4):196－200.

［7］ELDRIDGE S, GUO L, HAMRE J III. A comparative review of chemotherapy-induced peripheral neuropathy (CIPN) in in vivo and in vitro models [J]. Toxicol pathol, 2020,48(1):190－201.

图书在版编目(CIP)数据

中西医结合基础概论/俞瑾,王彦青,冯异主编.--上海:复旦大学出版社,2025.7.
(复旦博学·医科窥径系列)
ISBN 978-7-309-17769-5

Ⅰ. R2-031

中国国家版本馆 CIP 数据核字第 2025P0853S 号

中西医结合基础概论

俞 瑾 王彦青 冯 异 主编
责任编辑/肖 芬

复旦大学出版社有限公司出版发行
上海市国权路 579 号 邮编:200433
网址:fupnet@ fudanpress.com http://www.fudanpress.com
门市零售:86-21-65102580 团体订购:86-21-65104505
出版部电话:86-21-65642845
上海丽佳制版印刷有限公司

开本 787 毫米×1092 毫米 1/16 印张 23.75 字数 520 千字
2025 年 7 月第 1 版第 1 次印刷

ISBN 978-7-309-17769-5/R·2148
定价:128.00 元